DAS LEHRBUCH DER PHYSIOLOGIE

KOLORIEREN • BESCHRIFTEN • BESTIMMEN

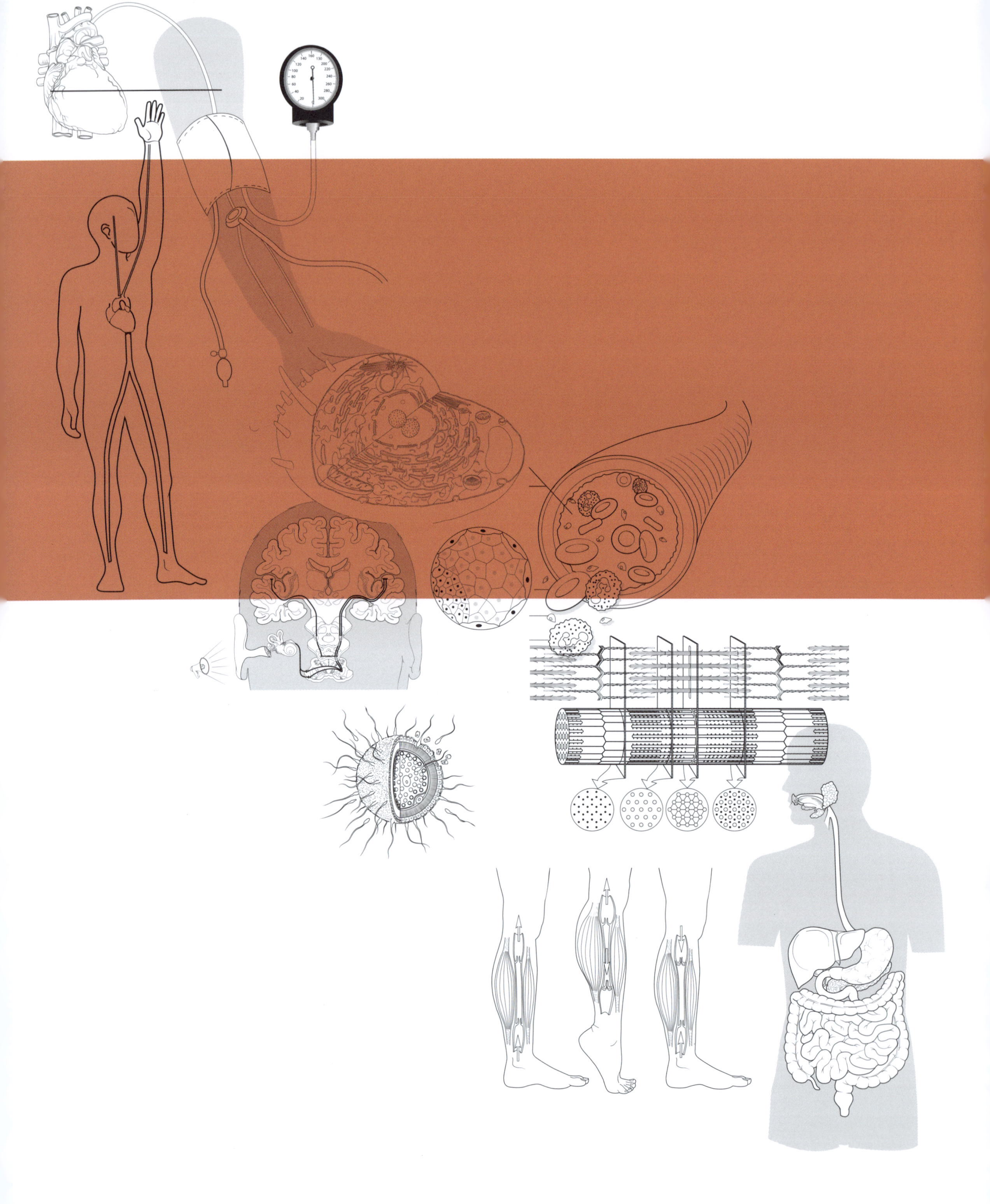

DAS LEHRBUCH DER PHYSIOLOGIE

KOLORIEREN • BESCHRIFTEN • BESTIMMEN

Herausgeber:
James W. Hicks, Ph.D.

Institut für Ökologie und Evolutionsbiologie
University of California, Irvine

Librero

Titel der Originalausgabe: *Physiology: A Student's Self-test Colouring Book*

www.librero-ibp.com

Ursprünglich herausgegeben von Global Book Publishing,
einem Imprint von The Quarto Group

Redaktion und Design: D & N Publishing, Baydon, Wiltshire, UK

Illustrationen: Medical Artist Ltd (www.medical-artist.com)

Zusätzliche Illustrationen: Mike Gorman, Thomson Digital, Glen Vause

Übersetzung aus dem Englischen:
Gotho Griesmeier, Wien
Redaktion und Satz der deutschen Ausgabe:
Print Company Verlagsges.m.b.H., Wien

Printed in China

ISBN: 978-90-8998-868-3

HERAUSGEBER Dr. James Hicks ist Professor für Ökologie und Evolutionsbiologie an der University of California, Irvine. Er hat mehr als 25 Jahre Erfahrung in Forschung und Lehre in Physiologie und war Vorsitzender der Abteilung für Vergleichende und Entwicklungsphysiologie, American Physiological Society, Chefredakteur der Physiological and Biochemical Zoology und Vorsitzender der American Physiological Society.

AUTOREN
Brian Bagatto, Ph.D.
Tamatha Barbeau, Ph.D.
Alastair J. Barr, D.Phil.
Dorothy L. Buchhagen, Ph.D.
Anne R. Crecelius, Ph.D.
Terry L. Gleave, Ph.D.
Helen S. Goodridge, Ph.D.
Lynn Hartzler, Ph.D.
Ashley Lauren Juavinett, B.S.
Yvonne Mbaki, Ph.D.
Deborah Merrick, Ph.D.
Adrian O'Hara, Ph.D.
David Peeney, Ph.D.
Jennifer C. Richards, Ph.D.
Alix Warburton, Ph.D.

MIX
Papier | Fördert gute Waldnutzung
FSC® C016973
FSC www.fsc.org

Inhalt

Einleitung 6
Zu diesem Buch 7

Überblick über die Körpersysteme 8
Zellphysiologie 14
Blut und Hämostase 27
Nervensystem 34
Skelettmuskelsystem 73
Blutkreislauf 82
Atmungssystem 102
Verdauungssystem 111
Stoffwechsel 123
Harnsystem 133
Hormonsystem 144
Fortpflanzungssystem 160
Immunsystem 181
Funktionsintegration 185

Register 188

Einleitung

Die Physiologie konzentriert sich darauf, zu verstehen, wie ein lebender Organismus funktioniert, und beinhaltet molekulare, zelluläre, anatomische, biochemische und biophysische Konzepte, die aufzeigen, wie all diese Körpersysteme zusammenarbeiten, um Leben zu ermöglichen. Physiologie bildet damit einen Grundstein der Medizin, dessen Ursprünge mehr als 1000 Jahre zurückliegen, und auf Hippokrates (ca. 460–370 v. Chr.) und Aristoteles (384–322 v. Chr.) im antiken Griechenland zurückgehen. Der Bereich der experimentellen Physiologie wurde im 19. Jahrhundert durch klassische Werke von Claude Bernard (1813–1878) erweitert. Im 20. Jahrhundert wurden große Fortschritte im Verständnis der Funktionsweise des Körpers erzielt. Die Physiologie ist weiterhin ein bedeutender Bereich im Studium der Biologie und die raschen Fortschritte der Molekular- und Zellbiologie im 21. Jahrhundert bieten ein besseres Verständnis der physiologischen Prozesse und führen zu Verbesserungen in der Biomedizin.

Es gibt viele Ressourcen für Medizinstudenten, Ärzte, Krankenpfleger, ärztliches Personal, Fitnesstrainer, Ernährungsberater, Künstler und andere, die mehr über die menschliche Physiologie erfahren möchten oder ihr Wissen über den menschlichen Körper von Zeit zu Zeit auffrischen müssen. Was dieses Buch von den Ausstellungen, Internetseiten, CD-ROMs und anderen Materialien unterscheidet, ist, dass es eine aktive Lernerfahrung bietet: Indem Sie die Illustrationen ausmalen, prägen sich Form und Position im Körper in Ihr Gedächtnis ein. Durch das Eintragen der Bezeichnungen der einzelnen Körperteile an den dafür vorgesehenen Stellen und das Überprüfen Ihrer Antworten am Seitenende prägen sich die einzelnen Wörter und ihre Schreibweise bedeutend besser ein als durch ein einfaches Lesen in einer Tabelle. Die einzigartige Verbindung zwischen Auge, Hand und Gedächtnis macht dieses Übungsbuch der Physiologie zu einer wertvollen Lernhilfe für Menschen jeden Alters und Ausbildungsniveaus.

Aufbau dieses Buches

Mit mehr als 200 Computer-gerenderten Strichzeichnungen ist dieses Buch in 14 ausführliche Kapitel unterteilt. Es deckt die großen Körpersysteme ab – von Skelett und Muskeln bin hin zu Blutkreislauf und Hormonsystem – und vermittelt gleichzeitig einen Überblick über Körper, Zellen und Gewebe, spezielle Sinnesorgane und darüber, wie diese Systeme integriert sind. Integration ist eine wichtige Facette im Studium der Physiologie. Es gilt, nicht nur die Namen und Positionen der Körperteile zu lernen, sondern auch, wie diese Teile miteinander in Verbindung stehen und funktionieren.

Beim Durcharbeiten dieses Buches werden Sie sowohl ein besseres Verständnis für Physiologie als auch eine tiefe Bewunderung für den menschlichen Körper entwickeln, der eine erstaunlich komplizierte, aber dennoch perfekt koordinierte organische Maschine ist.

Zu diesem Buch

Dieses Buch ist dafür gestaltet, Studenten und bereits Ausgebildeten zu helfen, verschiedene Aspekte der Physiologie zu identifizieren. Die farbigen Linien dienen als Orientierungshilfe, indem sie jedes Merkmal genau anzeigen. Die Ausmal- und Bezeichnungsfunktionen erlauben Ihnen, sich mit den verschiedenen Teilen des Körpers vertraut zu machen und Ihr Wissen zu überprüfen.

Am besten malen Sie mit Farbstiften oder farbigen Kugelschreibern (keine Fineliner) mit hellen und dunklen Farben. Sie sollten dieselben Farben für ähnliche Strukturen verwenden, sodass die fertigen Illustrationen später als visuelle Referenzen verwendet werden können. Gemäß dem anatomischen Usus wird Grün für lymphatische Strukturen verwendet, Gelb für Nerven, Rot für Arterien und Blau für Venen.

Indem man bei den farbigen Linien, die auf verschiedene Teile der Illustration deuten, die Bezeichnung hinzufügt, kann man sein Wissen testen und mit den Antworten am Seitenende überprüfen. Testen Sie Ihr Wissen, indem Sie die farbigen Hinweislinien, die auf verschiedene Teile der Illustration deuten, beschriften, und anschließend mit den Antworten am Seitenende vergleichen.

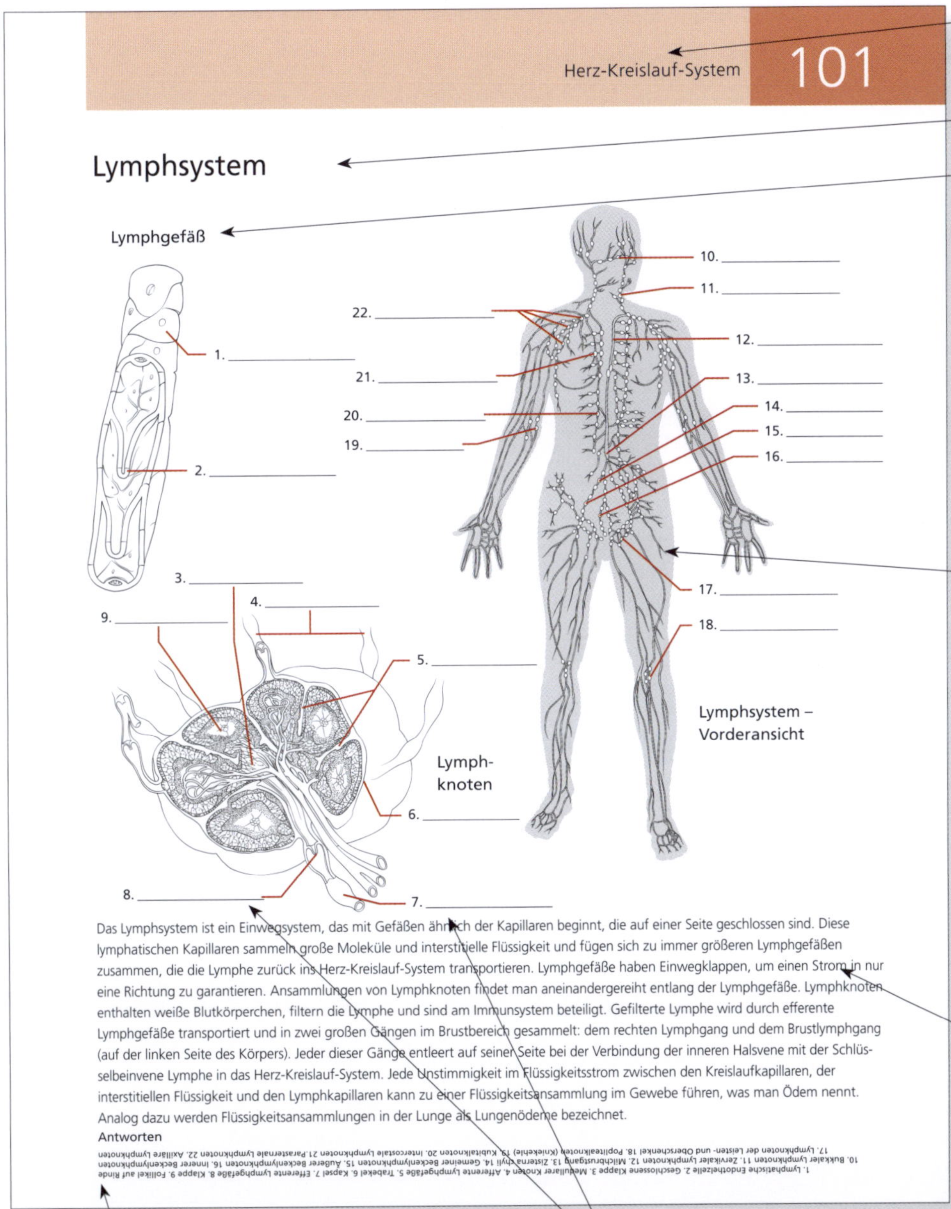

KAPITELNAME

SEITENÜBERSCHRIFT

ÜBERSCHRIFTEN
Die Überschriften der Abbildungen beschreiben kurz und bündig, was in der Illustration gezeigt wird.

ABBILDUNGEN
Abbildungen können ein gesamtes Körpersystem, ein einzelnes Organ oder die Mikrostruktur eines Körperteils zeigen. Verschiedene physiologische Grundlagen werden auch schematisch dargestellt.

TEXT
Der Text enthält wesentliche Informationen zum beschriebenen Thema. Er erklärt, was dargestellt ist, wobei Text und Abbildung gemeinsam betrachtet werden sollten, um alle Informationen zu einem Thema zu erhalten.

ANTWORTEN
Die fehlenden Bezeichnungen sind auf den Kopf gestellt, in numerischer Reihenfolge, aufgelistet.

BEZEICHNUNGEN
Nummerierte Linien bieten Platz, um Bezeichnungen einzutragen. Das können Strukturen, Prozesse, chemische Reaktionen im Körper, Aktionen etc. sein.

Körperflüssigkeitsräume

Alle Zelltypen, die in höher entwickelten multizellulären Organismen auftreten, entstehen aus einer einzigen totipotenten Zelle (eine Zelle, die sich in jede Zelle des Körpers verwandeln kann). Bei Menschen geschieht dies bei der Befruchtung einer weiblichen Oozyte (Eizelle) durch ein männliches Spermium, wodurch sich eine einzelne totipotente Zelle entwickelt, die man auch Zygote nennt. Diese Zygote kann sich dann in viele Zellarten teilen, die sich im Laufe der weiteren Entwicklung spezialisieren, und so drei Keimschichten hervorrufen: mesoderm, ectoderm und endoderm.

Im menschlichen Körper gibt es viele Flüssigkeitsräume, deren Gesamtzusammensetzung streng geregelt sein muss. Der größte dieser Räume ist der intrazelluläre (innerhalb der Zelle) Raum, der ungefähr zwei Drittel des Körperwassers aufnimmt. Das restliche Drittel befindet sich im extrazellulären (außerhalb der Zelle) Raum, der in intravaskulär oder Plasma (Flüssigkeitsanteil im Blut) oder interstitielle (zwischen den Zellen) Räume geteilt werden kann. Im Durchschnitt besteht der menschliche Körper zu 50–60% aus Wasser.

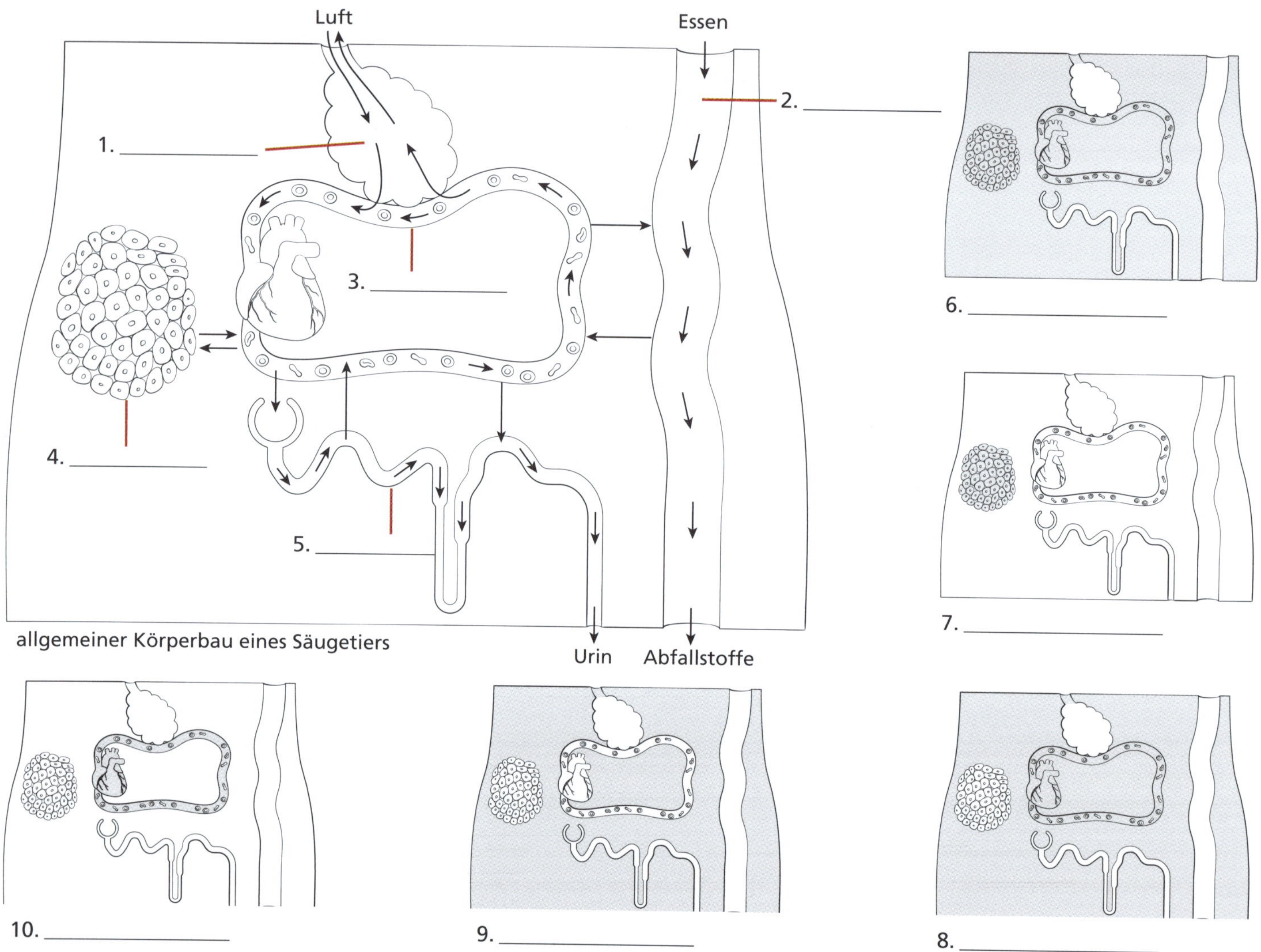

Hauptflüssigkeitsräume

Bezeichnen Sie die Art der Flüssigkeit, die sich in den grau gekennzeichneten Bereichen befindet.

Antworten

1. Lunge 2. Gastrointestinaltrakt 3. Blutgefäße 4. Zellen 5. Nieren 6. Gesamtes Blutwasser 7. Intrazelluläre Flüssigkeit 8. Extrazelluläre Flüssigkeit 9. Interstitielle Flüssigkeit 10. Plasma

Körperaufbau

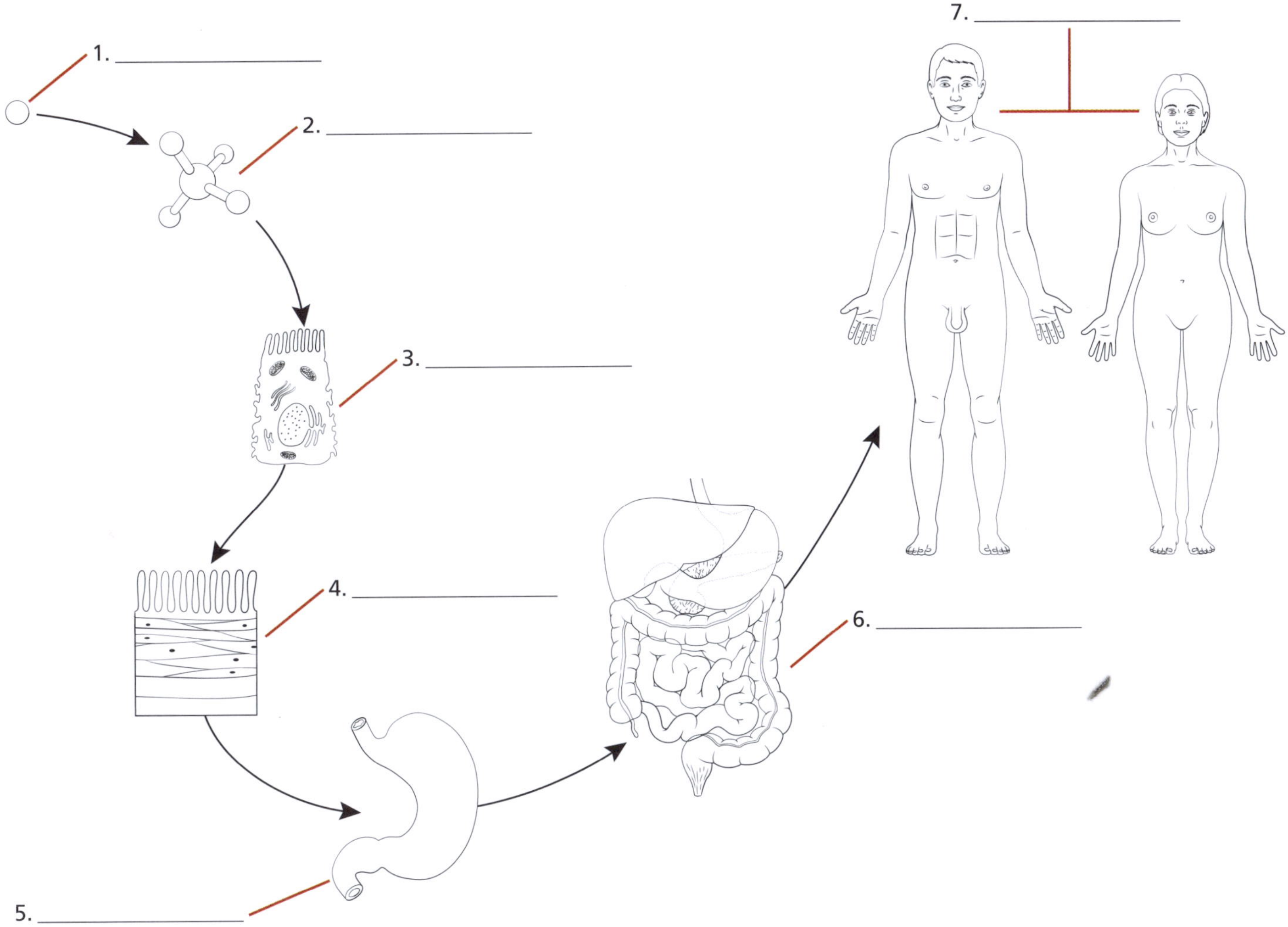

Zellen sind die grundlegenden Struktureinheiten eines lebenden Organismus. Sie bestehen aus einfachen Molekülen und Makromolekülen, die die funktionellen Elemente, auch Organellen genannt, bilden, die die grundlegenden biologischen Prozesse ausführen, die es dem Organismus erlauben zu überleben. Der menschliche Körper besteht aus Hunderten Arten von Zellen, die in zwei grundlegende Gruppen unterteilt werden können: Keimzellen und somatische Zellen. Keimzellen erschaffen Gameten, jene Zellen, die für die sexuelle Fortpflanzung erforderlich sind. Somatische Zellen rufen bei der Entwicklung die drei primären Keimschichten hervor.

Eine Gruppe von verbundenen Zellen, die gleiche und einander ergänzende Funktionen haben, nennt man Gewebe. Gewebe kann man in vier grundlegende Arten einteilen: Epithelgewebe, Bindegewebe, Muskelgewebe und Nervengewebe. Wenn zwei oder mehr dieser Gewebe zusammenarbeiten, bilden sie ein Organ, und wenn Organe zusammenarbeiten, bilden sie ein Organsystem. Ein Beispiel eines Organsystems ist das kardiovaskuläre System, das aus Herz, Blutgefäßen und Blut besteht. Der menschliche Körper besteht aus einer Reihe von Organsystemen, die zusammen ein funktionsfähiges menschliches Wesen bilden.

Antworten

1. Atom 2. Molekül 3. Zelle 4. Gewebe 5. Organ 6. Organsystem 7. Organismus

Homöostase: Erhaltung des Gleichgewichts

Homöostase – die Erhaltung der internen Bedingungen innerhalb von Bereichen, die mit dem Leben kompatibel sind – ist ein biologisches Phänomen, bei dem das Regulierungssystem des Organismus stabile Bedingungen im Körper erhält, als Reaktion auf Veränderungen im äußeren und inneren Umfeld. Die bei der Homöostase involvierten Kompensationsmechanismen, welche man als strukturelle, funktionelle und verhaltenstechnische Reaktionen definieren kann, sind ausschlaggebend für das Überleben von multizellulären Organismen. Die wesentlichen Bedingungen, die der Kontrolle der menschlichen Homöostase unterliegen, sind Körpertemperatur (siehe Abbildung), Zusammensetzung des Bluts, Energie, Zusammensetzung der extrazellulären Flüssigkeit und Psychologie. Die Unfähigkeit, Homöostase zu erhalten, nennt man homöostatisches Ungleichgewicht. Dieses wird mit vielen menschlichen Krankheiten in Zusammenhang gebracht. Wenn es nicht behandelt wird, kann homöostatisches Ungleichgewicht zu Organschäden, Organversagen und schließlich zum Tod führen.

Kompensations-mechanismus	Reaktion auf Wärme	Reaktion auf Kälte
1. ________________	Blutgefäße an der Hautoberfläche werden 4. ________________ damit mehr Hitze abgegeben wird. Diese Veränderung im Durchmesser der Blutgefäße nennt man 5. ________________ 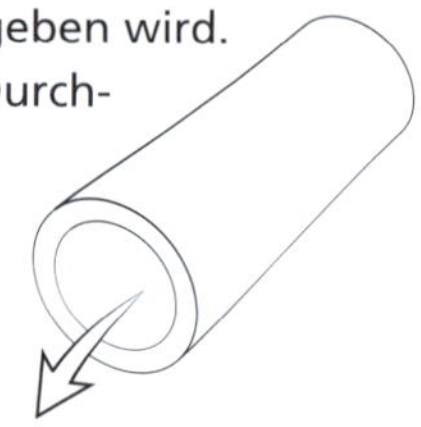	Blutgefäße an der Hautoberfläche werden 9. ________________, um den Hitzeverlust an der Oberfläche zu minimieren. Diese Veränderung im Durchmesser der Blutgefäße nennt man 10. ________________ 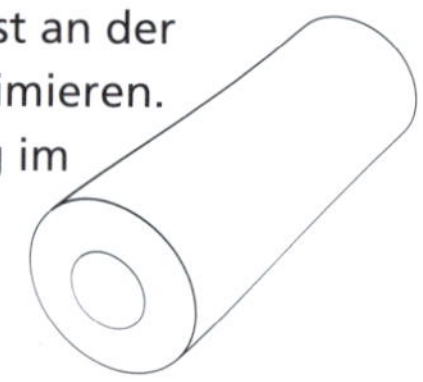
2. ________________	6. ________________ Schweißdrüsen geben Schweiß ab, um den Hitzeverlust durch Verdampfung zu erhöhen. 7. ________________ Haare an der Hautoberfläche legen sich flach an, sodass weniger Luft zwischen der Haut und der äußeren Umgebung gefangen ist, und somit weniger isoliert wird. 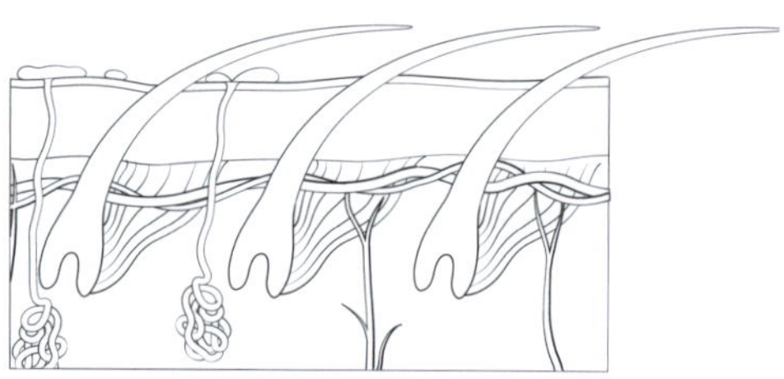	11. ________________ Kleine und schnelle Kontraktionen der Skelettmuskeln verursachen Hitze. 12. ________________ Haare an der Hautoberfläche stellen sich auf, sodass mehr Luft zwischen Haut und der äußeren Umgebung gefangen ist, und somit mehr isoliert wird. 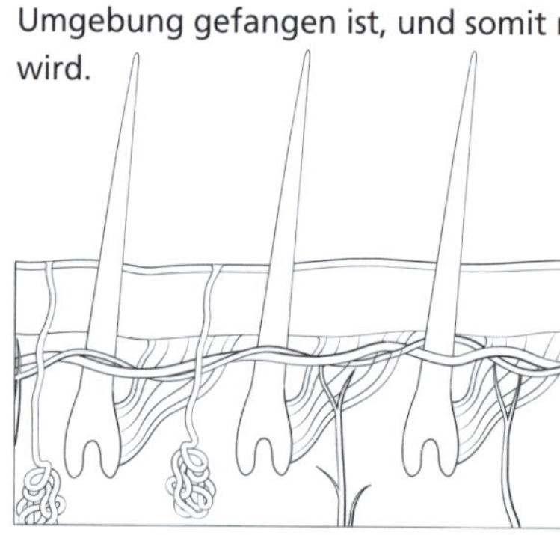
3. ________________	Ausstrecken, um die Körperfläche zu 8. ________________ . 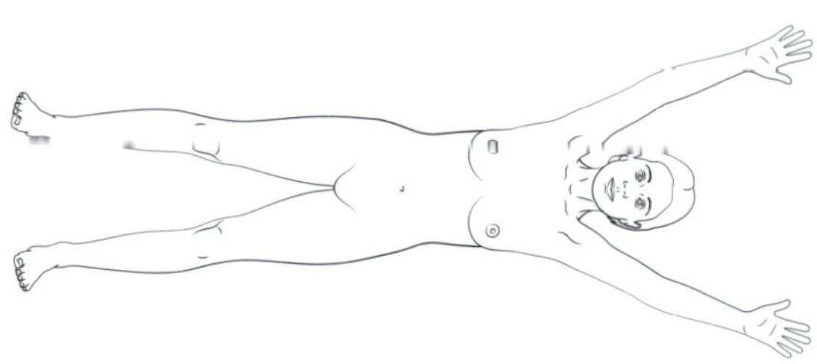	Zusammenrollen, um die Körperoberfläche zu 13. ________________ . 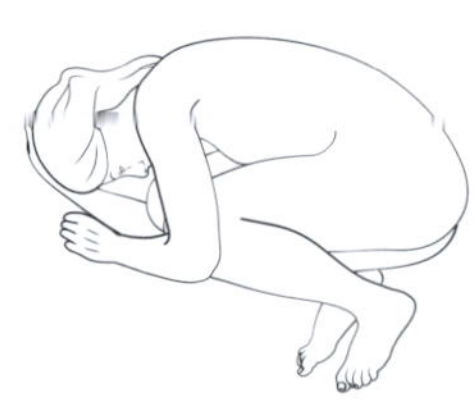

Antworten

1. Strukturell 2. Funktional 3. Verhaltenstechnisch 4. Erweitert 5. Vasodilatation 6. Perspiration (Schwitzen) 7. Pilorelaxation 8. Erhöhen 9. Zusammengezogen 10. Vasokonstriktion 11. Zittern 12. Piloarrektion 13. Vermindern

Kontrollsysteme – Der Schlüssel zur Homöostase: Phänotypische Plastizität vs. Adaptation

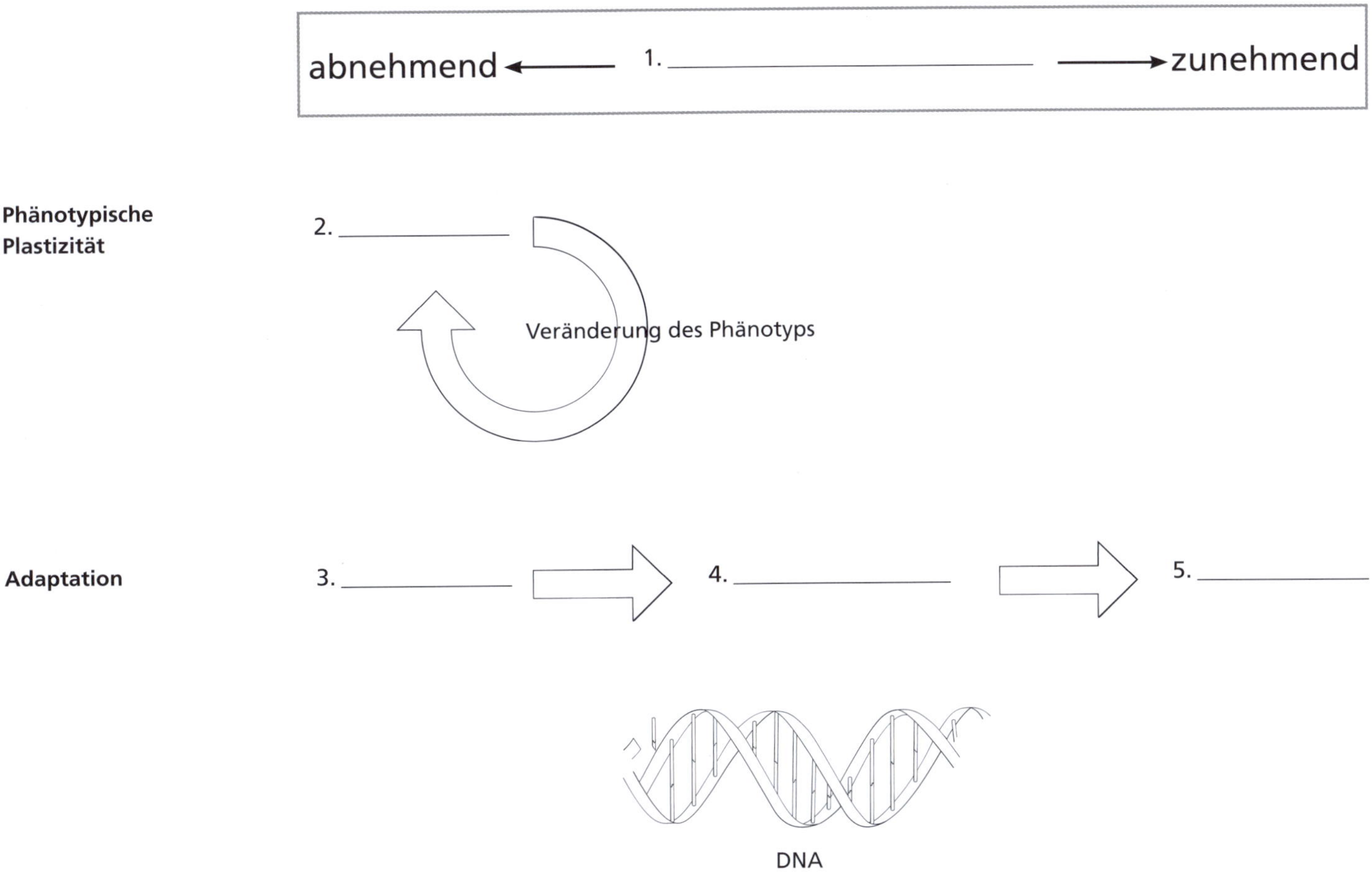

Phänotypische Plastizität lässt sich am besten als eine Veränderung des Phänotyps beschreiben (Gesamtheit der beobachtbaren Charakteristiken eines Organismus, die aus dem Zusammenwirken der genetischen Aufmachung und der Umgebung entsteht, und somit zu einem stabilen Zustand führt) in Reaktion auf die (innere und externe) Umgebung plastischer oder dynamischer Natur. Adaptation ist durch eine genetische Veränderung definiert, oft als Reaktion auf (inneren oder externen) Umgebungsdruck, der sich über Generationen zieht, die nicht auf plötzliche Veränderungen der Umwelt reagiert. Das augenscheinlichste Beispiel für phänotypische Plastizität und Adaptation der Menschen ist die Reaktion der Haut auf ultraviolette (UV-)Strahlung. Bei der UV-Strahlung handelt es sich um ein DNA-Mutagen, welches zu Alterungen und Erkrankungen führen kann. Wird die über einem längeren Zeitraum UV-Licht ausgesetzt, erhöht die Haut die Produktion des Pigments Melanin, das UV-Strahlen aufnehmen und Schäden an der DNA vermeiden kann. Diese kurzzeitige Veränderung des Phänotyps ist ein Beispiel für phänotypische Plastizität. Andererseits gibt es einen direkten Zusammenhang zwischen der menschlichen Demographie und der Hautfarbe/Pigmentierung. Die Bevölkerung in geographischen Zonen, in denen man der UV-Strahlung stärker ausgesetzt ist, neigt allgemein dazu, dunkelhäutiger zu sein und umgekehrt; ein Phänomen, von dem angenommen wird, dass es das Resultat der Wanderung der Menschen in Zonen mit unterschiedlicher UV-Strahlung ist. Diese permanente Änderung des menschlichen Phänotyps wird als genetische Adaptation bezeichnet.

Mehrere Arten von Umgebungsdruck, wie Klimawandel oder Veränderungen im Sauerstoffgehalt in der Luft, können phänotypische Plastizität und Adaptation in Menschen hervorrufen, wobei genetische Adaptationen in der Regel erst nach mehreren Generationen auftreten.

Antworten

1. Umweltdruck 2. Normalität 3. Normalität 4. Genetische Veränderung 5. Normalität

Kontrollsysteme – Der Schlüssel zur Homöostase: Negatives Feedback

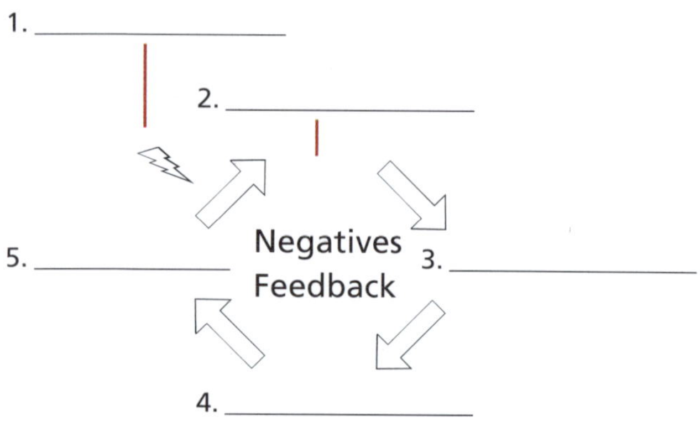

Negatives Feedback ist ein automatischer Regulationsmechanismus, der Störungen in Körpersystemen minimiert. Das Kontrollzentrum bemerkt Änderungen in einem homöostatisch kontrollierten System und aktiviert im Gegenzug einen Effektor, um dieser Veränderung entgegenzuwirken oder sie zu „negieren", um normale physiologische Bedingungen wiederherzustellen. Negatives Feedback ist der Hauptregulationsmechanismus der Homöostase. Systeme, die von negativem Feedback kontrolliert werden, operieren über eine physiologische Bandbreite hinweg, d.h. rund um einen Sollwert können im Laufe des Tages und von Tag zu Tag Fluktuationen auftreten. Der homöostatische Sollwert für ein System wird von der Umgebung oder dem Aktivitätslevel bestimmt. Unterschiede zwischen Personen sind zudem von Alter, Geschlecht, genetischen Faktoren und Bedingungen der Umgebung abhängig. Ein Beispiel für ein homöostatisches Schlüsselsystem, das von negativem Feedback kontrolliert wird, ist die Regulierung der Blutzuckerspiegel (siehe Abbildung).

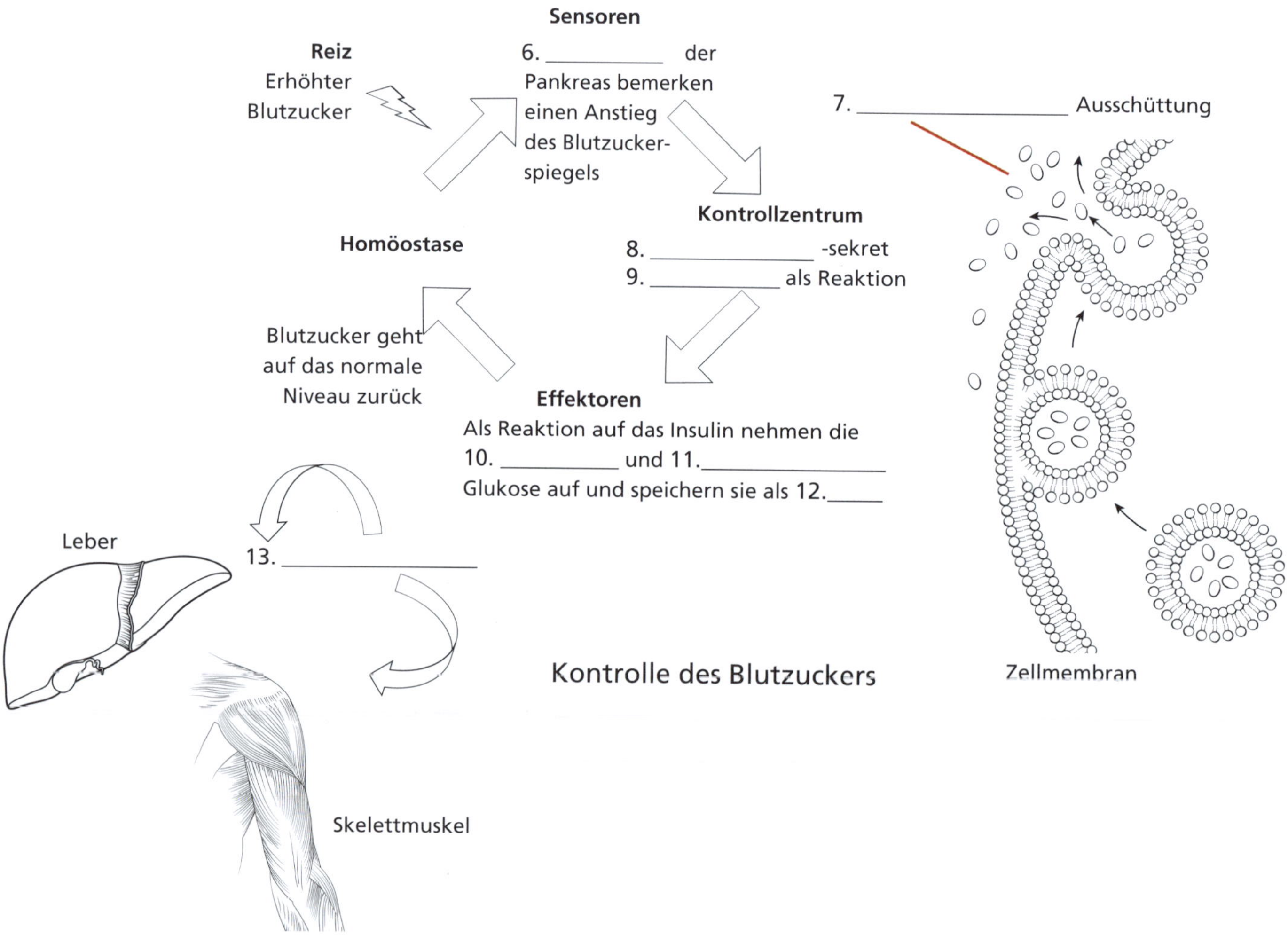

Kontrolle des Blutzuckers

Antworten

1. Reiz 2. Sensor 3. Kontrollzentrum 4. Effektoren 5. Homöostase 6. Betazellen 7. Insulin 8. Betazellen 9. Insulin 10. Leber 11. Skelettmuskel 12. Glykogen 13. Glukose (Zucker)

Kontrollsysteme – Positives Feedback und Vorsteuerung

Beim positiven Feedback verstärkt der ursprüngliche Reiz eine Reaktion und keinen gegensätzlichen Effekt, wie im negativen Feedback gegenüber gezeigt. Dieser Mechanismus ist typisch für Stressreaktionen, bei denen ein Prozess schnell ausgeführt werden muss, um die Homöostase wiederherzustellen. Dies kann anhand des Beispiels erklärt werden, wie der Körper auf Blutverlust reagiert, bei dem eine positive Feedbackschleife sehr wichtig für schnelle Blutgerinnung und das Stoppen der Blutung ist.

Vorsteuernde Kontrollsysteme sind in der menschlichen Physiologie allgemein voraussichtliche Reaktionen, die den Körper für eine bevorstehende Veränderung in der Umgebung vorbereiten. Dies zeigt beispielsweise der Anstieg der Herzfrequenz vor körperlicher Aktivität, wie im zweiten Schema dargestellt.

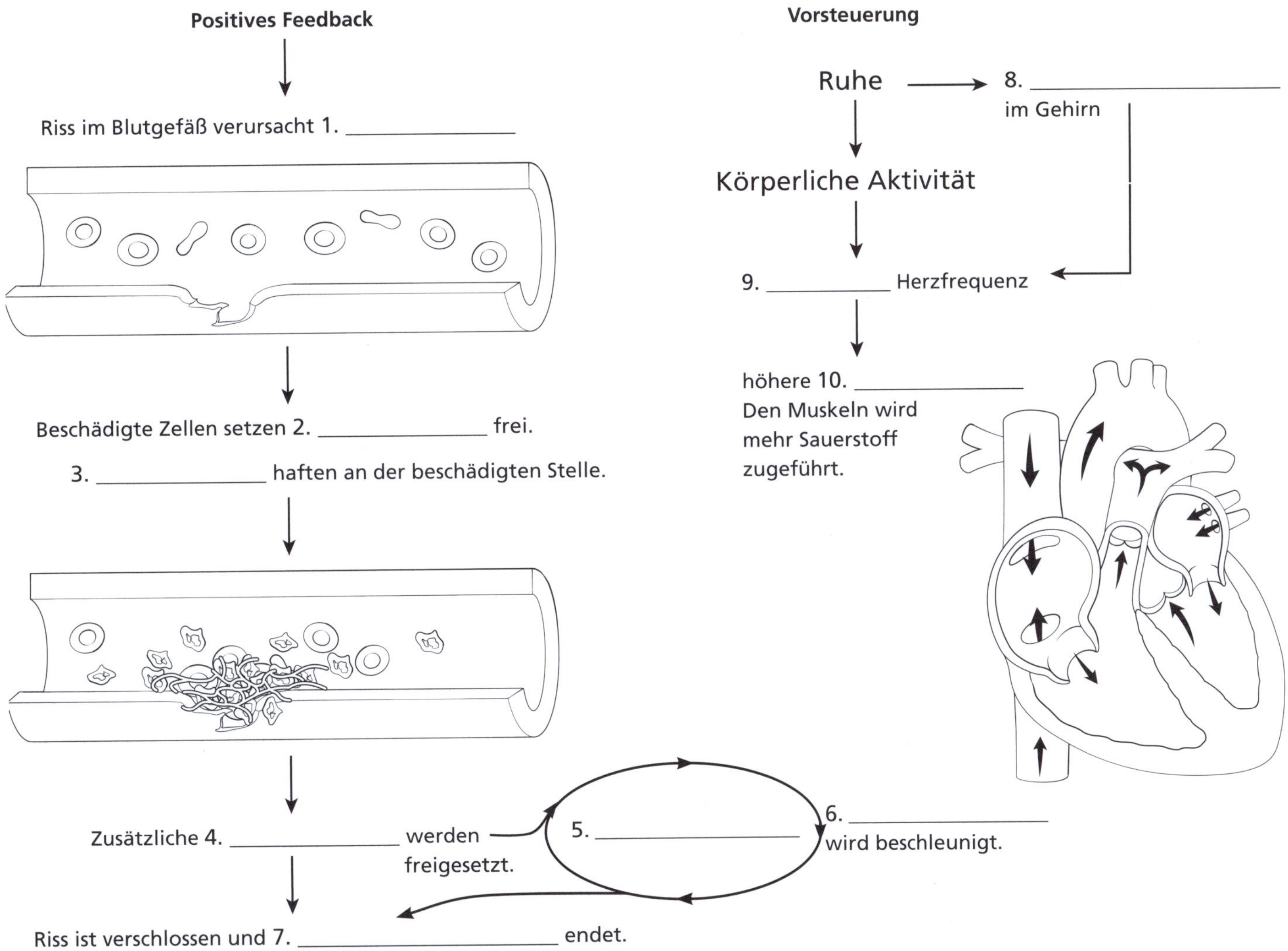

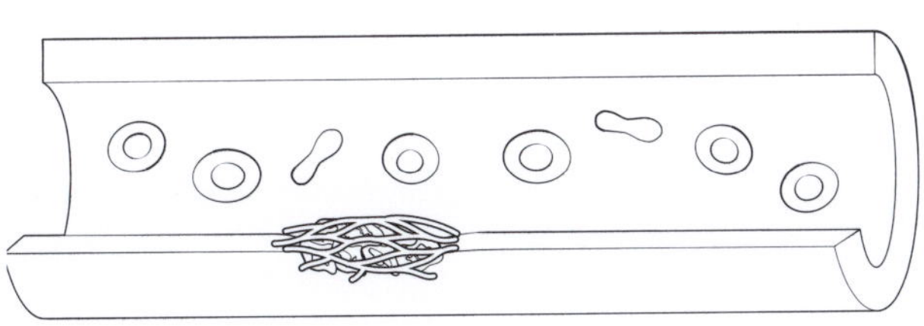

Positives Feedback- und Vorsteuerungszyklen

Antworten

1. Blutung 2. Gerinnungsmittel 3. Blutplättchen 4. Gerinnungsmittel 5. Positiver Feedbackzyklus 6. Gerinnung 7. Positiver Feedbackzyklus 8. Voraussichtliche Reaktion 9. Erhöhte 10. Herzleistung

Zellstruktur und Zellmembran

Damit Zellen in einem Organismus funktionieren können, muss das Zellinnere (Zytoplasma) vom Äußeren getrennt sein. Eine Phospholipid-Doppelschicht formt die Zellmembran, bestehend aus hydrophilen Phospholipid-Köpfen und hydrophoben Fettsäure-Schwänzen; so sind Wasser und die darin gelösten Stoffe mit beiden Seiten der Phospholipid-Doppelschicht in Kontakt, können sie aber nicht durchdringen. Integrale Membranproteine durchqueren die Phospholipid-Doppelschicht und erlauben hydrophilen und geladenen Molekülen, sich in die Zelle hinein oder aus ihr heraus zu bewegen. Phospholipid-Membrane müssen flüssig genug sein, um membrangebundenen Proteinen zu erlauben, sich in die Membran und aus ihr herauszubewegen, während sie gleichzeitig fest genug sein müssen, um Löcher zu vermeiden. Proteine und Lipide (Fette) sind temperaturempfindlich. Daher ändert sich die Funktion der Membran, wenn sich die die Körpertemperatur des Tieres ändert. Einige Tiere ersetzen ihre Lipide und Proteine, wenn sie sich veränderten Umgebungstemperaturen anpassen. Tiere, die sich ihrem Temperaturmaximum nähern, riskieren Erhöhungen der Körpertemperatur, die Protein- und Lipidstrukturen/-funktionen irreversibel ändern können.

Zellmembran

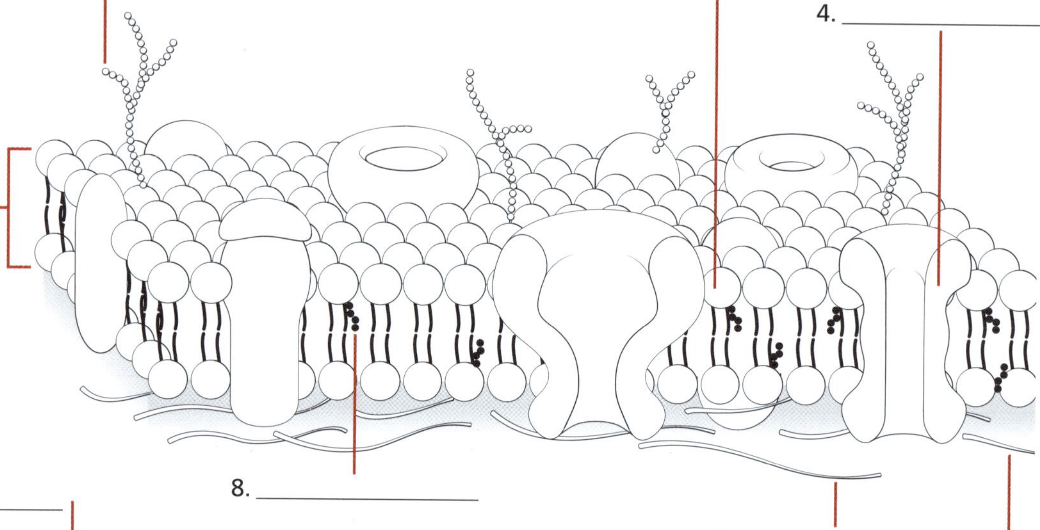

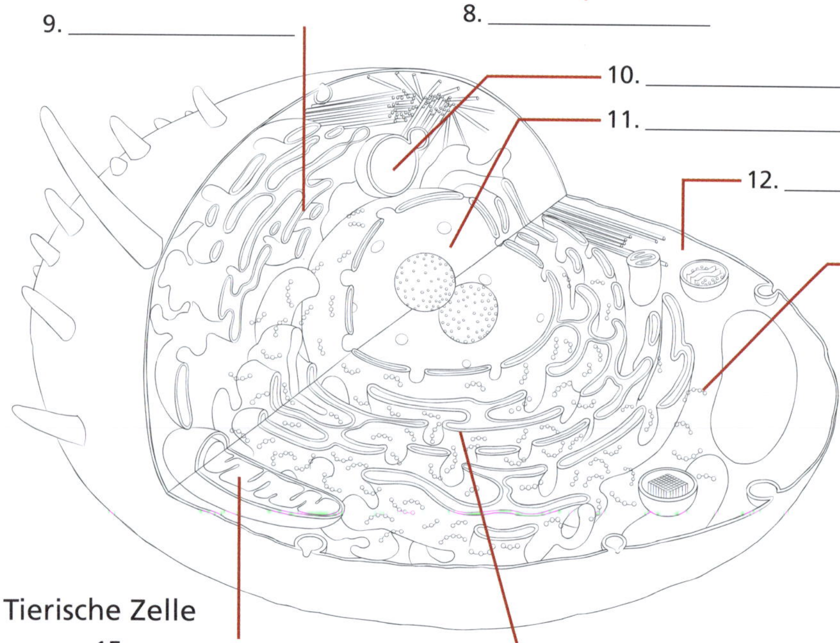

Tierische Zelle

Organellen innerhalb der Zelle steuern den spezifischen Funktionen bei. Der Kern (Nukleus) enthält Desoxyribonukleinsäure (DNA); Ribosomen verbinden Aminosäuren zu Proteinsequenzen; das endoplasmatische Retikulum faltet Proteine; Golgi speichern, verpacken und transportieren Proteine; Mitochondrien synthetisieren Adenosintriphosphate (ATP), Vesikel (Bläschen) transportieren Moleküle, und Lysosome zerstören Fremdkörper oder Proteine, die abgebaut werden sollen.

Antworten

1. Phospholipid-Doppelschicht 2. Kohlenhydratkette 3. Phospholipid-Molekül 4. Protein 5. Extrazelluläre Flüssigkeit (wässrige Lösung) 6. Zytoplasma (wässrige Lösung) 7. Filamente des Zellskeletts 8. Cholesterol 9. Golgiapparat 10. Lysosom 11. Kern (Nukleus) 12. Zytoplasma 13. Ribosom 14. Endoplasmatisches Retikulum 15. Mitochondrium

Zellteilung

Zellteilung ist ein Prozess, bei dem neue Zellen entstehen. Von der genetischen Information in einer Zelle werden Dubletten angefertigt und jede neue Tochterzelle bekommt eine Kopie. Im Zellzyklus sind vier Schritte für die Zellteilung notwendig: G1 (Wachstumsphase), DNA-Synthese (Replikation), G2, und Mitose. Die Interphase umfasst G1, DNA-Synthese und G2-Phasen der Zelle. Der nächste Schritt der Mitose beinhaltet die Prophase, in der sich die Chromosomen verdichten, Zentriolen und Spindel entstehen, und die Kernhülle sich auflöst. In der Metaphase wandern die Zentriolen zu den Polen, und die Chromosomen richten sich auf der Äquatorialebene aus. Während der Anaphase teilen sich Schwesterchromatiden und wandern zu den Polen. Schließlich, in der Telophase, entsteht die Kernhülle neu, Chromosomen lockern sich und Zytokinese teilt die Zelle. Der Zellzyklus hat bei jedem Schritt einen Checkpoint um sicherzustellen, dass keine Fehler gemacht werden. Zellteilung kann von der „inneren Uhr" der Zelle oder von Umgebungsreizen angeregt werden. Unregulierte Zellteilung kann zu Krebs führen. Unter Umständen, wo Energie, Sauerstoff und Wasser beschränkt vorhanden sind, kann die Zelle in Stoffwechselstillstand geraten. Der Zellzyklus stoppt, bis sich die Bedingungen verbessern. Einige Tiere, wie der Salinenkrebs, können sich jahrelang im Stoffwechselstillstand befinden.

Mitose oder schematische Zellteilung

Phasen der Zellteilung

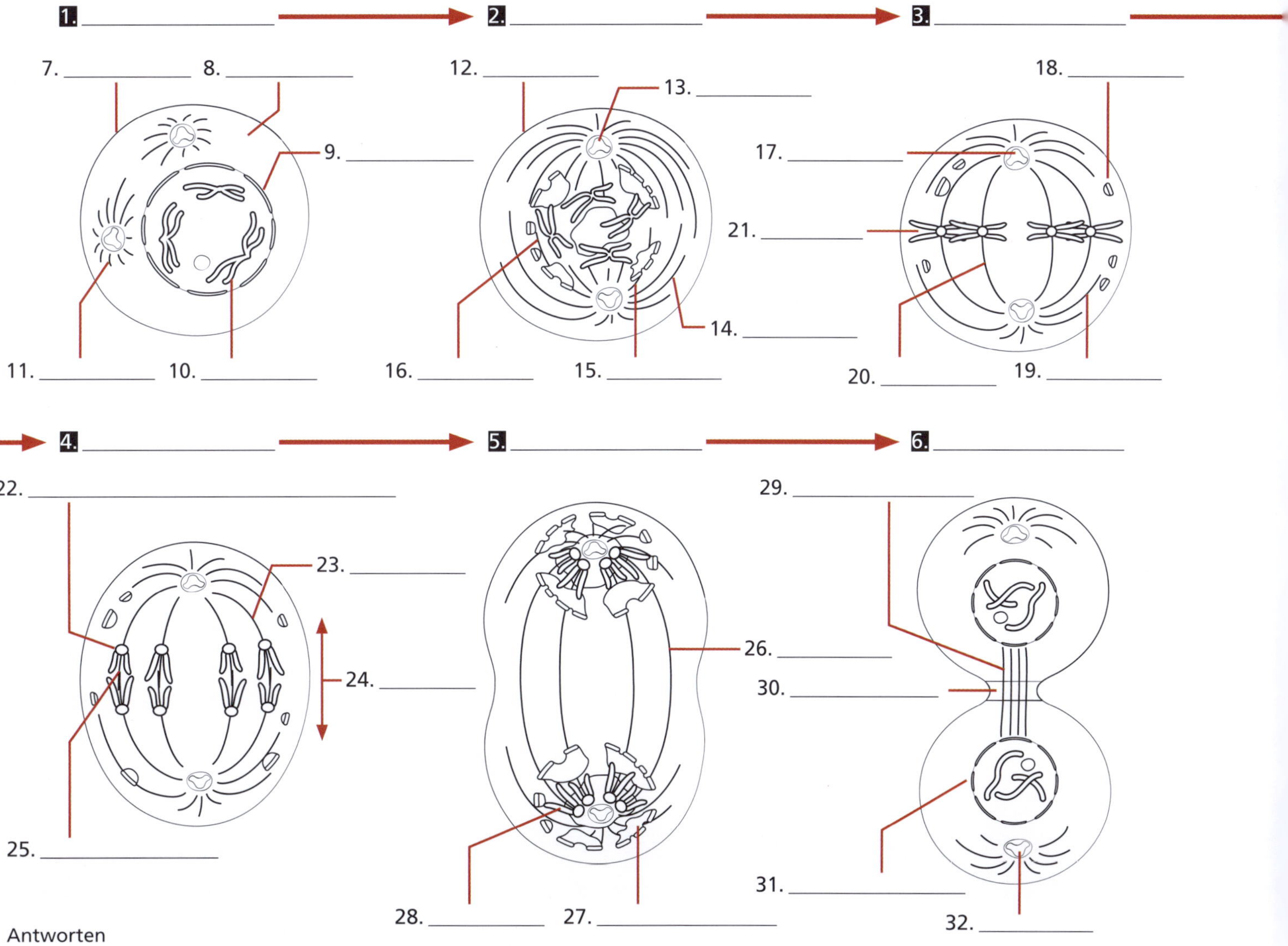

Antworten

1. Prophase 2. Prometaphase 3. Metaphase 4. Anaphase 5. Telophase 6. Zytokinese 7. Zellmembran 8. Zytoplasma 9. Intakte Kernhülle 10. Kondensierte Chromosomen mit zwei Chromatiden, die beim Kinetochor zusammengehalten werden 11. Entwicklung der bipolaren Spindel 12. Zellmembran 13. Spindelpol 14. Kernhüllenfragment 15. Polare Mikrotubuli 16. Kinetochor Mikrotubuli 17. Spindelpol 18. Kernhüllenfragment 19. Polare Mikrotubuli 20. Kinetochor Mikrotubuli 21. Stationäre Chromosomen entlang des Spindeläquators aufgereiht 22. Geteiltes Chromatid wird zum Pol gezogen 23. Kinetochor Mikrotubuli kürzen 24. Erweiterte Trennung der Pole 25. Polare Mikrotubuli 26. Polare Mikrotubuli 27. Kernhülle entsteht wieder um individuelle Chromosomen 28. Chromosome entwirren 29. Eingeschränkter Rest der Mikrotubuli der polaren Spindel 30. Kontraktiler Ring formt Teilungsfurche 31. Fertige Kernhülle um sich entwirrende Chromosomen 32. Zentriolenpaar

DNA-Replikation

Desoxyribonukleinsäure (DNA) ist das kodierende Molekül für die genetische Information in eukaryotischen Zellen. Es ist eine Doppelhelix und besteht aus Polynucleotiden von Cytosin (C), Guanin (G), Adenin (A), Thymin (T), Desoxyribose und Phosphaten. Diese Stränge sind antiparallel (3′ nach 5′ und 5′ nach 3′). Enzyme katalysieren den DNA-Replikationsprozess, vom Öffnen der Stränge mit Initiatorproteinen bis zum Einbringen neuer Nucleotide, um den Strang durch DNA-Polymerase zu vervollständigen. Wenn ein Fehler gemacht wird, muss der Vorgang gestoppt und korrigiert werden. Der neue DNA-Strang wird in die 5′ nach 3′ Richtung zusammengesetzt, sodass der 5′ nach 3′ Strang kontinuierlich (Hauptstrang) und der 3′ nach 5′ Strang diskontinuierlich (Folgestrang) zusammengesetzt wird. Der Folgestrang wird von kurzen Ribonukleinsäure (RNA)-Primern synthetisiert; DNA-Segmente auf RNA-Primern nennt man Okazaki-Fragmente.

Fehler in DNA-Segmenten können durch Missdeutungen bei der Replikation entstehen oder durch eine Reihe von Umweltfaktoren, wie Temperatur, Strahlung, Oxidation, mutagene Chemikalien etc. Mutationen in der DNA Sequenz können schädlich oder vorteilhaft sein oder aber auch keine Auswirkungen haben. Sie sind der Ursprung der Varietät der Bevölkerung der Organismen und stehen unter Druckauswahl. Mutationsraten wurden herangezogen, um Abweichungszeiten bei Arten zu schätzen.

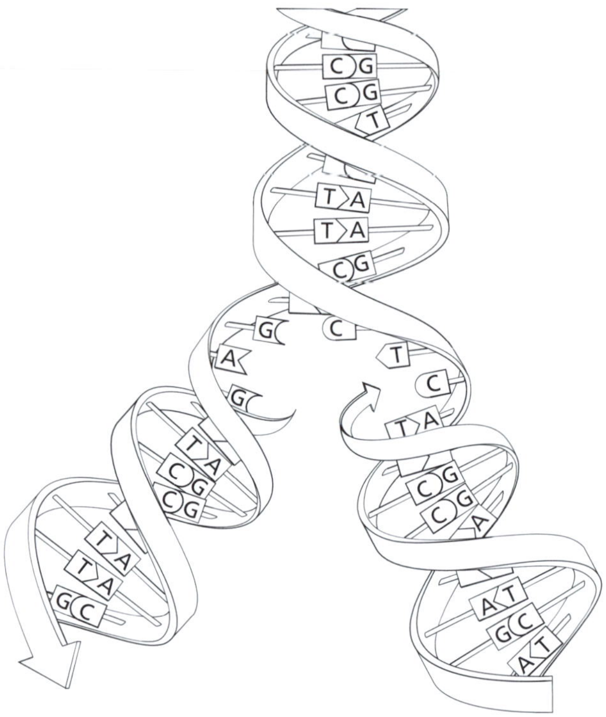

DNA-Replikationsteilung

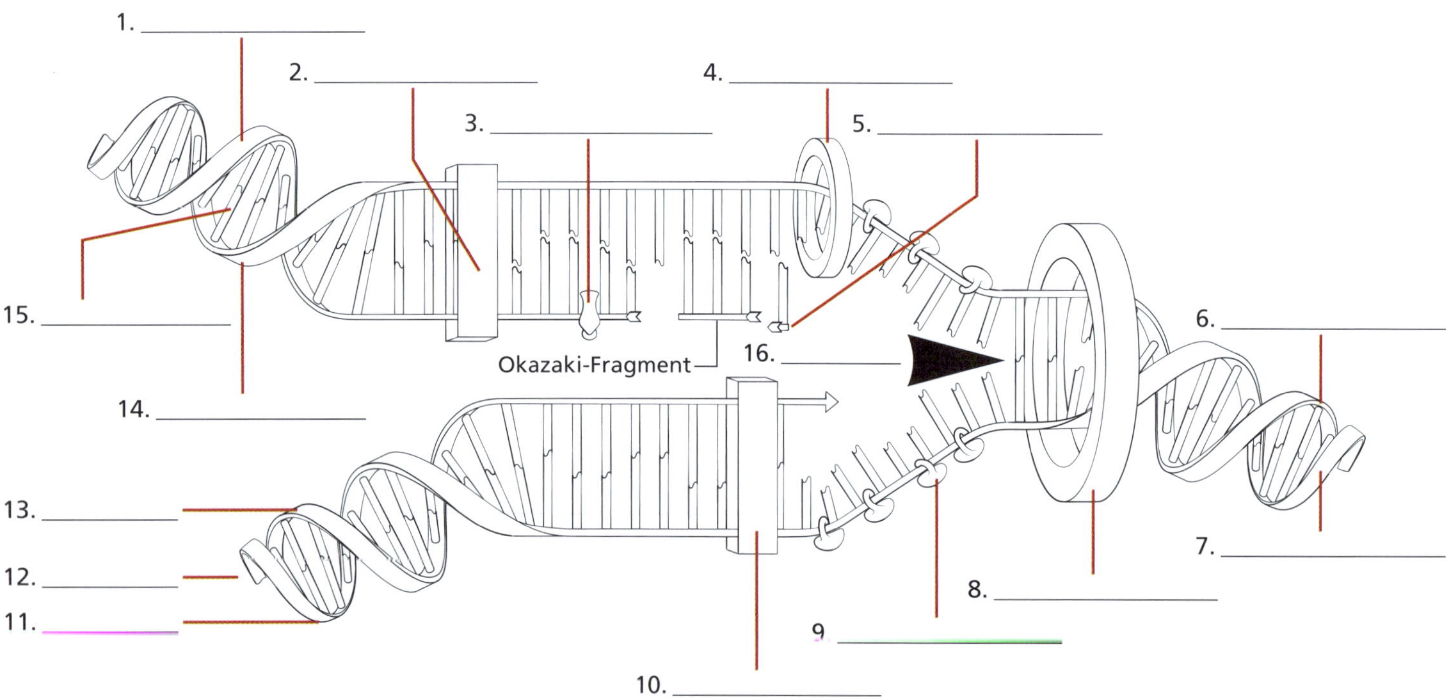

Antworten

1. 3′ oder 5′ 2. DNA-Polymerase (Polα) 3. DNA-Ligase 4. DNA-Primase 5. RNA-Primer 6. 3′ oder 5′ 7. 3′ oder 5′ 8. Topoisomerase 9. Einzelner Strang, Proteinbindung 10. DNA-Poly

Transkription und Translation

Transkription ist der Prozess, bei dem die DNA-Nachricht von der RNA kopiert wird; die RNA-Nachricht wird dann bei den Ribosomen übersetzt. Die Kopie der Messenger-RNA (mRNA) wird im Zellkern gemacht, wo auch die DNA zu Hause ist. Die Nukleotidbasen sind die gleichen wie in der DNA, wobei jedoch Uracil Thymin ersetzt. Im Zytoplasma lesen die Ribosomen die mRNA und setzen die passenden Folgen an Aminosäuren zusammen. Die AUG-Sequenz (Methionin) ist das Start-Codon, und während der Leseraster den mRNA-Strang entlang fährt, werden die kodierten Aminosäuren angefügt. Stopp-Codons (UAA, UAG, und UGA) beenden eine Sequenz. Mit 20 beteiligten Aminosäuren können Proteine mit nur fünf Aminosäurefolgen mehr als 3 Millionen verschiedene Möglichkeiten haben, dieses Protein zu bilden. Das ermöglicht eine unglaubliche Diversität von Proteinstrukturen.

Transkription und Translation sind erst die ersten beiden Schritte zur Fertigung eines funktionierenden Proteins. Sobald die Aminosäuresequenz zusammengesetzt ist, können dem Protein weitere Moleküle angehängt werden, und das Protein muss gefaltet werden. Proteine können gespeichert, für den Transport verpackt oder in die Zellmembran eingefügt werden. Die Aktivität der Proteine hängt von der Zusammensetzung des Proteins ab und kann modifiziert werden, um die Funktion zu ändern.

Proteinstrukturen

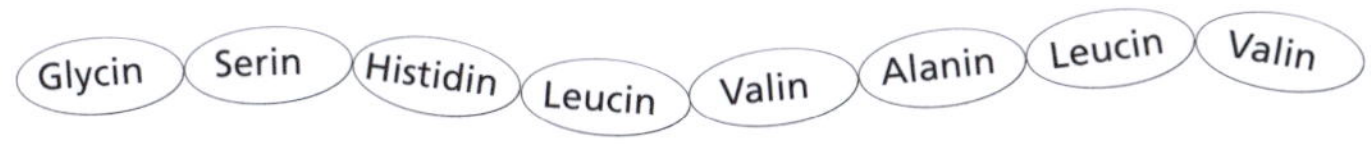

1. __________ struktur

2. ____________________

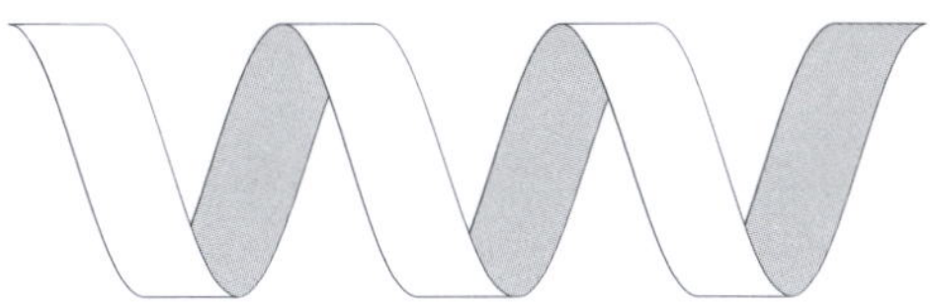

3. ____________________

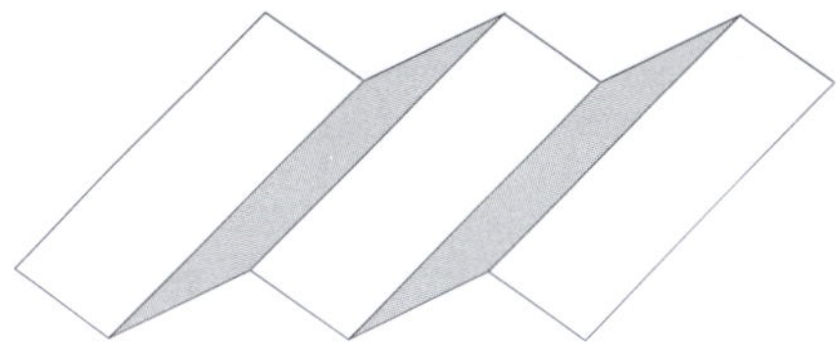

4. __________strukturen

5. ____________

6. ____________

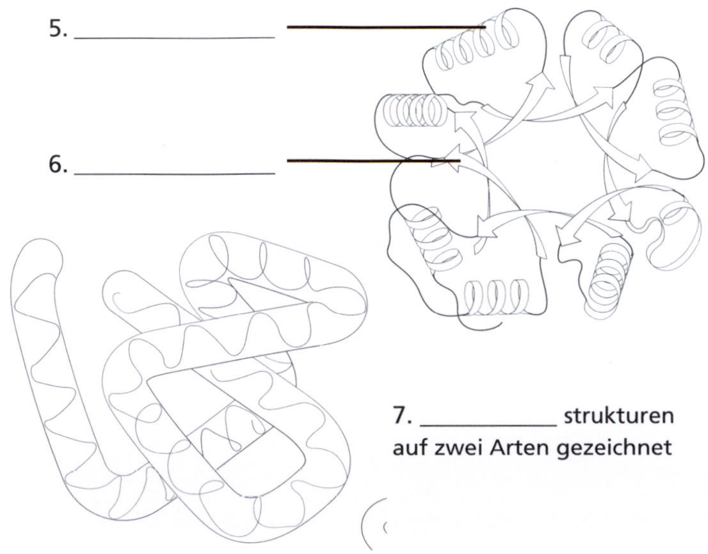

7. __________ strukturen
auf zwei Arten gezeichnet

8. __________ struktur

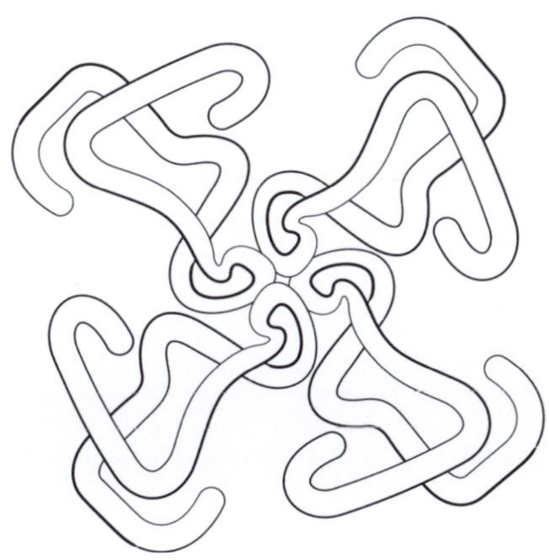

Antworten

1. Primär 2. α-Helix 3. β-Faltblatt 4. Sekundär 5. α-Helix 6. β-Faltblatt 7. Tertiär 8. Quartär

Bewegung durch die Zellmembran

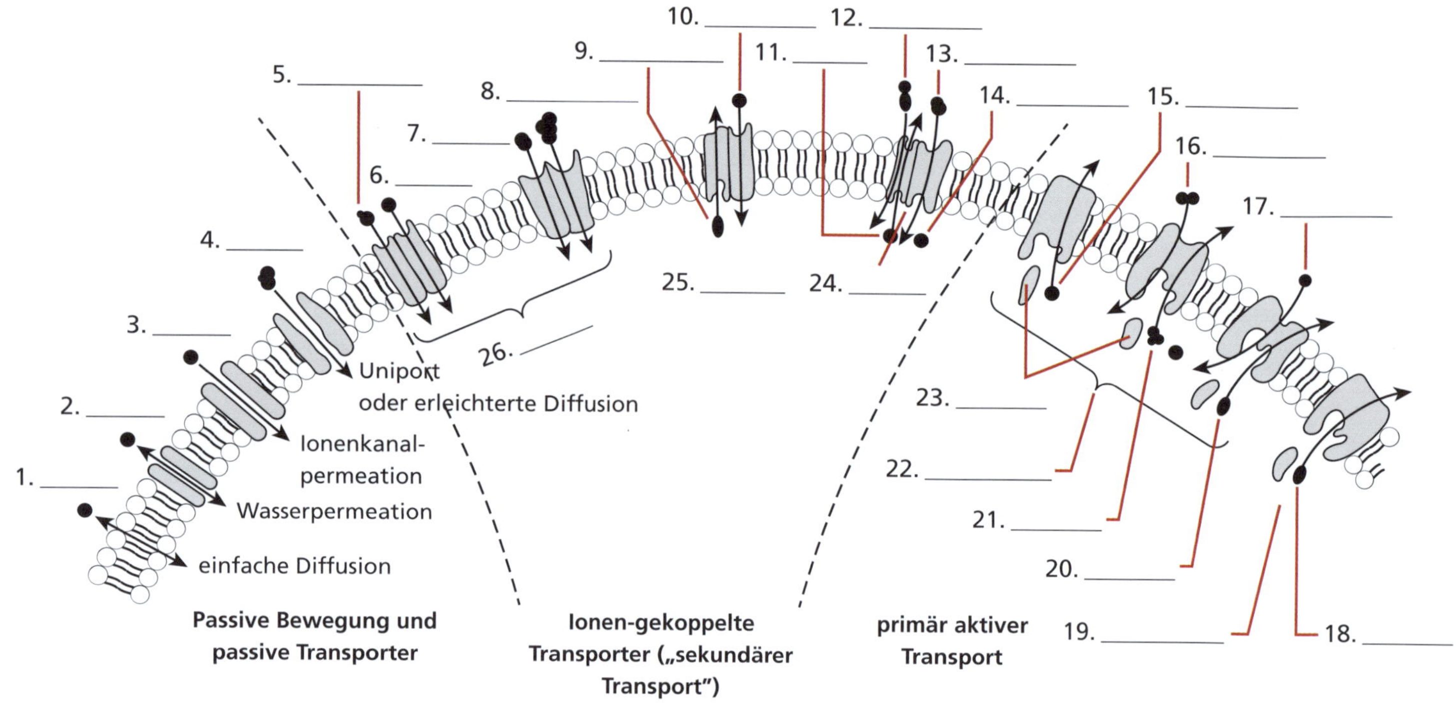

Vesikulärer Transport

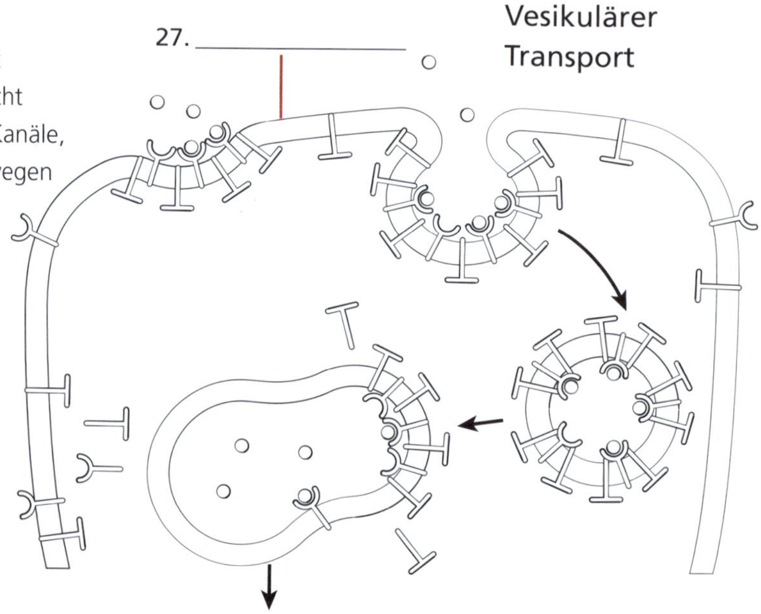

Da die Zellmembranen aus einer Phospholipid-Doppelschicht bestehen, sind sie hydrophob und für geladene Moleküle nicht durchlässig. Integrale Membranproteine formen Poren und Kanäle, durch die sich große hydrophile und geladene Moleküle bewegen können. Gase wie Sauerstoff oder Kohlendioxid können sich passiv durch Zellmembrane entlang ihres Partialdruckgradienten bewegen. Fettlösliche Moleküle können auch durch die Membran diffundieren. Wasser bewegt sich entlang seines Konzentrationsgradienten durch Aquaporine. Ionen bewegen sich entlang ihres elektrochemischen Gradienten durch Ionenkanäle. Aminosäuren, Glukose, Urea, Proteine und andere große Moleküle bewegen sich entlang ihres Konzentrationsgradienten durch Kanäle oder erleichterte Diffusion. Große Moleküle können durch sekundäre Transportmechanismen, bei denen der Gradient eines anderen Moleküls die Energie für den Transport bereitstellt, durch Membrane bewegt werden. Cotransport kann in die gleiche (Symport), die entgegengesetzte (Antiport) oder in beide Richtungen passieren. Ionen können durch primären aktiven Transport durch P-ATPasen (in Zellmembranen) oder V-ATPasen (in Vakuolen/kleinen Vakuen) entgegen ihres elektrochemischen Gradienten bewegt werden. Moleküle können durch ein Vesikel, das durch Pinozytose, Endozytose oder Exozytose geformt wurde, durch eine Zellmembran bewegt werden. Da die Zellmembran ein Vesikel bildet, passiert das Molekül die Zellmembran nie wirklich.

28. ______
29. ______
30. ______

Antworten

1. CO_2 2. „Porin" H_2O 3. Na^+ 4. Aminosäure, Glukose, Urea etc. 5. Na^+ 6. Glukose, Aminosäure 7. H^+ 8. Oligopeptide 9. Na^+ 10. H^+ 11. K^+ 12. Na^+ 13. Glutamat 14. OH^- 15. Ca^{2+} 16. K^+ 17. K^+ 18. H^+ 19. V-ATPase 20. H^+ 21. Na^+ 22. P-ATPase 23. ATP 24. Symport + Antiport 25. Antiport 26. Symport 27. Zellmembran 28. Clathrin-Mantel 29. Rezeptor 30. Ligand

Natrium-Kalium-Pumpe

Normalerweise sind die Natriumkonzentration (Na^+) außerhalb der Zelle und die Kaliumkonzentration (K^+) innerhalb der Zelle hoch. Sowohl Natrium als auch Kalium bewegen sich in allen Zellen entlang ihres elektrochemischen Gradienten, wenn Natrium- oder Kaliumkanäle offen sind. Natrium-Kalium Pumpen (ATPasen) werden verwendet, um Natrium und Kalium gegen ihren elektrochemischen Gradienten zu bewegen. Die Natrium-Kalium Pumpe ist deshalb essentiell für den Aufbau eines Spannungspotentials an der Zellmembran. Die Natrium-Kalium Pumpe bewegt drei Natriumionen nach außen und zwei Kaliumionen nach innen, und ist dementsprechend eine elektrogene Pumpe (generiert einen elektrischen Ladungsgradienten). Natriumtransport, bei dem ein elektrochemischer Gradient aufgebaut wird, dem entlang sich Natrium bewegen kann, wird häufig für sekundären aktiven Transport verwendet, um andere Moleküle über die Zellmembran zu bewegen. In wasserdurchlässigen Zellen kann die Natrium-Kalium Pumpe verwendet werden, um das Volumen der Zelle zu kontrollieren. Unter gewissen Umständen, in denen Adenosintriphosphat (ATP) nicht verfügbar ist, wie z.B. bei Sauerstoffmangel oder Ischämie (Mangeldurchblutung), kann die Natrium-Kalium Pumpe den elektrochemischen Gradienten für Natrium und Kalium nicht aufrechterhalten. Das führt zur Depolarisierung von erregbaren Zellen ohne nachfolgende Repolarisierung.

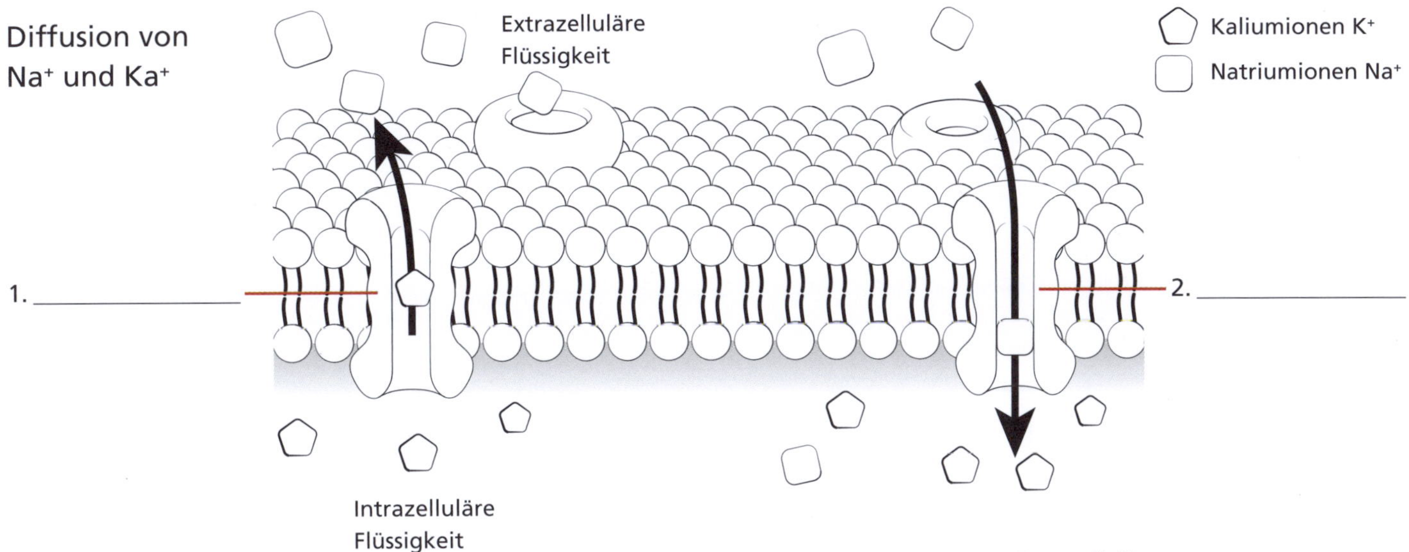

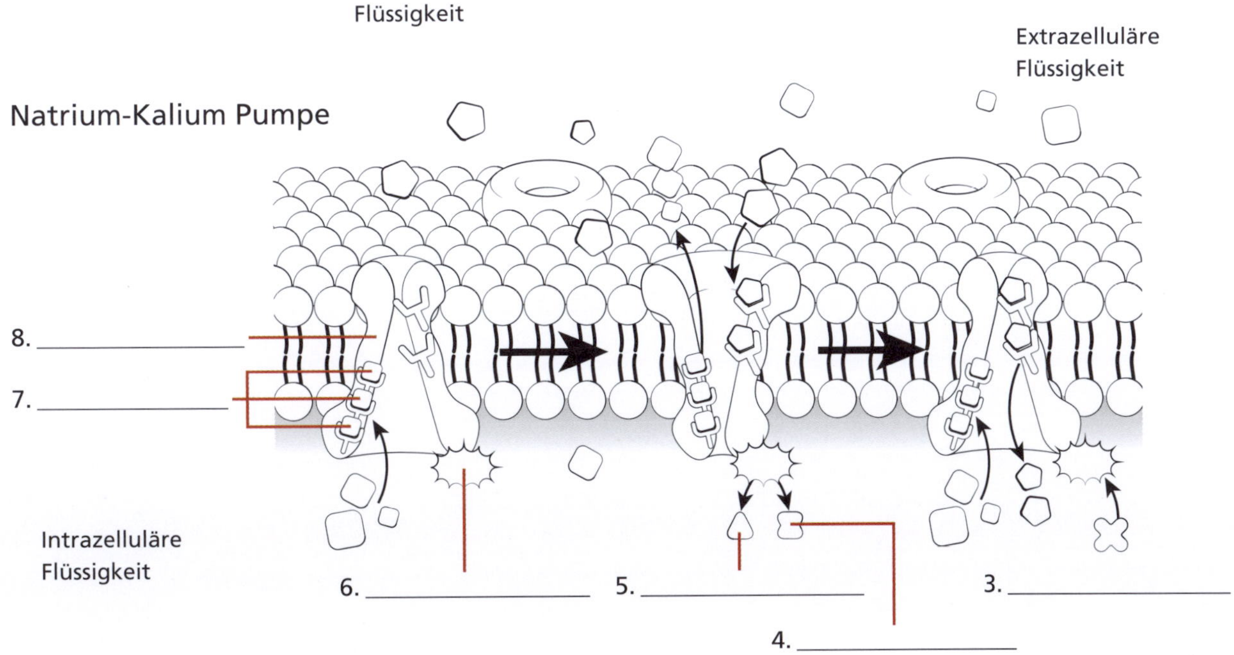

Antworten

1. K^+-Diffusion 2. Na^+ Diffusion 3. Zytoplasma 4. P 5. ADP 6. ATP 7. Natriumionen (Na^+) 8. Natrium-Kalium-Austauschpumpe

Membranpotential

Selektiv durchlässige Zellmembrane, in Kombination mit Ionenkanälen und Pumpen, ermöglichen die Generierung eines Ladungspotentials über eine Zellmembran. Normalerweise sind die Natrium- (Na^+) und Chlorkonzentration (Cl^-) außerhalb der Zelle und die Kaliumkonzentration (K^+) innerhalb der Zelle hoch. Natrium-Kalium-Pumpen erhalten den elektrochemischen Gradienten über die Zellmembran. Das Membranpotential einer erregbaren Zelle kann während eines Aktionspotentials umgekehrt werden. Während des Ruhemembranpotentials übertrifft die Durchlässigkeit der Zellmembran gegenüber Kalium die gegenüber Natrium. Sobald eine depolarisierende Schwelle für spannungsabhängige Natriumkanäle erreicht ist, wird die Durchlässigkeit für Natrium viel höher als die für Kalium. Natrium bewegt sich entlang seines elektrochemischen Gradienten und depolarisiert die Zelle noch weiter. Sobald die Zelle depolarisiert ist, öffnen sich spannungsabhängige Kaliumkanäle. Sie erlauben Kalium somit, sich entlang seines elektrochemischen Gradienten zu bewegen (zu diesem Zeitpunkt außerhalb der Zelle), und repolarisieren die Zelle so. Die Natrium-Kalium-Pumpe bringt die Ionen wieder in ihren Gleichgewichtszustand. Das Membranpotential einer Zelle hängt von dem Konzentrationsgradienten der geladenen Ionen innerhalb und außerhalb der Zelle ab, und von der Durchlässigkeit der Membran gegenüber diesen Ionen. Die Goldmann-Gleichung beschreibt das Membranpotential, das von Kalium-, Natrium- und Chloridionen erzeugt wird, folgendermaßen:

Geladene Moleküle können eine Lipiddoppelschicht nur durch integrale Membranproteinkanäle durchqueren. Ob ein Kanal offen ist, bestimmt die 1. ________________ für dieses Ion an der Membran.

$$V_m = \frac{RT}{F} \ln \left(\frac{p_k[K^+]_o + p_{Na}[Na^+]_o + p_{Cl}[Cl^-]_i}{p_k[K^+]_i + p_{Na}[Na^+]_i + p_{Cl}[Cl^-]_o} \right)$$

Die Goldmann-Gleichung beschreibt das Membranpotential basierend auf Ionenkonzentration und -durchlässigkeit.

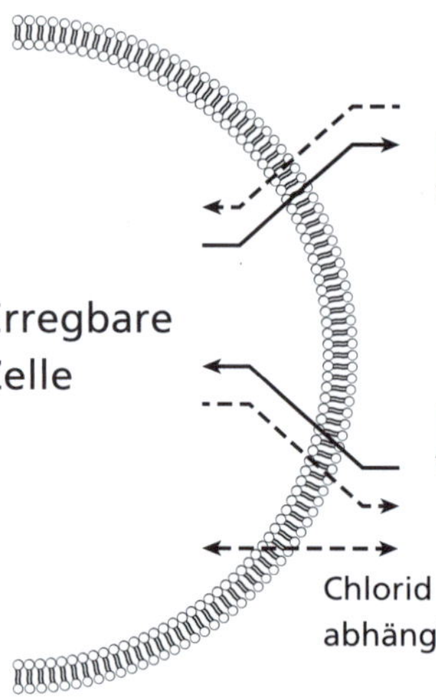

Erregbare Zelle

Ionen bewegen sich entlang ihres elektrochemischen Gradienten. 2. __________ wird aktiv aus der Zelle transportiert; das generiert einen großen inneren Diffusionsgradienten.

3. ____________ hat einen kleinen äußeren Diffusionsgradienten und wird aktiv in die Zelle transportiert.

Chlorid diffundiert in die Zelle und aus ihr heraus, abhängig vom 4. ____________________

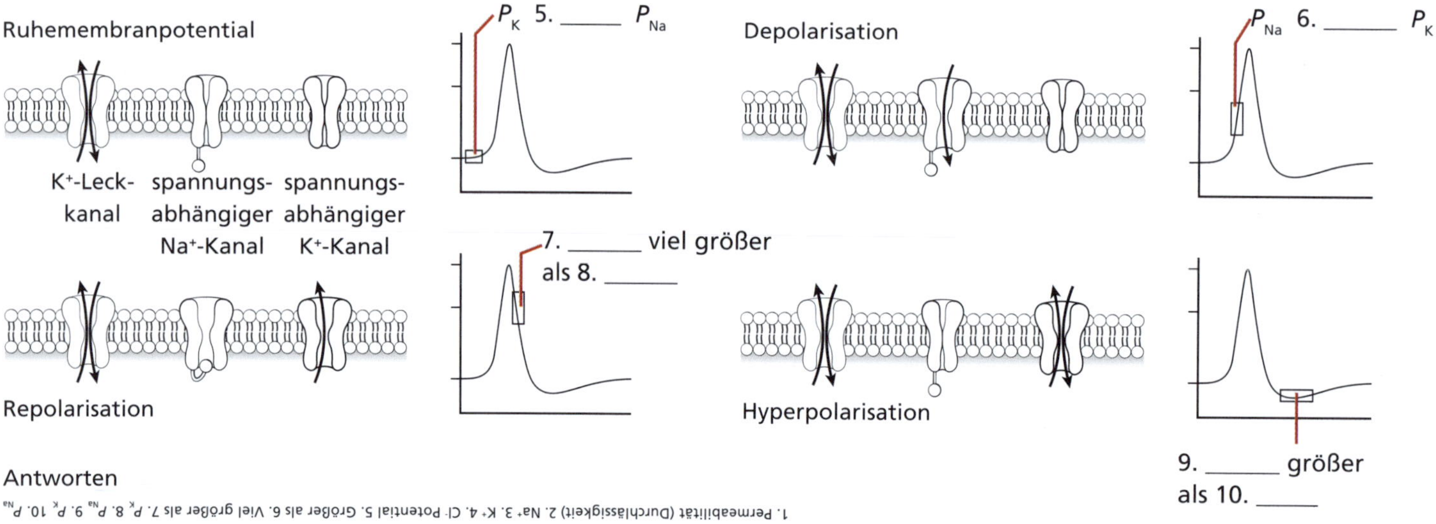

Antworten

1. Permeabilität (Durchlässigkeit) 2. Na^+ 3. K^+ 4. Cl^- Potential 5. Größer als 6. Viel größer als 7. P_K 8. P_{Na} 9. P_K 10. P_{Na}

Rezeptoren

Rezeptorproteine an der Oberfläche der Zellmembran sind essentiell, um Signalisierungsinformationen aus der Umgebung der Zelle aufzunehmen. Die vier grundlegenden Typen der Rezeptoren für chemische Signale enthalten ligandenabhängige Kanäle, G-Protein-gekoppelte Rezeptoren, enzymgekoppelte Rezeptoren und intrazelluläre Rezeptoren. Die bindenden Seiten dieser Rezeptoren können von kompetitiven chemischen Signalen blockiert werden oder ihre Affinität für Agonisten durch Konformationswechsel des Proteins selbst verlieren. Berührungsrezeption erreicht man durch Mechanosensoren, wie z.B. die Mechanosensoren in der Haut der Säugetiere. Lichtrezeption erreicht man durch Photorezeptoren, Hitze durch Thermorezeptoren.

Tragen Sie bei 2, 4, 6 und 8 den Effekt der Liganden-bindung ein.

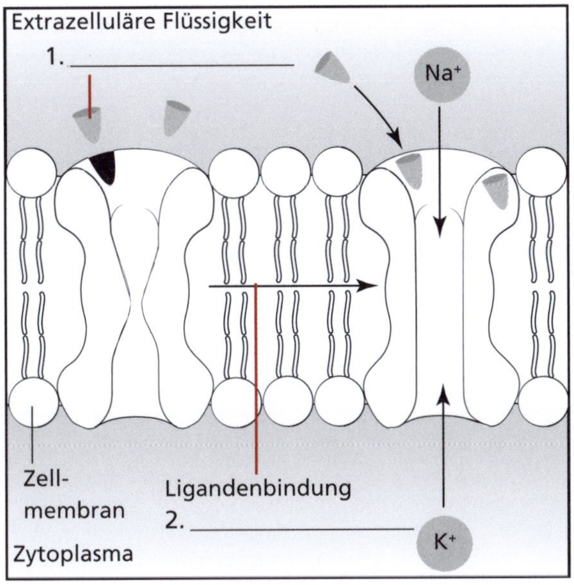

Ligandenabhängige Kanäle

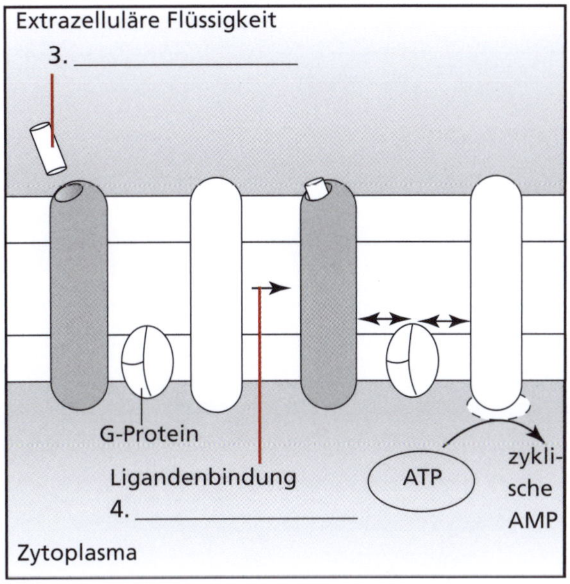

G-protein-gekoppelte Rezeptoren

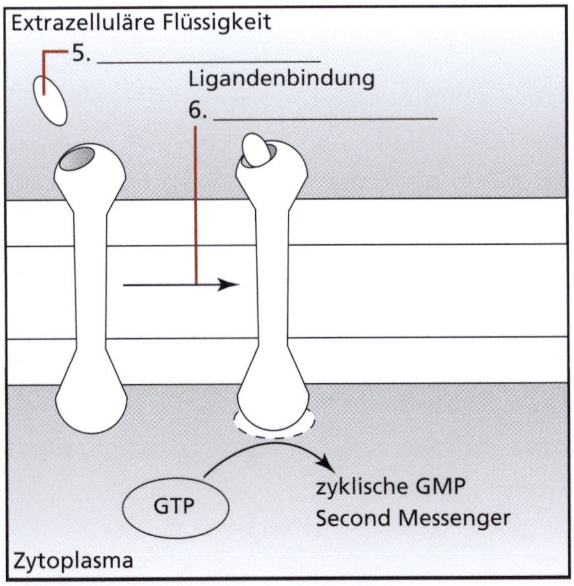

Enzym-gekoppelter Rezeptor

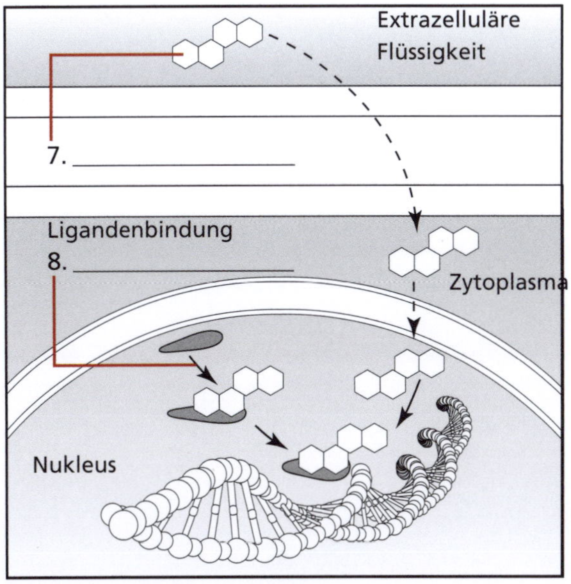

Intrazellulärer Rezeptor

Antworten

1. Ligand 2. Öffnet den Kanal 3. Ligand 4. Initiiert G-Protein gekoppelte Signalisierung 5. Ligand 6. Initiiert zweites Messenger-Signal 7. Membranlöslicher Ligand 8. Initiiert Signalisierung der Transkriptionsfaktoren

Zelluläre Kommunikation, inklusive axonaler Transport

Zelluläre Kommunikation geschieht durch chemische und elektrische Signalwege. Kommunikationswege können kurz sein, wie autokrine Signale, bei denen die Zelle Signale produziert, auf die Rezeptoren auf ihrer eigenen Oberfläche reagieren, parakrine Signale an Nachbarzellen, oder wo Gap-Junctions zwei nebeneinanderliegende Zellen elektrisch koppeln. Wenn über Synapsen chemisch signalisiert wird, kann es sein, dass sich Neurotransmitter um Mikrometer bewegen. Kommunikationswege können länger sein, wenn die chemischen Signale im Blutstrom weit verteilt sind, oder wenn elektrische Signale über lange Axone laufen. Die Zellen mancher Tiere können Signale wie z.B. Pheromone empfangen, die viele Kilometer entfernt in der Umwelt verteilt wurden.

Zellen reagieren auf Signale nur dann, wenn sie die entsprechenden Rezeptoren besitzen. Wenn ein Signal anhaltend oder schädlich ist, wird der Rezeptor manchmal inaktiv und die Kommunikation endet. Damit die Kommunikation zwischen Zellen funktioniert, muss ein Signal gesendet, ein Signal empfangen (Rezeptoren) und eine Reaktion ausgelöst werden. Aus diesem Grund kann Zellkommunikation auf verschiedene Arten moduliert sein. Die Stärke des Signals kann erhöht oder abgeschwächt werden, und die Rezeptoren können aktiviert, deaktiviert, von der Zelloberfläche weggenommen oder auf eine andere Art geändert werden. Schließlich kann das Signal empfangen werden, aber keine Reaktion der Zelle auslösen, wenn die nachgeschalteten Signalwege unterbrochen sind.

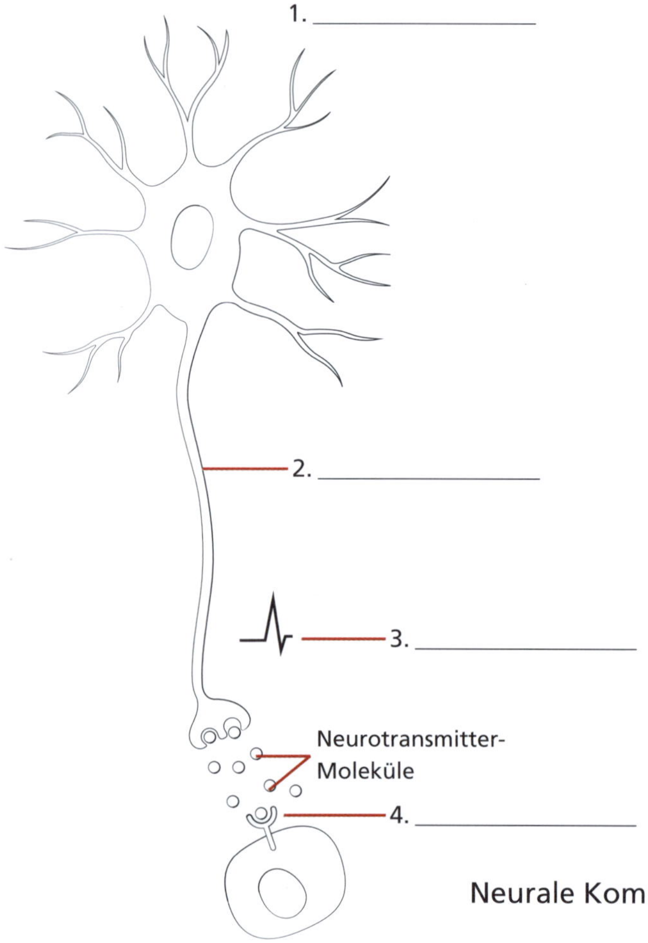

Neurale Kommunikation

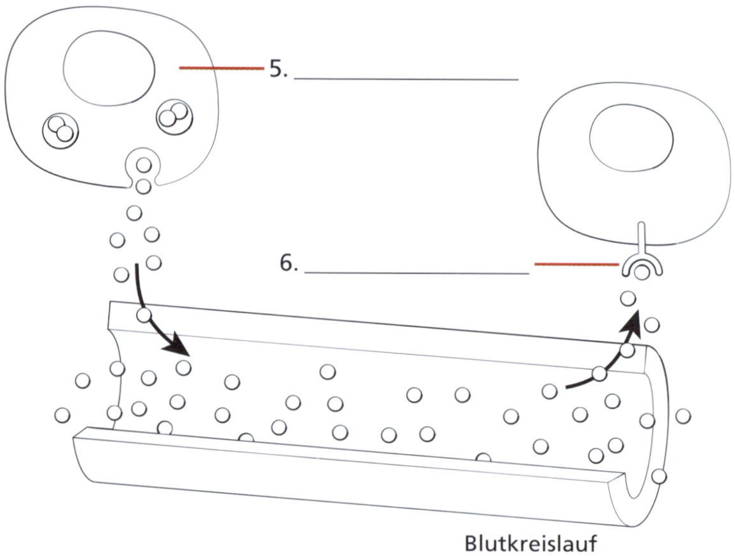

Endokrine Kommunikation

Antworten

1. Neuron 2. Axon 3. Aktionspotential 4. Neurotransmitterrezeptorsignal 5. Endokrine Zelle 6. Hormonrezeptorsignal

Typen der zellulären Kommunikation

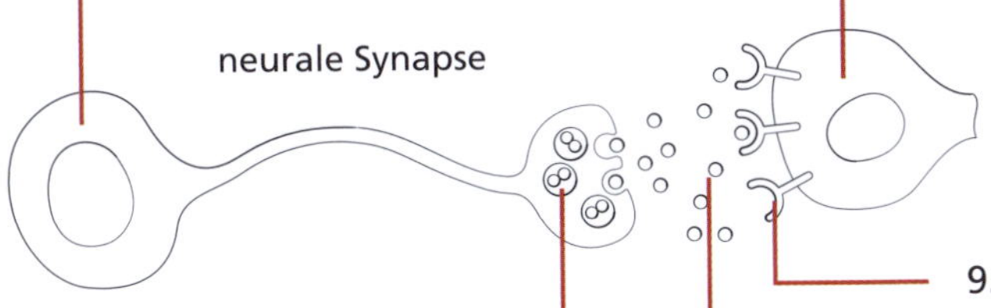

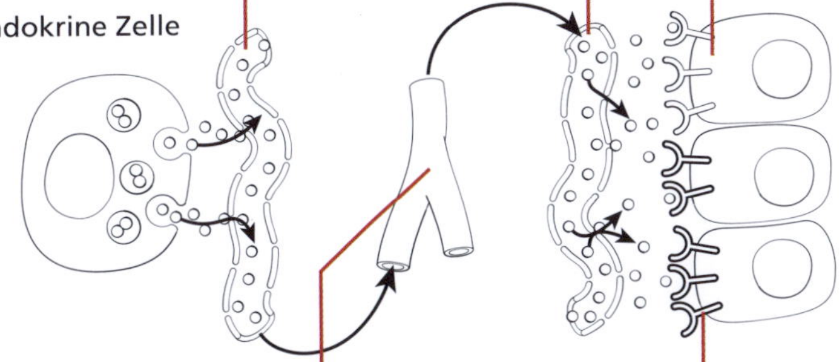

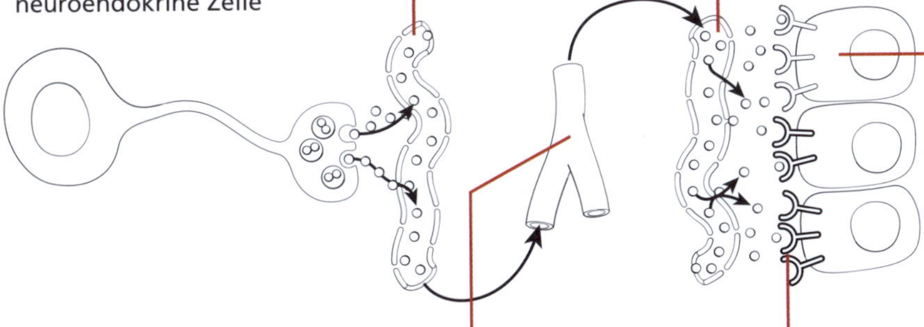

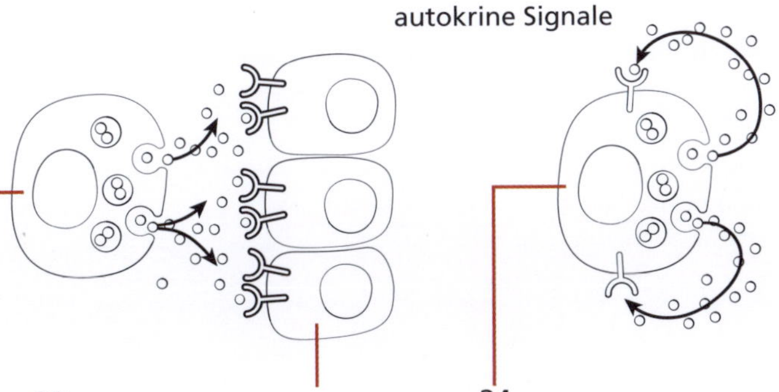

Antworten

7. Präsynaptisches Neuron 8. Postsynaptische Zelle 9. Rezeptormolekül 10. Synaptischer Spalt 11. Synaptisches Vesikel 12. Kapillare nahe der absondernden Zelle 13. Kapillare nahe der Zielzelle 14. Zielzellen 15. Rezeptormoleküle 16. Herz-Kreislauf-System 17. Kapillare nahe des Endes der absondernden Zelle 18. Kapillare nahe der Zielzelle 19. Zielzellen 20. Rezeptormoleküle 21. Große Blutgefäße 22. Absondernde Zelle 23. Zielzelle 24. Absondernde Zelle ist Zielzelle

Zelluläre Kommunikation, inklusive axonaler Transport

Kommunikation zwischen Zellen kann über kurze Strecken (zwischen angrenzenden Zellen) bis über lange Strecken (Kilometer zwischen Organismen) gehen. Die Prinzipien der Kommunikation sind dieselben: Ein Signal wird gesendet und nur dann empfangen, wenn entsprechende Rezeptoren das Signal annehmen und interpretieren können.

Kommunikation in und zwischen Organismen

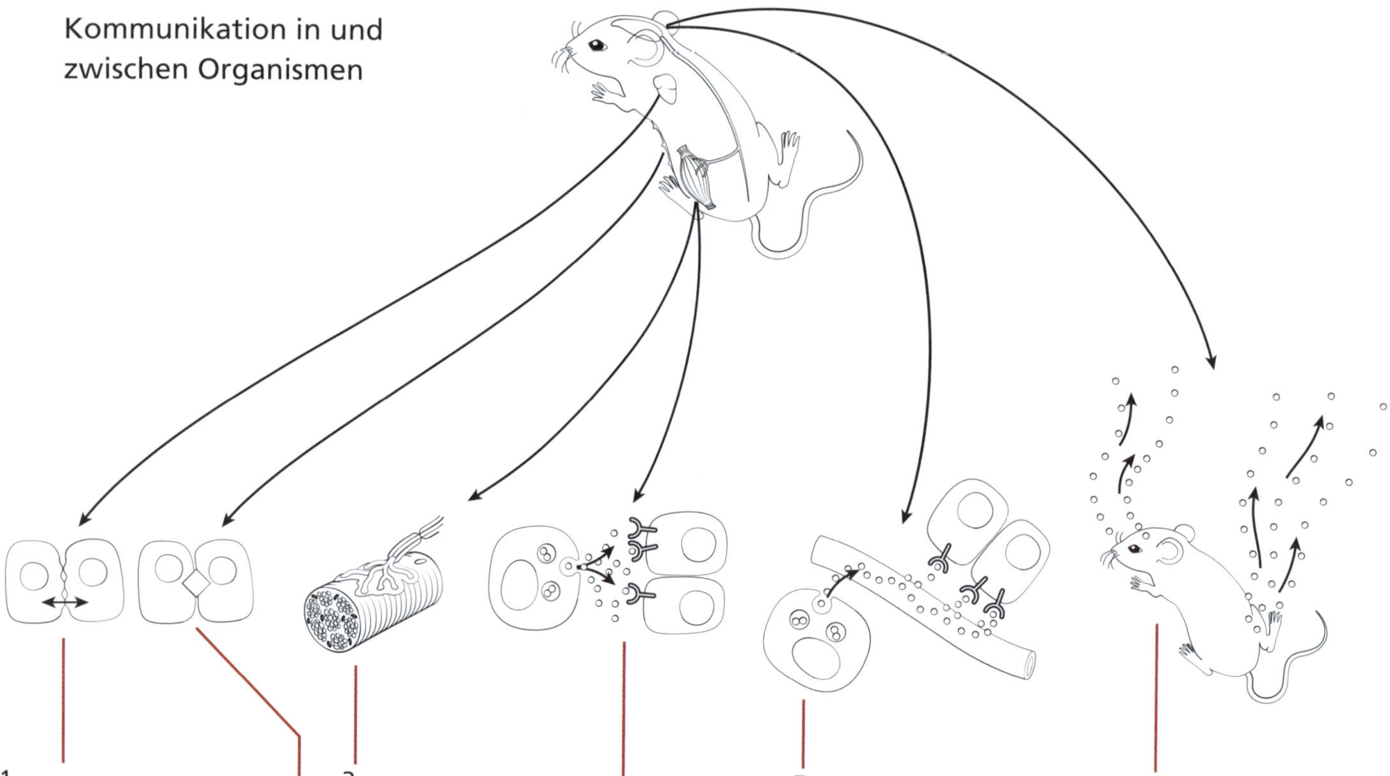

1. ____________________ werden verwendet, um zwischen angrenzenden Zellen mit Kontakt des Zytoplasmas zu kommunizieren.

2. ____________________ werden verwendet, um Signalmoleküle von angrenzenden Zellen zu erkennen.

3. ____________________ werden verwendet, um zwischen Neuronen und angrenzenden Zellen zu kommunizieren (wie bei der neuromuskulären Junction).

4. ____________________ Signale brauchen Diffusion der Moleküle über kurze Distanzen.

5. ____________________ (und andere Signalmoleküle) werden im Blut transportiert, um längere Distanzen im Körper zurückzulegen.

6. ____________________ werden abgesondert, um mit anderen Tieren im äußeren Umfeld zu kommunizieren.

Distanz

Antworten

1. Gap Junction 2. Zelladhäsionsmolekül 3. Neurotransmitter 4. Parakrin und autokrin 5. Hormone 6. Pheromone

Energiegewinnung und Adenosintriphosphat (ATP)

Adenosintriphosphat (ATP) ist die Energie-„Währung", die von Zellen genutzt wird, um zelluläre Prozesse auszuführen. Chemische Energie – gespeichert als Fette, Kohlenhydrate oder Proteine – wird im Mitochondrium durch zelluläre Atmung in chemische Energie der Form ATP umgewandelt. ATP-Gewinnung verwendet die Energie, die beim Brechen der Kohlenstoffbindungen durch Glykolyse oder den Zitronensäurezyklus (oder Kreb's-Zyklus) freigesetzt wird, um einen Protonengradienten in der inneren Membran des Mitochondriums zu schaffen. Protonen bewegen sich entlang ihres elektrochemischen Gradienten, durch die Aktion des Enzyms ATP-Synthase, das das angehängte anorganische Phosphat (P_i) zu Adenosindiphosphat (ADP) katalysiert.

Wenn sich Protonen durch einen alternativen Weg, wie z.B. ungekoppeltes Protein (engl.: uncoupled protein – UCP1) ihrem elektrochemischen Gradienten entlang bewegen, ist das ATP nicht synthetisiert, und die Energie, die aufgewendet wird, um diese Protonen gegen ihren elektrochemischen Gradienten zu bewegen, ist „verschwendet". Jedes Mal, wenn Energie von einer in eine andere Form konvertiert wird, geht ein Teil der Energie als Hitze verloren. Manche Tiere nutzen den UCP1-Alternativweg als Mechanismus, um Hitze zu generieren. Das ist ein wichtiger Prozess für Tiere, die viel Hitzegewinnung brauchen, wie beispielsweise menschliche Kinder oder neugeborene Säugetiere, die ihre Hitze schnell an ihre Umgebung verlieren, genauso wie Winterschläfer, die beim Erwachen Hitze generieren.

Zellatmung in einem Mitochondrium

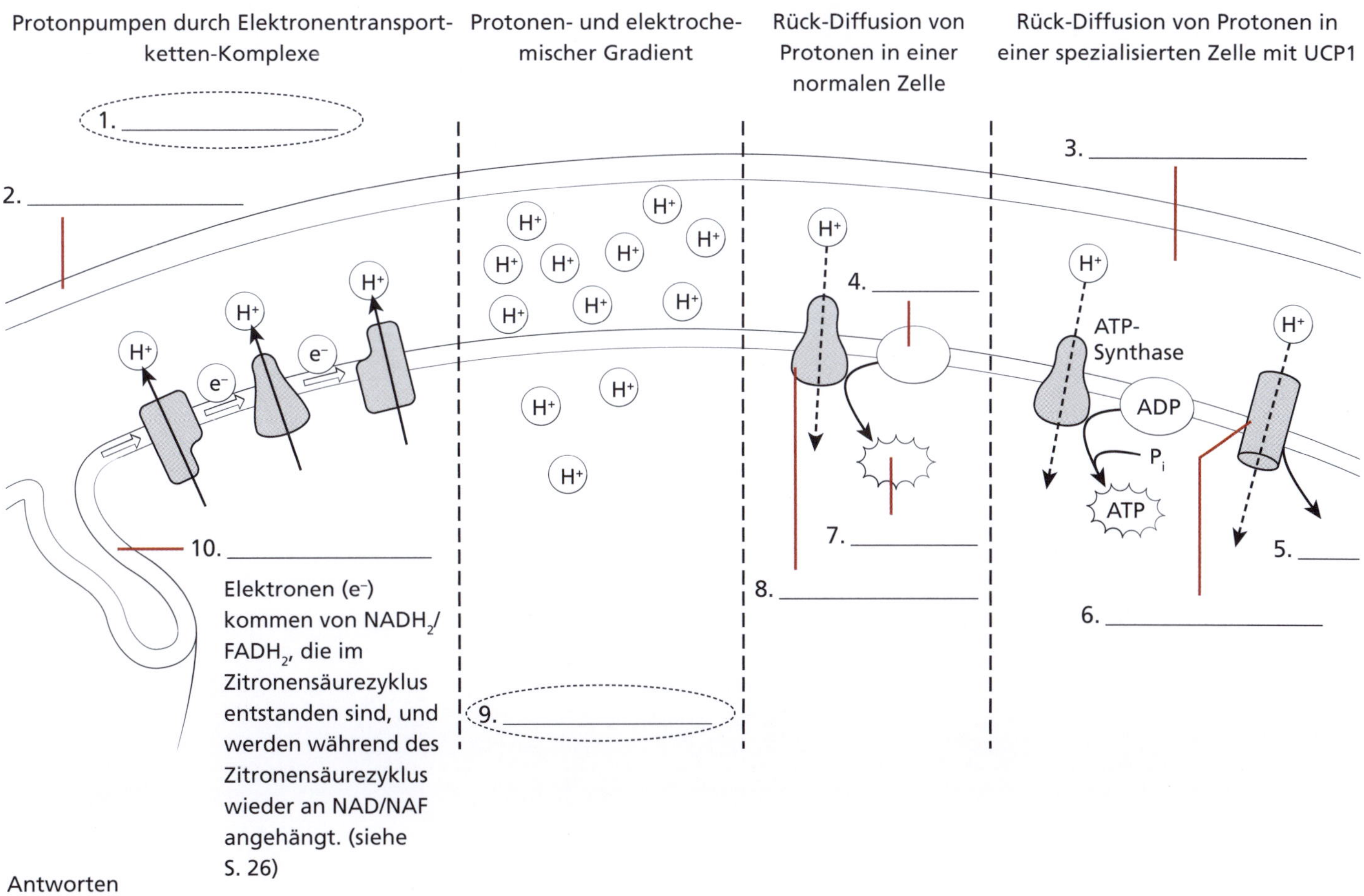

Antworten

1. Zytoplasma 2. Äußere Mitochondrialmembran 3. Intermembranraum 4. ADP 5. Hitze 6. Uncoupling Protein („Entkupplungsprotein") (UCP1) 7. ATP 8. AT-Synthase 9. Matrix (Kern) 10. Intermitochondrialmembran

Aerober/Anaerober Stoffwechsel

Stoffwechsel bezieht sich auf die chemischen Veränderungen innerhalb eines Organismus. Energie wird in Kohlenstoffbindungen gespeichert und zur Verfügung gestellt, um physiologische Arbeit durch aerobe oder anaerobe Stoffwechselwege, die Adenosintriphosphat (ATP) produzieren, auszuführen. Glykolyse (Lyse von Glukosemolekülen) braucht für die ATP-Produktion keinen Sauerstoff. Im glykolytischen Weg wird Glukose durch eine Reihe von Enzymreaktionen zu Pyruvat (Brenztraubensäure) zersetzt. In Anwesenheit von Sauerstoff (aerober Stoffwechsel) kann Pyruvat weiter auf das Acetyl-Coenzym A (Acetyl-CoA) zersetzt werden und in den Zitronensäurezyklus eintreten, wo Guanosindiphosphat (GDP) zu GTP phosphoryliert wird. Flavin-Adenin-Dinukleotid (FAD) und Nikotinamidadenin-Dinukleotid (NAD) werden zu $FADH_2$ und $NADH_2$ reduziert. Die Energie in diesen Molekülen wird dafür verwendet, den Protonengradienten aufzubauen, um im Mitochondrium ATP zu gewinnen.

Wenn kein Sauerstoff anwesend ist, wird Pyruvat in Milchsäure umgewandelt. Milchsäure wird von der Zelle entfernt oder in Pyruvat rückgewandelt. Acetyl-CoA kann auch aus der Oxidation von Fett resultieren. Das Verhältnis des produzierten CO_2 zum verbrauchten O_2, auch Atmungsaustauschverhältnis genannt, gibt wertvolle Einblicke in die Stoffwechselrate und Energiequelle eines Tieres. Das Atmungsaustauschverhältnis variiert im Spalten von Fetten, Kohlehydraten oder Proteinen als Quelle des Acetyl-CoAs.

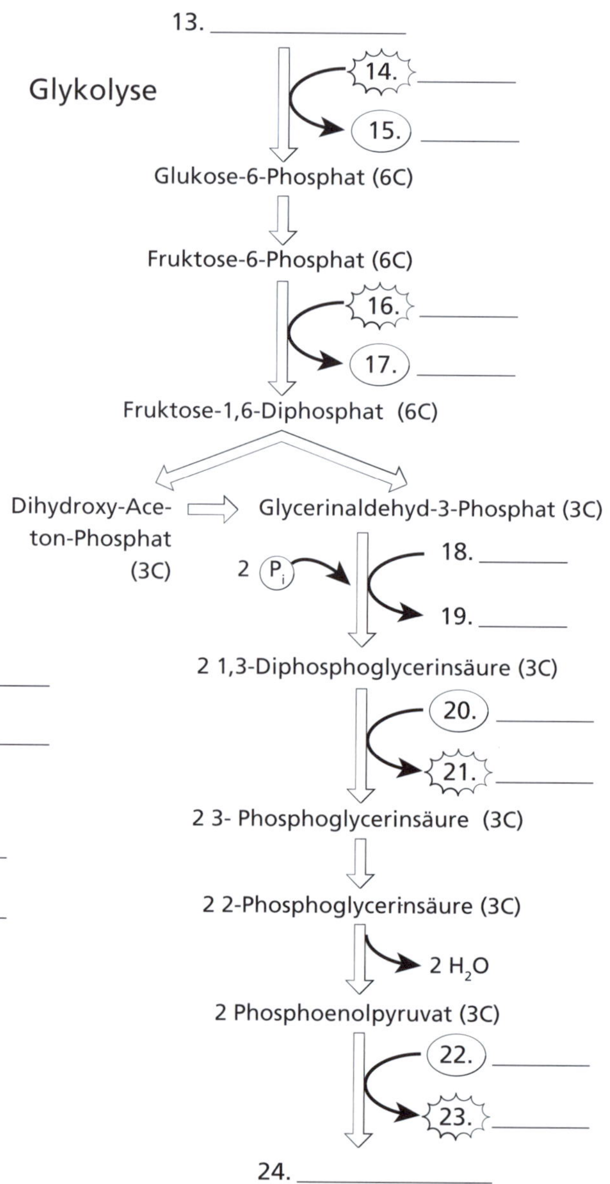

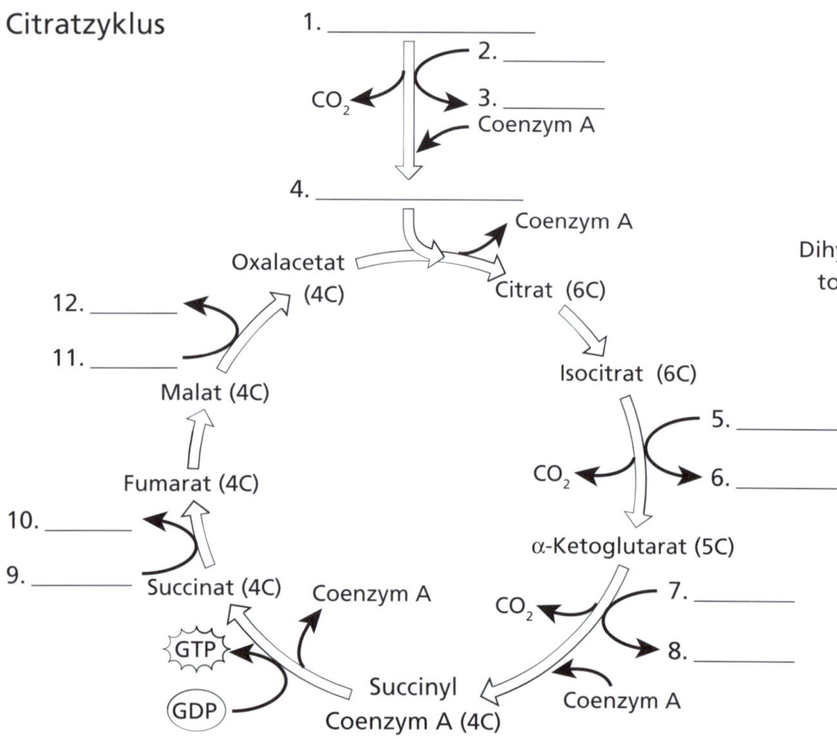

Antworten

1. Pyruvatsäure (3C) 2. NAD 3. $NADH_2$ 4. Acetyl-Coenzym A (2C) 5. NAD 6. $NADH_2$ 7. NAD 8. $NADH_2$ 9. FAD 10. $FADH_2$ 11. $NADH_2$ 12. NAD 13. Glukose (6C) 14. ATP 15. ADP 16. ATP 17. ADP 18. 2 NAD 19. 2 $NADH_2$ 20. 2 ADP 21. 2 ATP 22. 2 ADP 23. 2 ATP Pyruvatsäure (3C)

Zusammensetzung und Funktion des Blutes (1)

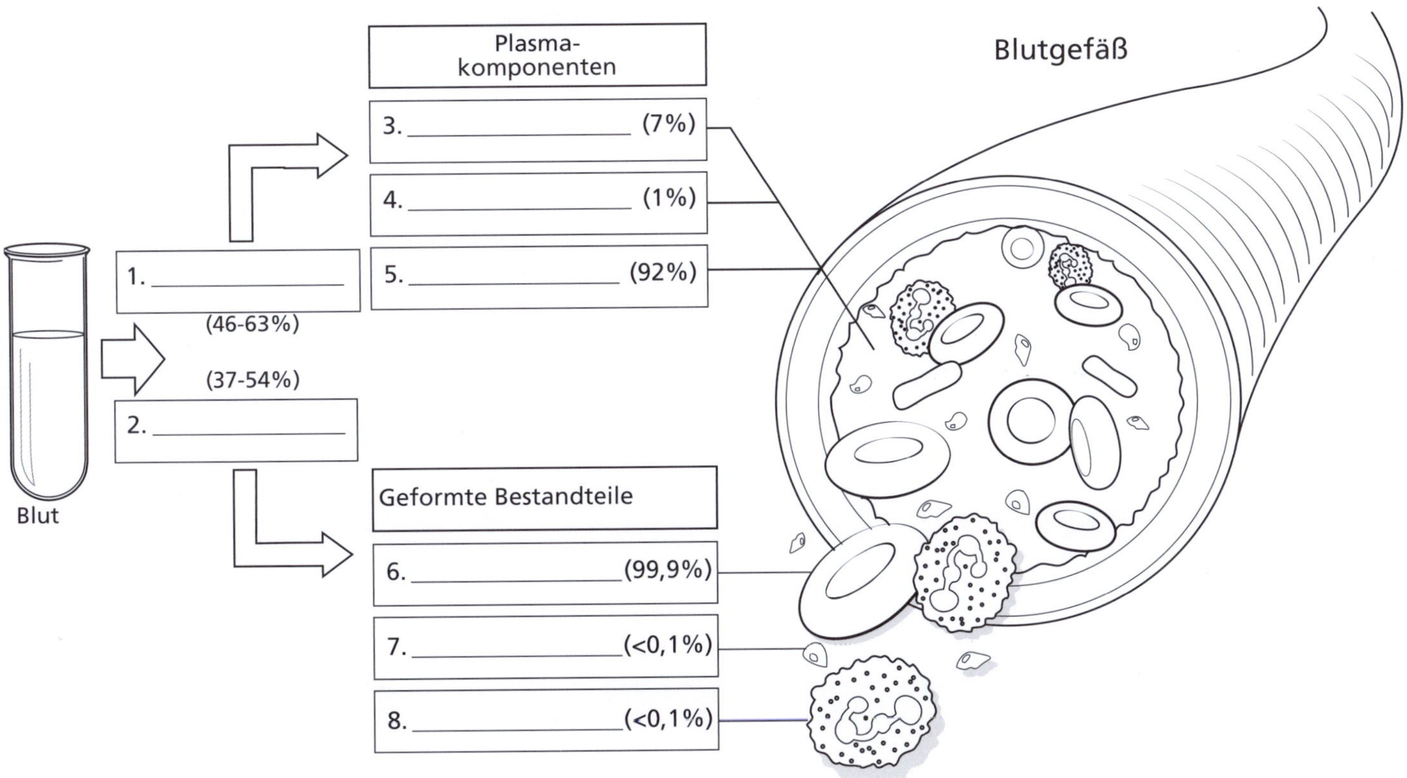

Das kardiovaskuläre System besteht aus Herz, Blutgefäßen und dem flüssigen Bestandteil – Blut. Der durchschnittliche männliche Erwachsene hat 5–6 Liter zirkulierendes Blut, Frauen haben ca. 1 Liter weniger. Diese Differenz im Blutvolumen zeigt sich hauptsächlich in der Differenz der durchschnittlichen Körpergröße. Man kann Blut in Plasma, das ca. 46–53% des Blutvolumens ausmacht, und geformte Bestandteile, die den Rest ausmachen, unterteilen. Der Prozentsatz des gesamten Blutes, der aus den geformten Bestandteilen besteht, nennt man „Hämatokrit". Es sind die Erythrozyten, allgemein bekannt als rote Blutkörperchen, die dem Blut seine rote Farbe geben, da sie 99,9% der geformten Bestandteile im gesamten Blut ausmachen. Der restliche Anteil der geformten Bestandteile besteht aus Blutplättchen und weißen Blutkörperchen. Der Plasmaanteil des Blutes besteht hauptsächlich aus Wasser, das Plasmaproteine und andere gelöste Stoffe wie Elektrolyte, organische Nährstoffe und Abfallprodukte enthält.

Antworten

1. Plasma 2. Geformte Bestandteile 3. Plasmaproteine 4. Andere lösliche Stoffe 5. Wasser 6. Rote Blutkörperchen 7. Blutplättchen 8. Weiße Blutkörperchen

Zusammensetzung und Funktion des Blutes (2)

Das Herz-Kreislauf-System charakterisiert sich durch ein riesiges Netzwerk von Arterien, Kapillaren und Venen, das ungefähr 75 Billionen Zellen des Menschen mit einem Blutfluss versorgt, der die Bereitschaft zu Transport, Schutz und Regulierung hat. Die konstante Versorgung mit Blut von allen Kern- und peripheren Geweben ist essentiell für den Transport von Sauerstoff, Nährstoffen, Wasser und biologisch aktiven Molekülen zu Geweben, und dem Abtransport von Kohlendioxid, überflüssigem Wasser und Abfall zu den entsprechenden Organen für die Ausscheidung. Blut spielt auch eine zentrale Rolle beim Schutz vor Giftstoffen, Pathogenen und Flüssigkeitsverlust als Resultat von Verletzungen. Die Schlüsselelemente dieser Schutzfunktion sind die weißen Blutkörperchen, Blutplättchen und das zirkulierende Protein Fibrinogen. Die letzte Hauptfunktion des Blutes ist die Regulierung des pH-Werts und der Ionenzusammensetzung der interstitiellen Flüssigkeit und der Körpertemperatur. .

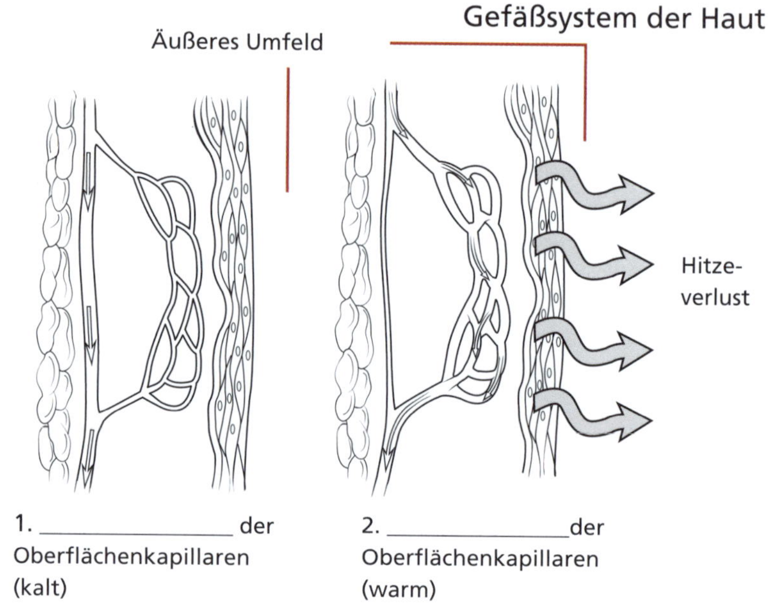

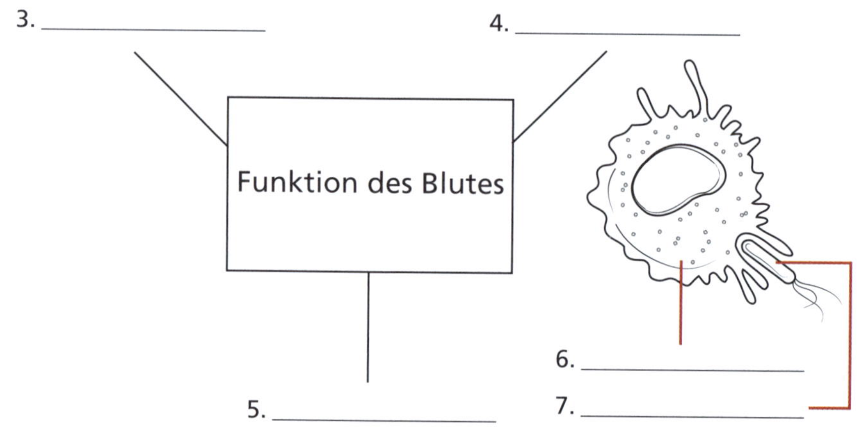

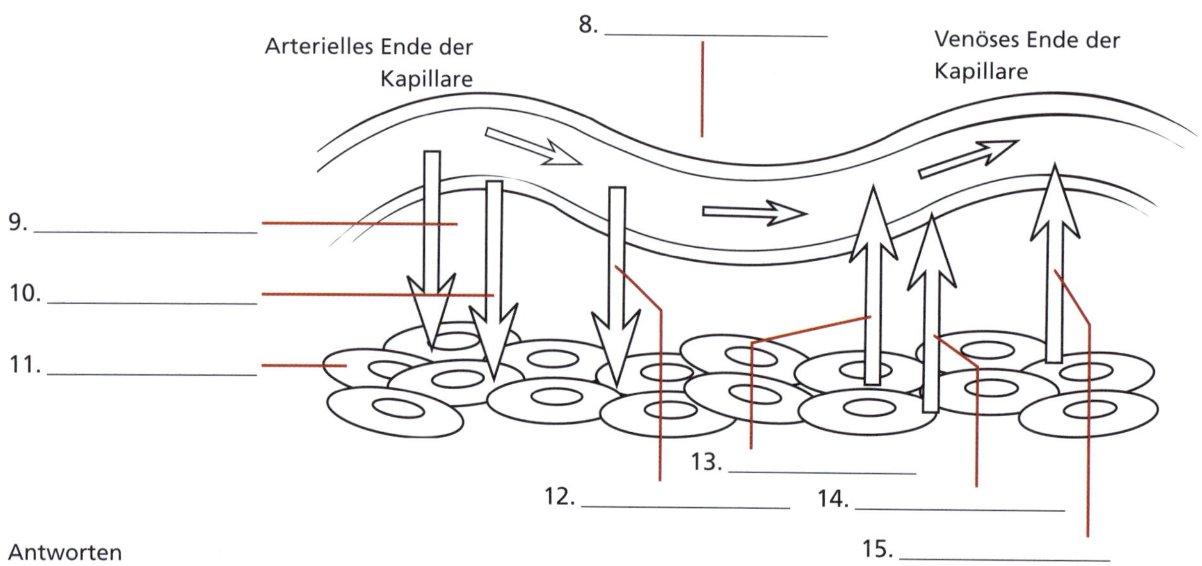

Antworten

1. Vasokonstriktion 2. Vasodilatation 3. Regulierung 4. Protektion 5. Transport 6. Makrophage 7. Bakterie 8. Interstitielle Flüssigkeit 9. Wasser 10. Nährstoffe 11. Gewebe 12. Sauerstoff 13. Wasser 14. Abfall 15. Kohlendioxid

Zelluläre Komponenten des Blutes und Plasmaproteine

Blut besteht aus zwei großen Zelltypen – rote Blutkörperchen und weiße Blutkörperchen – und spezialisierten Anteilen, genannt Blutplättchen. Rote Blutkörperchen werden im Knochenmark gebildet und sind die zahlreichsten im menschlichen Körper. Sie haben eine bikonkave Scheibenform und sind wesentlich für den Transport von Sauerstoff im Blut. Weiße Blutkörperchen, oder Leukozyten, sind weniger zahlreich und werden im Knochenmark und den Lymphgeweben gebildet. Sie verteidigen den Körper gegen Viren, Bakterien, Giftstoffe und andere Krankheitserreger. Es gibt fünf Haupttypen von weißen Blutkörperchen: Neutrophile, Eosinophile, Basophile, Monozyten und Lymphozyten. Blutplättchen sind die kleinsten strukturellen Einheiten im Blut. Sie werden im Knochenmark aus dem Zytoplasma von riesigen Zellen, auch Megakaryozyten genannt, gebildet.

1. ____________________

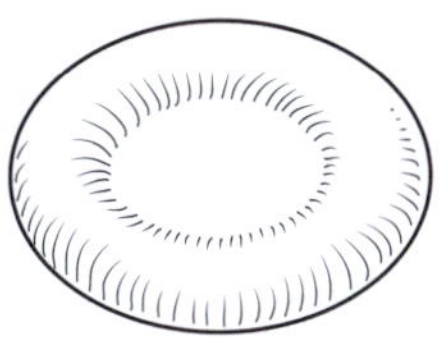

2. ____________________

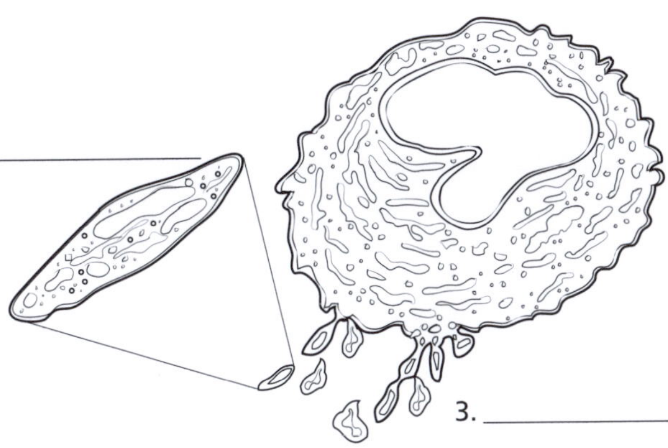

3. ____________________

Plasmaproteine	
4. ____________	Halten den osmotischen Druck des Plasmas aufrecht und transportieren Moleküle wie Fette und Hormone
5. ____________	Transportieren Ionen, Hormone, Fette; haben auch eine Immunfunktion
6. ____________	Große Gerinnungskomponente
7. ____________	Proenzyme, Enzyme, Hormone und Zytokine

Blutzellen

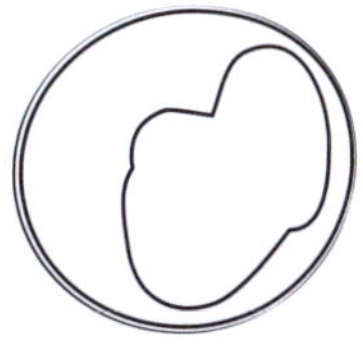

8. ____________________

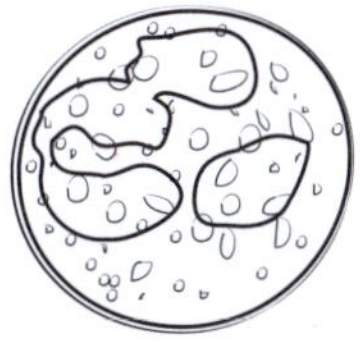

9. ____________________

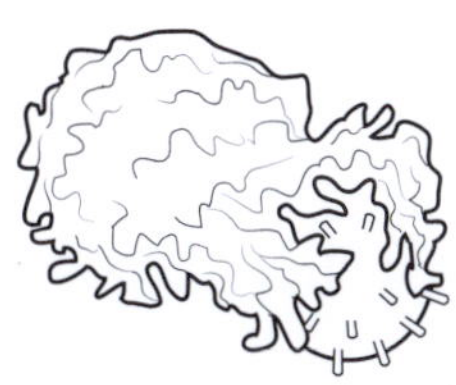

10. ____________________

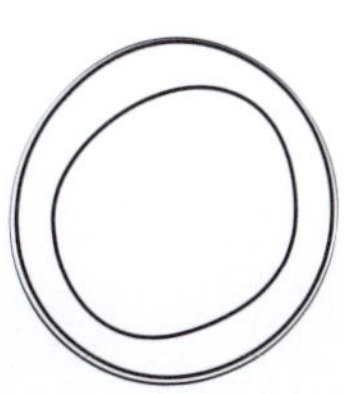

11. ____________________

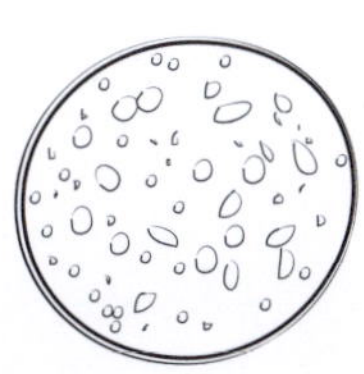

12. ____________________

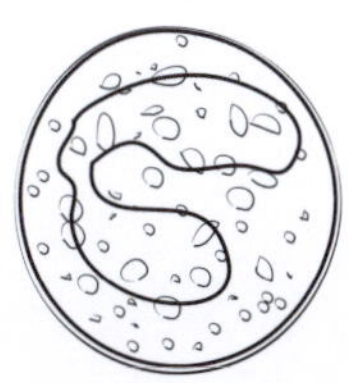

13. ____________________

Antworten

1. Rotes Blutkörperchen 2. Blutplättchen 3. Megakaryozyt 4. Albumine 5. Globuline 6. Fibrinogen 7. Regulatorische Proteine 8. Monozyten 9. Neutrophil 10. Makrophage 11. Lymphozyt 12. Basophil 13. Eosinophil

Bildung der Blutbestandteile

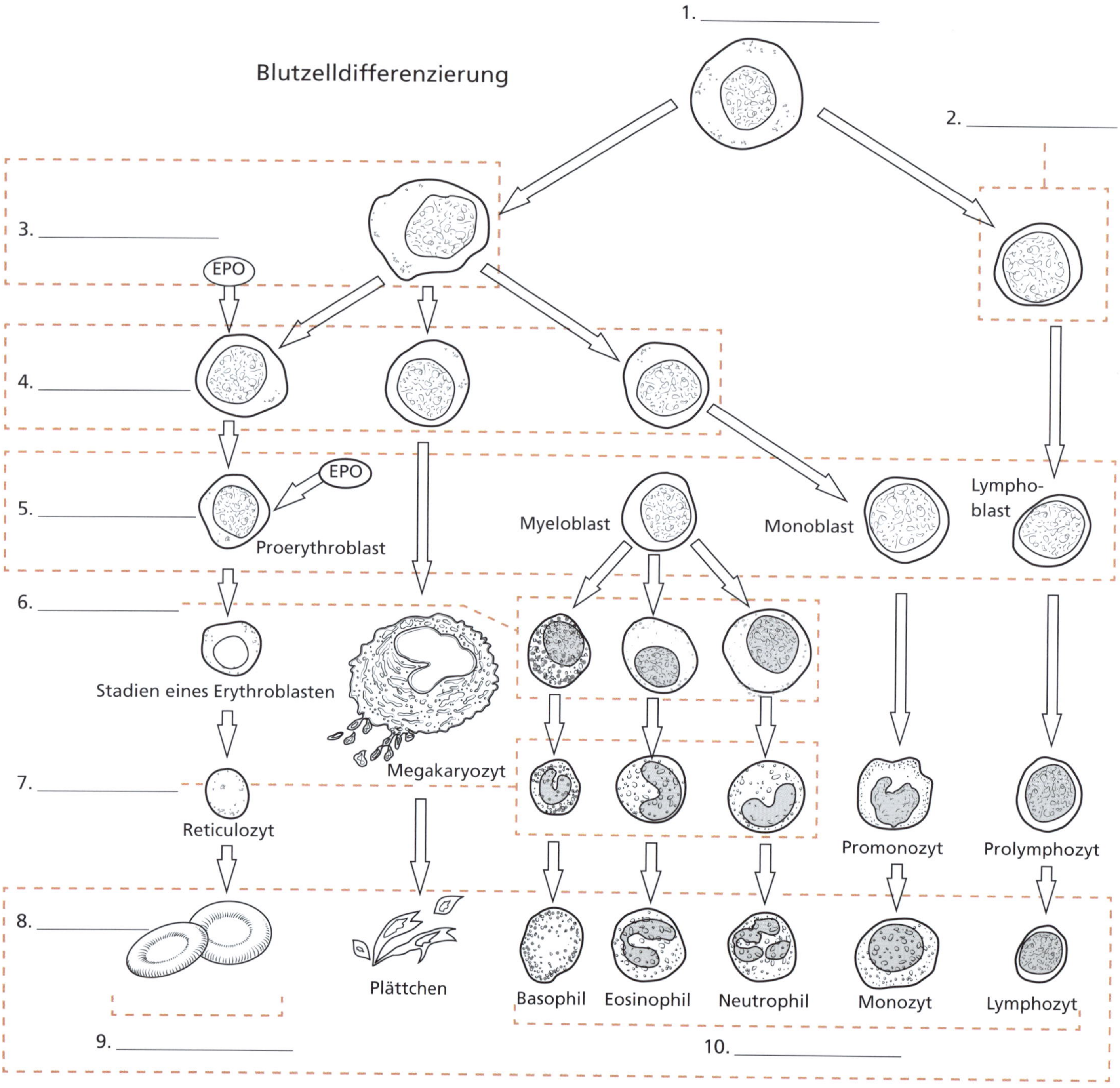

Hämatopoese, die Bildung der geformten Bestandteile des Bluts, ist ein sehr komplexer Prozess, der viele Durchgänge von zellulärer Differentiation beinhaltet. Er beginnt mit der Teilung des Hämozytoblasten, auch hämatopoetische Stammzelle, die Myeloiden oder lymphoide Stammzellen hervorruft. Nach jedem Durchgang der Differentiation werden die Myeloiden oder lymphoiden Stammzellen spezialisierter und in ihren funktionellen Fähigkeiten eingeschränkt. Lymphoide Stammzellen bilden verschiedene Arten von Lymphzellen, währen myeloische Stammzellen Vorläuferzellen produzieren, die alle Zellklassen, die die geformten Bestandteile des Bluts ausmachen, bilden. .

Antworten

1. Hämozytoblast 2. Lymphoide Stammzelle 3. Myeloide Stammzelle 4. Progenitorzellen 5. Blastzellen 6. Myelozyten 7. Bandzellen 8. Geformte Elemente 9. Rote Blutkörperchen 10. Weiße Blutkörperchen

Funktion der roten Blutkörperchen

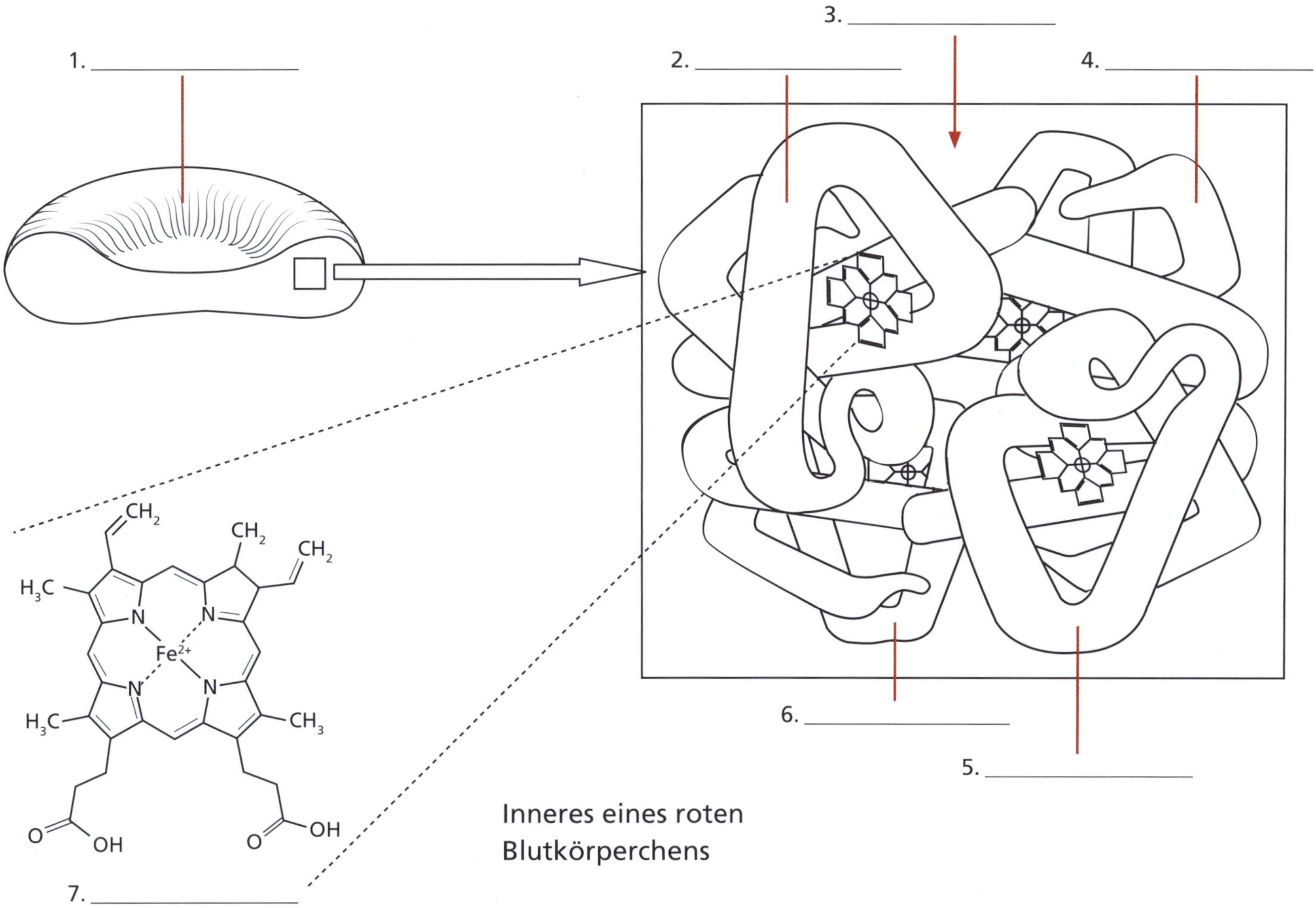

Inneres eines roten Blutkörperchens

Rote Blutkörperchen stellen ca. 25 Billionen bzw. ein Drittel aller Zellen im menschlichen Körper und zählen zu den am meisten spezialisierten. Jedes rote Blutkörperchen ist eine bikonkave Scheibe, eine Form, die die Oberfläche der Zelle vergrößert, und ihr erlaubt, sich zu biegen, zu beugen und sich in enge Kapillaren zu zwängen. Während ihrer Bildung verlieren rote Blutkörperchen die meisten ihrer Organellen, unter anderem ihre Zellkerne, und übrig bleiben nur das Zytoskelett und Hämoglobinmoleküle (Hb).

Hämoglobin stellt mehr als 95% der Proteine in den roten Blutkörperchen und ist dafür verantwortlich, dass die Zelle Sauerstoff und Kohlendioxid transportieren kann. Jedes Hämoglobinmolekül hat eine komplexe Struktur, die aus vier Proteinketten besteht (zwei Alpha- und zwei Beta-Ketten), wovon jede ein einzelnes Häm-Molekül besitzt. Häm ist ein Molekül, das ein Eisenion enthält, das jederzeit Sauerstoff binden kann. Man nennt Hämoglobin, wenn es mit Sauerstoff gebunden ist, Oxyhämoglobin. Hämoglobinmoleküle können auch Kohlendioxid (CO_2) aufnehmen, um Carbaminohämoglobin über ihre Alpha- und Beta-Ketten zu bilden, welches an die Lungen zum Gasabtausch abgegeben wird.

Antworten

1. Rote Blutkörperchen 2. Alphakette 1 3. Hämoglobin (Hb) 4. Betakette 1 5. Alphakette 2 6. Betakette 2 7. Häm

Kontrolle der Bildung der roten Blutzellen und Blutgruppen

Rote Blutkörperchen haben eine Lebensdauer von ca. 120 Tagen, in denen sie mehr als 1000 km zurücklegen. Da rote Blutkörperchen fast keine Organellen haben, können sie keine Proteinsynthese machen und somit auch keine Zellteilung. Das bedeutet, dass der menschliche Körper permanent mit roten Blutkörperchen versorgt werden muss. Die Bildung der roten Blutkörperchen, oder Erythropoese, beginnt mit der Generierung von Proerythroblasten im Knochenmark. Nach vier bis fünf Tagen der Differentiation werfen die Zellen – nun Normoblasten genannt – ihren Zellkern ab, um Retikulozyten zu bilden. Retikulozyten enthalten 80% des Hämoglobins im roten Blutkörperchen, bleiben allerdings noch weitere zwei Tage im Knochenmark, bis sie reife rote Blutkörperchen gebildet haben, die dann in den Blutkreislauf eintreten.

Die Blutgruppe wird von der An- bzw. Abwesenheit bestimmter Zelloberflächenproteine (genannt Antigene) am roten Blutkörperchen bestimmt. Obwohl rote Blutkörperchen viele Arten von Antigenen besitzen, gibt es zwei, die von spezieller Bedeutung sind: Antigen A und Antigen B. Das menschliche Immunsystem ignoriert „eigene" Antigene. Jedoch enthält Blut Antikörper, die Antigene auf roten Blutkörperchen mit fremden Antigenen angreifen, was erklärt, warum es so wichtig ist, vor einer Bluttransfusion die Blutgruppe der betreffenden Person festzustellen.

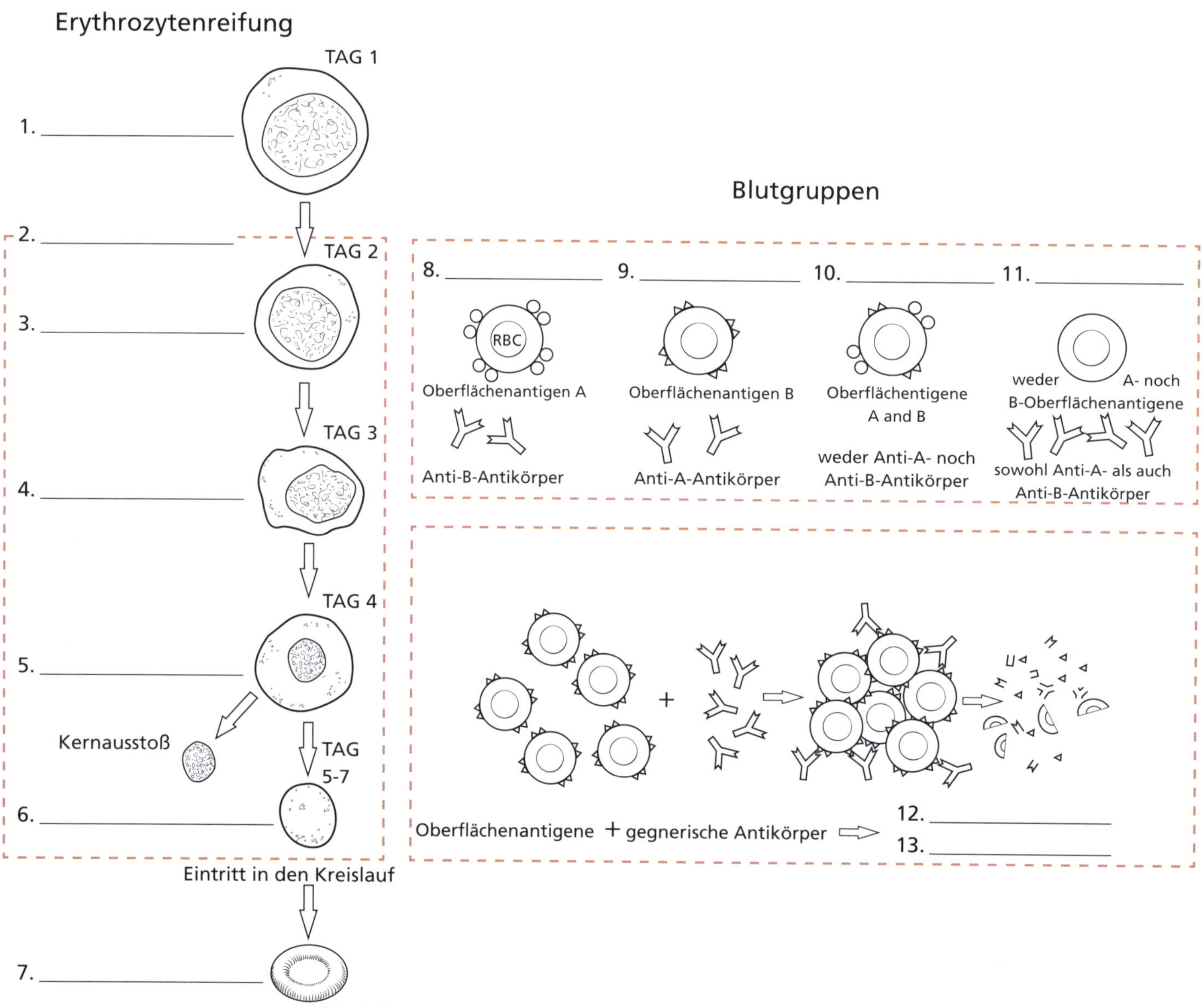

Antworten

1. Proerythroblast 2. Erythroblast 3. Basophiler Erythroblast 4. Polychromatophiler Erythroblast 5. Normoblast 6. Retikulozyt 7. Reifes rotes Blutkörperchen 8. Typ A 9. Typ B 10. Typ AB 11. Typ 0 12. Agglutination 13. Hämolyse

Hämostase und Gerinnungsfaktoren

Hämostase (Blutstillung) ist eine biologische Folge, die exzessivem Blutverlust durch Schaden an einem Blutgefäß vorbeugt, und zugleich ein Gerüst bietet, um die Gewebereparatur zu unterstützen. Der Prozess besteht aus drei Phasen: die vaskuläre Phase, die Plättchenphase und die Gerinnungsphase.

Nach einer Beschädigung einer Blutgefäßwand ziehen sich die weichen Muskelfasern sofort zusammen. Dieser vaskuläre Spasmus verringert den Durchmesser der Gefäße und kann so den Blutfluss durch das beschädigte Gefäß verlangsamen oder gar stoppen. Schaden an der Gefäßwand stimuliert Zellen in der Gefäßwand, Faktoren freizusetzen, die Blutplättchen erlauben zu kommen. Dieser Prozess geschieht innerhalb der ersten 15 Sekunden nach der Verletzung und führt zu einem homöostatischen positiven Feedbackzyklus, der die weitere Ansammlung von Plättchen und die Bildung eines Plättchenpfropfens stimuliert. Die Gerinnungsphase, oder Blutgerinnung, beginnt ca. 30 Sekunden nach der ursprünglichen Verletzung. Diese Phase ist eine komplexe Reihe von Schritten, die darin resultiert, dass das Enzym Thrombin das zirkulierende Fibrinogen in Fibrin umwandelt. Über den Plättchenpfropfen wird ein Fibrinnetz gesponnen, das mehr Plättchen und andere Blutzellen einfängt und so die beschädigte Stelle versiegelt.

Phasen nach der Verletzung eines Gefäßes

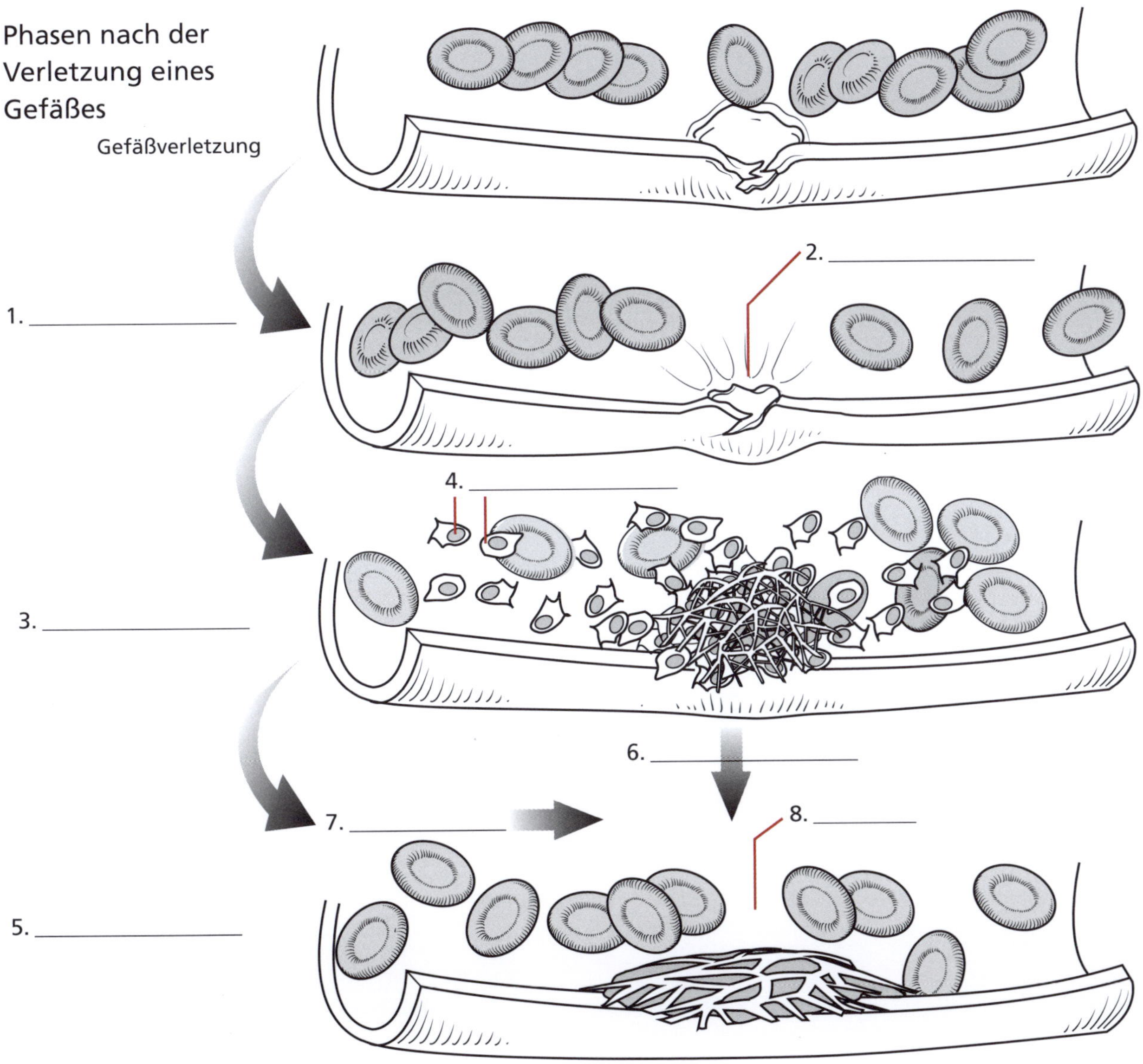

Antworten

1. Vaskuläre Phase 2. Vaskulärer Spasmus 3. Blutplättchenphase 4. Blutplättchen 5. Gerinnungsphase 6. Thrombin 7. Fibrinogen 8. Fibrin

Organisation des Nervensystems

Das Nervensystem (NS) ist ein Organsystem, das für das Empfangen und Verarbeiten von sensorischer Information, motorischer Kontrolle, Lernen und Regulierung der internen Organe und Systeme verantwortlich ist. Das Nervensystem besteht aus nicht-erregbaren spezialisierten Zellen (Gliazellen), erregbaren Nervenzellen (Neuronen), und Junctions (Synapsen). Es kann in zwei große Bereiche geteilt werden: das Zentralnervensystem (ZNS), welches das Gehirn und das Rückenmark umfasst, und das periphere Nervensystem (PNS), das afferente (sensorische) und efferente (motorische und autonome) Neuronen umfasst. Neuronen übertragen Informationen entlang von Bahnen und Wegen und arbeiten über Erregung oder Inhibition, je nach Art des Neurons/der Synapse. Die Verbindungen zwischen Neuronen und auch zu ihrer unmittelbaren Umgebung sind wichtig, um ihre Funktion zu bestimmen.

Das PNS reagiert sowohl auf externe als auch auf interne Stimuli, und überbringt die Änderungen über afferente sensorische Neuronen an das ZNS. Das ZNS sendet die Reaktion auf die erhaltene Information über efferente Neuronen, normalerweise an Muskeln oder Drüsen gerichtet.

Das ZNS verarbeitet sensorische Information und vernetzt sie mit Erinnerungen, um angemessen auf die erhaltenen Reize zu reagieren. Sensorische, motorische und Assoziationszentren in Gehirn und Rückenmark führen die Funktionen des ZNS aus. Diese Zentren sind hierarchisch organisiert: Höhere Zentren sind mit den niedrigen verbunden, die nachfolgend in direkter Kommunikation mit dem PNS stehen.

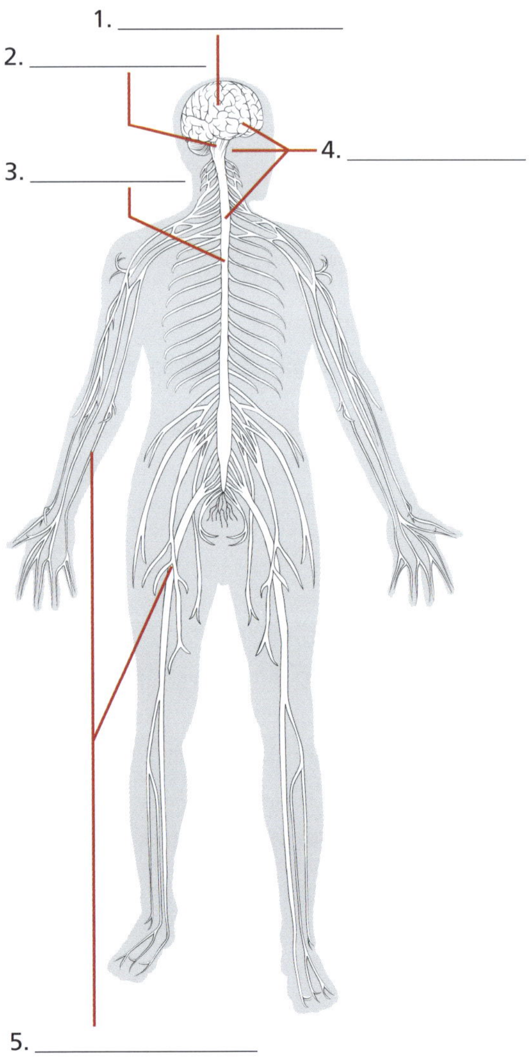

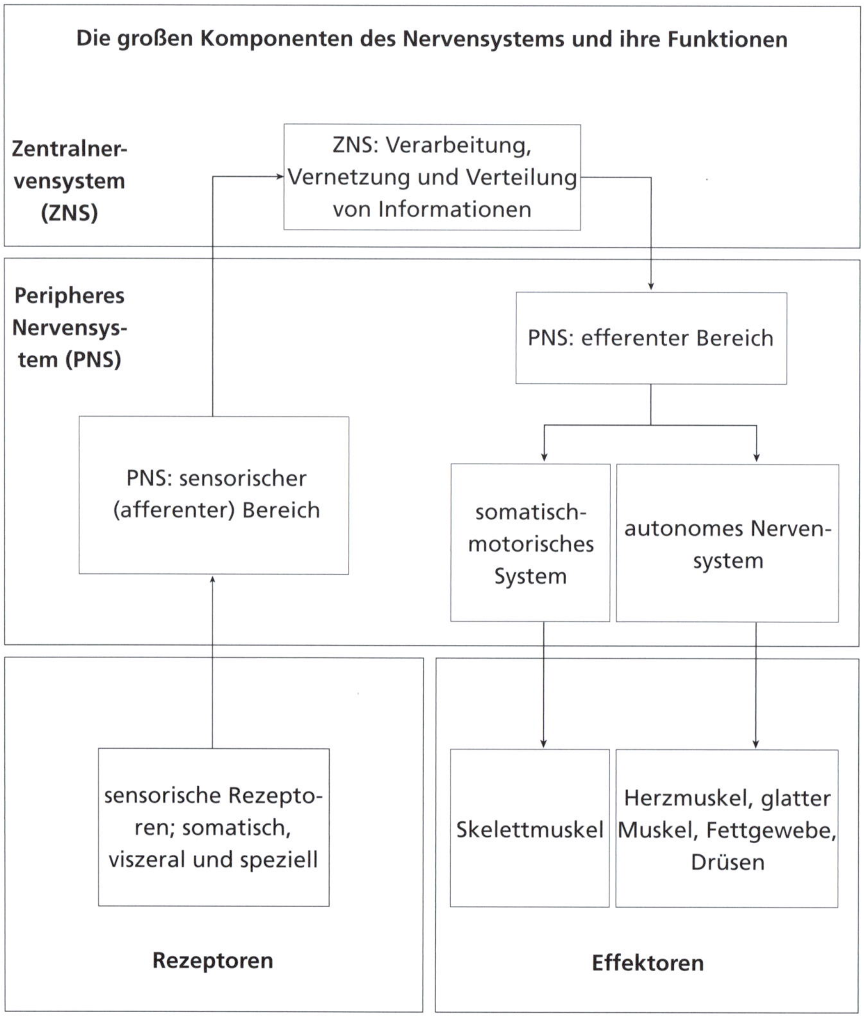

Antworten

1. Gehirn 2. Hirnstamm 3. Rückenmark 4. Zentralnervensystem (ZNS) 5. Peripheres Nervensystem (PNS)

Überblick über Struktur und Funktion des Gehirns

Das Gehirn ist Teil des Zentralnervensystems, das Kontrollzentrum für das tägliche Leben und verantwortlich für alles, angefangen beim Atmen, über das Gehen bis hin zur Erinnerung. Sensorische Neuronen bringen Informationen von unserer inneren und äußeren Umgebung zum Gehirn, das die Informationen verarbeitet und reagiert.

Das Gehirn besteht aus drei Hauptregionen: dem Vorderhirn (Cerebrum, Thalamus und Hypothalamus), Mittelhirn (Tectum und Tegmentum) und Hinterhirn (Cerebellum, Pons und Medulla). Es ist stark verwinkelt und vergrößert somit seine Oberfläche und damit die Leistungsfähigkeit. Das Cerebrum (Cortex) ist der größte Teil des menschlichen Gehirns. Es besteht aus zwei Hemisphären (Hälften), die über den Corpus callosum verbunden sind. Es ist ebenso in vier Lappen unterteilt: Frontallappen (Logik, Planung, Bewegung, Gefühle, Problemlösung), Parietallappen (Bewegung, Orientierung, Erkennung, Reizwahrnehmung), Occipitallappen (visuell), und Temporallappen (Wahrnehmung, Hören, Gedächtnis, Sprache). Das Cerebellum hat auch zwei Hemisphären. Es wird mit der Regulierung und Koordination der Balance, Haltung und Bewegung in Verbindung gebracht. Der Thalamus (Relais für sensorische und motorische Information), Hypothalamus (Homöostase), Amygdala (Emotion), und Hippocampus (Gedächtnisbildung) zusammen bilden das limbische System, das mit Emotionen und Gedächtnis in Verbindung gebracht wird. Unter dem limbischen System befindet sich das Stammhirn, das für die vitalen Lebensfunktionen, inklusive Atmung und Herz-Kreislaufsystem, verantwortlich ist.

Hirnlappen – seitliche Ansicht (lateral)

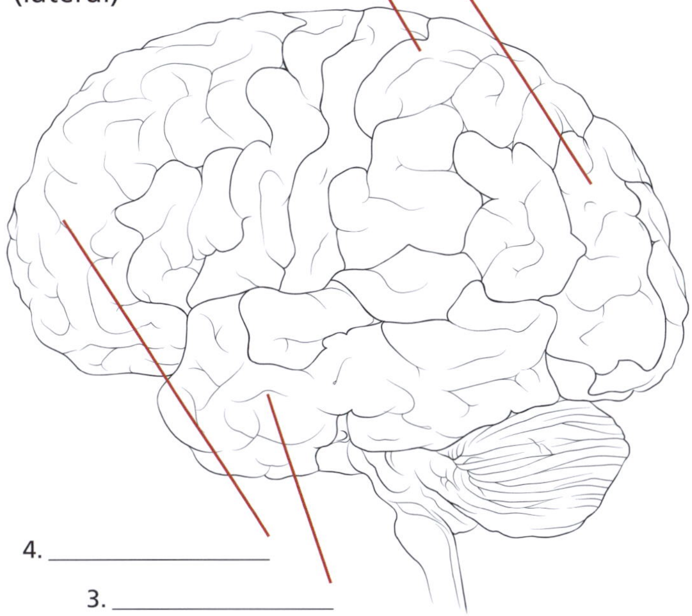

Funktionelle Bereiche des Gehirns – seitliche Ansicht

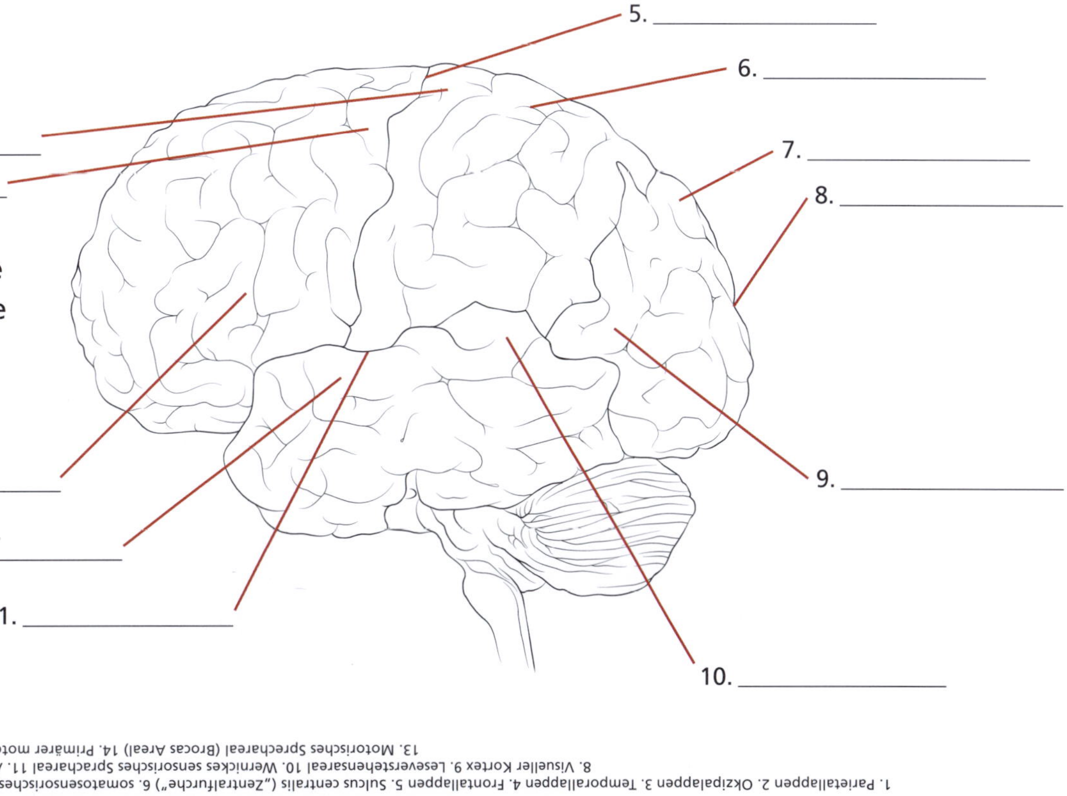

Antworten

1. Parietallappen 2. Okzipalappen 3. Temporallappen 4. Frontallappen 5. Sulcus centralis („Zentralfurche") 6. somatosensorisches Assoziationsareal 7. Visuelles Assoziationsareal 8. Visueller Kortex 9. Leseverstehensareal 10. Wernickes sensorisches Sprachareal 11. Auditiver Kortex 12. Auditives Assoziationsareal 13. Motorisches Sprachareal (Brocas Areal) 14. Primärer motorischer Kortex 15. Primärer sensorischer Kortex

Autonomes Nervensystem: Struktur und Bereiche

Das autonome Nervensystem (ANS) umfasst sowohl afferente als auch efferente Wege für die unwillkürliche Kontrolle der meisten Organe (außer der motorischen Kontrolle der Skelettmuskeln) als Reaktion auf Veränderungen von Reizen der Umgebung oder Emotionen. Die sympathischen und parasympathischen Anteile formen das ANS. Beide Anteile entstehen aus präganglionären Neuronen des Zentralnervensystems, die mit nonmyelenischen postganglionären Neuronen in deren peripheren Ganglien synaptisch verbunden sind.

Parasympathische präganglionäre Neuronen haben Synapsen an ihren peripheren Ganglien, die sich mit postganglionären Neuronen in der Nähe oder im Zielorgan/-gewebe verbinden. Sympathische Ganglien findet man normalerweise in zwei sympathischen Ketten, die an beide Seiten der Wirbelsäule angehängt sind. Sympathische präganglionäre Neuronen sind im Gegensatz zu ihren postganglionären Gegenstücken sehr kurz. Postganglionäre sympathische Neuronen sind allgemein sehr lang, während die des parasympathischen Systems kurz sind. Eine Ausnahme stellt die sympathische Innervation der Nebennieren dar, wo sympathische präganglionäre Neuronen das Nebennierenmark direkt anregen. Das Nebennierenmark ist ein spezialisiertes postganglionäres Gewebe.

Das sympathische und das parasympathische System arbeiten antagonistisch und werden zentral gesteuert; eine Zunahme der sympathischen Aktivität wird begleitet von einer Abnahme der parasympathischen Aktivität im selben Organ. Sie können jedoch verschiedene Funktionen im selben Organ erfüllen, beispielsweise die „fight/flight" (Kampf/Flucht)-Reaktion des Sympathikus oder die „rest/digest" (Ruhe/Verdauung)-Reaktion des Parasympathikus.

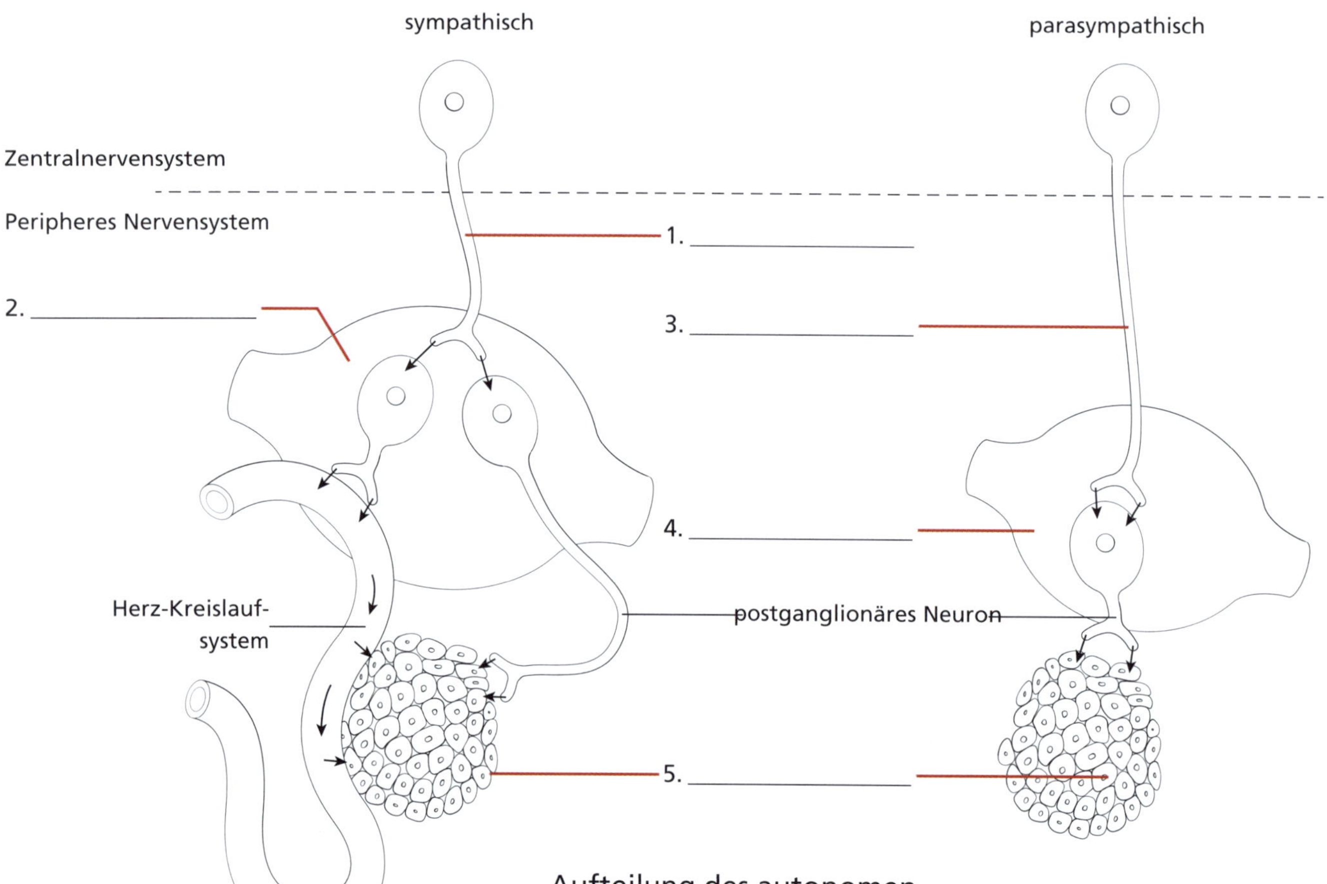

Aufteilung des autonomen Nervensystems

Antworten

1. Sympathisches präganglionäres Neuron 2. Sympathisches Ganglion 3. Parasympathisches präganglionisches Neuron 4. Parasympathisches Ganglion 5. Zielgewebe/-drüse

Autonomes Nervensystem: Neurotransmitter und Rezeptoren

Das autonome Nervensystem verwendet zwei große chemische Synapsen: cholinerge Synapsen (präganglionäre Neurone setzen Acetylcholine frei) und adrenerge Synapsen (postganglionäre Neuronen setzen Noradrenalin, Adrenalin oder Dopamin frei). Beide Abteilungen des ANS setzen Acetylcholin von ihren präganglionären Neuronen frei, das auf die cholinergen Nikotinrezeptoren der postganglionären Neuronen wirkt.

Parasympathische postganglionäre Neuronen setzen Acetylcholin frei, das auf die cholinerg-muscarinischen Rezeptoren wirkt. Es gibt drei große muscarinische Rezeptoren: M_1 (neural), M_2 (kardial) und M_3 (drüsig/glatter Muskel).

Sympathische postganglionäre Neuronen setzen Noradrenalin (NA), Adrenalin (A) oder Dopamin frei. Die Wirkung dieser hängt von dem adrenergen Rezeptortypen ab, der sich im Zielgewebe befindet. Es gibt zwei Klassen der adrenergen Rezeptoren: Alpha (sensibler auf NA als auf A) und Beta (sensibler auf A als auf NA). Diese sind weiter in vier Untertypen unterteilt, die jeweils eine zweite Messengersequenz, die mit einem G-Protein gekoppelt ist, einleiten:

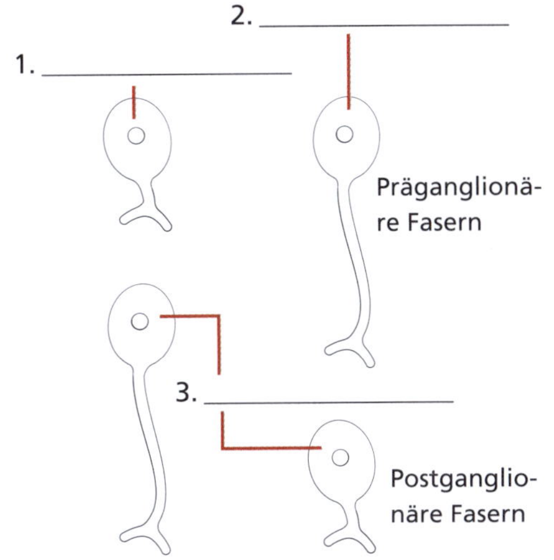

α_1 – Bildung von Inositoltriphosphat (IP3) führt zu erhöhtem intrazellulärem Ca^{2+}, Gefäßverengung, Energiemobilisierung und Hemmung von Darmbewegung.

α_2 – Inhibition der Adenylatzyklase führt zur Inhibition des zyklischen Adenosinmonophosphat (cAMP), Bildung und konsequente Hemmung von Ca^{2+}-Kanälen (reduzieren Ca^{2+}-Zufluss), wichtig für die Feedback-Kontrolle des NA-Ausstoßes.

β_1 – Steigerung von cAMP führt zu erhöhtem Ca^{2+}-Eintritt und daraus folgend einer erhöhten Herzkraft und Kontraktionsrate.

β_2 – Verminderung von cAMP führt zu vermindertem Ca^{2+}-Eintritt und verursacht in der Folge Bronchodilatation, Vasodilatation und viszerale Relaxation der glatten Muskeln.

Autonomes Nervensystem – Anatomie

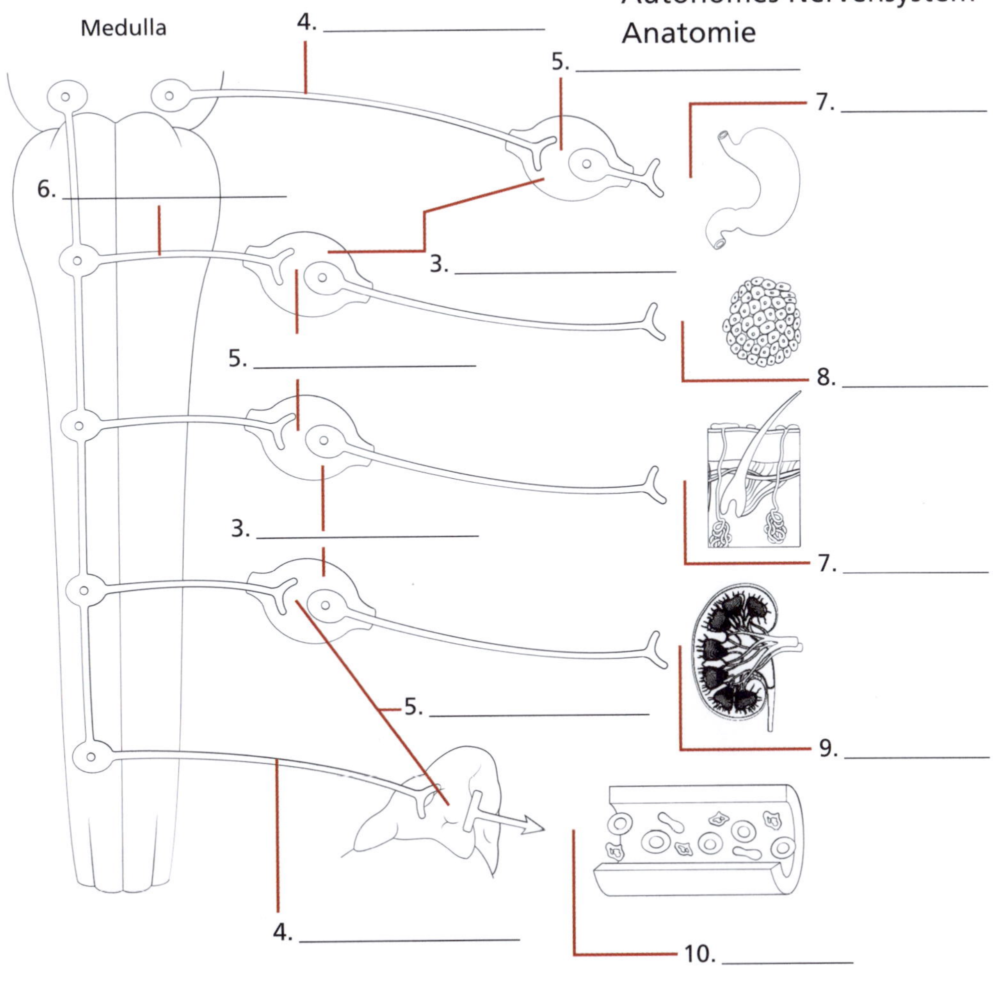

Antworten

1.Ssympathisch 2. Parasympathisch 3. Ganglion 4. Lange präganglionische Faser 5. Acetylcholin wirkt auf einen Nikotinretzeptor 6. Kurze präganglionische Faser 7. Acetylcholin wirkt auf einen muscarinischen Rezeptor 8. Norepinephrin wirkt auf α und β adrenerge Rezeptoren 9. Dopamin wirkt auf dopaminerge Rezeptoren (D1) 10. Dopamin wirkt auf α und β adrenerge Rezeptoren

Überblick über Struktur und Funktion der Neuronen

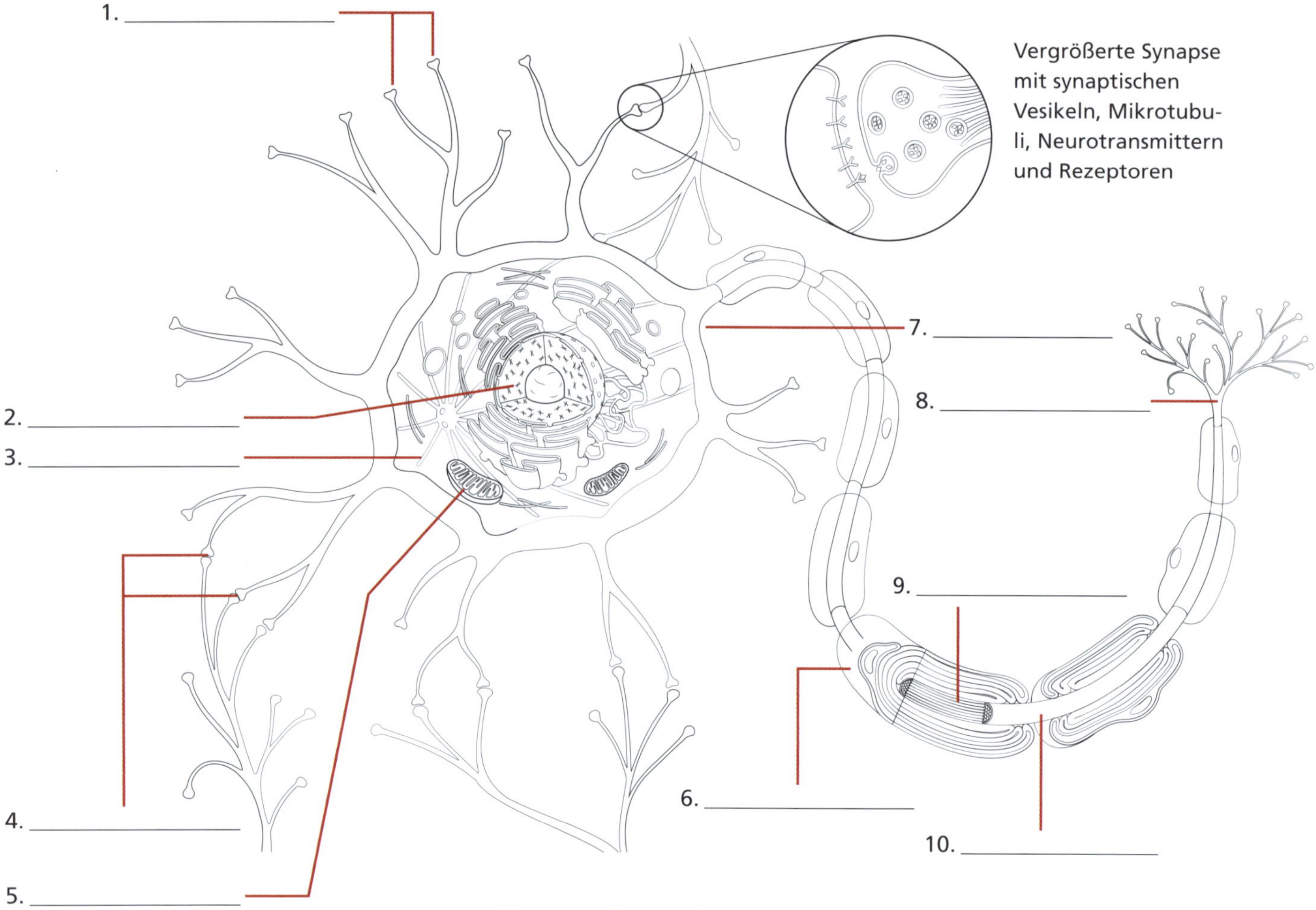

Neuron allgemein

Obwohl Neuronen morphologisch unterschiedlich aufgebaut sind, haben sie alle vier verschiedene Regionen, von der jede eine andere Funktion erfüllt. Dendriten sind Projektionen der Zellkörper und sind dafür geschaffen, Signale von Axonenden zu empfangen und sie in elektrische Impulse umzuwandeln. Der Zellkörper enthält den Zellkern und ist der Ort, an dem alle neuronalen Proteine und Membrane synthetisiert werden. Die Axone haben unterschiedliche Durchmesser, können myelinisiert oder nicht-myelinisiert sein und sind darauf spezialisiert, die Aktionspotentiale (APs) an die Axonenden weiterzuleiten. Axonenden sind die terminalen Äste der Axone und Kommunikationsschnittstellen zwischen den Neuronen.

Neu synthetisierte Proteine werden in Membranvesikeln durch Mikrotubuli Axone entlang durch anterograden Transport transportiert. Beschädigte Membrane und Organellen werden für die Zersetzung in den Lysosomen durch retrograden Transport in die entgegengesetzte Richtung transportiert.

Ein einzelnes Axon im ZNS kann Synapsen mit vielen Neuronen bilden und ihnen allen gleichzeitig antworten. Dieses Prinzip nennt man Divergenz. Ein Zellkörper kann auch eine große Anzahl an Signalen von anderen Neuronen empfangen (Konvergenz). Konvergente Signale verbreiten sich durch die Dendriten und Zellkörper und können sich bis zum Axonhügel ausbreiten. Wenn diese Signale gemeinsam groß genug sind, wird ein AP generiert. APs entstehen in den Axonhügeln (Triggerzonen) und können sich das Axon entlang zu seinen Enden und Synapsen mit einer Geschwindigkeit von bis zu 150 m/s bewegen (abhängig von Axondurchmesser und Myelinisierungsgrad).

Antworten

1. Dendriten 2. Nukleus (Kern) 3. Mikrotubuli 4. Synapsen 5. Mitochondrien 6. Myelinschaft 7. Axonhügel 8. Axonterminal 9. Mikrotubuli 10. Axon

Kontrolle des Membranpotentials über Ionenkanäle

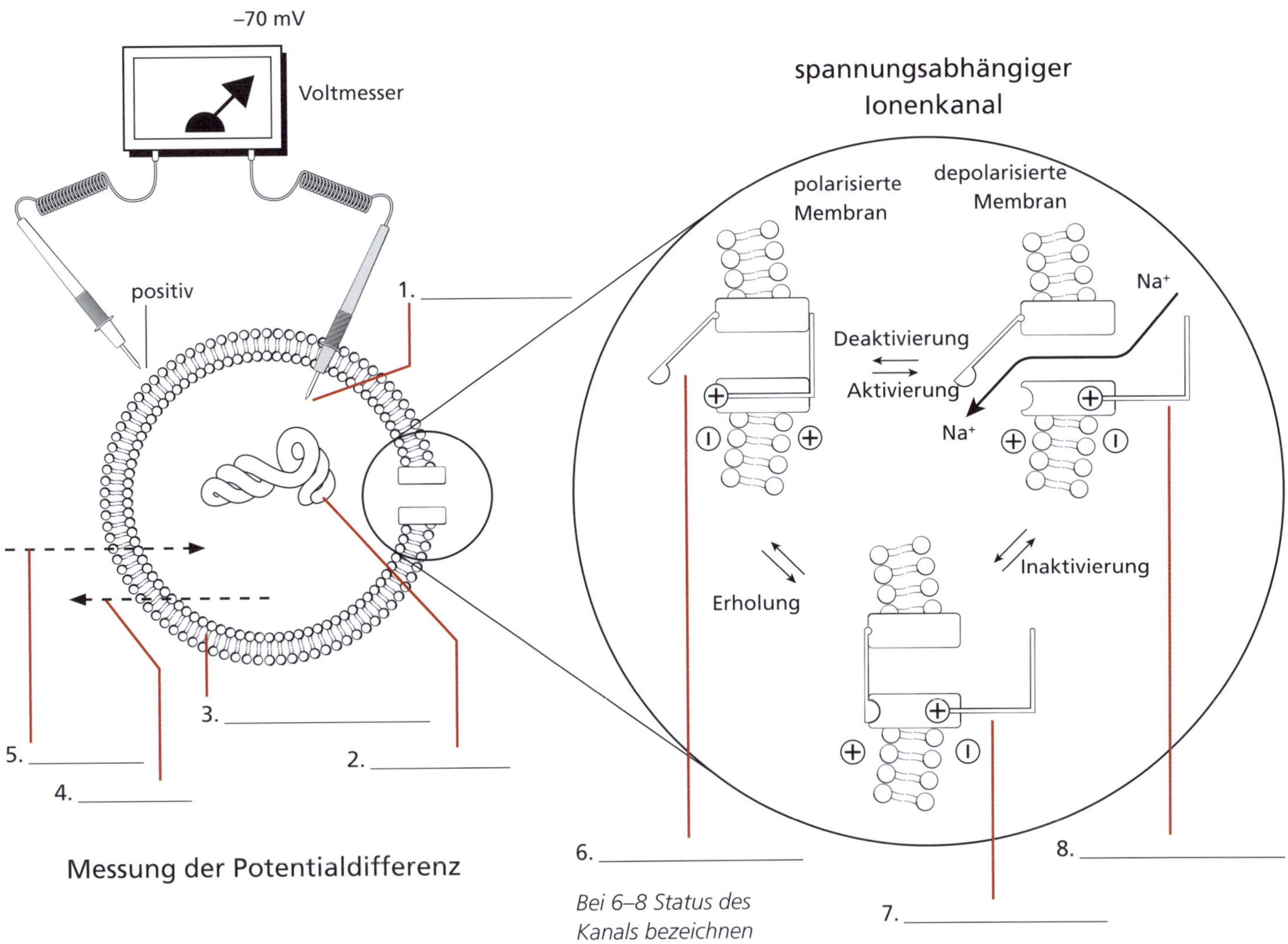

Unterschiede in der Ionenkomposition von Flüssigkeiten in Zellmembranen führen zu einer Differenz im elektrischen Potential (gemessen in Millivolt oder mV) über diese Membrane. Beispielsweise führt in einem ruhenden Neuron die Durchlässigkeit der Membran gegenüber Kalium, in Ruhe und bei der Anwesenheit von negativ geladenen Proteinen in der Zelle, zu einer Potentialdifferenz von -70mV. Ionen können die Zellmembran nur durch spezifische Ionenkanäle durchqueren. Eine Klasse davon sind „spannungsabhängige" Kanäle. Veränderungen im Membranpotential verursachen Konformationsänderungen der Kanäle und verändern ihren offenen bzw. geschlossenen Status. Wenn die Membran depolarisiert oder repolarisiert und ein bestimmtes Potential erreicht wird (für jeden Kanal unterschiedlich), und die Kanäle sich öffnen und aktiv werden, erlauben sie Ionen zu passieren. Die darauffolgende Veränderung im Membranpotential führt zu einer zweiten Konformationsänderung der abhängigen Kanäle und schließt diese so.

Einige spannungsabhängige Kanäle sind in ihrer Aktivität komplexer als andere und haben eine Reihe von verschiedenen Stadien bzw. Konformationen. Spannungsabhängige Na+-Kanäle beispielsweise haben unterschiedliche Stadien: geschlossen, offen und geschlossen und inaktiv. Diese drei Stadien erlauben der neuronalen Zellmembran zu depolarisieren, repolarisieren und in einen ruhenden inoperablen Status zurückzukehren.

Im Wesentlichen werden spannungsabhängige Ionenkanäle durch Veränderungen im Membranpotential kontrolliert und erlauben so die Bewegung von spezifischen Ionen durch ihre transmembranen Poren.

Antworten

1. negativ 2. Negativ geladene Proteine 3. Zellmembran 4. K^+ 5. Na^+ 6. Geschlossen und in Ruhe 7. Geschlossen und inaktiv 8. Offen

Das Aktionspotential verstehen

Wenn Dendriten Reize empfangen, werden kleine elektrische Impulse (Depolarisierungen) generiert, die sich am Axonhügel versammeln (Triggerzone). Wenn die Depolarisierung die Schwelle übersteigt, wird ein Aktionspotential (AP) generiert. Alle APs sind gleich groß, unabhängig von der Größe des Reizes, solange der Reiz das Schwellenpotential übertrifft. Das nennt man das Alles-oder-Nichts-Prinzip.

Das Schwellenpotential für spannungsabhängige Na+-Kanäle ist die Aktivierungsspannung ca. -50 mV. Sobald sich diese Kanäle öffnen, strömen Na^+-Ionen entlang ihres elektrochemischen Gradienten schnell ein. Die Depolarisierung dieser Membran auf ca. +50 mV und das daraus resultierende Öffnen weiterer spannungsabhängiger Na^+-Kanäle entlang des Weges, ist ein Bespiel für positives Feedback. Sehr kurz nach dem Öffnen schließen sich die Kanäle rapide und werden spontan inaktiv.

Spannungsabhängige Kaliumkanäle öffnen sich sehr langsam bei Erreichen der Schwelle und erlauben K^+ entlang seines elektrochemischen Gradienten auszuströmen. Das Schließen der spannungsabhängigen Na^+-Kanäle führt zur Repolarisierung, sobald K^+ die Zelle verlässt. Aufgrund der langsam der K^+- Kanäle, hyperpolarisiert die Membran und überschießt das Ruhepotential, da sich K^+-Kanäle langsam schließen, sobald sie die Schwelle unterschreiten. Das Membranpotential kehrt in die Ruheposition (-70 mV) zurück, und die Na^+-K^+-Pumpe stellt die Ionenbalance des Neurons wieder her.

Wenn das Ruhepotential wiederhergestellt ist, wird der inaktive Status der spannungsabhängigen Na^+-Kanäle aufgehoben, und sie kehren zu einem geschlossenen Status zurück. Diese Inaktivierung sichert, dass sich die Kanäle nicht wieder öffnen – man nennt dies die Refraktärzeit.

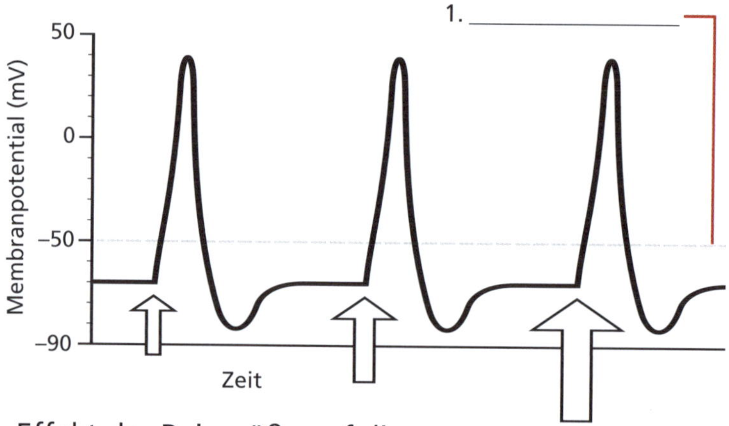

Effekt der Reizgröße auf die Depolarisierungsmagnitude

Ein Aktionspotential

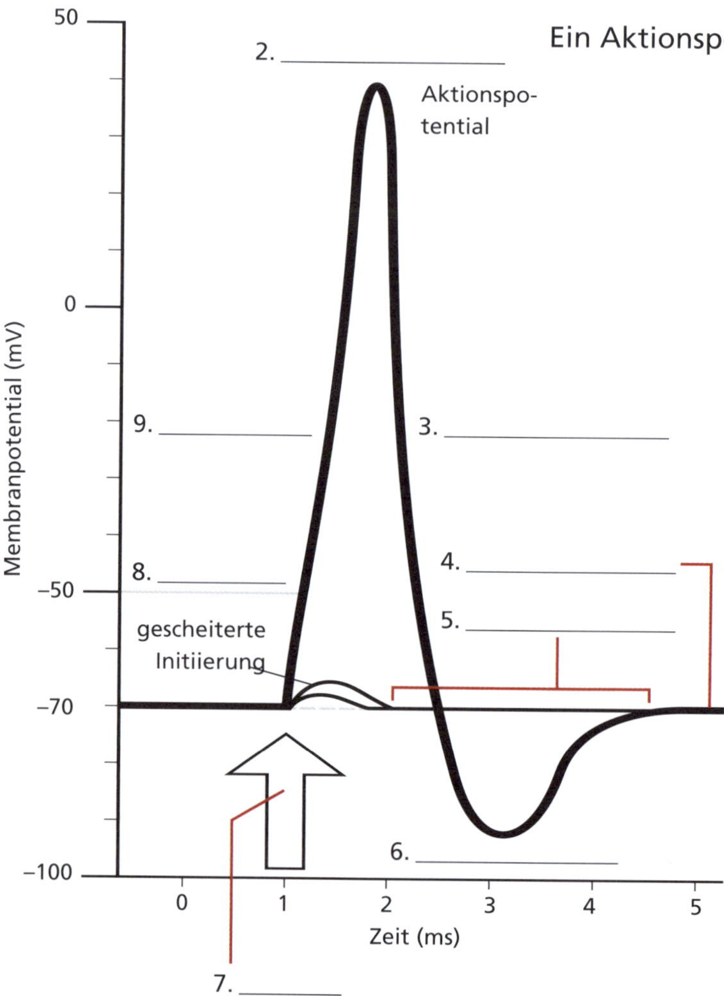

Antworten

1. Schwellenpotential 2. Spannungsabhängige Na^+-Kanäle alle geschlossen 3. Erhöhtes K^+-Ausströmen (Repolarisation) 4. Na^+/K^+-Pumpe stellt Ruhepotential wieder her 5. Inaktiver spannungsabhängiger Na^+-Kanal – refraktorische Periode 6. Hyperpolarisiert 7. Reiz 8. Spannungsabhängiger Na^+-Kanal und spannungsabhängiger K^+-Kanal offen 9. Schneller Na+ Einstrom (Depolarisation)

Struktur und Funktion der Synapsen

Synapsen sind die Verbindungen zwischen Axonenden und dem Zielgewebe/-organ. Sie sind knollenartige Regionen am Ende der Axonterminale und sind von einer präsynaptischen Membran umgeben. Die Zielmembran nennt man postsynaptische Membran. Der Abstand zwischen den Membranen ist der Spalt. Innerhalb der Membran befinden sich Ionenkanäle und Rezeptorproteine, die für die Synapse und das Ziel spezifisch sind. Synapsen enthalten membranumwickelte Pakete (Vesikel) von Neurotransmittern, die bei Ankunft eines AP in diesen Spalt freigesetzt werden.

Wenn APs bei der Synapse ankommen, wird die präsynaptische Membran depolarisiert, öffnet so einen spannungsabhängigen Ca^{2+}-Kanal und erhöht die intrazelluläre Ca^{2+}-Konzentration. Dies löst die Fusion der Vesikel mit der angrenzenden präsynaptischen Membran an die Spalte aus und führt dazu, dass sie ihren Inhalt in die Spalte freisetzen. Dies ist ein Prozess der regulierten Exozytose.

Der Neurotransmitter verbreitet sich über den Spalt, um mit spezifischen Rezeptoren der postsynaptischen Membran zu interagieren. D er Effekt ist vom Neurotransmitter und dem Rezeptor abhängig. Neurotransmitter werden von Enzymen im Spalt oder von Wiederaufnahmepumpen in der präsynaptischen Membran aus dem Spalt entfernt.

Neurotransmitter können erregend oder inhibierend sein. Erregende postsynaptische Potentiale (EPSP) resultieren in Depolarisierungen, während inhibitorische postsynaptische Potentiale (IPSP) zu Hyperpolarisierung führen. Die Summe dieser führt zur Generierung von APs.

Synapse allgemein

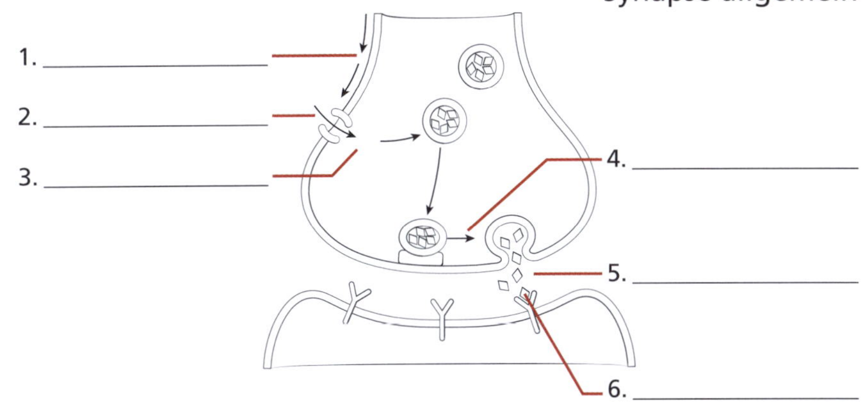

Erregender Neurotransmitter bindet sich mit Rezeptor

Inhibierender Neurotransmitter bindet sich mit Rezeptor

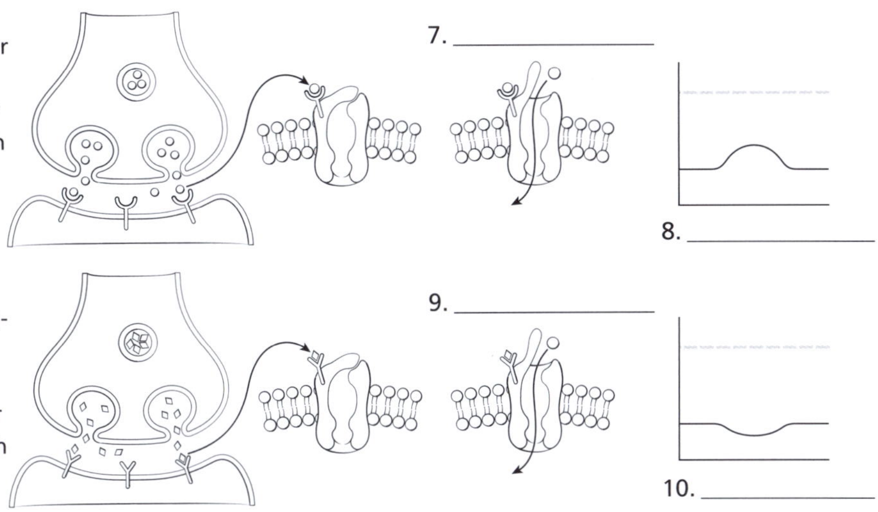

Erregende und inhibierende Neurotransmitter

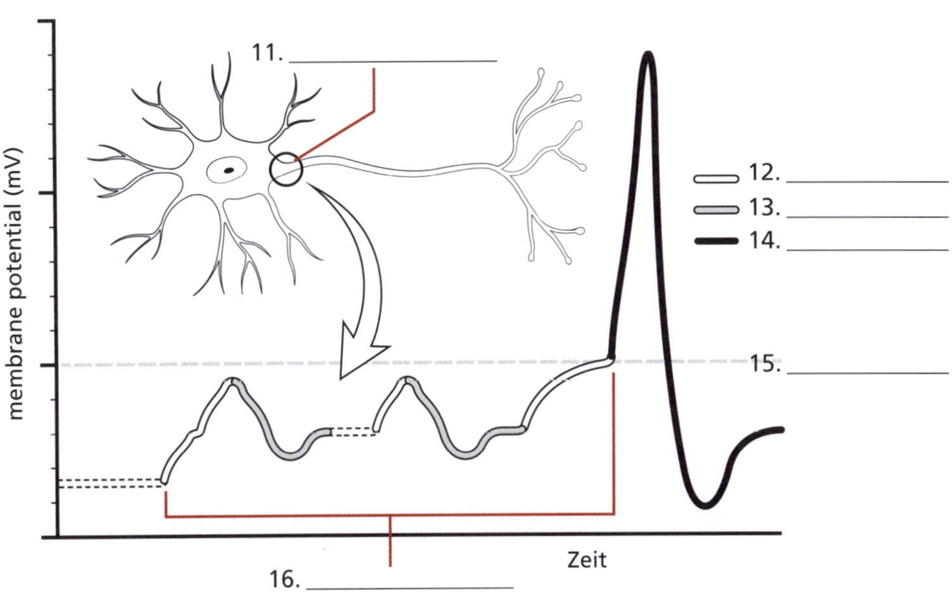

Antworten

1. Aktionspotential kommt an 2. Spannungsabhängiger Ca^{2+}-Kanal öffnet sich 3. Ca^{2+} geht in die Zelle 4. Exozytose der Neurotransmitter im Vesikel 5. Neurotransmitter diffundiert über den Spalt 6. Neurotransmitter bindet mit spezifischem Rezeptor 7. Öffnet ligandenabhängigen Na^+-Kanal 8. Na^+ geht in die Zelle und führt zu EPSP 9. Öffnet ligandenabhängigen Cl^--Kanal 10. Cl^- geht in die Zelle und führt zu IPSP 11. Axonhügel 12. EPSP 13. IPSP 14. Aktionspotential wird ausgelöst 15. Schwelle 16. Summierung von EPSPs und IPSPs

Arten an sensorischen Rezeptoren

Sensorische Rezeptoren sind hochspezialisierte Zellen, die essentiell für den sensorischen Mechanismus des Nervensystems sind. Sie entdecken Anwesenheit und Veränderungen von unterschiedlichen Reizen sowohl der inneren als auch der externen Umgebung. Diese Reize werden dann in APs umgewandelt, die zum ZNS gesendet werden.

Arten an sensorischen Rezeptoren

1. ________________ 2. ________________ 3. ________________ 4. ________________ 5. ________________

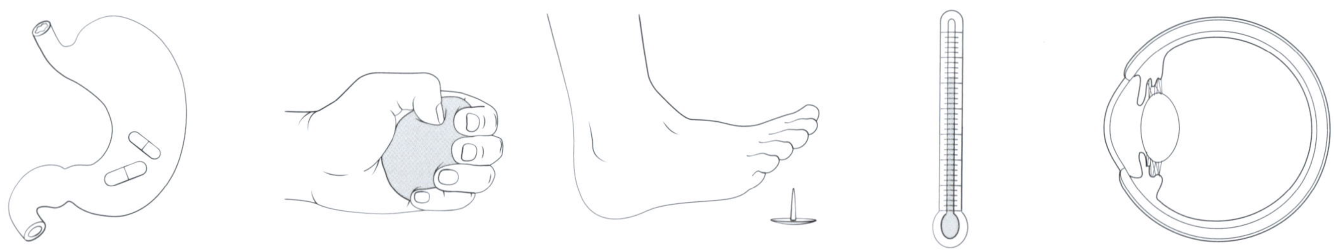

6. ______________ überwachen die Positionen der Muskeln und Gelenke

7. ______________ entdecken Druckveränderungen

Taktile Rezeptoren bieten Empfindungen von

8. ________________
9. ________________
10. ________________

Klassen von sensorischen Rezeptoren:

Mechanorezeptoren sind die am breitesten gefächerte Gruppe der sensorischen Rezeptoren. Man findet sie in der Haut, den Muskeln, den viszeralen Organen und den Gelenken. Sie werden durch mechanische Deformierung des Rezeptors durch Strecken, Kompression oder Haarbewegung gereizt. Viele Mechanorezeptoren sind sensorische Nervenenden, die in Fasern/Bindegewebe eingeschlossen sind.

Rezeptoren von Muskeln und Sehnen (Propriozeptoren) entdecken Veränderungen in der Länge und Spannung der Muskeln. Mit den Rezeptoren, die man in den Gelenken findet, spürt man zudem limbische Position und Bewegung.

Haarzellen sind hoch spezialisierte Mechanorezeptoren (modifizierte Cilia) des Innenohres, die auf Veränderungen in der Flüssigkeitsbewegung (Balance) und mechanische Geräuschwellen (Hören) reagieren.

Barorezeptoren sind sensibel gegenüber Druckveränderungen in arteriellen Wänden und fühlen eine Veränderung im Blutdruck.

Dehnungsrezeptoren findet man in den Wänden vieler viszeraler Organe; sie spüren Dehnung.

Thermorezeptoren und **Noziozeptoren** sind Arten von freien Nervenenden in der Haut, die respektive Kälte/Wärme und Schmerz fühlen.

Chemorezeptoren sind chemischen Reizen gegenüber sensibel, während **Photorezeptoren** lichtempfindlich sind.

Antworten

1. Chemorezeptoren 2. Mechanorezeptoren 3. Nozizeptoren 4. Thermorezeptoren 5. Photorezeptoren 6. Propriozeptoren 7. Barorezeptoren 8. Berührung 9. Druck 10. Vibration

Rezeptoren und sensorische Transduktion

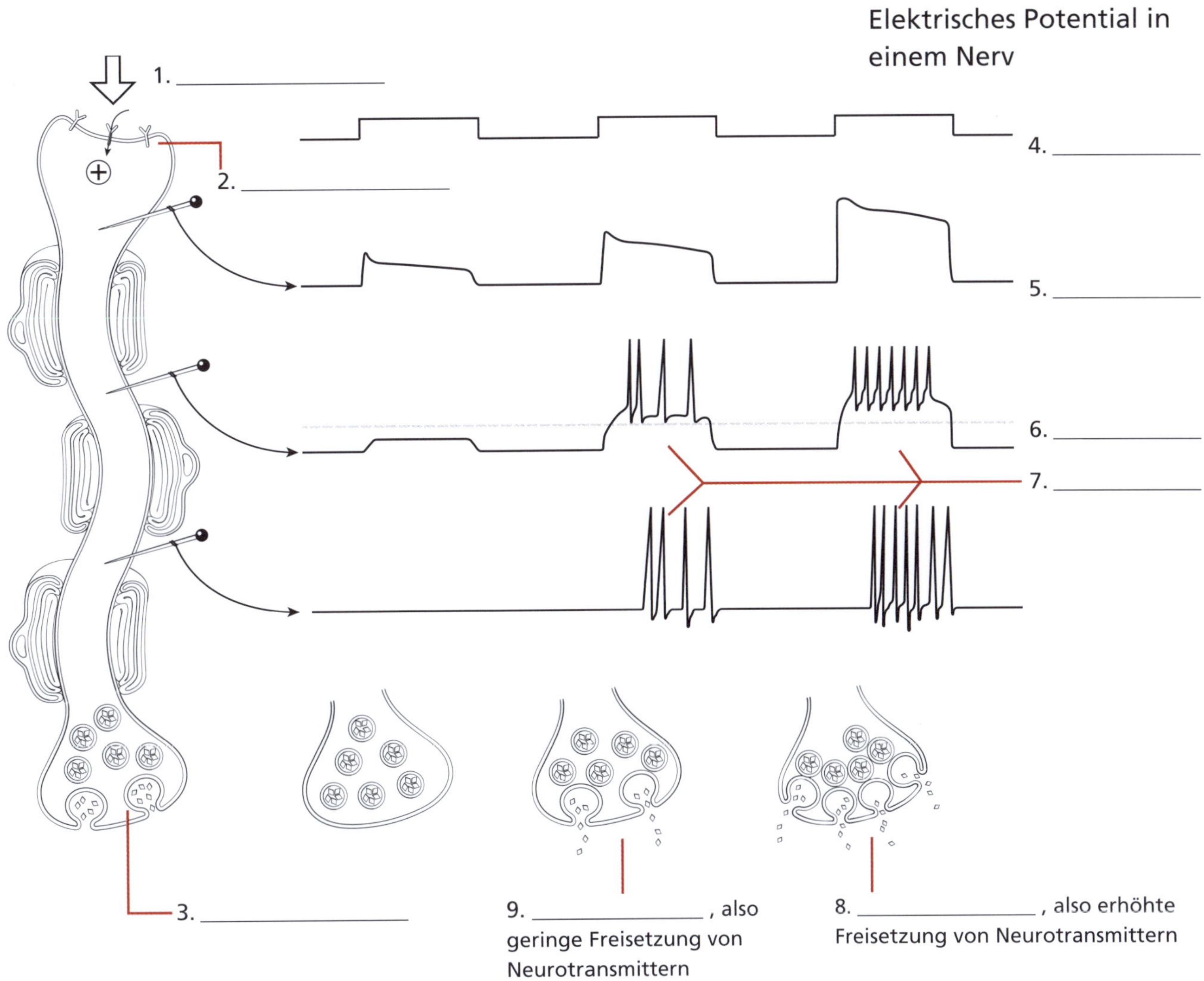

Sensorische Transduktion (durch einen sensorischen Rezeptor) ist die Konvertierung von Energie eines peripheren Reizes in ein Aktionspotential (AP), das die Information über Axone zum ZNS bringt, um integriert zu werden. Die Prinzipien der Signaltransduktion sind einfach: Energie (mechanische, Licht-, chemische, Temperatur-) wird in in elektrische Impulse (manchmal auch Generatorpotentiale genannt) umgewandelt, was anschließend zu APs führt.

Es gibt verschiedene Mechanismen, durch die Transduktion stattfinden kann, abhängig vom Rezeptortyp, der die Reizenergie bemerkt. Mechanotransduktion ist die Umwandlung von mechanischer Energie (Strecken, Druck, Kompression der Haut, Vibration) in elektrische Impulse. Wenn mechano-sensitive Ionenkanäle gereizt werden und sich öffnen, um einen Rezeptorstrom zu generieren, ändert sie das Membranpotential der Zelle. Ebenso generieren Chemorezeptoren, Photorezeptoren und Thermorezeptoren elektrische Impulse, wenn sie durch die Anwesenheit von Chemikalien, Photonen oder Veränderungen in der Temperatur getriggert werden.

Es gibt eine direkte Verbindung zwischen der Reizenergie und der Amplitude des transduzierten elektrischen Reizes (Generatorpotential). Nur wenn ein Reiz groß genug ist, um ein Generatorpotential, das die Schwelle übersteigt, zu transduzieren, werden APs abgefeuert und über die Axone zum ZNS gebracht, um integriert zu werden. Je größer der Reiz, desto größer das Generatorpotential, desto mehr APs werden abgefeuert.

Antworten

1. Reiz 2. Sensorischer Rezeptor 3. Axonterminal/Synapse 4. Reizintensität 5. Rezeptor/Generatorpotential 6. Schwelle 7. Aktionspotentiale (APs) 8. Starker Reiz 9. Schwacher Reiz

Struktur und Funktion des Rückenmarks

Das Rückenmark erstreckt sich von der Medulla oblongata bis zur lumbaren Region der Wirbelsäule. Es besteht aus einem Kern aus grauer Masse – Nervenzellkörper, Dendriten und unterstützende Zellen – der umgeben ist von weißer Masse – Bahnen von myelinisierten und nicht-myelinisierten Axonen (Nervenfasern). Diese Nervenfasern bringen sensorische Informationen durch das ZNS hinauf zum Gehirn und motorische APs vom Gehirn zum restlichen Körper. Jeder Spinalnerv umfasst sensorische und motorische Nervenwurzeln, die auf der Rückseite eintreten (dorsale Wurzeln) und auf der Vorderseite (ventrale Wurzeln) aus dem Rückenmark austreten. Daher gibt es zwei hintereinanderliegende Reihen von Nervenwurzeln, die auf beiden Seiten des Rückenmarks austreten. Jedes Segment des Rückenmarks innerviert ein Dermatom, einen bestimmten Hautbereich, der von peripheren Nervenfasern eines einzelnen dorsalen Wurzelganglions versorgt wird.

Sensorische Bahnen sind unterteilt in das lemniskale System (Propriozeption, Berührung, Vibration) und das anterolaterale System (Temperatur, Schmerz). Beide Bahnen verwenden drei verschiedene Neuronen (primäre, sekundäre, tertiäre), um die Informationen von den Rezeptoren zum Gehirn zu transportieren. Eine Ausnahme dazu stellt die Propriozeption der unteren Gliedmaßen dar, die ein drittes Neuron in dieser Bahn verwendet.

Rückenmark – Segment

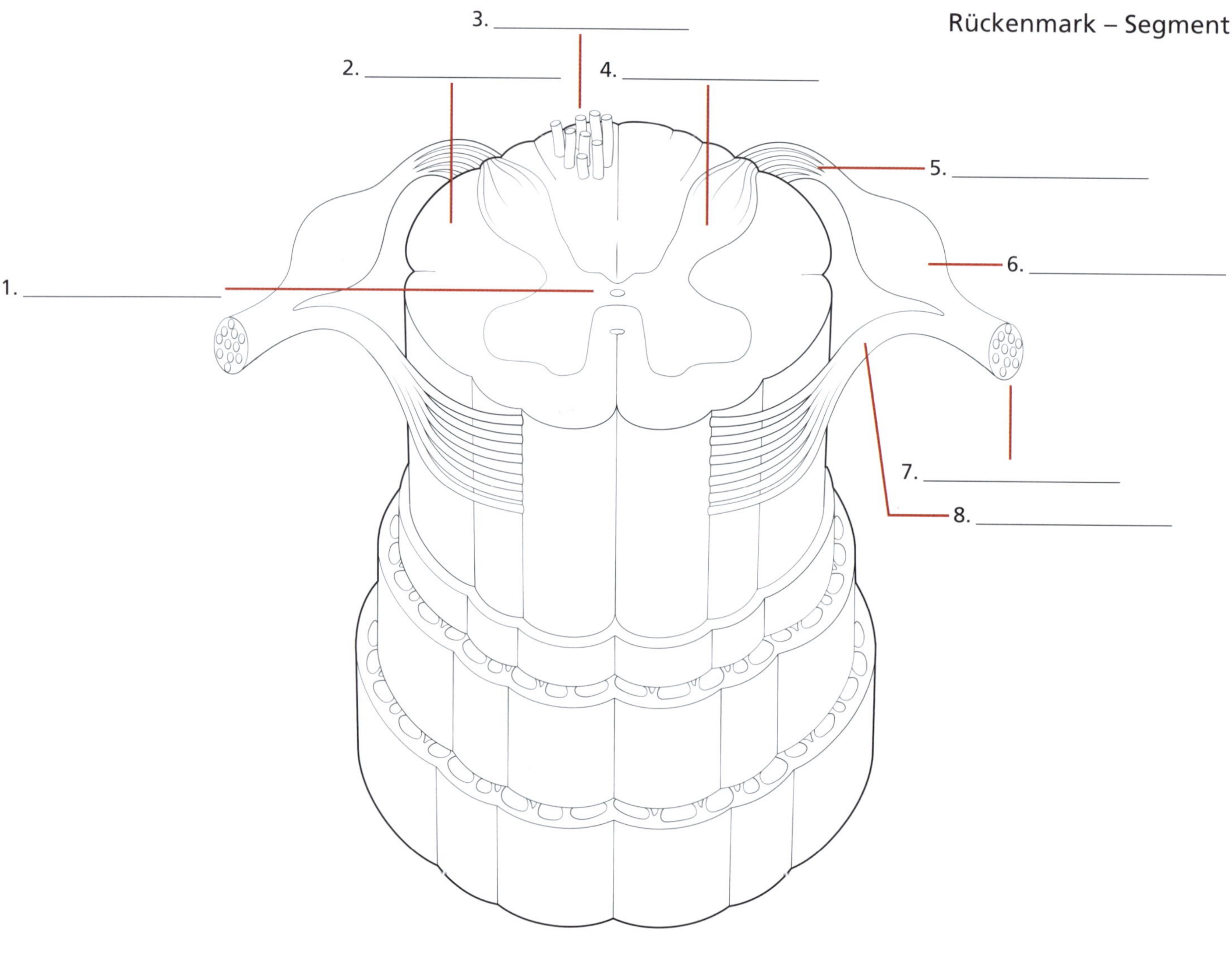

Antworten

1. Zentralkanal/cerebralospinale Flüssigkeit 2. Weiße Masse 3. Nervenfaserbahnen 4. Graue Masse 5. Sensorische/dorsale Wurzeln 6. Sensorisches/dorsales Wurzelganglion 7. Spinalnerven 8. Motorische/ventrale Wurzel

Komponenten des peripheren Nervensystems

Das periphere Nervensystem (PNS) enthält alle Nerven des Körpers, die außerhalb des Zentralnervensystems (ZNS) liegen. Das PNS enthält also alle Nerven, die von der Haut, den Organen und den Muskeln zum Gehirn und zum Rückenmark führen (sensorische Nerven) und dem Körper so erlauben, auf seine Umgebung zu reagieren (efferente Nerven).

Das PNS besteht aus 12 Paaren von Kranialnerven und 31 Paaren von Spinalnerven; einige dieser sind sensorische, während andere motorische Nerven sind. Es gibt einige Nervenpaare, die sowohl sensorische als auch motorische Nerven umfassen, wie die, die in Schmecken und Schlucken involviert sind.

Das PNS ist weiter in das somatische und autonome Nervensystem unterteilt. Somatische sensorische Nervenzellen transportieren Aktionspotentiale von den sensorischen Rezeptoren der äußeren Bereiche des Körpers zum ZNS. Die autonomen Nerven sind in drei weitere Klassen eingeteilt: parasympathische, sympathische und enterische. Das somatische Nervensystem leitet freiwillige Aktionen und Reflexe (die, die keinen Beitrag vom Gehirn benötigen), während das autonome Nervensystem unfreiwillige Aktionen reguliert, z.B. Verdauung und Atmung

Somatische (freiwillige) motorische Nerven innervieren Muskeln durch neuromuskuläre Junctions. Autonome (unfreiwillige) efferente Nerven können Muskeln oder sekretorische Drüsen/Gewebe innervieren.

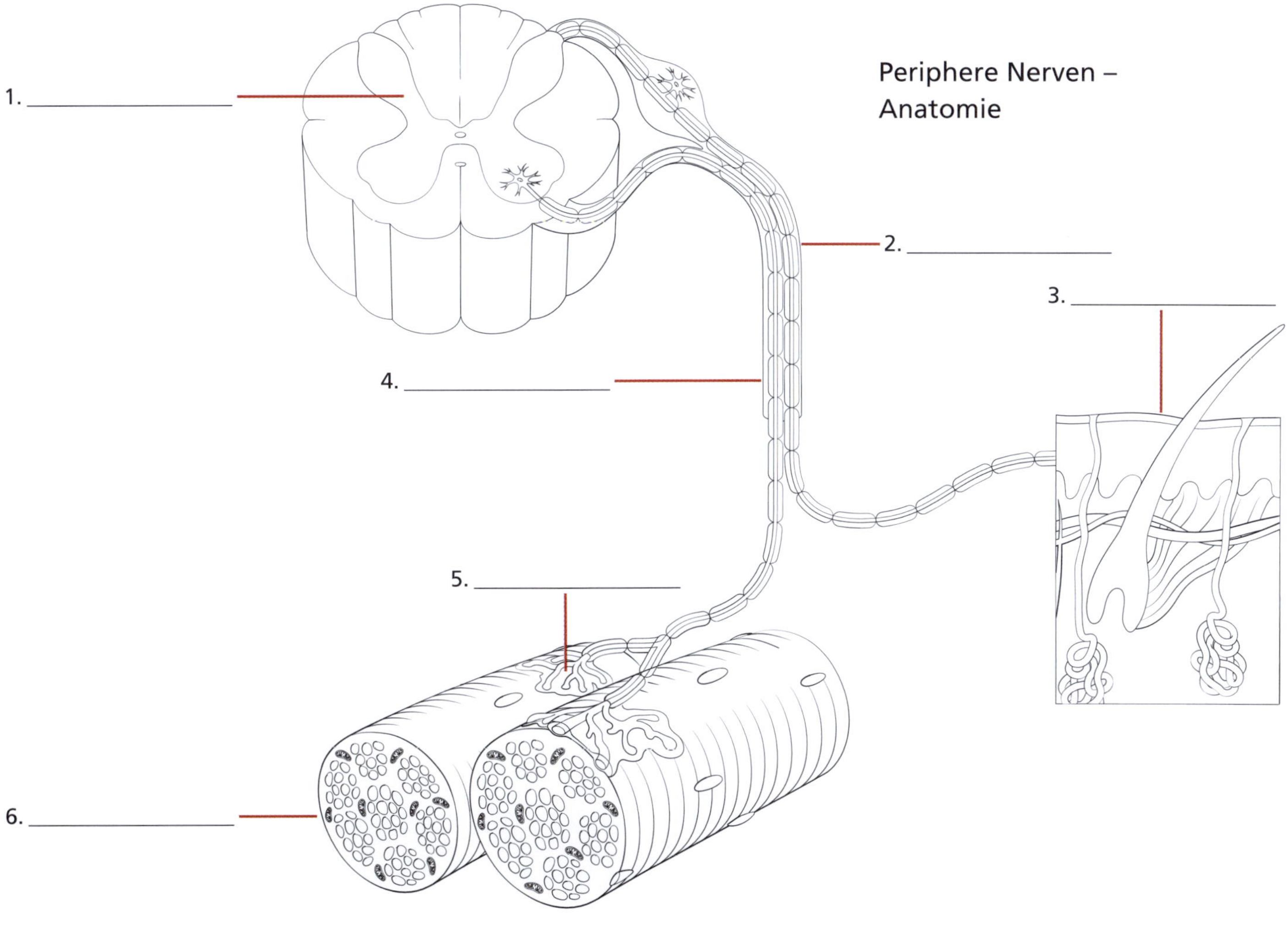

Antworten

1. Zentralnervensystem (ZNS) oder Rückenmark 2. Sensorisches Neuron 3. Sensorische Rezeptoren 4. Motoneuron 5. Neuromuskuläre Verbindung 6. Skelettmuskelfaser

Periphere Nerven und Leitgeschwindigkeit

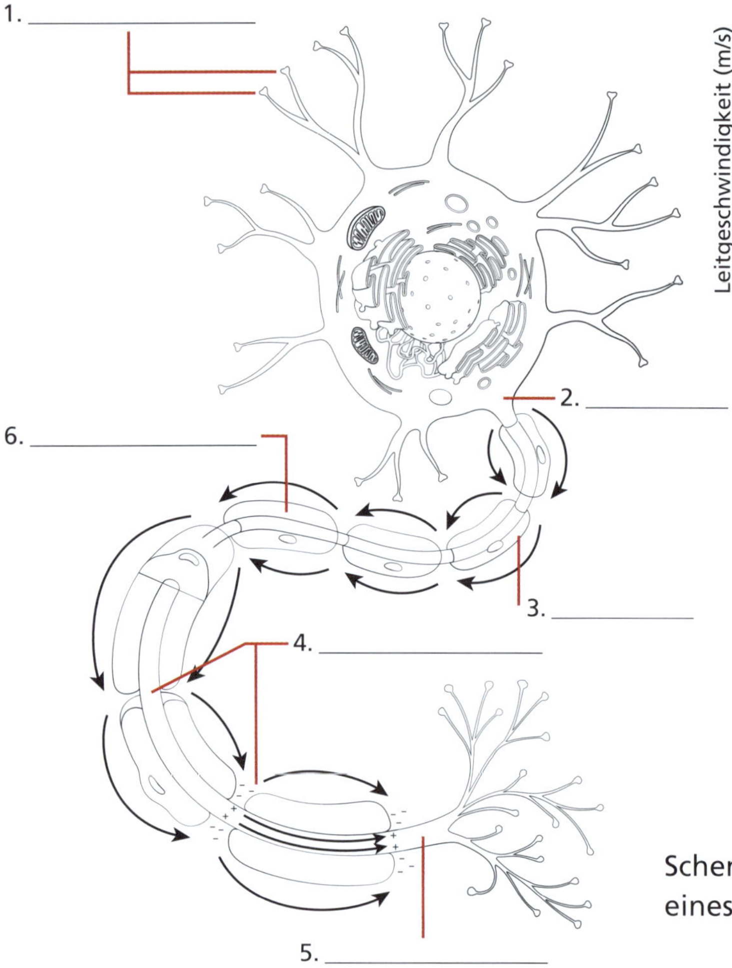

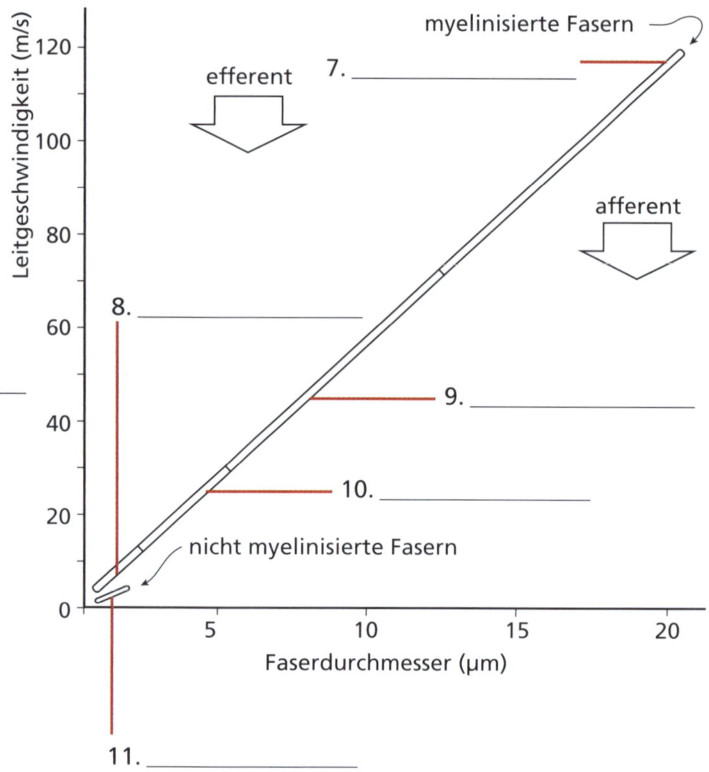

Schematische Darstellung eines Neurons

Nervenleitgeschwindigkeit ist die Geschwindigkeit, mit der sich ein AP entlang eines Axons bewegt. Diese Geschwindigkeiten werden von einer Reihe von Faktoren beeinflusst, hauptsächlich vom Nervendurchmesser, davon, ob der Nerv myelinisiert ist oder nicht, und dem Grad der Myelinisierung. Temperatur, Alter und Gesundheitszustand können die Geschwindigkeiten auch beeinflussen.

Während die Leitgeschwindigkeiten individuell unterschiedlich sind, können sie je nach Art der involvierten Nerven und ihrer Struktur geschätzt werden. Myelinisierte Fasern mit einem großen Durchmesser haben mit ca. 150 m/s eine der höchsten Geschwindigkeiten.

Motorische Fasern: α, 13-20 µm Durchmesser, myelinisiert, 80-150 m/s Leitgeschwindigkeiten; γ, 5-8 µm Durchmesser, myelinisiert, 4-24 m/s Leitgeschwindigkeiten.

Sensorische Fasern: Ia und Ib, 13-20 µm Durchmesser, myelinisiert, 80-150 m/s Leitgeschwindigkeiten; II, 6-12 µm Durchmesser, myelinisiert, 33-75 m/s Leitgeschwindigkeiten; III, 1-5 µm Durchmesser, dünne Myelinisierung, 3-30 m/s Leitgeschwindigkeiten; und IV, 0,2-1,5 µm Durchmesser, nicht myelinisiert, 0,5-2,0 m/s Leitgeschwindigkeiten.

Es gibt einen direkten Zusammenhang zwischen einem großen Axondurchmesser und hohen Leitgeschwindigkeiten, ebenso wie zwischen dem Grad der Myelinisierung und der Leitgeschwindigkeit. Myelinisierung isoliert das Axon und erhöht so die Effizienz und Geschwindigkeit der Leitung des AP. Durch einen Prozess, den man saltatorische („springende") Leitung nennt, hüpfen die APs zwischen den Knoten im Myelinschaft das Axon entlang.

Fasern, die einen schmäleren Durchmesser haben und nicht myelinisiert sind, sind weniger effizient in der Leitung der APs entlang des Axons und vermindern so ihre Geschwindigkeit.

Antworten

1. Dendriten 2. Axonhügel 3. Myelinschaft 4. Ranvier-Knoten 5. Axon 6. Schwann'sche Zelle 7. Ia-, Ib- und α-Fasern 8. IV Fasern 9. II- und Aβ-Fasern 10. III- und γ-Fasern 11. C-Fasern

Kortikale sensorische Regionen

Großhirnrinde

Weiße Nummern beziehen sich auf Bezeichnungen.

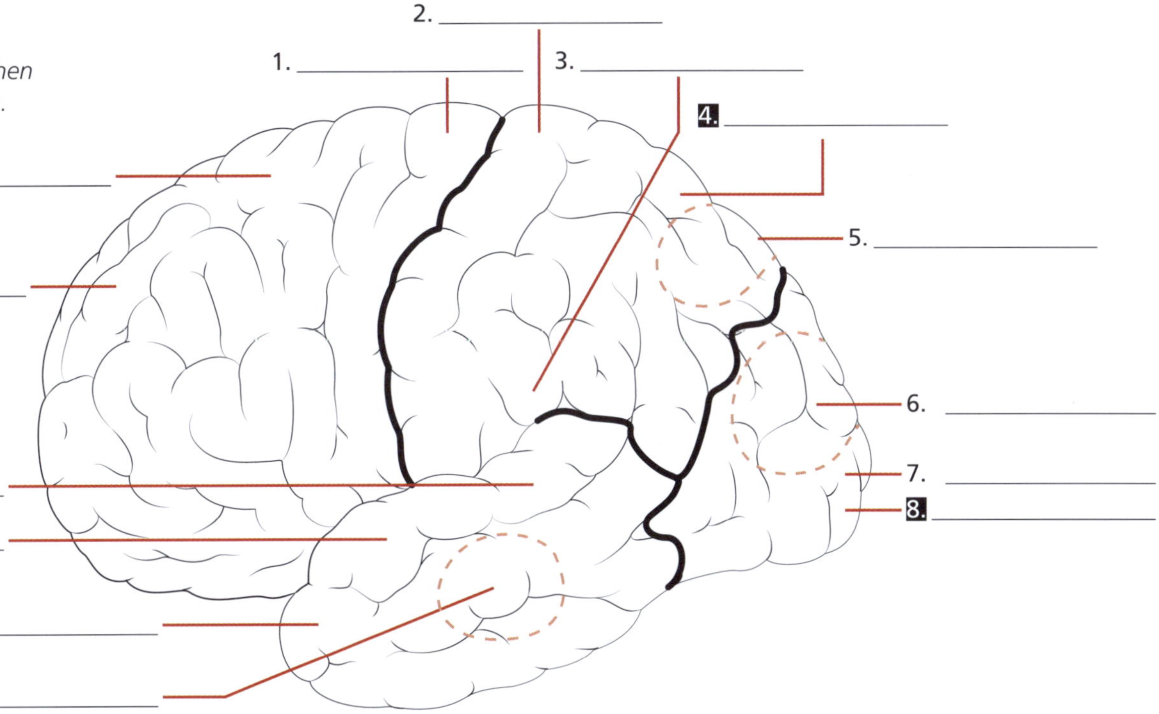

Sensorische Bereiche der Großhirnrinde empfangen und verarbeiten Informationen von sensorischen Rezeptoren (Geräusche, Sicht, Geschmack, Berührung, Geruch), deren Großteil zuerst durch den Thalamus geführt wird (Olfaktion bildet eine Ausnahme, da sie am Thalamus vorbeiläuft). Die kortikale Region des Gehirns kann in drei funktionell unterschiedliche Areale eingeteilt werden: sensorisch, assoziativ und motorisch. Die sensorischen Areale beinhalten primäre Rinden für auditorische, visuelle, olfaktorische, gustatorische und somatosensorische (Thermorezeptoren, Chemorezeptoren und Mechanorezeptoren) Signale, die Informationen vom Thalamus erhalten. Die Informationen werden auch zwischen den primären Rinden und dem entsprechenden Assoziationsareal übertragen, um so die Erkennung zu unterstützen. Die Informationen werden auch zwischen den primären Rinden und den entsprechenden Assoziationsbereichen übertragen, um so die Erkennung zu unterstützen.

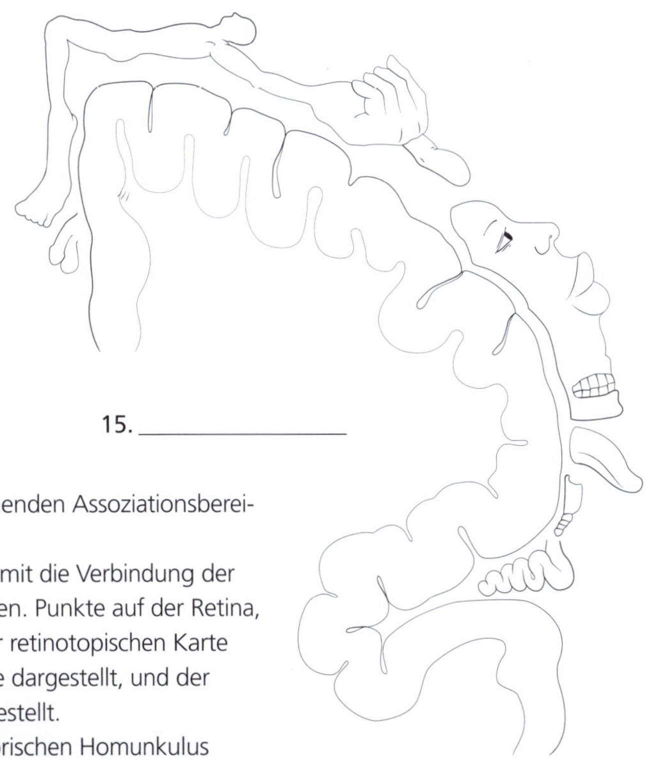

Jeder primäre Kortex kann topographisch abgebildet werden und somit die Verbindung der kortikalen Organisation und dem entsprechenden Sinnesorgan darstellen. Punkte auf der Retina, die Punkten am primären visuellen Kortex entsprechen, werden auf der retinotopischen Karte gezeigt, der primäre auditive Kortex wird auf einer tonotopischen Karte dargestellt, und der primäre sensorische Kortex wird auf einer somatotopischen Karte dargestellt.

Die somatotopische Karte wird meist in der Form eines somatosensorischen Homunkulus dargestellt, bei dem die Größe/Oberfläche der unterschiedlichen Körperteile, die auf der Karte dargestellt sind, Aufschluss über die Dichte der sensorischen Rezeptoren, die dieses Gebiet innervieren, gibt, was gleichzeitig eine Spiegelung der Sensibilität dieses Bereiches ist

Antworten

1. primärer motorischer Kortex 2. Primärer somatosensorischer Kortex 3. Primärer gustatorischer Komplex 4. Parietallappen 5. Somatosensorisches Assoziationsareal 6. Visuelles Assoziationsareal 7. Primärer visueller Kortex 8. Okzipitallappen 9. Auditorisches Assoziationsareal 10. Temporallappen 11. Primärer auditorischer Kortex 12. Primärer olfaktorischer Kortex 13. Frontales Assoziationsareal 14. Frontallappen 15. Somatosensorischer Homunkulus

Somatosensorik: Schmerz und Nozizeption

Nozizeption ist das Spüren von potentiell gefährlichen Reizen. Sensor-freie Nervenenden (Nozizeptoren/Schmerzrezeptoren) reagieren auf Beschädigung von Gewebe. APs verbreiten sich dann entlang der afferenten Fasern des PNS zum ZNS, wo autonome Reaktionen und das mögliche erhöhte Bewusstsein/die Wahrnehmung für einen gefährlichen Reiz getriggert werden. Die Intensität des Schmerzreizes wird in eine Folge von Aktionspotentialen übersetzt, deren Frequenz direkt mit der Stärke des Reizes zusammenhängt.

Es gibt drei verschiedenen Arten von Nozizeptoren: kutane (Haut), somatische (Knochen, Gelenke) und viszerale (Organe). Es gibt auch zwei verschiedene Arten von Schmerzübertragung: schnell und langsam.

Schneller Schmerz wird durch schnelle myelinisierte Aδ-Fasern durch den neo-spinothalamen Trakt und den Thalamus zum somatosensorischen Kortex übertragen. Schneller Schmerz ist eine Reaktion auf mechanische oder thermische Reize und wird als akuter, stechender Schmerz empfunden.

Langsamer Schmerz wird über langsamere, nicht-myelinisierte C-Fasern durch den paläo-spinothalamen Trakt übertragen. Zehn Prozent der Fasern gehen durch den Thalamus, um den somatosensorischen Kortex zu erreichen, während der Rest in Medulla, Pons oder dem periaquäduktalen Grau (PAG) endet. Langsamer Schmerz wird als dumpfer Schmerz oder pochendes, tonisches Gefühl empfunden.

Schmerzübertragung kann über absteigende Bahnen im ZNS geregelt werden, bevor sie den Thalamus erreicht.

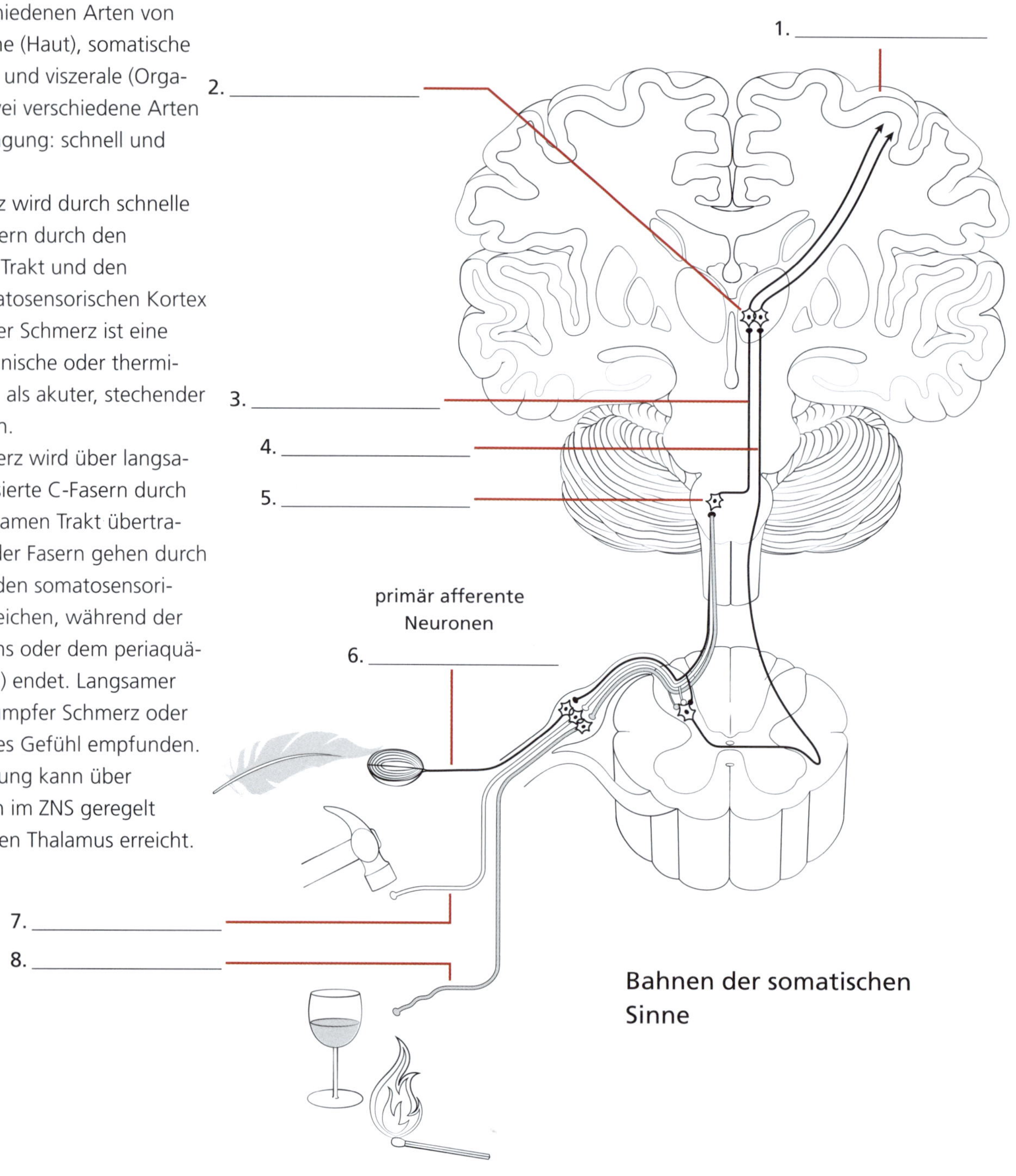

Bahnen der somatischen Sinne

Antworten

1. Primärer somatosensorischer Kortex 2. Thalamus 3. Paläospinalthalamischer Trakt 4. Neospinalthalamischer Trakt 5. Medulla 6. Schnelle Aβ-Berührungsfaser 7. Schnelle Aδ-Schmerzfaser 8. Langsame C-Schmerzfaser

Somatosensorik: Berührung, Druck und Vibration

Somatosensorik von Berührung, Druck und Vibration ist das Bemerken, Integrieren und Wahrnehmen von taktilen Reizen äußerer Kräfte auf der Haut. Die dafür verantwortlichen Rezeptoren sind Mechanorezeptoren, die über den ganzen Körper verteilt sind und durch mechanische Verformung stimuliert werden.

Rezeptorverteilung auf kahler vs. behaarter Haut

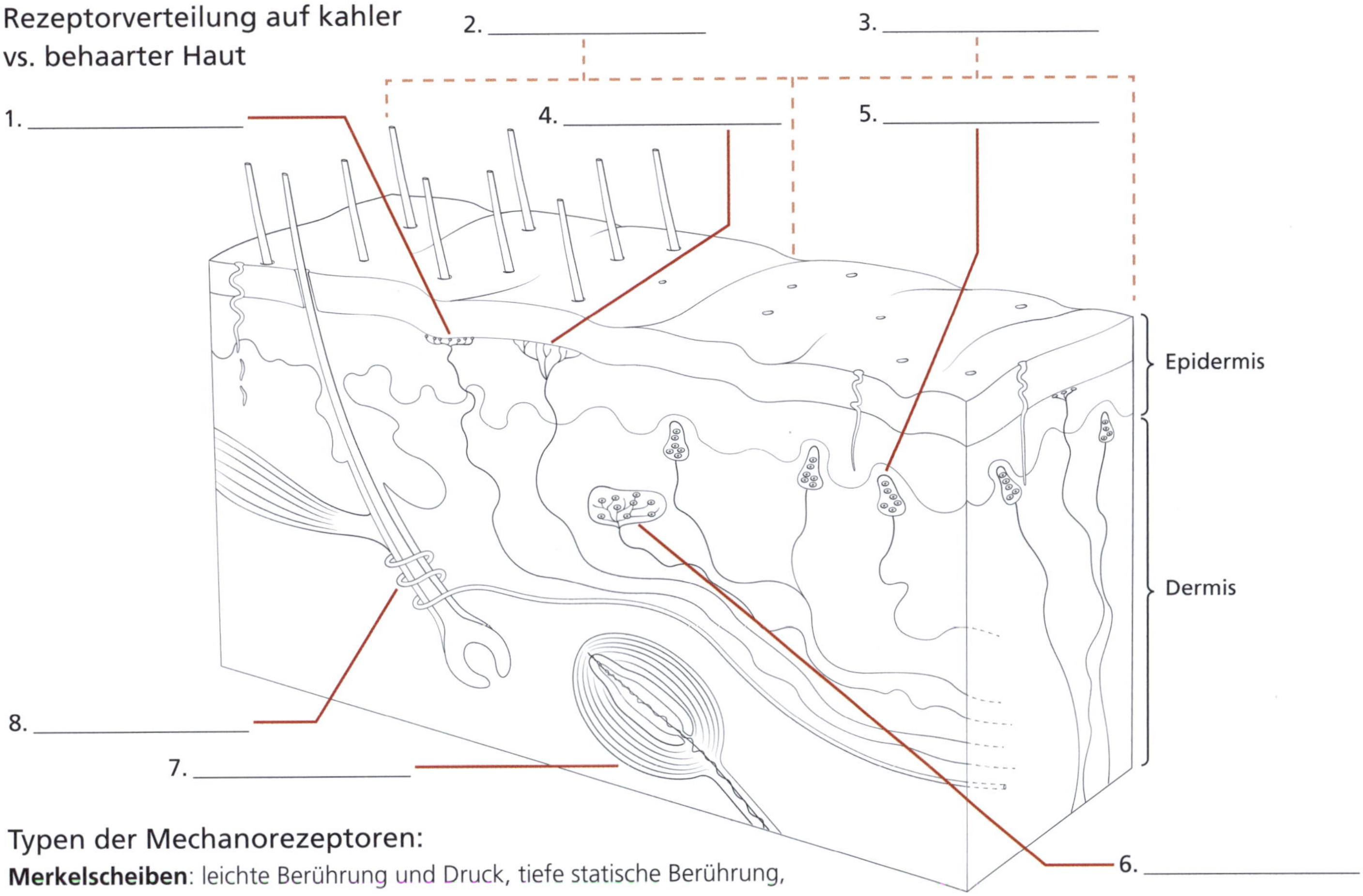

Typen der Mechanorezeptoren:

Merkelscheiben: leichte Berührung und Druck, tiefe statische Berührung, sehr niederfrequente Vibrationen (5–15 Hz); erkennen Form (z.B. Kanten, Braille).

Meißnersche Körperchen: leichte Berührung, niederfrequente Vibrationen (30–50 Hz), eingegrenzte Bewegung auf der Haut; passen sich Strukturveränderungen an (z.B. nützlich, um Braille zu lesen).

Pacinische Körperchen: tiefer Druck und Vibration (100–300 Hz); erkennen Vibrationen und Gelenksbewegung mit hoher Geschwindigkeit.

Ruffini-Endungen: Spannen und Strecken der Haut; nützlich für Griffveränderung und Propriozeption. Diese Rezeptoren reagieren unterschiedlich auf anhaltende Reize:

- **Langsame Anpassung**: senden weiterhin Aktionspotentiale (APs), während der Reiz präsent ist (Ruffini-Endungen, Merkelscheiben); erkennen Intensität.
- **Mittelschnelle Anpassung**: enden APs ca. 50–500 ms lang nach Reizbeginn, auch wenn der Reiz länger anhält (Haarfollikelrezeptoren, Meißnersche Körperchen); erkennen Geschwindigkeit.
- **Sehr schnelle Anpassung**: feuern nur ein oder zwei APs an (Pacinische Körperchen); erkennen Vibration. Berührung, Druck und Vibration folgen der lemniskalen Bahn zum primären somatosensorischen Kortex.

Antworten

1. freies Nervenende 2. Haarige Haut 3. Kahle Haut 4. Merkel-Scheibe 5. Meißnersche Körperchen 6. Ruffini-Endung 7. Pacinische Körperchen 8. Haarfollikelrezeptor

Somatosensorik: Propriozeption

Propriozeption ist das unbewusste und bewusste Erkennen von Bewegung und räumlicher Orientierung im Körper, die aus Reizen entsteht. Es ist die Fähigkeit, Position, Bewegung und Kraft zu spüren, die in und von den Gliedmaßen und Gelenken erzeugt werden. Propriozeptoren findet man in Gelenkskapseln (Gelenksrezeptoren), Sehnen (Golgi-Sehnenorgan) und Muskeln (Muskelspindelfasern, kurz MSFs.

Gelenkskapseln werden als Resultat von Gelenksbewegung durch Kompression oder Dehnung der Rezeptoren stimuliert (langsam anpassende Ruffini-Endungen). Das gibt Informationen über Gelenksposition und Richtung und Geschwindigkeit der Bewegung.

MSFs (Intrafusalfasern) sind in einer Bindegewebskapsel gruppiert und eingekapselt und liegen parallel zu den kontraktilen Muskelfasern (Extrafusalfasern). MSFs reagieren auf Veränderung in der Muskellänge. Sie bestehen aus Sackfasern (Dynamik, Geschwindigkeit der Kontraktion) und Kettenfasern (Statik, Druck und Belastung) und reagieren auf Muskeldehnung.

Golgi-Sehnenorgane sind Dehnungsrezeptoren in den Muskelsehnen, die in Bindegewebe eingekapselt sind. Sie sind auf die Extrafusalfasern folgend angeordnet, und geben Information über Muskelanspannung und reagieren sowohl auf Kontraktion als auch auf Relaxation.

Bewusste Propriozeption wird meist über die hintere Säule und teilweise durch den spinozervikalen Trakt an das ZNS weitergeleitet. Unbewusste propriozeptive Informationen folgen dem spinocerebralen Trakt und enden im Cerebellum.

Propriozeptive Bahnen

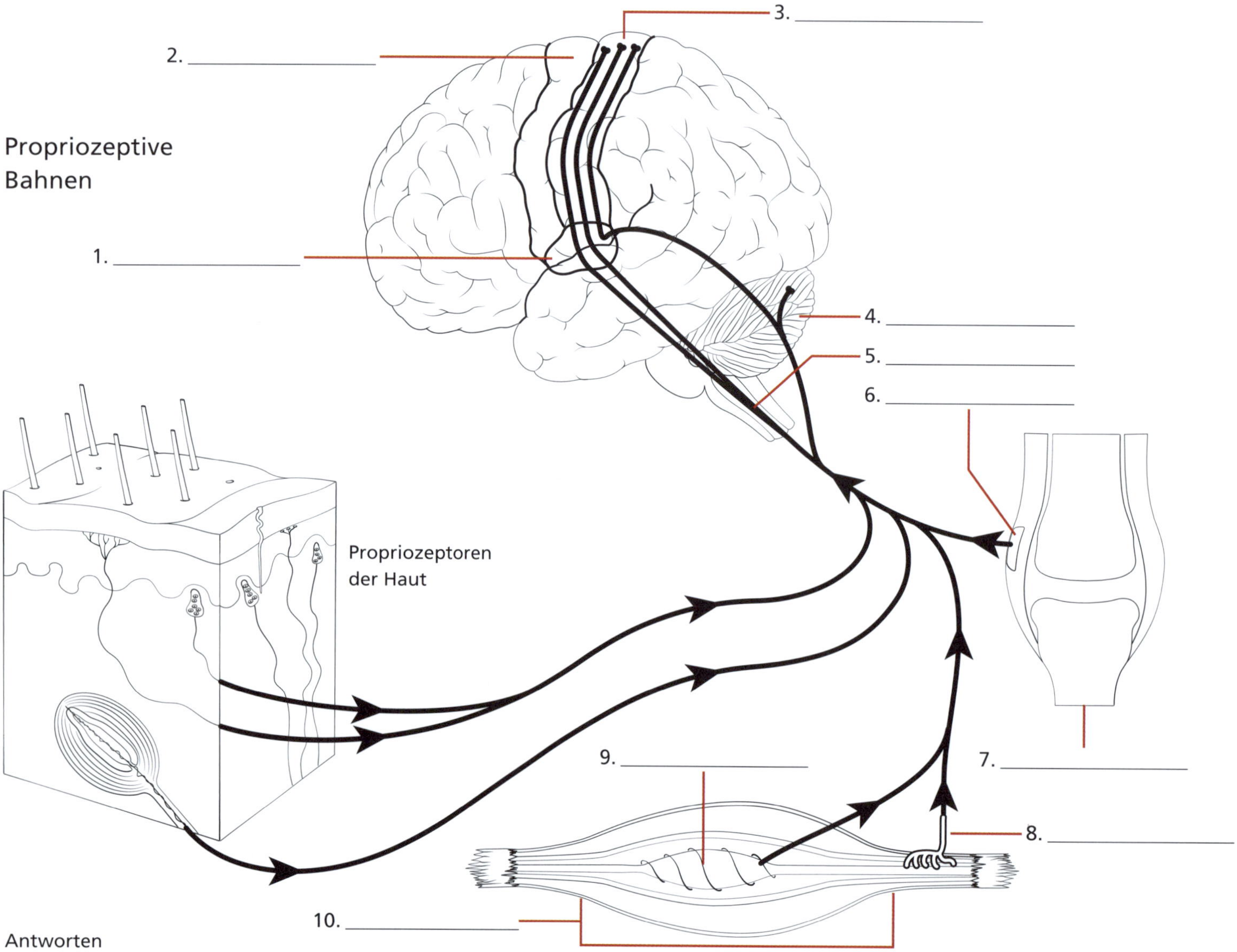

Antworten

1. Thalamus 2. Motorischer Kortex 3. Sensorischer Kortex 4. Cerebellum 5. Retikularformation 6. Verbindungsrezeptor 7. Verbindung 8. Golgisehnenorgane 9. Muskelspindelfasern (MSFs) 10. Muskel

Hören: Struktur und Funktion des Ohrs

Schall ist eine sich bewegende Druckwelle, in der Luftmoleküle aneinandergepresst werden, um die Höhen und – durch ihre Abwesenheit – Tiefen zu formen. Die Druckwellen werden von der Ohrmuschel aufgefangen und den äußeren Gehörgang entlang nach unten gebracht. Die Kraft der Wellen bringt das Trommelfell – das das Außenohr vom Mittelohr trennt – je nach Höhen und Tiefen zum Vibrieren (Biegen nach innen und außen). Die Luft auf beiden Seiten des Trommelfells muss bei gleichem Druck gehalten werden. Die Eustachische Röhre vereinfacht diesen Ausgleich.

Das Trommelfell wird durch die Gehörknöchelchen (Hammer, Amboss und Steigbügel) mit dem ovalen Fenster verbunden; sie erstrecken sich über das Mittelohr und übertragen Energie in das Innenohr. Die Hebelwirkung dieser Knöchelchen und der größeren Oberfläche des Trommelfells verglichen zum ovalen Fenster verstärken die Energie der Schallwelle. Zwei Skelettmuskeln im Mittelohr bieten Schutz vor lauten Geräuschen durch Kontraktion und reduzieren so den Energiefluss durch diesen Bereich.

Die mechanische Energie, die sich aus der Vibration des ovalen Fensters ergibt, wird in die Schnecke geleitet, um dort in elektrische Impulse umgewandelt zu werden.

Das vestibuläre System (drei halbrunde Kanäle, die mit Flüssigkeit gefüllt sind) befindet sich im Innenohr und hat mit Gleichgewicht, Haltungsreflexen und Augenbewegungen zu tun.

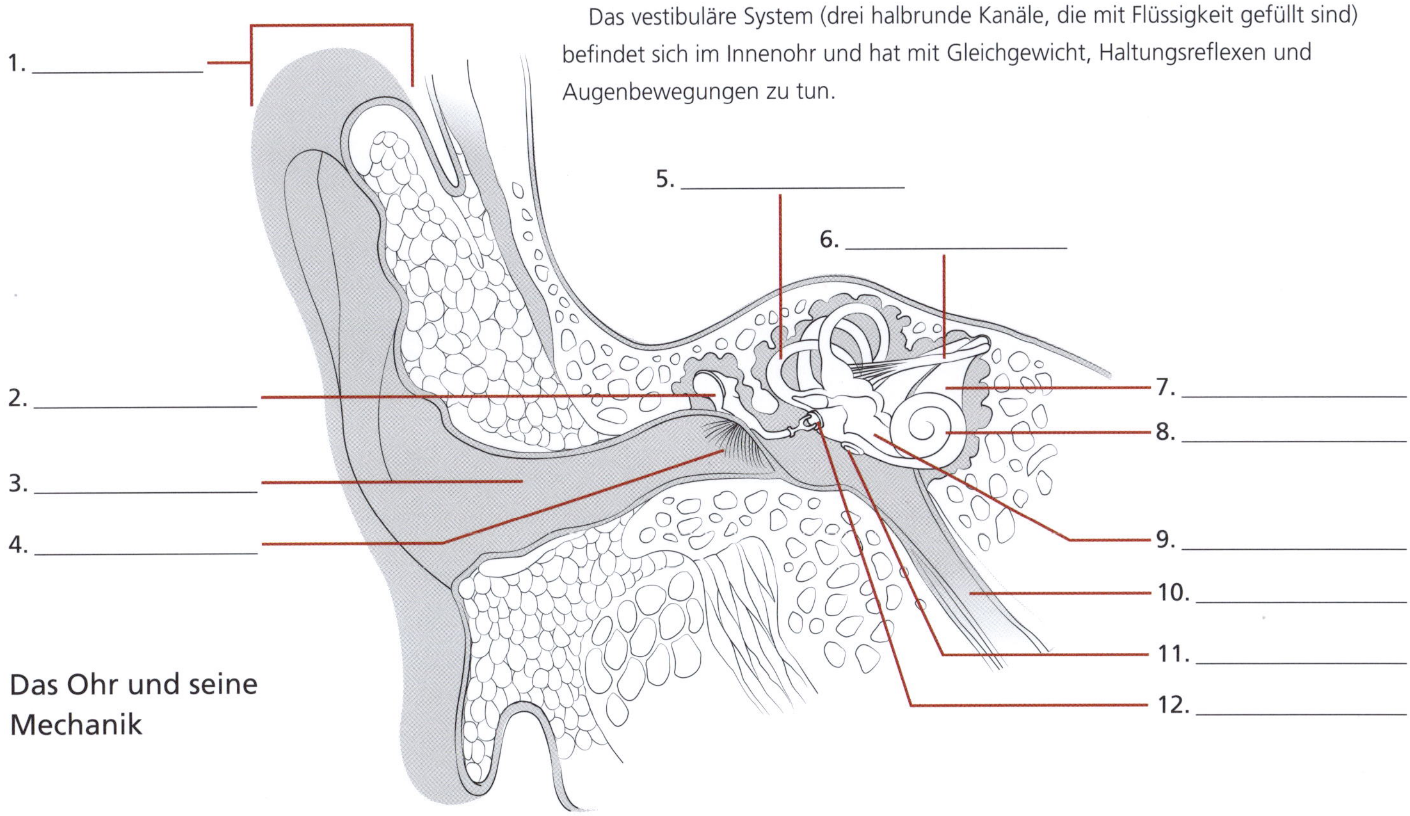

Das Ohr und seine Mechanik

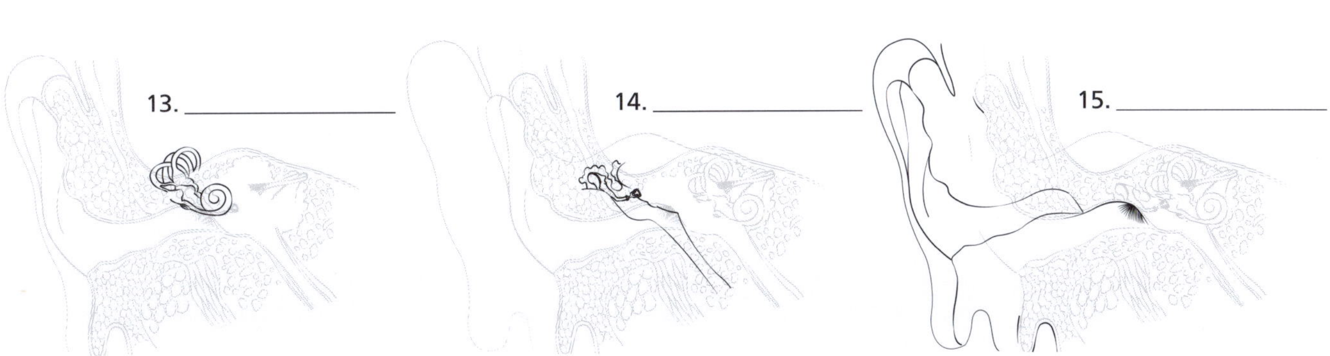

Antworten

1. Pinna 2. Gehörknöchelchen 3. Gehörkanal 4. Trommelfell 5. Bogengänge 6. Gleichgewichtsnerv 7. Nervus cochlearis 8. Cochlea 9. Paukenhöhle 10. Eustachische Röhre 11. Rundes Fenster 12. Ovales Fenster 13. Innenohr 14. Mittelohr 15. Äußeres Ohr

Hören: Physiologie des Corti-Organs

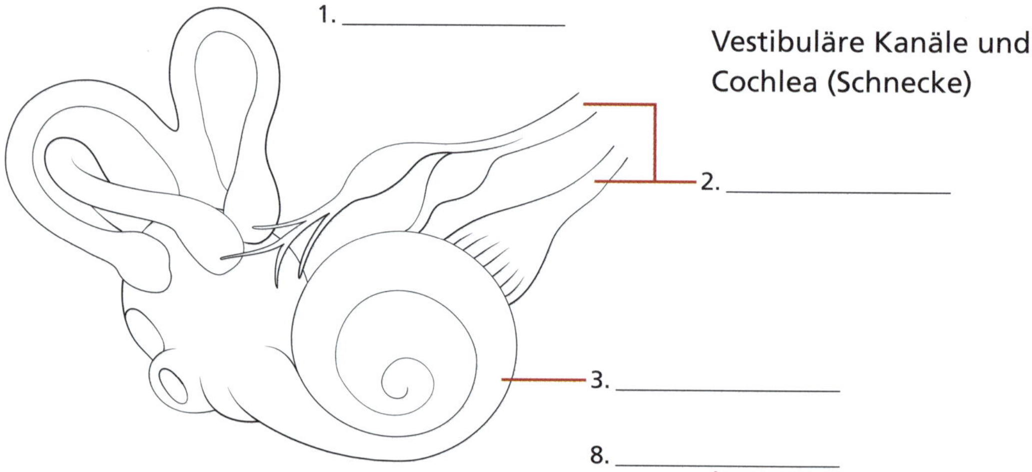

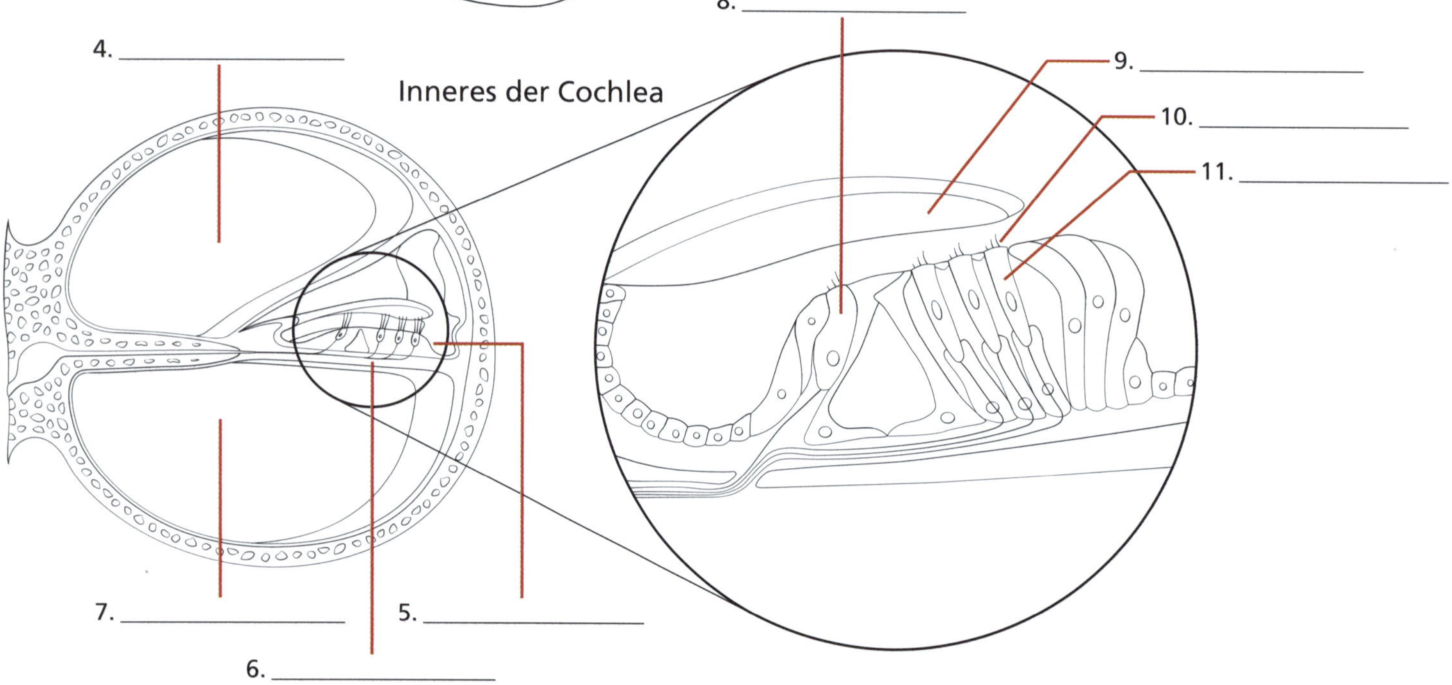

Die Schnecke umfasst eine zusammengerollte Röhre, die ca. 3 cm lang ist und drei röhrenförmige Kanäle enthält (scala vestibuli, scala media und scala tympani), die parallel zueinander liegen. Die scala tympani und die scala vestibuli enthalten Perilymphe (wenig K^+), während die scala media Endolymphe enthält (viel K^+). Am Beginn der scala vestibuli befindet sich das ovale Fenster, am Beginn der scala tympani befindet sich das runde Fenster. Die Basilarmembran liegt zwischen scala tympani und scala media.

Das Corti-Organ (das sensible Element der Schnecke) sitzt auf der Basilarmembran. Es hat vier Reihen an Haarzellen, über denen die Tektorialmembran liegt. Die Basilar- und Tektorialmembranen bewegen sich konform mit den Vibrations- und Druckänderungen in den Flüssigkeiten zwischen dem ovalen und dem runden Fester. Jede Haarzelle im Corti-Organ hat vier Stränge (Stereozilien); gemeinsam sind sie auf der tonotopischen Karte zwischen der Basilar- und Tektorialmembran entlang der Länge der Schnecke dargestellt.

Transduktion geschieht durch die Vibration der Membrane und der darauffolgenden Bewegung der „gestimmten" Haarzellen. Dieser Reiz öffnet Ionenkanäle und führt zur Depolarisation und der Freisetzung von Neurotransmittern an der Synapse. Im Gegenzug generiert dies Aktionspotentiale, die durch den Hörnerv zum auditiven Kortex geleitet werden.

Antworten

1. Innenohr 2. Afferente Nerven 3. Cochlea (Schnecke) 4. Scala vestibuli 5. Corti-Organ 6. Basilarmembran 7. Scala tympani 8. Innere Haarzellen 9. Tectorialmembran 10. Zilie 11. Äußere Haarzellen

Hören: Hauptverarbeitung auditiver Informationen

Nach der Umwandlung von Schallwellen in Aktionspotentiale (APs) müssen diese elektrischen Signale nun zum auditiven Kortex gelangen, um übersetzt und wahrgenommen zu werden. Auf dem Weg geschieht ein zentraler Verarbeitungsprozess. Die Schneckenkerne (ventral und dorsal) sind die ersten Stellen dieser neuronalen Verarbeitung, wo Timing und Tätigkeitsmuster der zahlreichen APs identifiziert werden, und eine Spektralanalyse durchgeführt wird, um den Ort/die Orientierung des Schalls zu ermitteln.

Der nächste Schritt ist der obere olivarische Kern, der dabei hilft zu erkennen, ob der Schall von rechts oder links kommt, indem er die Differenz der Ankunftszeit an den beiden Ohren ermittelt.

Der untere Colliculus ist die erste Stelle der Integration der Information zum horizontalen und vertikalen Schallort. Er steht auch in Beziehung zur Integration von anderen Reizen, die mit der Schreckreaktion und dem vestibulookulären Reflex in Verbindung stehen.

Der mittlere Kniehöcker ist ein Teil des auditiven Thalamus, von dem man denkt, dass er in das Richten und Aufrechterhalten der Aufmerksamkeit involviert ist. Er leitet Schallfrequenz, -intensität, -dauer, und binaurale Informationen zum Kortex weiter und verbindet so auditive und somatosensorische Inputs.

Der primäre auditive Kortex ist der erste Teil des zerebralen Kortex, der auditive Inputs empfängt.

Es gibt zahlreiche Verbindungen zum sekundären auditiven Kortex und zum Frontallappen, die für die Wahrnehmung und die Erkennung wichtig sind, um beispielsweise Sprechen, Musik und Geräusche voneinander zu unterschieden.

Bahn vom Ohr zum auditiven Kortex

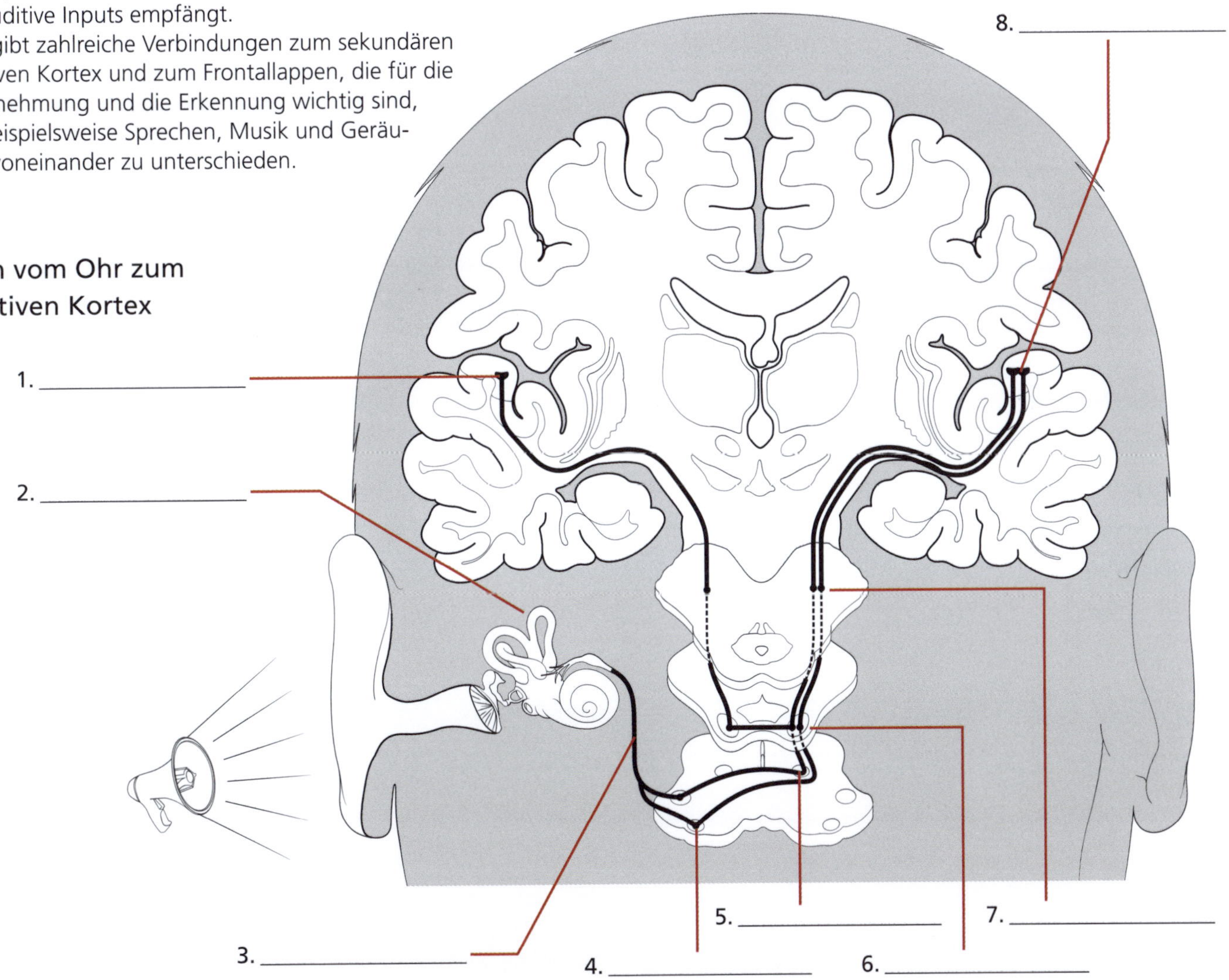

Antworten

1. linker auditorischer Kortex 2. Cochlea (Schnecke) 3. Auditorische Nervenfaser 4. Ipsilateraler Kern der Cochlea 5. oberer olivarischer Kern 6. Unterer Colliculus 7. Nucleus geniculatis medius 8. Rechter auditorischer Kortex

Vestibuläre Funktion und Balance

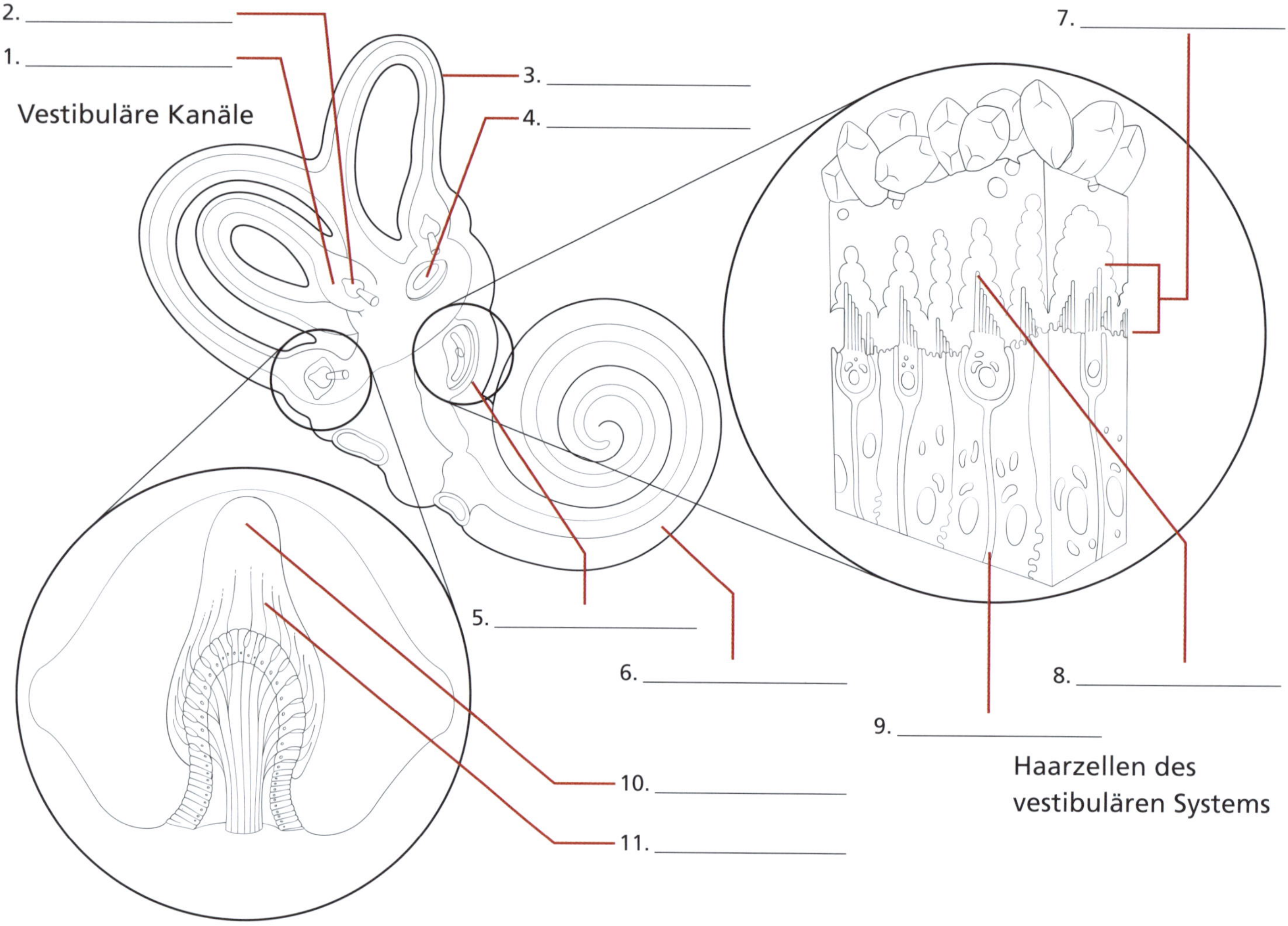

Das vestibuläre System gibt Auskunft über Gleichgewicht und räumliche Orientierung. Ein halbrundes Kanalsystem (für Drehbewegung) und die Otolithen (für lineare Beschleunigungen) sind die Bestandteile des Systems. Informationen dieses Systems werden dazu verwendet, um Augenbewegungen und Körperhaltung zu kontrollieren und den Körper aufrechtzuhalten. Das System ist auch an der Propriozeption, Position und Beschleunigung beteiligt.

Die drei halbrunden Kanäle liegen horizontal (für Drehbewegungen) und vertikal (für Nicken und Radschlagen). Sie sind nahezu parallel zueinander, auf jeder Seite des Kopfes, angeordnet, und arbeiten so mit der „push-pull"-Methode: Wenn eine Kanalseite gereizt wird, wird die andere gehemmt.

Flüssigkeitsbewegung in den Kanälen (entsprechend den körperlichen Bewegungen) drückt auf die Kupula, die Haarzellen enthält, die mechanische Bewegungen in elektrische Impulse umwandeln. Die Verschiebung der Haarzellen öffnet und schließt Ionenkanäle und verursacht so Depolarisation und Hyperpolarisation. Die daraus entstehenden APs wandern dann zum Kortex, dem Thalamus, der Retikulärformation und dem Cerebellum.

Die otolithischen Organe des vestibulären Systems spüren lineare Beschleunigung. Es gibt zwei auf jeder Seite des Kopfes, und jedes davon besitzt Sacculus und Macula (Haar- und unterstützende Zellen). Jede Haarzelle hat bis zu 70 Stereozilien und ein Kinozilium. Bewegung reizt das Kinozilium und generiert Aktionspotentiale. Diese werden dann zum ZNS gebracht, wo sie mit der visuellen Information integriert werden.

Antworten

1. Ampulle 2. Crista 3. Bogengang 4. Macula 5. Sacculus 6. Cochlea 7. Stereozilie 8. Kinozilium 9. Nervenfaser 10. Cupula 11. Haarbündel

Struktur und Funktion des Auges

Auge – Vorderansicht

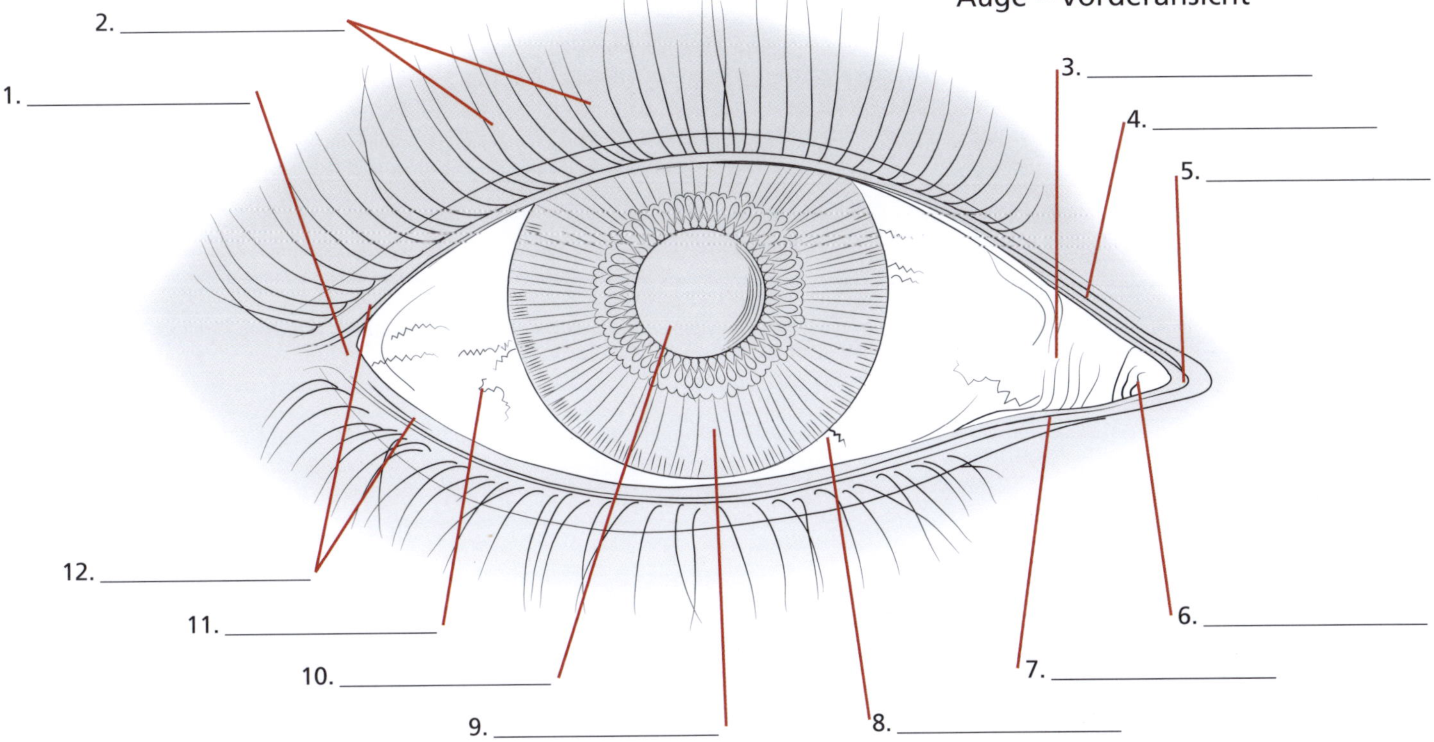

Als visuelle geprägte Lebewesen ist das Auge eines unserer primären Sinnesorgane. Seine Hauptfunktion besteht darin, Licht aufzunehmen und es in elektrochemische Impulse umzuwandeln, die unser Gehirn verarbeiten kann. Diese Signale erlauben es uns, unsere visuelle Umwelt wahrzunehmen und unsere Körperfunktionen mit der Tageszeit zu koordinieren

Der Augapfel hat drei Lagen: die Sklera (Lederhaut) und die Cornea (Bindehaut) bilden die äußere Schicht, Linse, Aderhaut, Ziliarkörper und Iris (Regenbogenhaut) bilden die mittlere Schicht, die Retina (Netzhaut) ist die innerste Schicht. Die Sklera gibt dem Augapfel die kugelartige Form, bei der die Front von einer dünnen Membran, Bindehaut genannt, umgeben wird. Der Augapfel ist in zwei Höhlen geteilt, die mit Flüssigkeit gefüllt sind: Die vordere Höhle ist mit Kammerwasser gefüllt und liegt vor der Linse. Sie besteht aus der vorderen und hinteren Augenkammer, die sich vor bzw. neben der Iris befinden. Die hintere Höhle enthält den Glaskörper (eine gelatineartige Masse). Die Augenlider (Palpebrae) schützen das Auge und treffen sich am mittleren und äußeren Augenwinkel. Jedes Augenlid ist auf der Außenseite von Haut und auf der Innenseite von der Bindehaut umgeben. Der Rand der Lider ist mit wenigen Reihen von Wimpern (Ciliae) markiert und hat Öffnungen für zahlreiche Drüsen, die den Augapfel befeuchten. Der vordere Teil des Auges ist von der bulbären Bindehaut geschützt, die in den Ecken am dicksten ist, wo sie sich zu einer Struktur zusammenfaltet, die man Plica semilunaris nennt.

Antworten

1. seitlicher Canthus 2. Zilie (Wimpern) 3. Plica semilunaris 4. Oberlidbindehaut 5. Mittlerer Augenwinkel 6. Tränenwärzchen 7. Unterlidbindehaut 8. Corneosklerale Verbindung 9. Iris 10. Pupille 11. Bulbäre Bindehaut 12. Augenlider

Optik des Auges und Phototransduktion

Lichtstrahlen, die in das Auge eintreten, treffen auf die Hornhaut, die die Strahlen bricht und sie bündelt. Die Strahlen laufen dann durch die Linse und durch den Glaskörper der hinteren Höhle. Die Linse kann ihre Form dem Licht anpassen und so helfen, das Licht hinten auf der Retina zu fokussieren. Die Ziliarkörper kontrollieren die Größe der Iris und daher auch die Menge an Licht, die in das Auge eintreten kann. Die Retina ist eine komplexe, vielschichtige Struktur, deren äußerster Teil 130 Millionen lichtsensible Zellen enthält, auch bekannt als Photorezeptoren. Es gibt zwei verschiedene Arten von Photorezeptoren: Stäbchen, die bei wenig Licht aktiv sind und Farben nicht unterscheiden können, und Zapfen, die bei hellem Licht aktiv sind und maximal auf spezielle Farben reagieren. Während die Stäbchen gleichmäßig über die Retina verteilt sind, sind die Zapfen rund um die Fovea konzentriert. Licht, das auf Stäbchen und Zapfen trifft, wird in elektrische Signale in der Form von Aktionspotentialen umgewandelt, die die Lagen der Retina durchqueren. Diese Signale erreichen letztlich die retinalen Ganglienzellen, die Axone haben, die hinten aus der Retina austreten und den Sehnerv bilden.

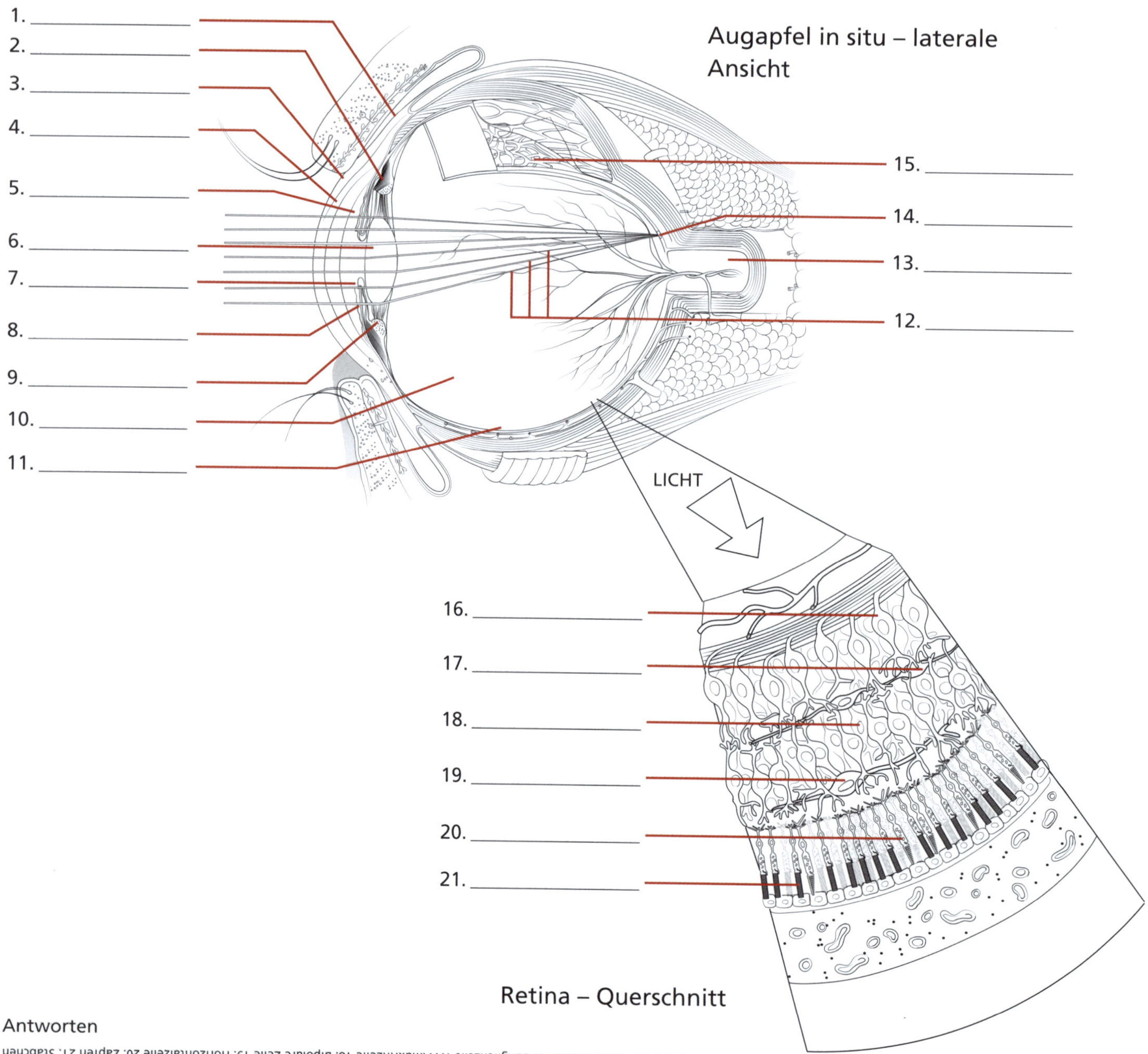

Antworten

1. Lederhaut 2. Ziliarkörper 3. Bindehaut 4. Hornhaut 5. Vordere Augenkammer (der vorderen Höhle) 6. Linse 7. Iris 8. Hintere Augenkammer (der vorderen Höhle) 9. Ziliarfasern 10. Glaskörper 11. Retina 12. Lichtstrahlen 13. Optischer Nerv 14. Fovea 15. Aderhaut 16. Ganglienzelle 17. Amakrinzelle 18. Bipolare Zelle 19. Horizontalzelle 20. Zapfen 21. Stäbchen

Farbsehen

Bei den meisten Menschen formen drei Arten von Zapfen die Basis für das Farbsehen (rot/lang, blau/kurz und grün/mittel). In den Scheiben des äußeren Segments hat jeder Zapfen eine unterschiedliche Art von Opsin (lichtsensibles Protein) und Photopigmenten, die von einem speziellen Bereich von Licht-Wellenlängen aktiviert wird, mit Sensibilitäten von 400–700 nm (das visuelle Spektrum). Eine gemeinsame Aktivierung der Zapfen ermöglicht uns das Sehen von dazwischenliegenden Farben; beispielsweise aktiviert gelbes Licht sowohl rote als auch grüne Zapfen. Die nachfolgenden Verarbeitungsprozesse in Thalamus und visuellem Kortex erhalten die Differenz zwischen den verschiedenen Farben, doch schließlich werden sie basierend auf dem Vergleich der Anzeige der drei Zapfen zugeordnet. Zapfen sind bei hellem Licht am aktivsten, wenn die Reaktion auf Licht in den Stäbchen komplett gesättigt ist. Bei wenig Licht oder Dunkelheit geben die Stäbchen zusätzlich Auskunft über die Helligkeit einer Farbe.

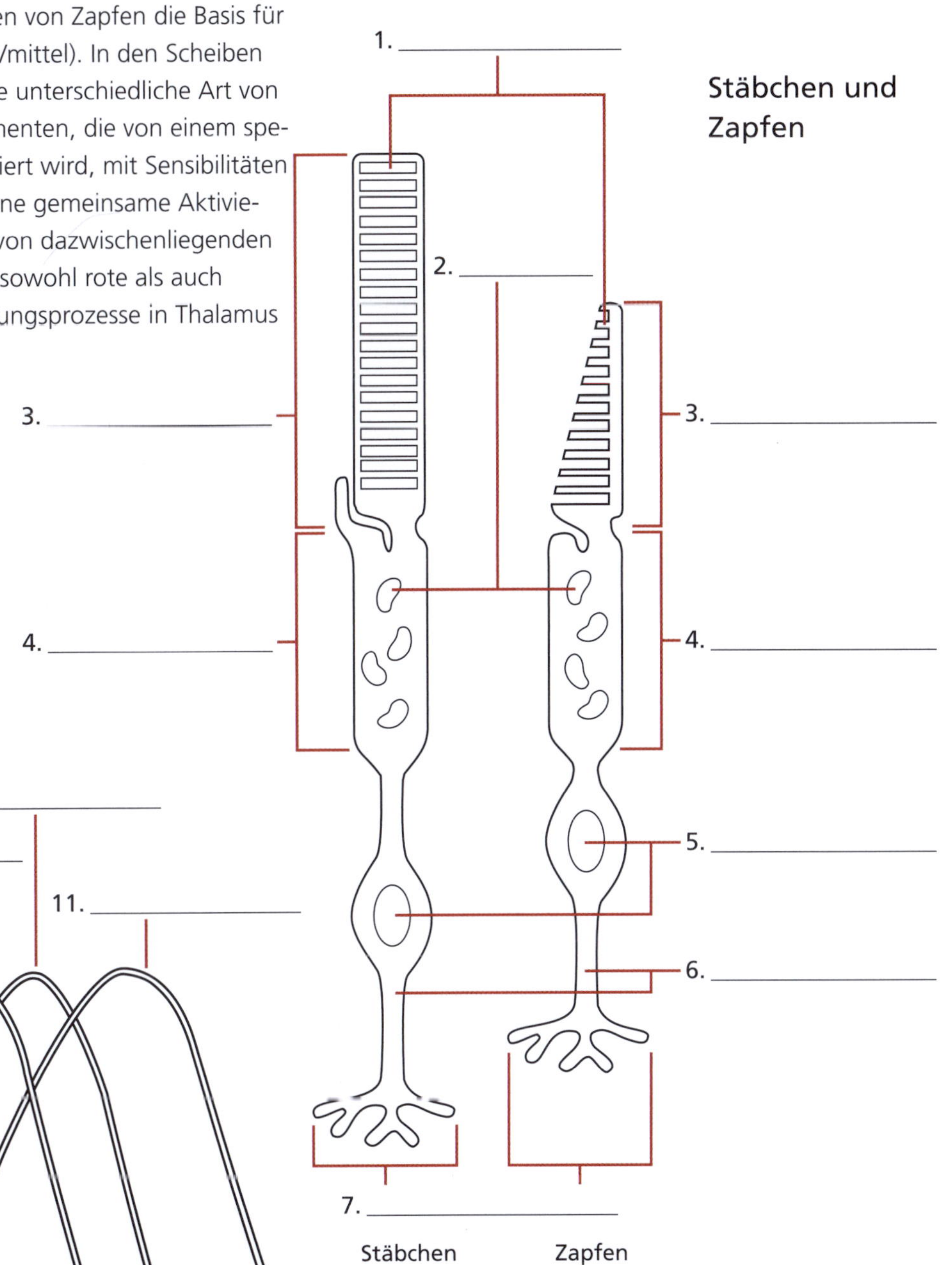

Stäbchen und Zapfen

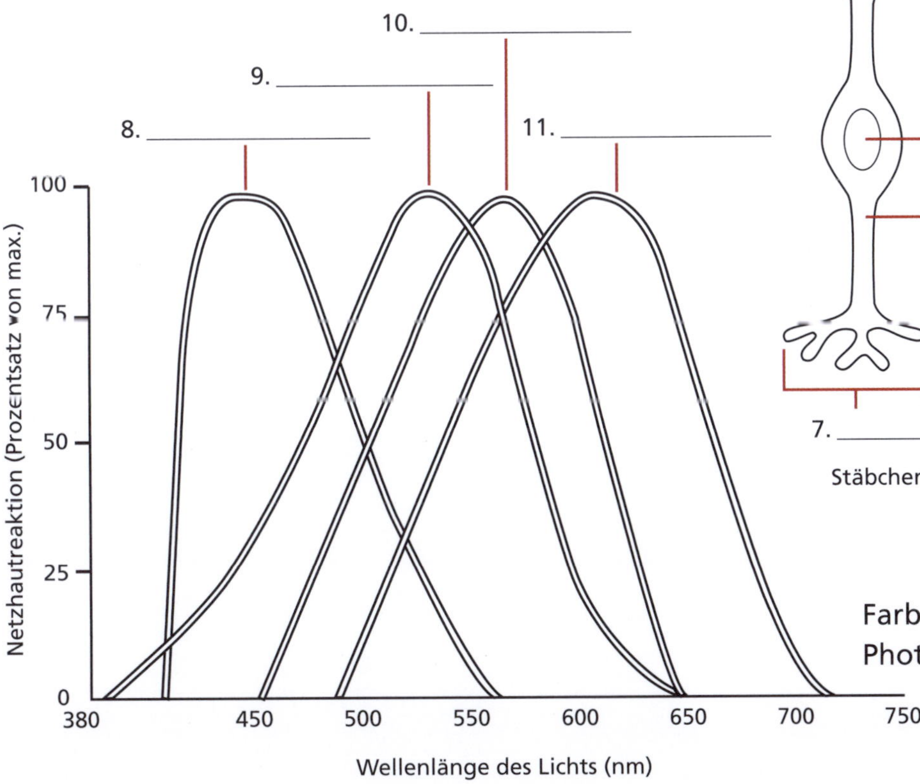

Farbempfindlichkeiten der Photorezeptoren

Antworten

1. Scheiben (enthalten Photopigmente) 2. Mitochondrium 3. Äußeres Segment 4. Inneres Segment 5. Kern 6. Axon 7. Synaptisches Ende 8. Blaue/kurze Zapfen 9. Stäbchen 10. Grüne/mittellange Zapfen 11. Rote/lange Zapfen

Visuelle Funktionen des Gehirns

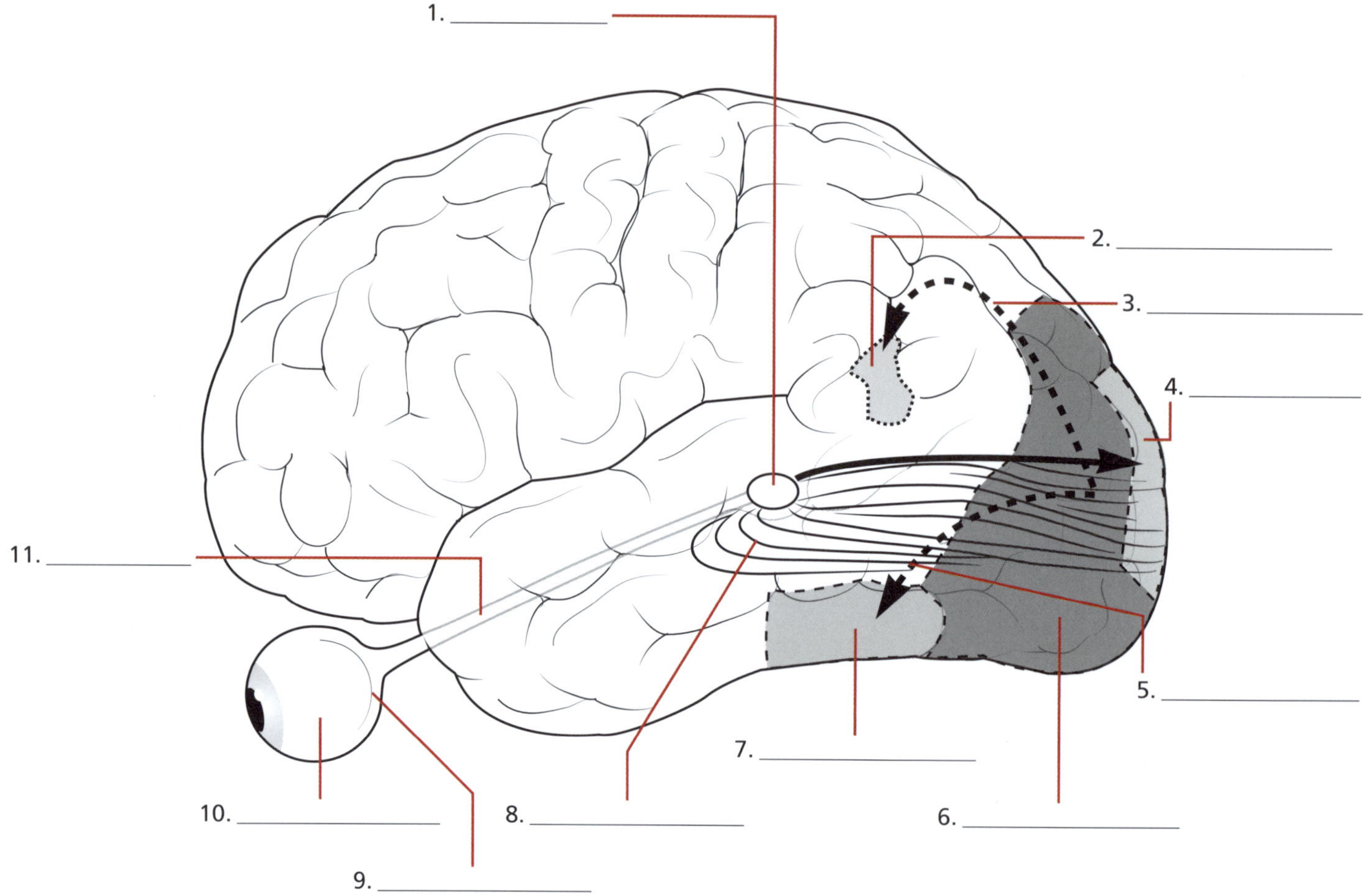

Während die Retina Details über Ort, Helligkeit und Farbe eines Bildes verarbeitet, ist das Gehirn für die verbleibenden Aspekte der visuellen Wahrnehmung zuständig. Retinale Ganglienzellen senden Axone durch den Sehnerv und die Sehbahn zum lateralen Kniehöcker des Thalamus. Neuronen im Kniehöcker verarbeiten grundlegende Information über die Bewegung und die Form eines Objekts und senden diese über die Sehstrahlung zum striären bzw. primären visuellen Kortex (V1), wo jeder Teil des visuellen Raums gezeigt wird. Hier reagieren spezielle Zellen auf bestimmte Richtungen der Linien – der Beginn einer tatsächlichen Darstellung der visuellen Form im Gehirn. Tiefeninformationen werden mit Hilfe der rechten und linken visuellen Felder verarbeitet, ein Prozess, den man stereoskopisches Sehen nennt. Vom V1 werden die Informationen über die grundlegende Form des Objektes durch die ventrale „Was"-Bahn zu extrastriären Arealen, wie dem V4/inferioren temporalen Kortex geleitet, der diese Informationen zusammenfügt, um ein komplexes Bild eines Objektes darzustellen. Alternativ werden die Informationen durch die dorsale „Wo"-Bahn gesendet, die Areale wie den V5/mittleren temporalen Kortex (MT) enthält, der hauptsächlich dafür verantwortlich ist, die Bewegung eines Objektes zu verarbeiten.

Antworten

1. seitlicher Kniehöcker des Thalamus 2. V5/mittlerer temporaler Kortex 3. Dorsale „Wo"-Bahn 4. Striärer/visueller Kortex 5. Ventrale „Was"-Bahn 6. Extrastriärer Kortex 7. V4/inferiorer temporaler Kortex 8. Optische Strahlung 9. Retina 10. Auge 11. Optischer Nerv

Geschmackssinn

Geschmacksinn, oder Gustation, funktioniert durch Chemorezeptoren, die chemische Bestandteile (Geschmacksstoffe) entdecken und in spezielle Geschmäcker übersetzen. Es gibt fünf Hauptgeschmackstypen: salzig, bitter, sauer, süß und umami (wohlschmeckend). Geschmacksempfindungen werden durch gustatorische Zellen in den Geschmacksporen weitergeleitet, von denen man ein Bündel Knospe bezeichnet. Im ganzen Mund verteilt sind Geschmacksknospen auf der Zunge konzentriert, wo sie entsprechend ihrer vorwiegenden Geschmackswahrnehmung eingeteilt werden können. Gustatorische Zellen werden aufgrund ihrer kurzen Lebensspanne häufig regeneriert.

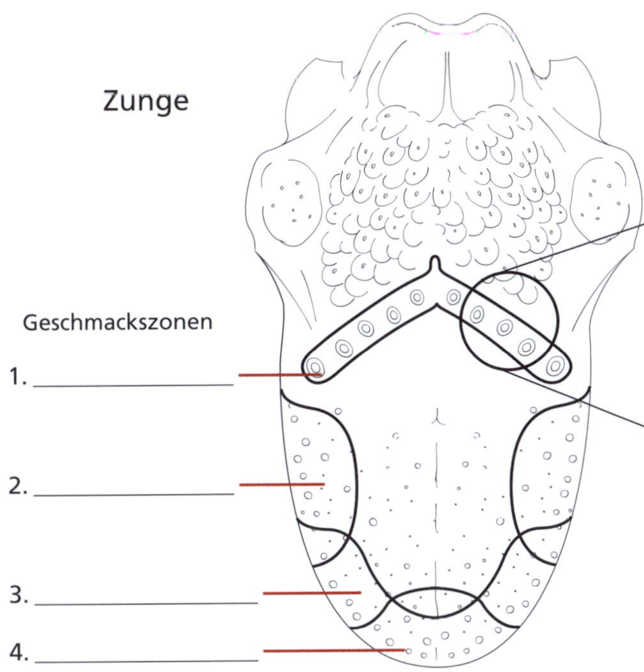

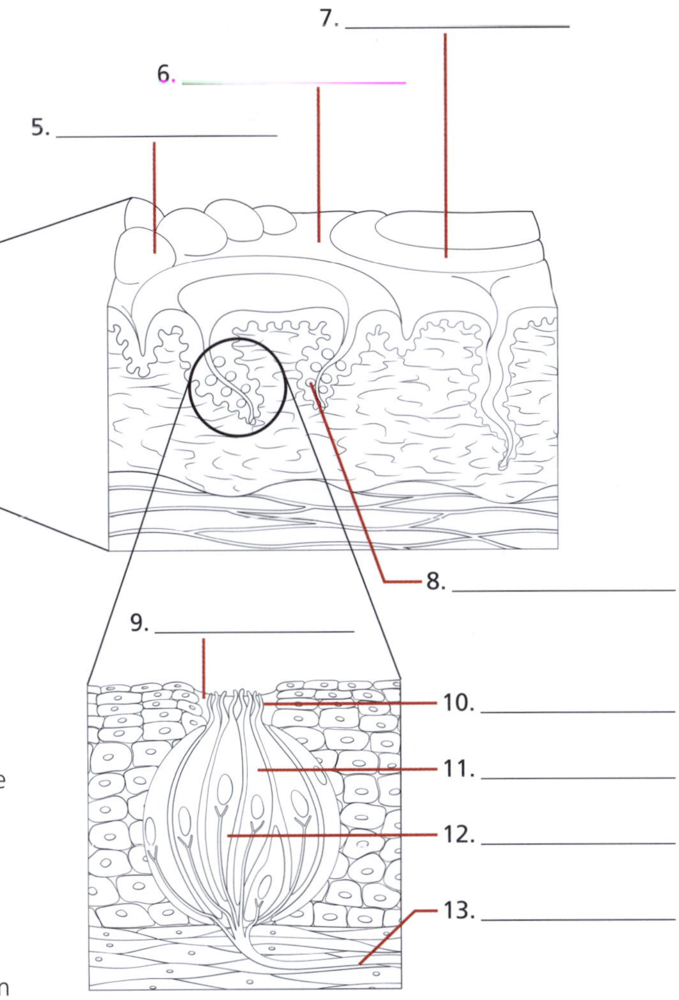

Die raue Textur der Zunge kommt von den Papillen, Strukturen, die die Oberfläche vergrößern und die Reibung verstärken. Es gibt vier Arten von Papillen auf der Zunge: Pilzpapillen, die an Zungenspitze und -seiten gefunden werden und Geschmacksknospen enthalten; Fadenpapillen, die die Textur verursachen (eine raue Oberfläche), erhöhen die Oberfläche und haben keine Geschmacksknospen; Blätterpapillen, die man auf der Seite und hinten an der Zunge finden kann, enthalten Geschmacksknospen; und Wallpapillen, die kuppelförmig sind und in zwei Reihen zur Mittellinie zurückführen, sind empfindlich, wenn es zu schnellen Änderungen im Geschmacksempfinden kommt.

Süß, bitter und umami spürt man durch die Bindung der relevanten Geschmacksstoffe an G-Protein-gekoppelte Rezeptoren. Salz wird durch Na^+-Kanäle entdeckt, und sauer wird empfunden, wenn H^+-Ionen in die Geschmacksknospen kommen.

Geschmack ist nur ein Teil der Empfindung von Aromen – andere Faktoren, die im Mund entdeckt werden, umfassen Textur, Temperatur und Würze. Menschen haben als Schutzmechanismus auch eine erhöhte Sensibilität gegenüber Bitterstoffen, da die meisten Giftstoffe bitter schmecken

Von den Geschmackszellen aus übertragen drei Kranialnerven die Geschmacksimpulse zum Hirnstamm: der Gesichtsnerv, der Glossopharyngealnerv und der Vagusnerv.

Antworten

1. Bitter 2. Sauer 3. Salzig 4. Süß 5. Pilzpapille 6. Fadenpapille 7. Wallpapille 8. Geschmacksknospe 9. Geschmackspore 10. Gustatorische Haare 11. Gustatorische Rezeptorzelle 12. Unterstützende Zelle

Geruchssinn

Der Geruchssinn, auch Olfaktion, ist eine Form der Chemorezeption, bei der sich die chemischen Komponenten (Duftstoffe) an bestimmte Stellen der olfaktorischen Rezeptoren binden. Um die Oberfläche für die Erkennung der Duftstoffe zu erhöhen, befinden sich die olfaktorischen Rezeptoren auf olfaktorischen Härchen. Diese Härchen sind von einem Schleim umgeben, der sowohl schützt, als auch die Oberfläche weiter vergrößert. Duftstoffe werden mit der eingeatmeten Luft in die Nasenhöhle befördert, wo Schnecken Turbulenzen im Luftstrom verursachen und so die Wahrscheinlichkeit erhöhen, dass die Duftstoffe an den Schleim und in der Folge an die olfaktorischen Rezeptoren gelangen. Der Schleim fungiert als Lösungsmittel für die Duftstoffe und wird ca. alle 10 Minuten erneuert.

Der Schleim enthält auch Mucopolysaccharide, Salze, Enzyme und Antikörper. Das ist wichtig, da die olfaktorischen Neuronen unter Umständen einen direkten Weg ins Gehirn für Infektionen darstellen.

Duftstoffe binden sich an bestimmte Rezeptoren und generieren dabei Aktionspotentiale (APs) durch sekundäre Messengerbahnen (zyklisches Adenosinmonophosphat, kurz cAMP). Die APs folgen Bahnen zum olfaktorischen Kortex und zu den Mitralzellen, von wo aus sie in Bereiche des Gehirns gelangen, die eine Rolle in der Erkennung von Zusammensetzung und Einbindung ins Gedächtnis spielen.

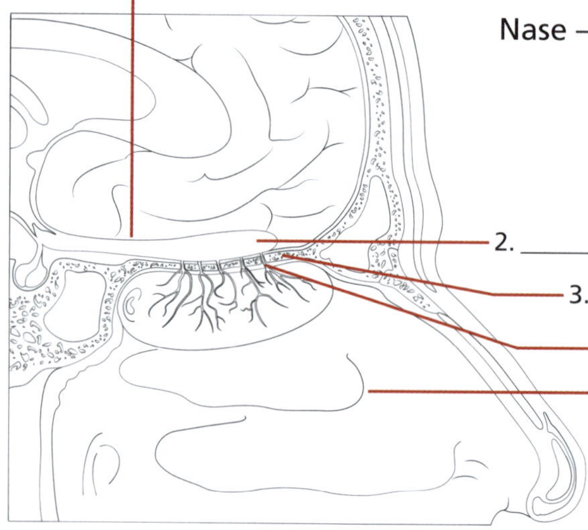

Nase – Sagittalansicht

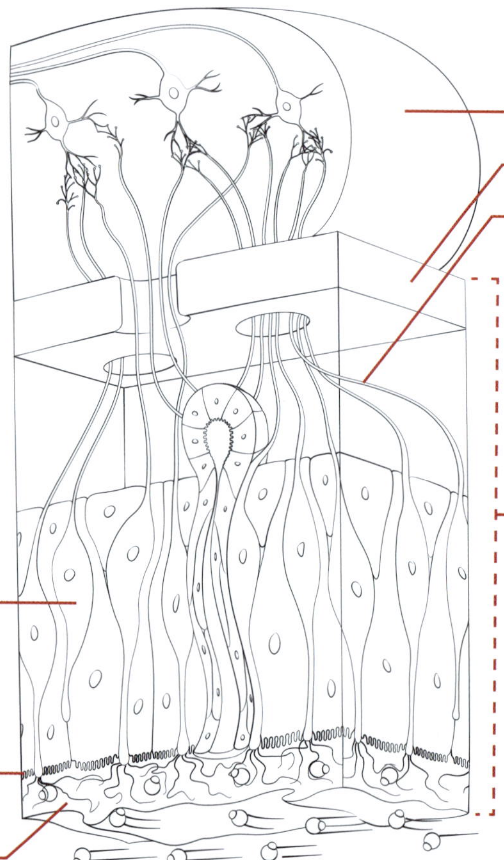

Olfaktorische Rezeptoren

Antworten

1. Riechbahn 2. Riechkolben 3. Lamina cribrosa 4. Riechnerv 5. Nasenmuschel 6. Riechkolben 7. Lamina cribrosa 8. Riechnerv 9. Riechepithel 10. Riechepithel 11. Riechhärchen 12. Schleim 13. Geruchsmolekül

Spinalreflexe (1)

Spinale Reflexe involvieren das Gehirn nicht, sondern werden vom Rückenmark gesteuert. Bei einem spinalen Reflex wird ein Reiz bemerkt und über sensorische afferente Fasern zum Rückenmark weitergeleitet. Das Rückenmark schickt eine Reaktion über die motorische efferente Bahn, was zu einer Bewegung als Reaktion auf den Reiz führt. All das geschieht im Bruchteil einer Sekunde, noch vor der Wahrnehmung des Reizes.

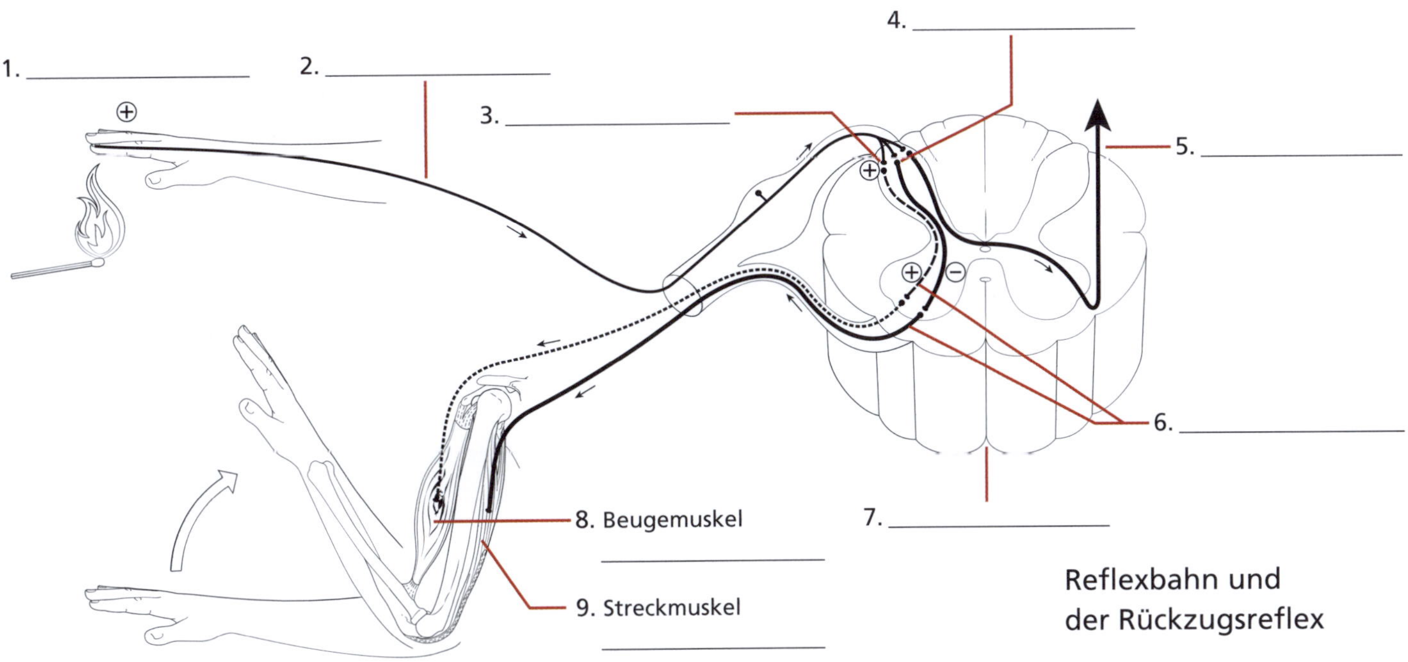

Reflexbahn und der Rückzugsreflex

Arten der spinalen Reflexe:

Der Rückzugsreflex schützt den Körper vor schädlichen Reizen. Er ist ein polysynaptischer Reflex, der efferente, afferente und assoziative Neuronen stimuliert. Sensorische Rezeptoren, die einen potentiell gefährlichen Reiz spüren, nennt man Nozizeptoren. Wenn Nozizeptoren aktiviert werden, breiten sich Aktionspotentiale zum ZNS aus. Von hier werden die Signale zu Interneuronen weitergeleitet, die mit efferenten motorischen Neuronen verbunden sind, welche die Signale dann zu den gekoppelten Muskeln weiterleiten – Beugemuskeln ziehen sich zusammen, um die Gliedmaßen wegzuziehen, und der entgegengesetzte Streckmuskel entspannt sich, um das Wegziehen zu unterstützen; man nennt dies reziproke Innervation.

Der Golgi-Sehnen-/inverser Muskeldehnungsreflex schützt Muskeln und Sehnen vor Verletzungen durch Überspannung. Sensorische Rezeptoren in den Sehnen senden APs als Reaktion auf erhöhte Spannung. Afferente Fasern senden Nachrichten zu efferenten Fasern im Rückenmark, die durch den Neurotransmitter Glyzin inhibiert werden, was dazu führt, dass inhibitorische postsynaptische Potentiale (IPSP) generiert werden und der Muskel sich entspannt. Obwohl der Golgi-Sehnenreflex weniger sensibel ist als der Rückzugsreflex, kann er ihn überschreiben.

Antworten

1. Sensorische Rezeptoren 2. Afferente/sensorische Neuronen 3. Exzitatorische (erregende) Interneuronen 4. Inhibitorische Interneuronen 5. Interneuronen der aufsteigenden Bahn 6. Efferente/motorische Neuronen 7. Rückenmark 8. Kontrahiert 9. Entspannt

Spinalreflexe (2)

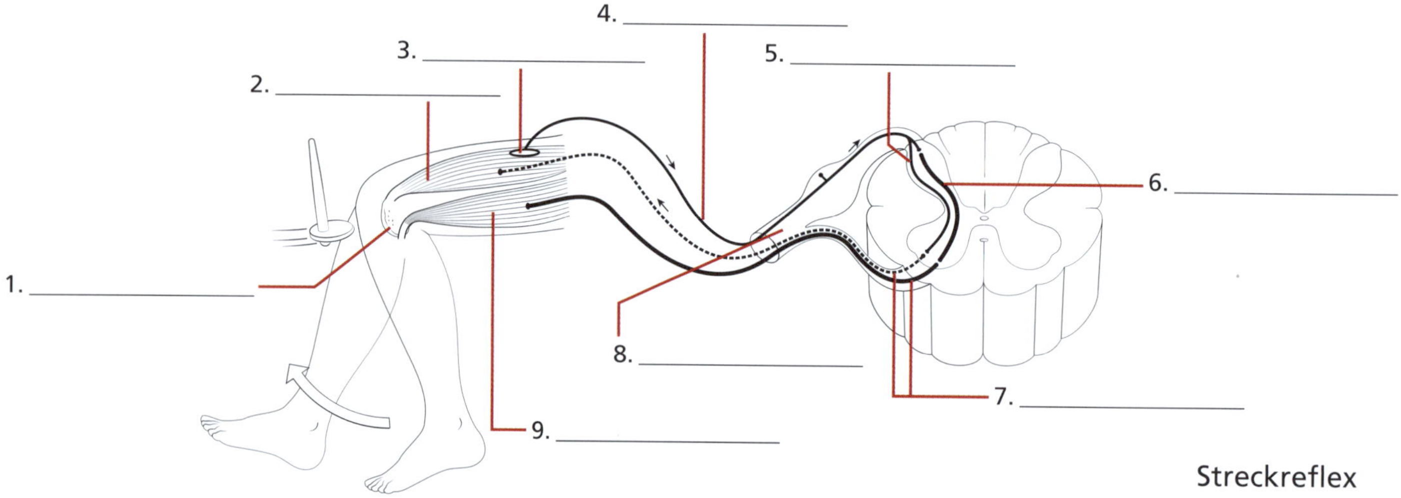

Streckreflex

Der Streck-/myotaktische Reflex behält eine angemessene Muskellänge bei, wobei ein Muskel als Reaktion auf das Ausstrecken kontrahiert. Er ist ein monosynaptischer Reflex, der für die automatische Regulierung der Skelettmuskellänge verantwortlich ist. Wenn ein Muskel gestreckt wird, strecken sich die Spindelfasern. Zu diesem Zeitpunkt bemerken Rezeptoren das Strecken und feuern Aktionspotentiale afferente Neuronen entlang zum Rückenmark. Dies wiederum stimuliert efferente motorische Neuronen, was den Muskel dazu bringt zu kontrahieren. Ein zweites Set an Neuronen führt zur Relaxation im antagonistischen Muskel.
Der gekreuzte Extensorreflex tritt in den Beinen auf, wobei in einem Bein der Rückzugsreflex auftritt, während im anderen Bein das Gegenteil geschieht, um ihm so zu erlauben, das gesamte Körpergewicht zu tragen. Dies ist ein kontralateraler Reflex, da er auf der gegenüberliegenden Seite des Körpers vom ursprünglichen Reiz stattfindet. Stimulierte afferente Fasern kreuzen das Rückenmark und bilden Synapsen mit Interneuronen, die dann die entsprechenden motorischen Neuronen im Körper auf der gegenüberliegenden Seite des Reizes stimulieren oder hemmen. Efferente Fasern kontrollieren die Hüftmuskeln, um die Balance zu halten. Diese Koordination wird nach dem ursprünglichen Reflex vom Cerebellum und der Großhirnrinde kontrolliert.

gekreuzter Extensorreflex

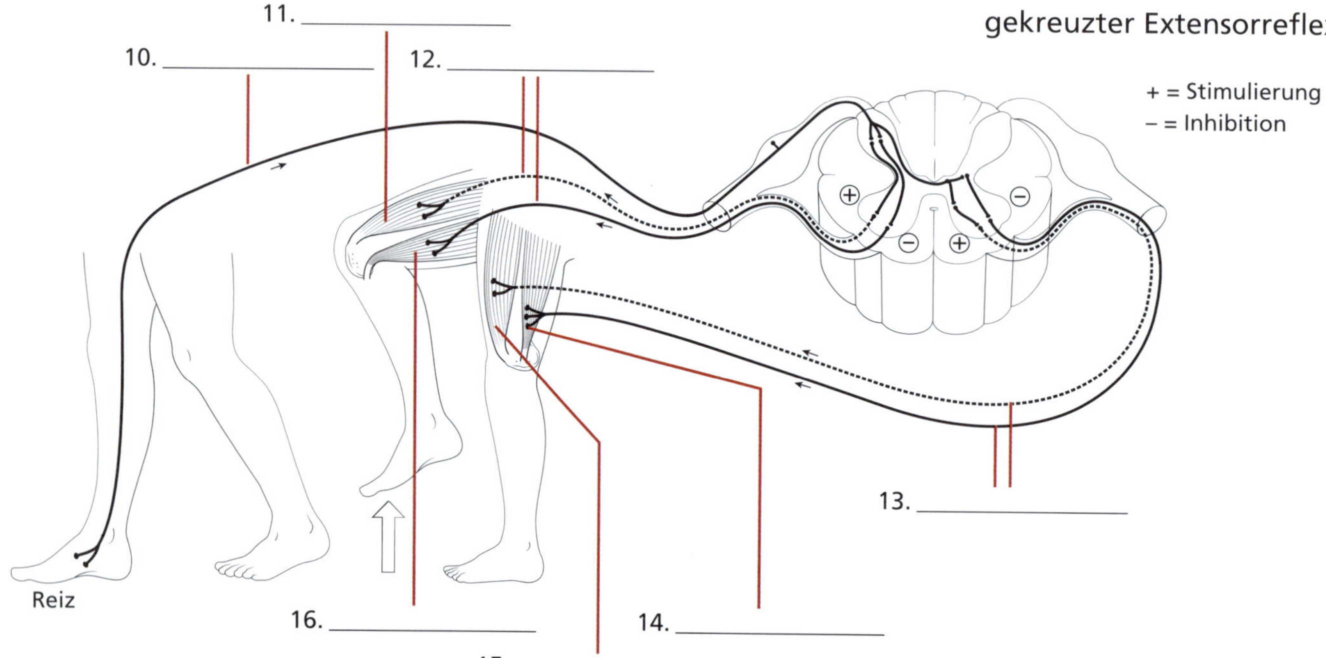

Antworten

1. Strecken des Muskels über die Patellasehne 2. Quadrizepsmuskulatur 3. Muskelspindelfaser 4. Afferente Neuronen 5. Exzitatorisches Neuron 6. Inhibitorisches Interneuron 7. Efferente Neuronen 8. Spinalnerv 9. Antagonistischer Flexormuskel 10. Afferente Neuronen 11. Relaxation des Extensors 12. Efferente Neuronen 13. Efferente Neuronen 14. Relaxation des Flexors 15. Kontraktion des Extensors 16. Kontraktion des Flexors

Motorische Bahnen

Pyramidenzellen sind die zahlreichsten Zelltypen im Gehirn eines Säugetiers; sie haben eine andere Anatomie (einen pyramidenförmigen Zellkörper und zwei Dendritenbäume) und werden in Strukturen des Vorderhirns, wie in Großhirnrinde, Hippocampus und Amygdala gefunden. Motorische Bahnen beginnen in den Pyramidenzellen des präzentralen Gyrus (motorischer Kortex), wovon ca. 30% der Fasern aus dem primären motorischen Kortex kommen und weitere 30% aus dem prämotorischen Kortex und dem supplementär-motorischen Areal. Der Rest kommt aus dem somatosensorischen Kortex, dem Gyrus cinguli, und dem Scheitellappen. Ihre Zellkörper befinden sich in der Großhirnrinde, und ihre Axone projizieren zu den Pyramidenzellen des Stammhirns und gehen dann das Rückenmark hinunter, um Alpha-Motoneuronen zu kontrollieren, die über die Ventralhörner aus dem ZNS austreten.

Es gibt zwei motorische Hauptbahnen, die kortikospinale und die kortikobulbäre Bahn, welche im Rückenmark bzw. im Hirnstamm enden.

Die kortikobulbäre Bahn leitet Aktionspotentiale zu den Kranialnerven und kontrolliert so die Muskeln des Gesichts und des Nackens. Diese Bahn ist unter anderem für Kauen, Schlucken und Gesichtsausdrücke verantwortlich.

Die kortikospinale Bahn (Pyramidenbahn) leitet Aktionspotentiale zum Rückenmark; sie besteht aus seitlichen und vorderen Bahnen. Die Medulla bildet den Kreuzungspunkt für die Mehrheit der Fasern in der kortikospinalen Bahn; das Gehirn kontrolliert Muskeln auf der gegenüberliegenden Seite des Körpers. Betzzellen (sehr große Pyramidenzellen) projizieren ihre Axone vom primären motorischen Kortex die kortikospinale Bahn hinunter und bilden Synapsen mit Motoneuronen in den Dorsal-/Ventralhörnern. Sie kontrollieren freiwillige Bewegungen.

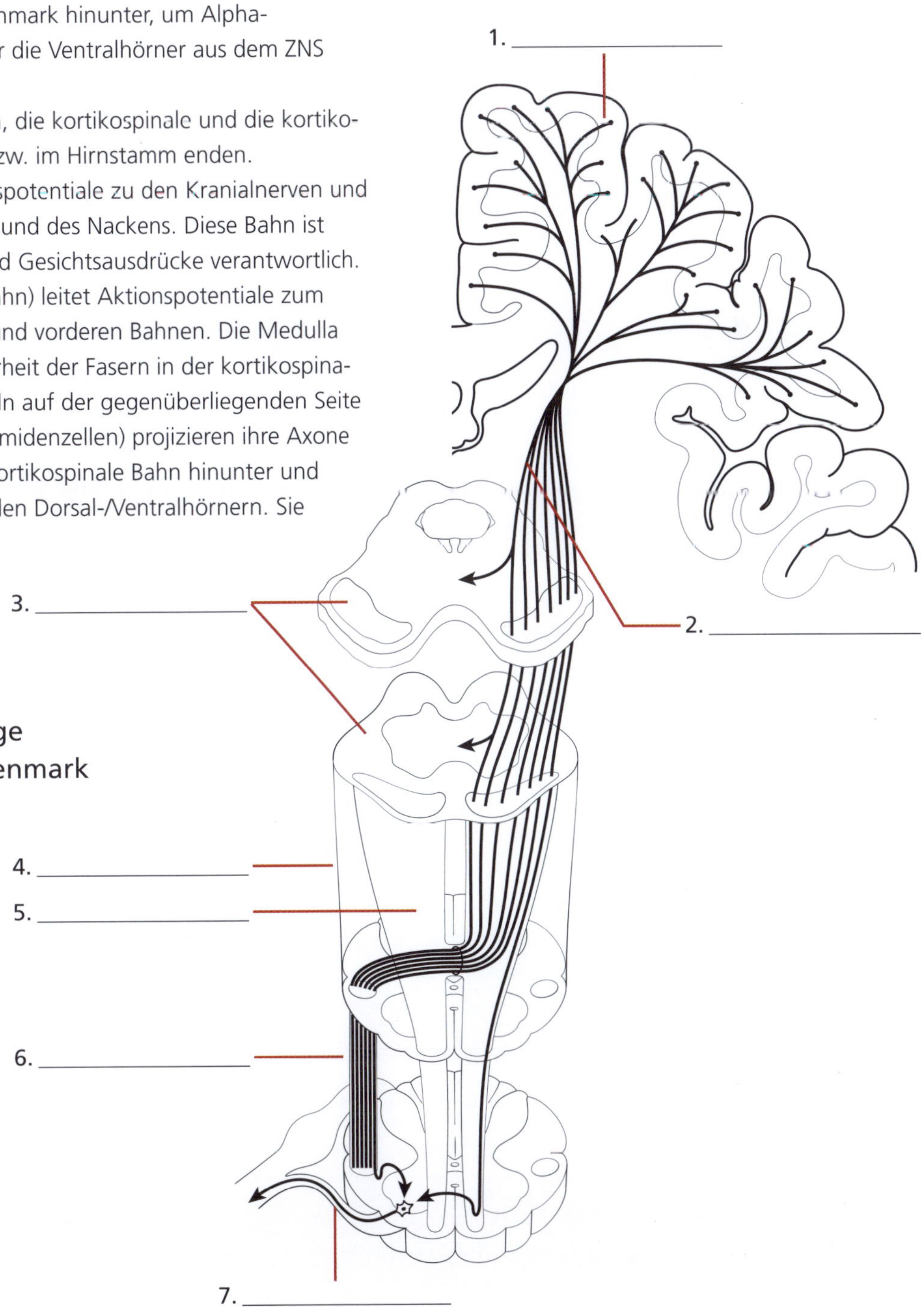

Motorische Wege durch das Rückenmark

Antworten

1. Motorischer Kortex 2. Kotikobulbär-Trakt 3. Motorische Kerne der Kranialnerven 4. Medulla 5. Pyramiden 6. Kortikospinal-Trakt 7. Ventrale Wurzel

Motorische Kontrolle und Koordination: Basalganglien

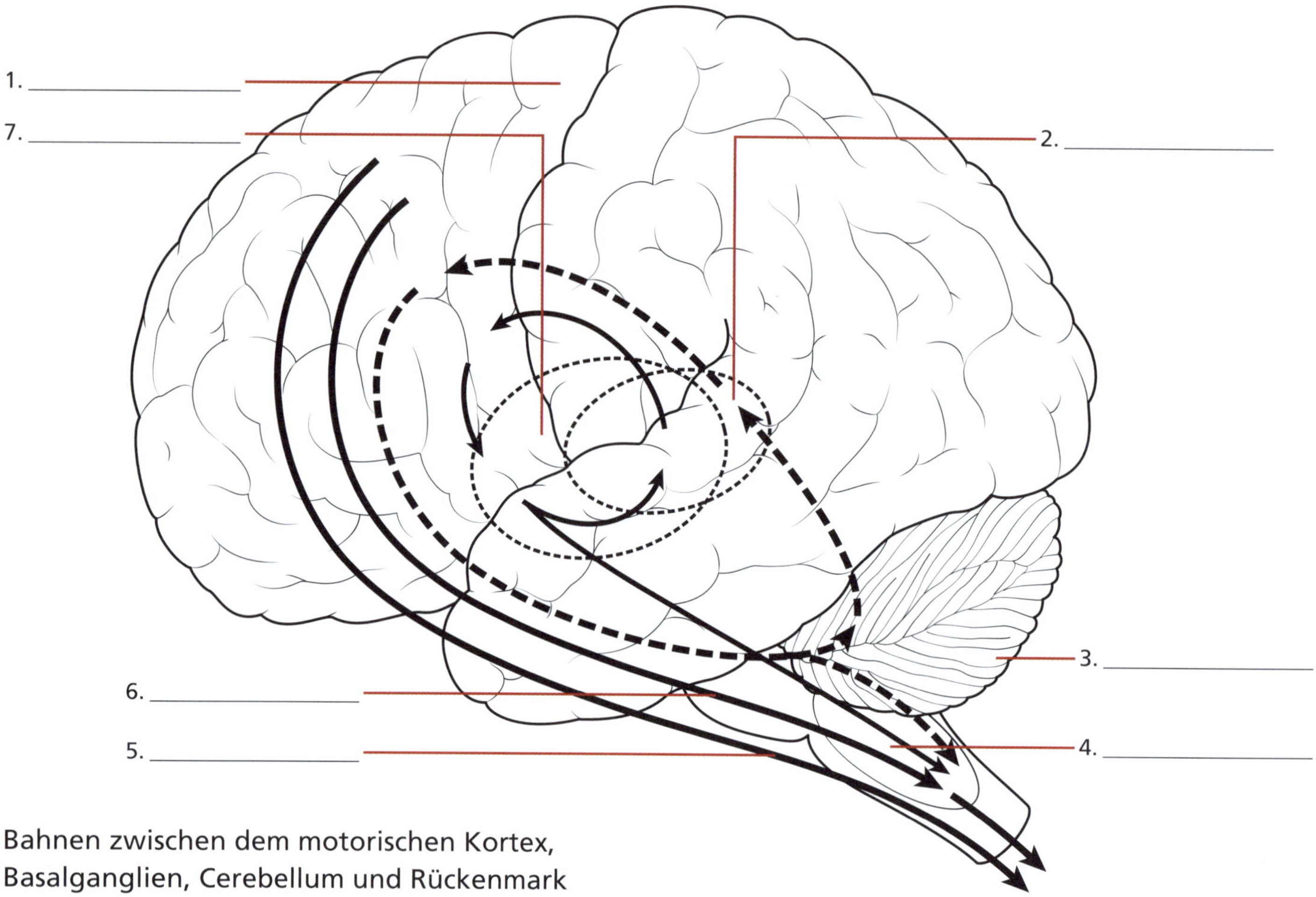

Bahnen zwischen dem motorischen Kortex, Basalganglien, Cerebellum und Rückenmark

Basalganglien sind Kerngruppen, die auf beiden Seiten des Thalamus gefunden werden, außerhalb und über dem limbischen System, jedoch unter dem Gyrus cinguli und innerhalb des Temporallappen. Sie spielen eine Rolle bei Planung, Koordination, Lernen und der Auswahl bestimmter Bewegungen.

Basalganglien sind dafür bekannt, Bewegungen ständig zu ändern. Der motorische Kortex schickt Impulse zu den Basalganglien, die inhibitorische Impulse über den Thalamus zum motorischen Kortex zurücksenden. Basalganglien sind motorischen Systemen gegenüber inhibitorisch; wenn diese Inhibition (Hemmung) entfernt wird, kann eine Aktion ausgeführt werden. Inputs von vielen Teilen des Gehirns laufen in die Basalganglien, um die Entfernung von Hemmungen zu beeinflussen.

Um still zu sitzen, müssen beispielsweise alle Aktionspotentiale für motorische Bewegung gehemmt werden, außer denen, die für die Haltung notwendig sind. Um bestimmte freiwillige Bewegungen zu erlauben, müssen manche der posturalen Impulse und Reflexe gehemmt werden, während zur selben Zeit gewisse Hemmungen entfernt werden müssen.

Verletzungen in bestimmten Kernen zeigen sich als bestimmte Charakteristiken. Ein Beispiel dafür wäre die Parkinson-Krankheit, zu deren Symptomen gewöhnlich Zittern, Steifheit und Schwierigkeit beim Initiieren freiwilliger Bewegungen zählen.

Antworten

1. Motorischer Kortex 2. Thalamus 3. Cerebellum 4. Hirnstamm 5. Kortikospinal-Trakt 6. Kortikobulbär Trakt 7. Basalganglien

Motorische Kontrolle und Koordination: Cerebellum

Das Cerebellum, das an der Basis des Gehirns angehängt und als „Kleinhirn" bekannt ist, ist an der Koordination von Bewegung beteiligt. Es analysiert die Information des motorischen Kortex permanent und vergleicht sie mit dem propriozeptiven Feedback. Es stellt so sicher, dass die Bewegungen, die ausgeführt werden, den gegebenen Anleitungen entsprechen. Es spielt auch eine Rolle im „motorischen Lernen" und dem Aufrechterhalten von Balance und Haltung.

Das Cerebellum ist unterteilt in das Vestibulocerebellum, das für vestibuläre Reflexe und die Haltung verantwortlich ist; das Spinocerebellum, das dafür zuständig ist, die sensorischen Informationen mit den motorischen Kommandos zu verbinden, um eine verwendbare motorische Koordination zu erstellen; und das Cerebrocerebellum, das mit der Planung und dem Timing der Bewegungen in Verbindung steht.

Die Funktionen des Cerebellums folgen vier Prinzipien:

Feed-forward-Verarbeitung: Das Cerebellum generiert keine selbsttragende neuronale Aktivität, sondern empfängt, verarbeitet und leitet Signale weiter.

Divergenz and Konvergenz: Obwohl das Cerebellum eine begrenzte Anzahl an Inputs und Outputs hat, ist die interne Verarbeitung sehr groß, mit bis zu 40 Milliarden Granularzellen, die die empfangenen Informationen verarbeiten.

Modularität: Das Cerebellum ist funktionell in zwei Module geteilt (Neuronencluster und Purkinje-Faserstränge), die unabhängig voneinander mit geteilter Inputinformation arbeiten.

Plastizität: Die Divergenz und Konvergenz des Cerebellums bietet Flexibilität für das Feintuning der Beziehung zwischen Inputs und Outputs.

Kontrastiv zu den Output-Signalen der Basalganglien, die hemmend sind, sind die Output-Signale des Cerebellums erregend.

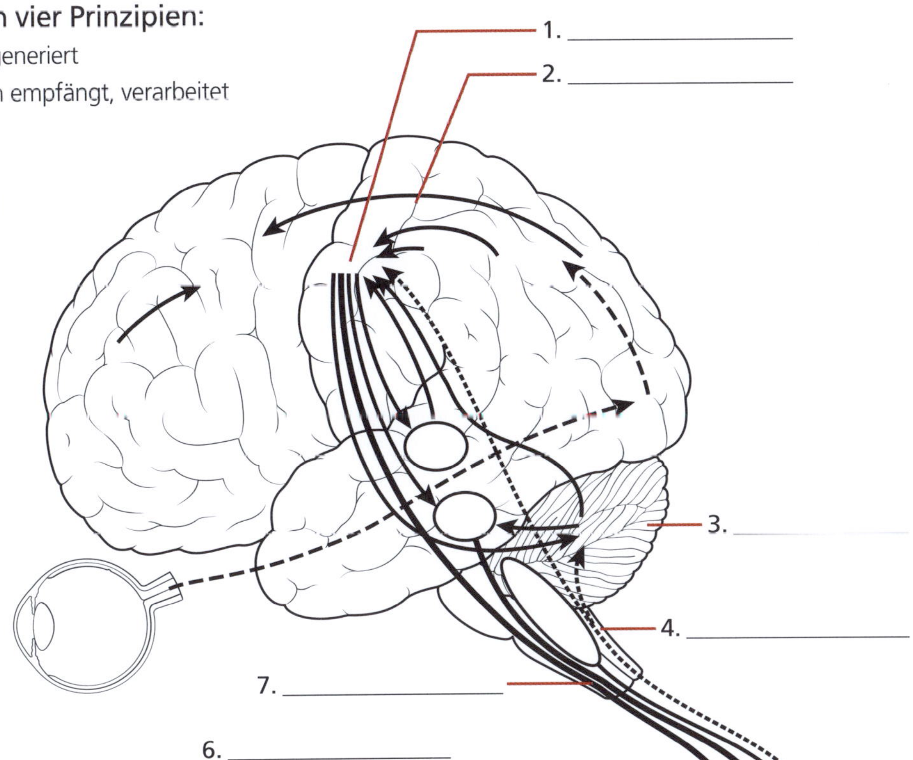

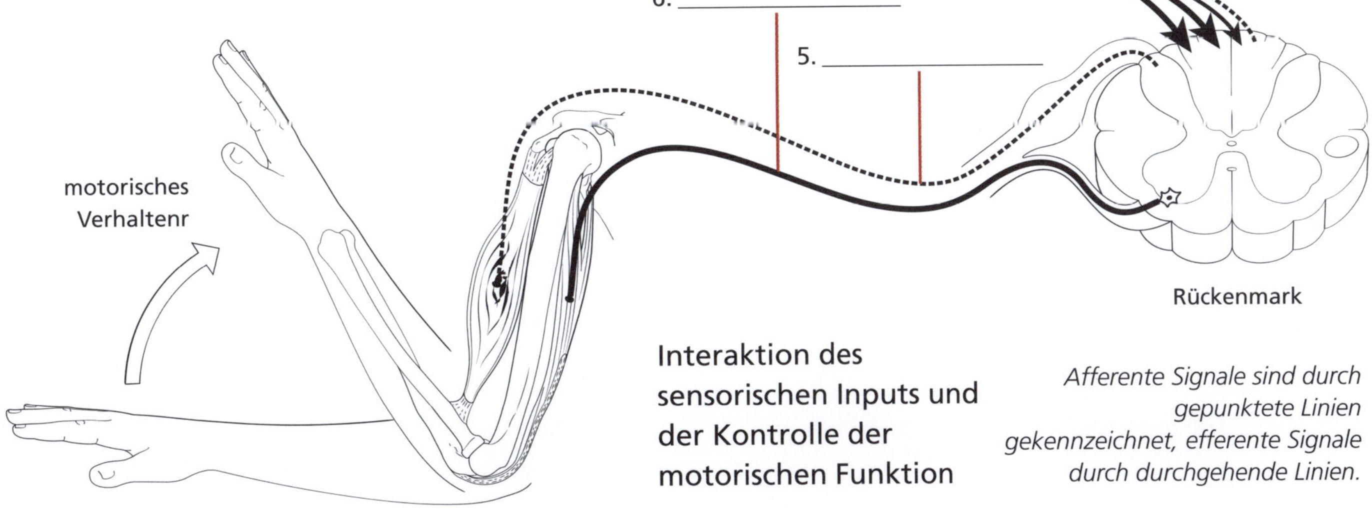

Interaktion des sensorischen Inputs und der Kontrolle der motorischen Funktion

Afferente Signale sind durch gepunktete Linien gekennzeichnet, efferente Signale durch durchgehende Linien.

Antworten

1. Motorischer Kortex 2. Somatosensorischer Kortex 3. Cerebellum 4. Propriozeptives Feedback 5. Afferentes sensorisches Neuron 6. α-Motoneuronen 7. Motoneuronen

Schlaf und Wachzustand

Gehirn – Querschnitt

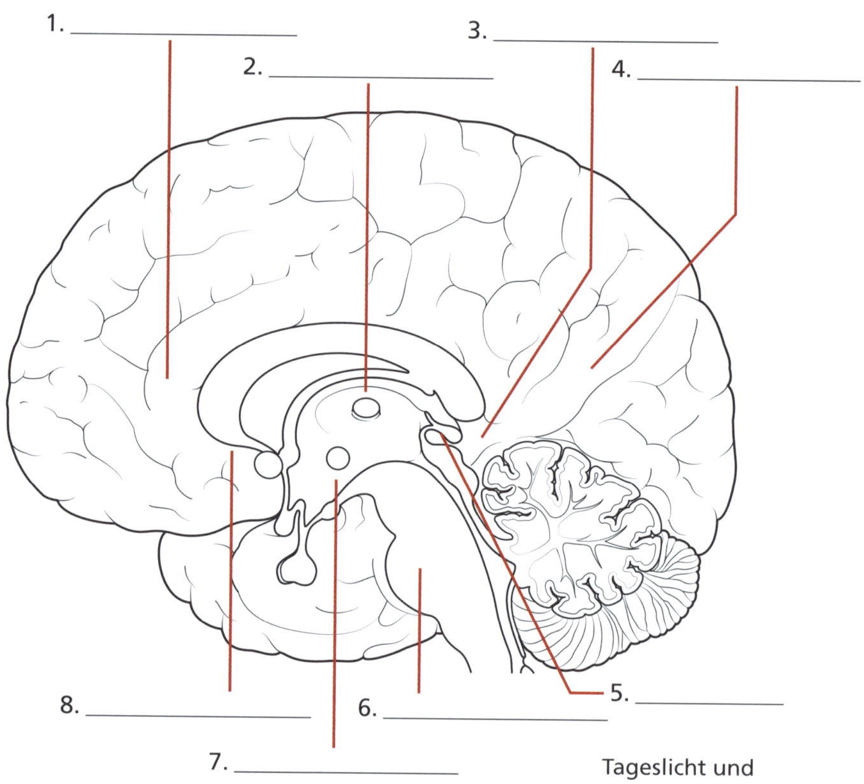

Schlaf ist eine wiederkehrende Bedingung von Körper und Geist, bei dem beinahe alle sensorischen Aktivitäten und freiwilligen Muskeln gehemmt werden. Interaktion mit der Umgebung und die Fähigkeit, Reize auszumachen, sind vermindert, um das Schlafen zu erleichtern. Sowohl der Hypothalamus (durch Orexin), als auch die Retikulärformation sind aktiv an der Ausführung und dem Timing von Schlaf und der Regulierung der Phasenübergänge beteiligt. Die innere Uhr fördert Schlaf regelmäßig nachts und ist sehr stark von Tageslicht und Dunkelheit abhängig, da diese die Melaninsekretion der Epiphyse hemmen/fördern.

Schlaf kann in drei Phasen unterteilt werden: Rapid-eye movement (REM) („schnelle Augenbewegung"), Non-REM und Aufwachen. Diese Phasen werden immer wiederholt und wechseln sich zwischen REM und Non-REM ab, wobei man ca. alle 90 Minuten in die REM-Phase kommt. Gehirnwellen werden langsamer und größer, Adenosintriphospaht (ATP) wird wieder aufgefüllt, wo es verbraucht wurde.

Während der Non-REM-Phase (die ca. 80% des Schlafes ausmacht) reduziert der Körper den Energieverbrauch, und dem Gehirn steht weniger Acetylcholin zur Verfügung.

Während der REM-Phase (die ca. 20% des Schlafes ausmacht) sind die meisten Muskeln gelähmt und Thermoregulierung, Herzfrequenz und Atmung sind nicht reguliert. REM wird durch Acetylcholin gefördert und von Monoaminen, inklusive Serotonin, gehemmt

Das Aufwachen umfasst eine erhöhte elektrische Aktivierung des Gehirns, vom Thalamus bis zum Kortex.

Wachzustand kann definiert werden als das Betreiben von kohärenten kognitiven und Verhaltensreaktionen. auf Reize.

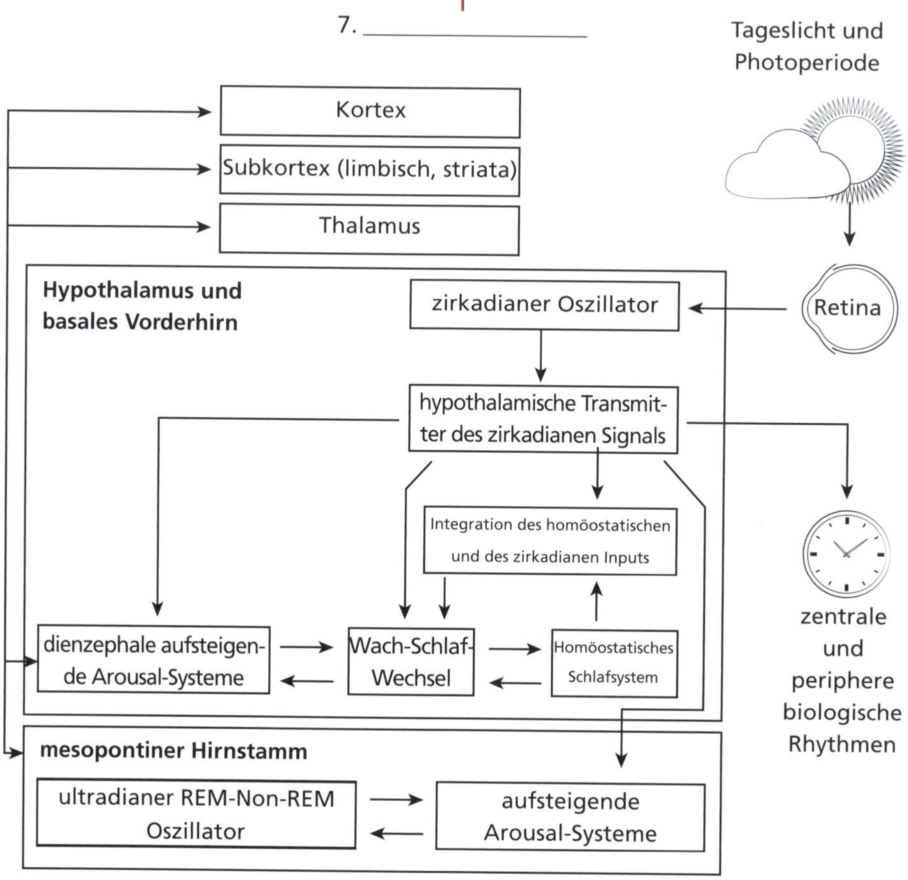

Schlaf-Wachzustands-kontrollsysteme

Antworten

1. Präfrontaler Kortex 2. Thalamus 3. Hippocampus (Gedächtnis) 4. Visuelles Assoziationsareal (Träume) 5. Zirbeldrüse (Epiphyse) 6. Pons 7. Hypothalamus 8. Amygdala (Träume)

Emotionen und das limbische System

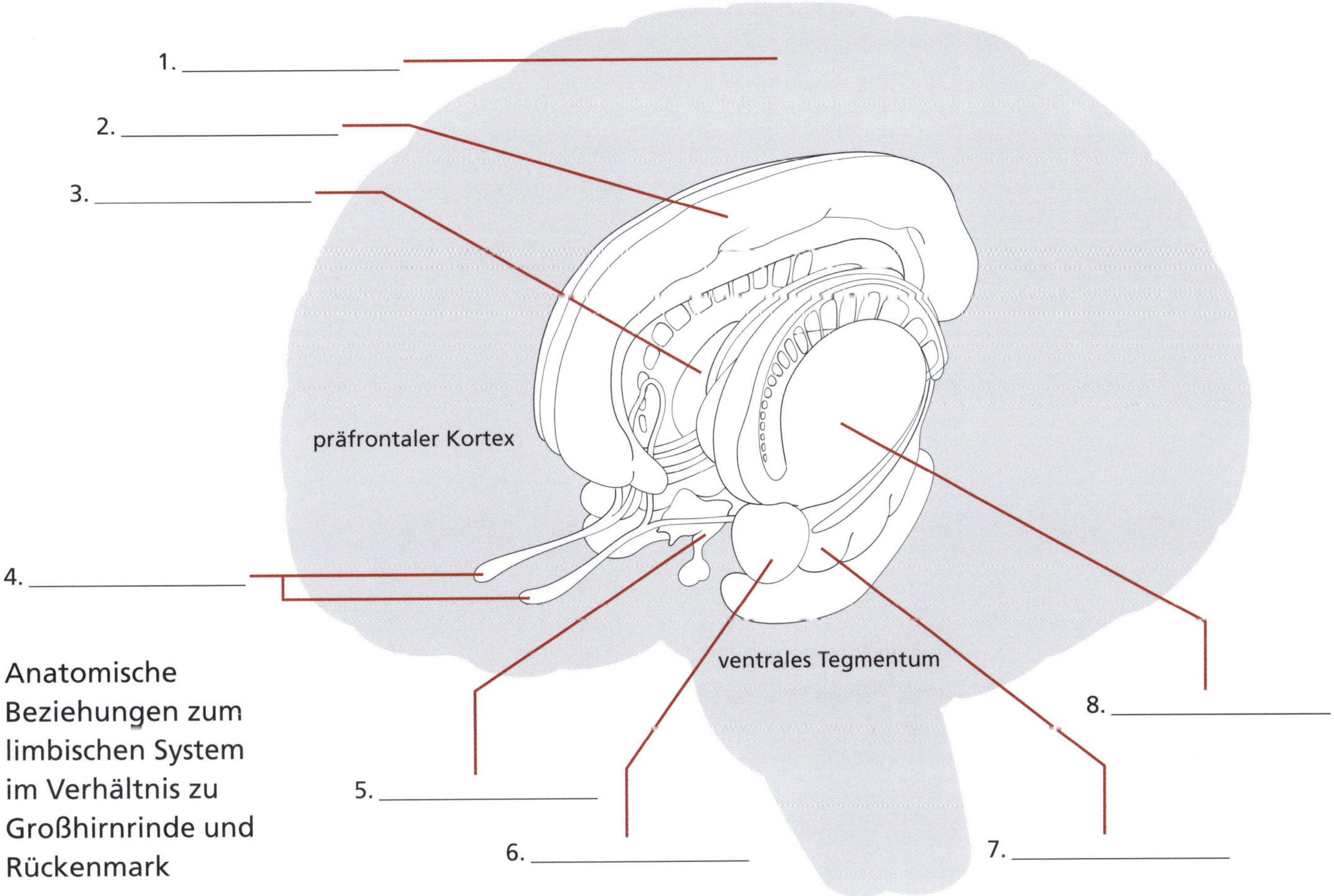

Anatomische Beziehungen zum limbischen System im Verhältnis zu Großhirnrinde und Rückenmark

Das limbische System besteht aus Amygdala, Hippocampus, Basalganglien und Gyrus cinguli. Es ist verantwortlich für Emotion, Motivation, Lernen und Gedächtnis und die Regulierung vieler Prozesse im Gehirn.

Die Amygdala ist das emotionale Zentrum des Gehirns und evaluiert die emotionale Klassifizierung von Situationen. Sie hilft bei der Erkennung von potentiellen Gefahren, indem sie den Sympathikus stimuliert. Sie spielt auch eine Rolle beim Lernen durch Bestrafung und Belohnung (durch Verbindungen mit Dopaminübertragung). Emotionen können auch die Stärke von Erinnerungen beeinflussen, aufgrund einer Verbindung der Amygdala mit dem Hippocampus.

Der Hypothalamus spielt eine wichtige Rolle bei der Integration der sensorischen Informationen aus der Umgebung des Körpers, die Emotionen beeinflussen. Er ist auch an der Regulierung des autonomen Nervensystems beteiligt und kann durch emotionale Inputs der Amygdala beeinflusst werden.

Das ventrale Tegmentum und der präfrontale Kortex spielen auch eine Rolle bei Emotionen. Beide haben mit den Dopamin-Belohnungs-/Genusswegen zu tun. Ihre Verbindungen mit der Amygdala und anderen Teilen des limbischen Systems beeinflussen Emotionen.

Alles in allem reagiert die Amygdala auf eine Reihe emotionaler Reize, speziell auf die, die mit Stress, Sorge und Angst in Verbindung stehen.

Antworten

1. Kortex 2. Gyrus cinguli 3. Thalamus 4. Riechkolben 5. Hypothalamus 6. Amygdala 7. Hippocampus 8. Basalganglien

Lernen und Gedächtnis

Die Einteilung in Langzeit- und Kurzzeitgedächtnis ist nicht alles. Es gibt zwei Arten des Langzeitgedächtnisses: das semantische, das deklarative (explizite) Gedächtnis, das die bewussten Erinnerungen der gelernten kognitiven Aufgaben, wie Wörter, Namen und Symbole speichert; und das prozedurale (implizite) Gedächtnis, das sich aus dem Lernen neuer sensorischer oder motorischer Fähigkeiten, wie Radfahren, bildet. Zusätzlich beinhalten explizite Erinnerungen auch episodische Erinnerungen, bei denen es sich um autobiographische Ereignisse (Emotionen, Zeiten, Orte) handelt.

Sensorische Informationen werden weniger als eine Sekunde lang nach dem Reiz im Gedächtnis behalten. Das Kurzzeitgedächtnis (limitierte Kapazitäten) kann Dinge von vor wenigen Sekunden bis Minuten ohne Wiederholung wieder aufrufen. Es nimmt die Form der transienten Muster der neuralen Kommunikation an. Das Langzeitgedächtnis kann Erinnerungen ein Leben lang speichern. Die Kapazitäten sind unbegrenzt, und es hat eine stabile Form von neuronalen Netzen durch das gesamte Gehirn.

Der Hippocampus ist wesentlich für das Festigen der Kurzzeiterinnerungen als Langzeiterinnerungen. Die Amygdala spielt eine Rolle bei den emotionalen Erinnerungen, während der Hippocampus für das räumliche und deklarative Lernen zuständig ist.

Lernen und Gedächtnis sind von Veränderungen der neuronalen Synapsen (synaptische Plastizität) betroffen, die durch Langzeit-Potenzierung (LTP) und Langzeit-Depression (LTD) vermittelt werden. LTP ist eine andauernde Stärkung der Synapsen, die auf Aktivitätsmustern basiert. Eine hochfrequente Reihe an Aktionspotentialen, die auf eine präsynaptische Faser wirkt, bevor ein einzelnes Aktionspotential ankommt, führt zu verlängerten erregenden postsynaptischen Potentialen (EPSP) an der Synapse. Es ist bekannt, dass Emotionen Erinnerungen verstärken.

Klassifizierung des Langzeitgedächtnisses

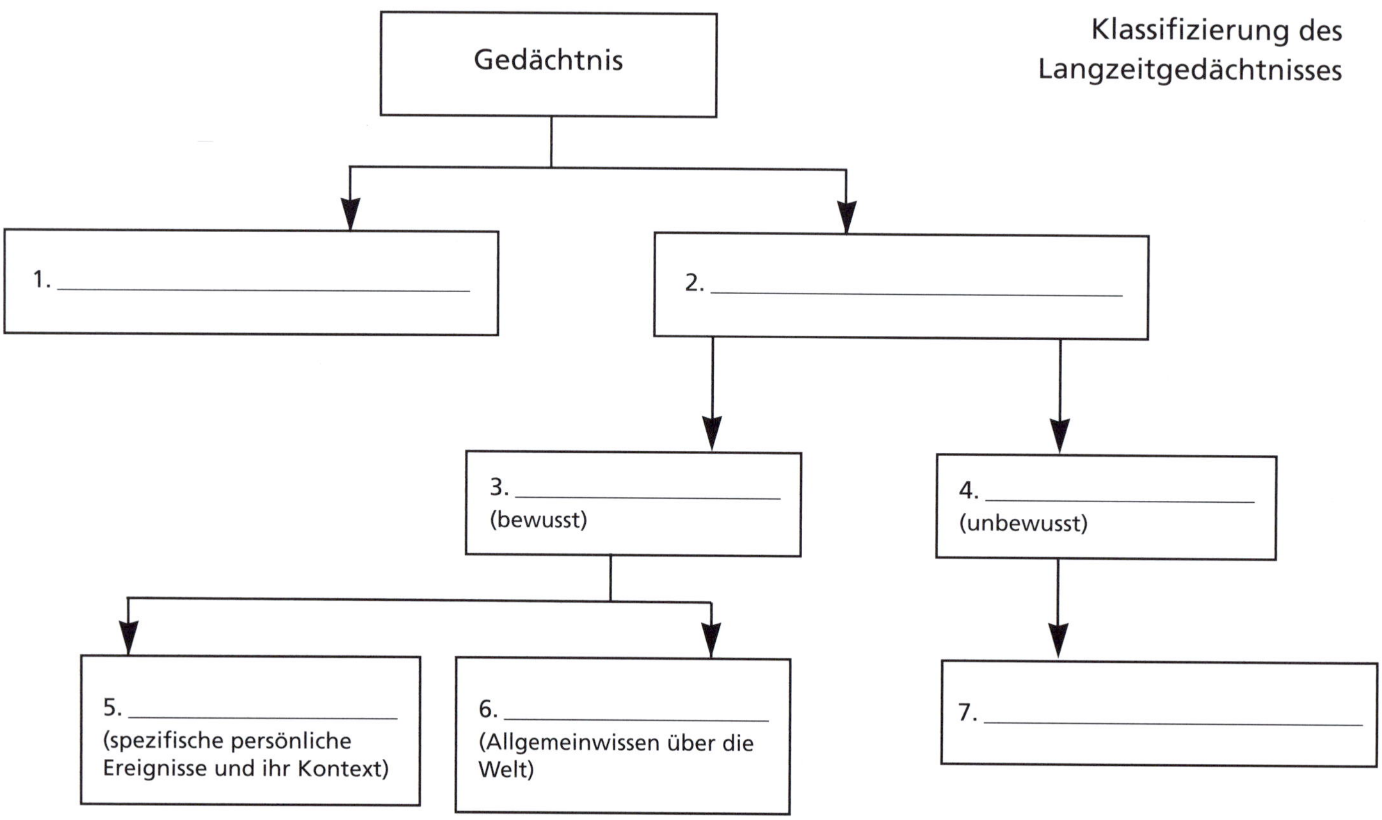

Antworten

1. Kurzzeitgedächtnis 2. Langzeitgedächtnis 3. Deklarativ (explizit) 4. Implizit 5. Episodisch 6. Semantisch 7. Prozedural

Spezialisierung und Asymmetrie des Kortex

Die Großhirnrinde kann nach ihren Schichten in den Isokortex, der sechs Schichten hat, und den Allokortex, der entweder drei oder vier Schichten hat, unterteilt werden. Diese Schichten sind durch ihre Zelltypen charakterisiert. Die Großhirnrinde kann auch auf Basis ihrer zahlreichen funktionellen Areale unterteilt werden.

Sensorische Areale sind diejenigen, die Informationen der sensorischen Rezeptoren empfangen und wahrnehmen. Die Teile, die Informationen vom Thalamus empfangen sind die primären sensorischen Areale, wie der somatosensorische (Berührung), der visuelle (Sehen) und der auditorische (Hören) Kortex. Angrenzende Assoziationsareale sind mit den primären sensorischen Arealen verwoben und erlauben so die Verarbeitung der Informationen für sinnvolle Wahrnehmung und Interpretation. Die zwei Gehirnhälften erhalten Informationen der jeweils gegenüberliegenden Seite des Körpers.

Motorische Areale (primäre und prämotorische) findet man in beiden Gehirnhälften; sie kontrollieren ebenfalls die gegenüberliegende Seite. Der posteriore Parietallappen und der dorsolaterale präfrontale Kortex sind in freiwillige Bewegungen involviert.

Das menschliche Gehirn hat Asymmetrien, mit einem starken linken posterioren und einem rechten anterioren Drehmoment. Große Asymmetrien gibt es in den Frontal-, Temporal- und Okzipitallappen, was eine erhöhte Konnektivität zwischen dem motorischen und dem somatosensorischen Kortex in der linken Gehirnhälfte vermuten lässt. Das Gehirn eines Mannes ist seitlich asymmetrischer als das einer Frau.

1. ____________

vorne

rechte Gehirnhälfte

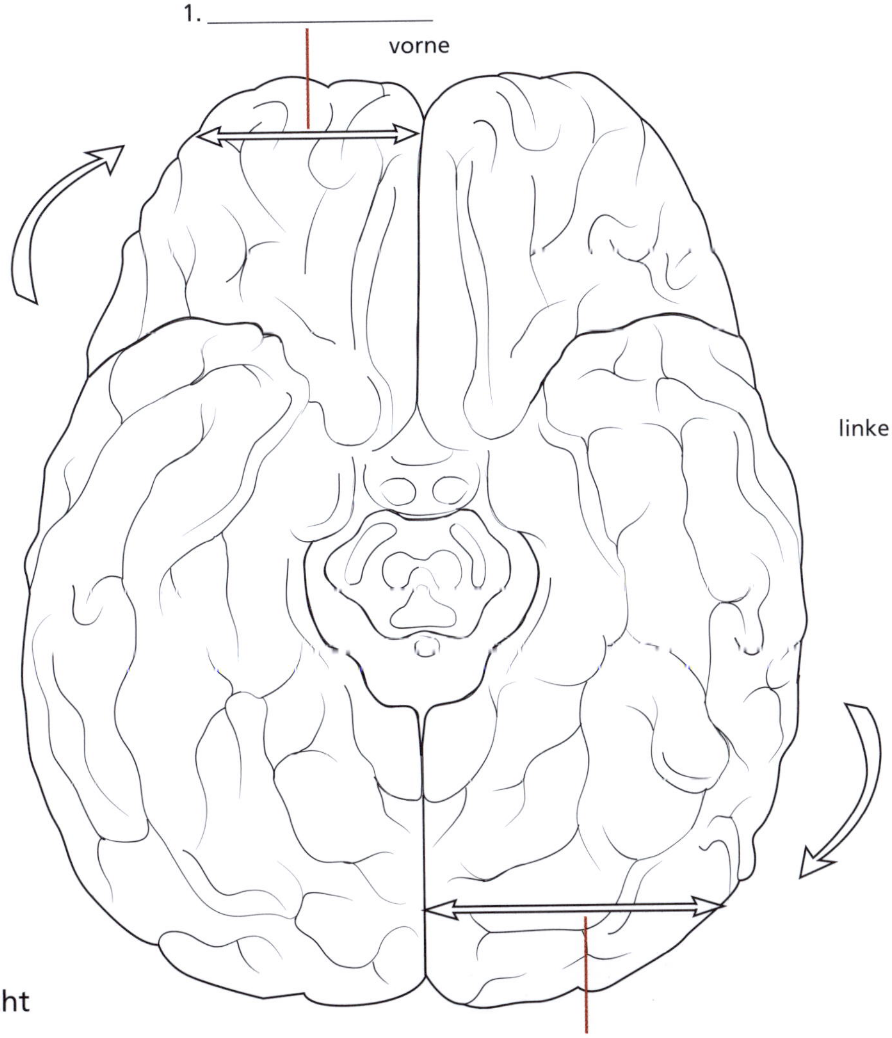

linke Gehirnhälfte

Asymmetrie des Gehirns – Basalansicht

2. ____________

hinten

Antworten

1. Frontalkortex 2. Okzipitalkortex

Sprache

Sprachverarbeitung im Gehirn geschieht hauptsächlich in der Großhirnrinde und ihren Assoziationsarealen. Das Broca- und das Wernicke-Areal (befinden sich in der dominanten Gehirnhälfte) werden, neben dem präfrontalen Kortex, für die wichtigsten Areale für die Sprachverarbeitung gehalten.

Das Broca-Areal steht mit Sprachverstehen und -produktion in Zusammenhang, und seine Verbindungen zum motorischen Kortex kontrollieren den Mund, die Zunge und den Kehlkopf. Es wurde auch mit Schall (durch enge Verbindung mit dem primären auditorischen Kortex) und sprachverbundenen Gesten in Zusammenhang gebracht. Hinter dem Broca-Areal befindet sich das Wernicke-Areal, das sich zwischen dem auditorischen Kortex und dem visuellen Kortex befindet; es wird auch mit rezeptiver Sprache in Verbindung gebracht.

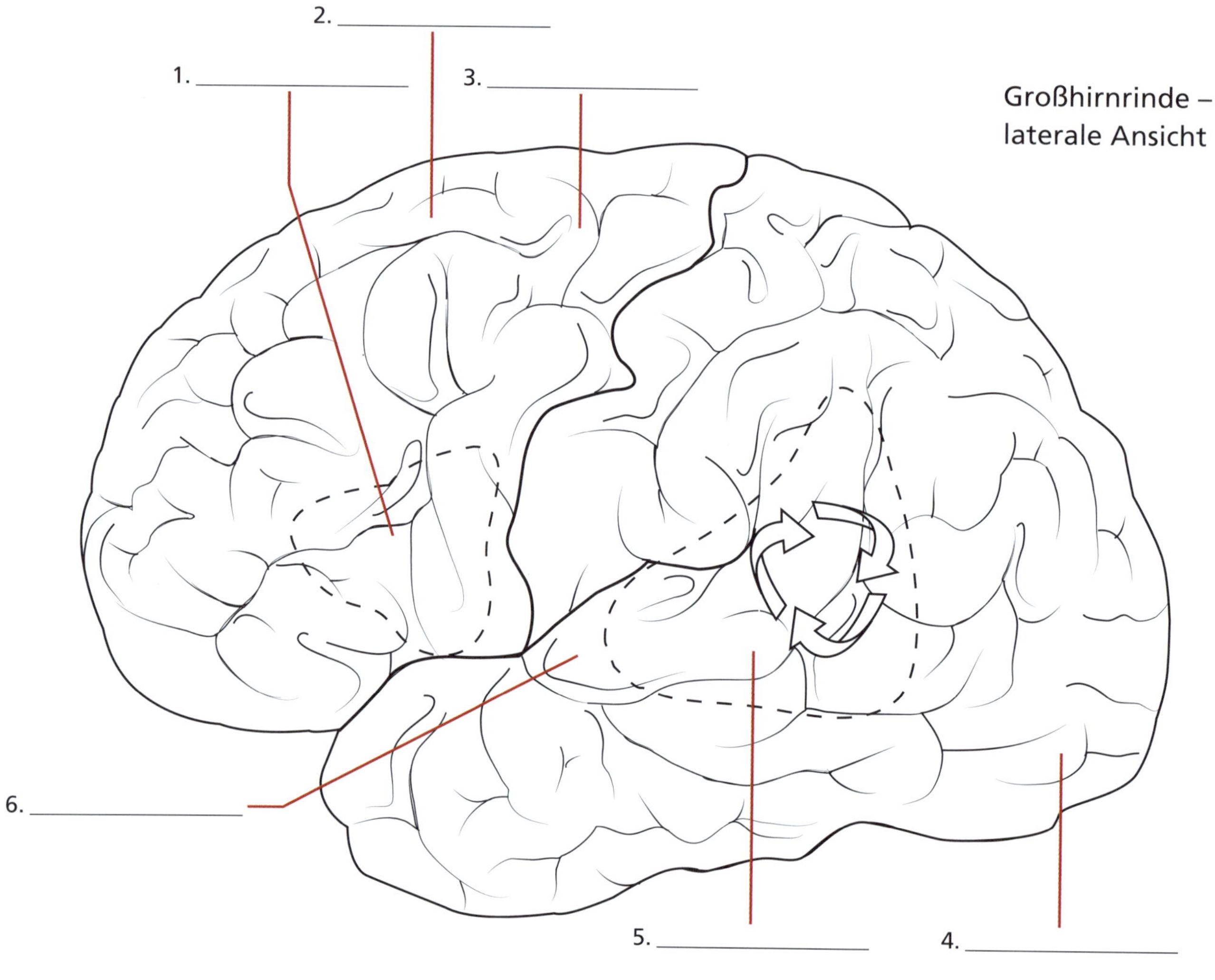

Die dominante Gehirnhälfte ist für den Großteil des Sprachverständnisses zuständig, während die weniger dominante Gehirnhälfte am Verstehen von unklaren Wörtern und der Sprachmelodie beteiligt ist.

Es wurde festgestellt, dass die Sprachverarbeitung zu homologen Arealen auf der weniger dominanten Gehirnhälfte „wandern" kann, wenn die dominante Seite schlecht funktionieren oder beschädigt werden sollte (beispielsweise durch einen Tumor). Diese Kompensation ist durch den Mechanismus der neuralen Plastizität möglich.

Antworten

1. Brocas-Areal 2. Frontallappen 3. Motorischer Kortex 4. Primärer visueller Kortex 5. Wernickes Areal 6. Primärer auditiver Kortex

Elektroenzephalograph

Der Elektroenzephalograph (EEG) ist eine nichtinvasive Methode, um spontane elektrische Gehirnaktivität über die Oberflächenpotentiale an der Kopfhaut aufzunehmen. Diese Oberflächenpotentiale kommen von Ionenströmen der Hirnneuronen. Die Hirnneuronen sind polarisiert (elektrisch geladen), ihre Polarität ändert sich jedoch ständig (Ruhemembran/Aktionspotential). Das elektrische Potential einer einzelnen Nervenzelle ist allerdings zu klein, um auf einem EEG gezeigt zu werden. Das EEG zeigt somit keine individuellen Neuronen, sondern reflektiert die Summe der synchronen Aktivität von bis zu Millionen von Neuronen mit gleicher räumlicher Orientierung im Gehirn. Beispielsweise sind die Pyramidenzellen im Kortex ausgerichtet. Sie feuern gleichzeitig und geben so ein klares EEG-Signal ab.

Die Potentiale der Oberflächenneuronen sind leichter zu entdecken, während die der tiefer gelegenen Neuronen viel schwieriger zu entdecken sind. EEG-Aktivität wird als Oszillation dargestellt, deren Frequenzen und räumliche Verteilung mit verschiedenen Hirnfunktionen assoziiert werden. Der Großteil der Hirnsignale, die bei Kopfhaut-EEGs beobachtet werden, bewegen sich in einem Bereich von 1–20 Hz und sind folgendermaßen gegliedert: Delta (<4Hz), Theta (4–7 Hz), Alpha (8–15 Hz) und Beta (16–31 Hz).

Das EEG wird normalerweise für die Diagnose von Epilepsie, Koma oder Schlafstörungen verwendet; zusätzliche Anwendungen beinhalten Gehirn-Computer-Schnittstellen, bei denen Gedanken dazu verwendet werden, Geräte wie Rollstühle, Roboter, Computer etc. zu steuern..

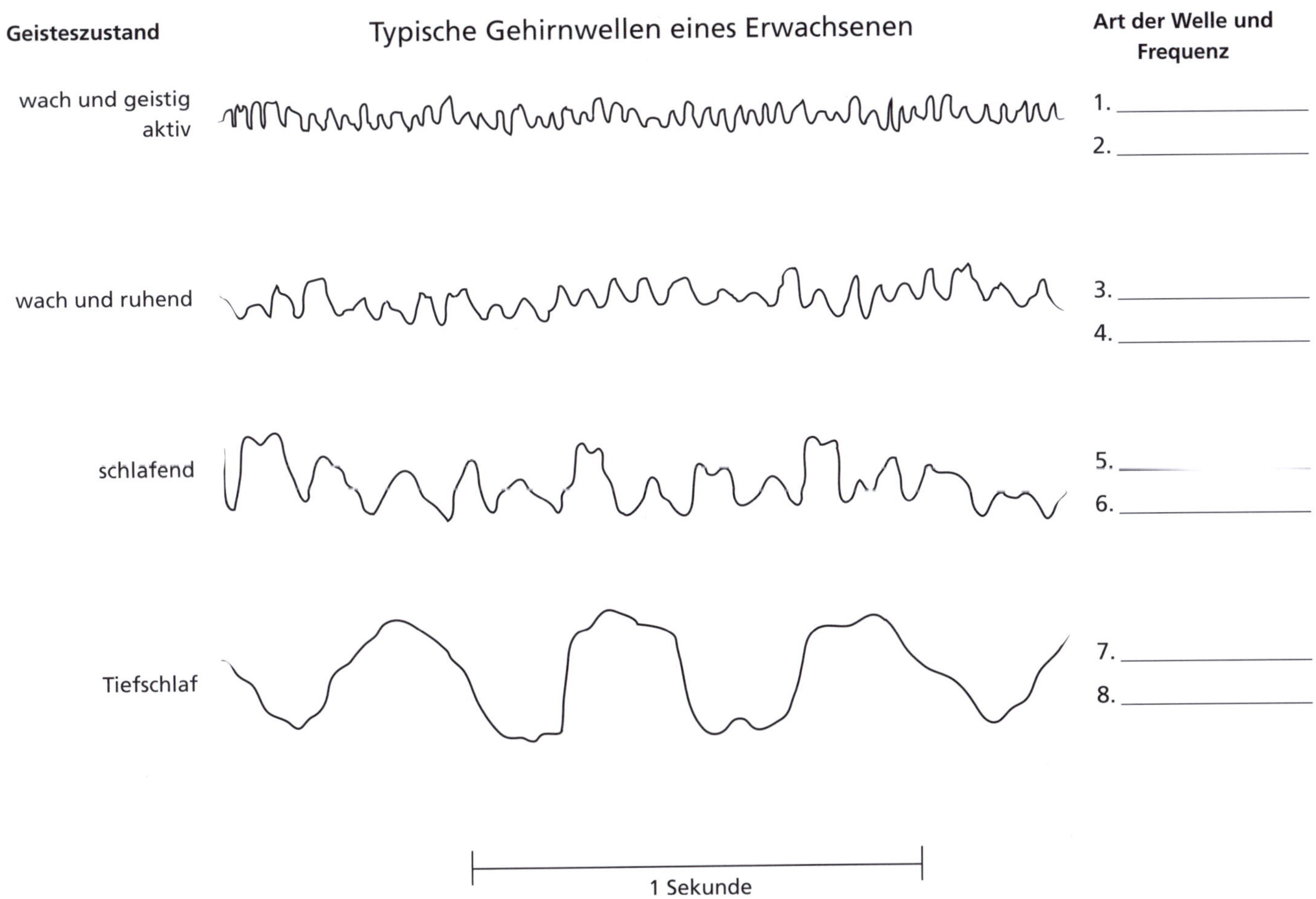

Antworten

1. Beta 2. 16-31 Hz 3. Alpha 4. 8–15 Hz 5. Theta 6. 4–7 Hz 7. Delta 8. <4Hz

Metabolismus und Blutfluss im Gehirn

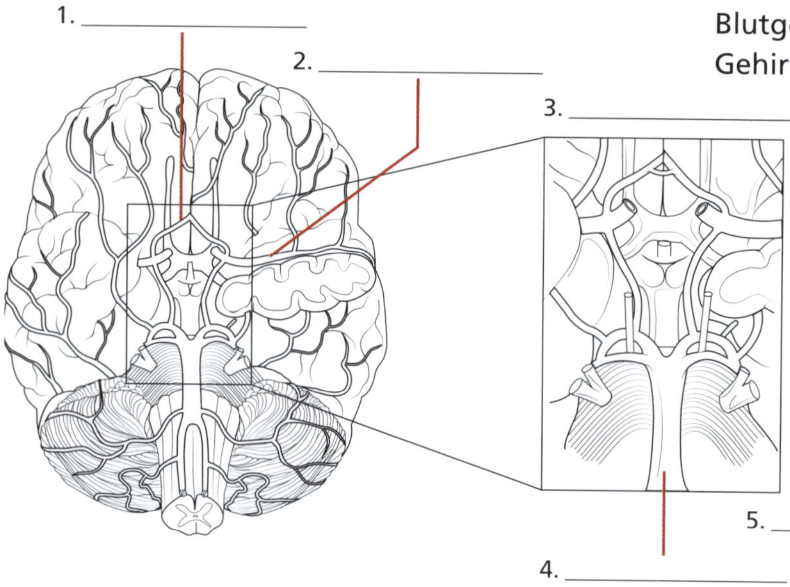

Blutgefäße, die das Gehirn versorgen

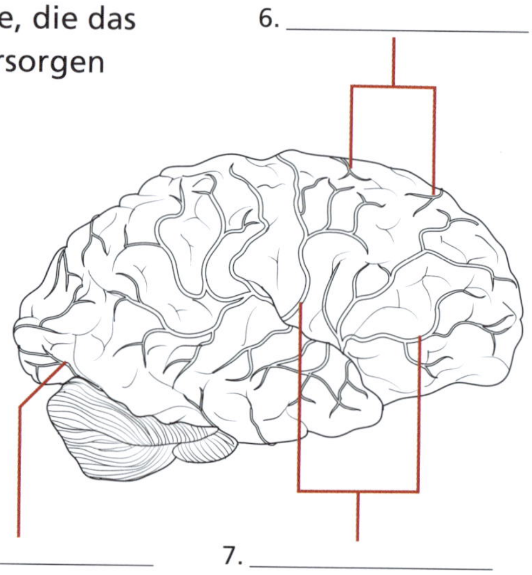

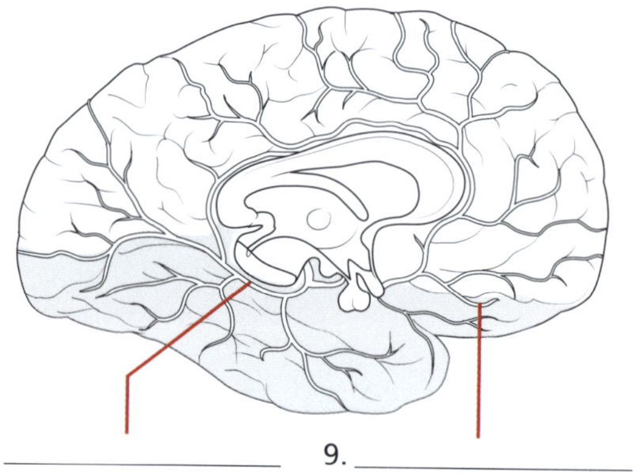

Der Energieverbrauch des Gehirns liegt bei ca. 20% des gesamten Körperverbrauchs – mehr als alle anderen Organe. Das Hauptsubstrat für den Metabolismus im Gehirn ist normalerweise Glukose, bei niedrigem Blutzucker wechselt dies jedoch auf Ketonkörper oder Laktate. Ketonkörper werden in der Leber produziert und entstehen aus dem Bruch von langkettigen Fettsäuren. Langkettige Fettsäuren können die Blut-Gehirn-Barriere nicht überqueren, während mittelkettige Fettsäuren dies können und deshalb vom Gehirn verwendet werden. Das Gehirn speichert Glukose in kleinen Mengen in Form von Glykogen.

Das Gehirn erhält 15% des kardialen Outputs, ist verantwortlich für 20% des Sauerstoffverbrauchs des gesamten Körpers und 25% der Verwendung von Glukose.

Der arterielle Gehirnkreislauf hat vordere und hintere Abteilungen, die durch bilaterale posteriore Kommunikationsarterien verbunden sind, und einen Teil des Circulus arteriosus cerebri formen. Dies ist ein „Backup"-Kreislauf für den Fall, dass eine der versorgenden Arterien verschlossen wird. Die Venendrainage des Gehirns ist auch in tiefe und oberflächliche Bereiche geteilt.

Die Blut-Gehirn-Barriere schützt das ZNS vor gewöhnlichen bakteriellen Infektionen und Neurotoxinen. Die Barriere ist eine hochselektiv permeable Membran, die den Blutkreislauf von den extrazellulären Flüssigkeiten des ZNS trennt. Sie erlaubt es Wasser, fettlöslichen Molekülen und einigen Gasen zu diffundieren, gemeinsam mit dem selektiven Transport von Aminosäuren und Glukose.

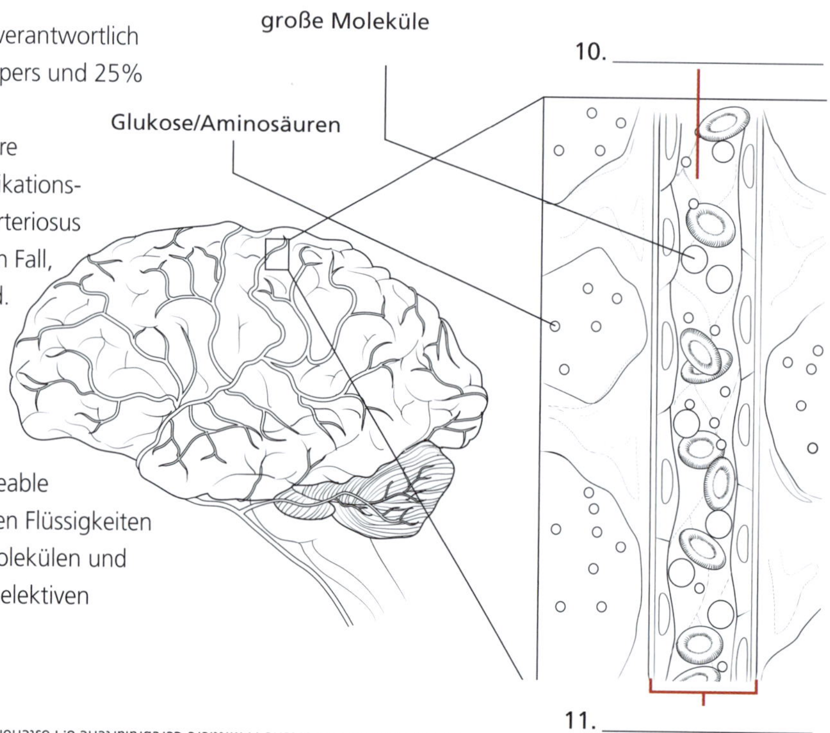

Antworten

1. Anteriore Cerebralarterie 2. Mittlere Cerebralarterie 3. Circulus anteriosus cerebri 4. Basilararterie 5. Posteriore Cerebralarterie 6. Anteriore Cerebralarterie 7. Mittlere Cerebralarterie 8. Posteriore Cerebralarterie 9. Anteriore Cerebralarterie 10. Blut 11. Blut-Gehirn-Barriere

Struktur des Skelettmuskels

Ein Skelettmuskel ist eine Ansammlung an Muskelzellen, auch Muskelfasern. Jede Faser ist eine lange zylindrische Zelle mit vielen Zellkernen. Diese Fasern sind zu Bündeln zusammengefasst, um Muskelfaszien zu formen. Viele Faszien werden, gemeinsam mit Nerven und Blutzellen, von Bindegewebe zusammengehalten, um einen Skelettmuskel zu formen. In jeder Muskelfaser sind Myofibrille, Bündel von kontraktilen und elastischen Proteinen, die dem Muskel erlauben zu kontrahieren. Jede Myofibrille besteht aus dünnen Filamenten des Proteins Aktin und dicken Filamenten des Proteins Myosin. Myosinköpfe formen gemeinsam mit Aktinmolekülen Brücken. Dünne und dicke Filamente sind in Sarkomeren entlang von Titin und Nebulin, sehr großen akzessorischen Proteinen, gereiht. In jedem Muskel befinden sich außerdem transversale Tubuli, ein verästeltes Netzwerk, das die Erweiterung der Sarkolemme bildet (Zellmembran einer Muskelzelle). Transversale Tubuli grenzen mit den Enden (terminale Zisternen) an das sarkoplasmatische Retikulum an und bilden so eine Triade.

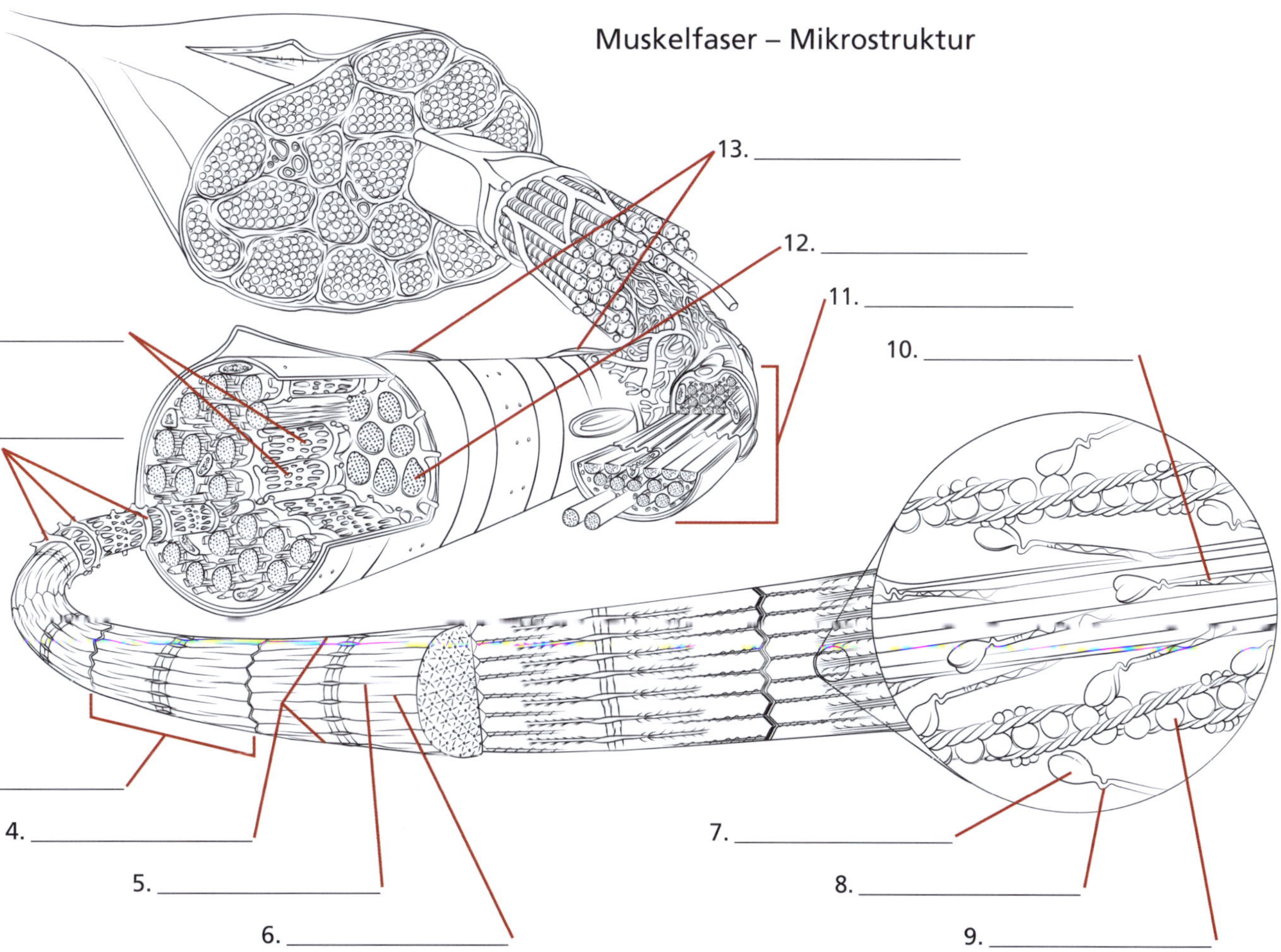

Antworten

1. Sarkoplasmatisches Retikulum 2. Transverse Tubuli 3. Sarkomer 4. Myofibrill 5. Myosin 6. Aktin 7. Myosinkopf 8. Myosingelenk 9. Aktin 10. Myosinschwanz 11. Muskelfaser 12. Myofibrill 13. Kerne

Struktur des Skelettmuskels

Jede Myofibrille setzt sich aus vielen Sarkomeren zusammen, der kontraktilen Einheit der Myofibrille. Sarkomere enthalten viele Elemente, die die Organisation der dünnen und dicken Filamente beschrieben. Die M-Linie besteht aus Myosin, das mit akzessorischen Proteinen verbunden ist. In der H-Zone befindet sich nur Myosin. Das A-Band besteht aus der H-Zone, gemeinsam mit den verbleibenden Myosinfilamenten, die mit Aktin überlappen. Durch diese Überlappung scheinen die äußeren Bereiche des A-Bands dunkler als die inneren Bereiche (H-Zone). Die dünnen Filamente, die nicht mit den dicken überlappen, nennt man das I-Band – es ist der hellste Anteil des Sarkomers. Die dünnen Filamente sind durch akzessorische Proteine mit den Z-Scheiben verbunden. Jedes Sarkomer hat zwei Z-Scheiben. Die Gesamtlänge des Sarkomers verkürzt sich während einer Kontraktion, da Aktin und Myosin aneinander vorbeirutschen. Daher bleibt das A-Band während einer Kontraktion konstant, während sich die H-Zone und das I-Band verkürzen.

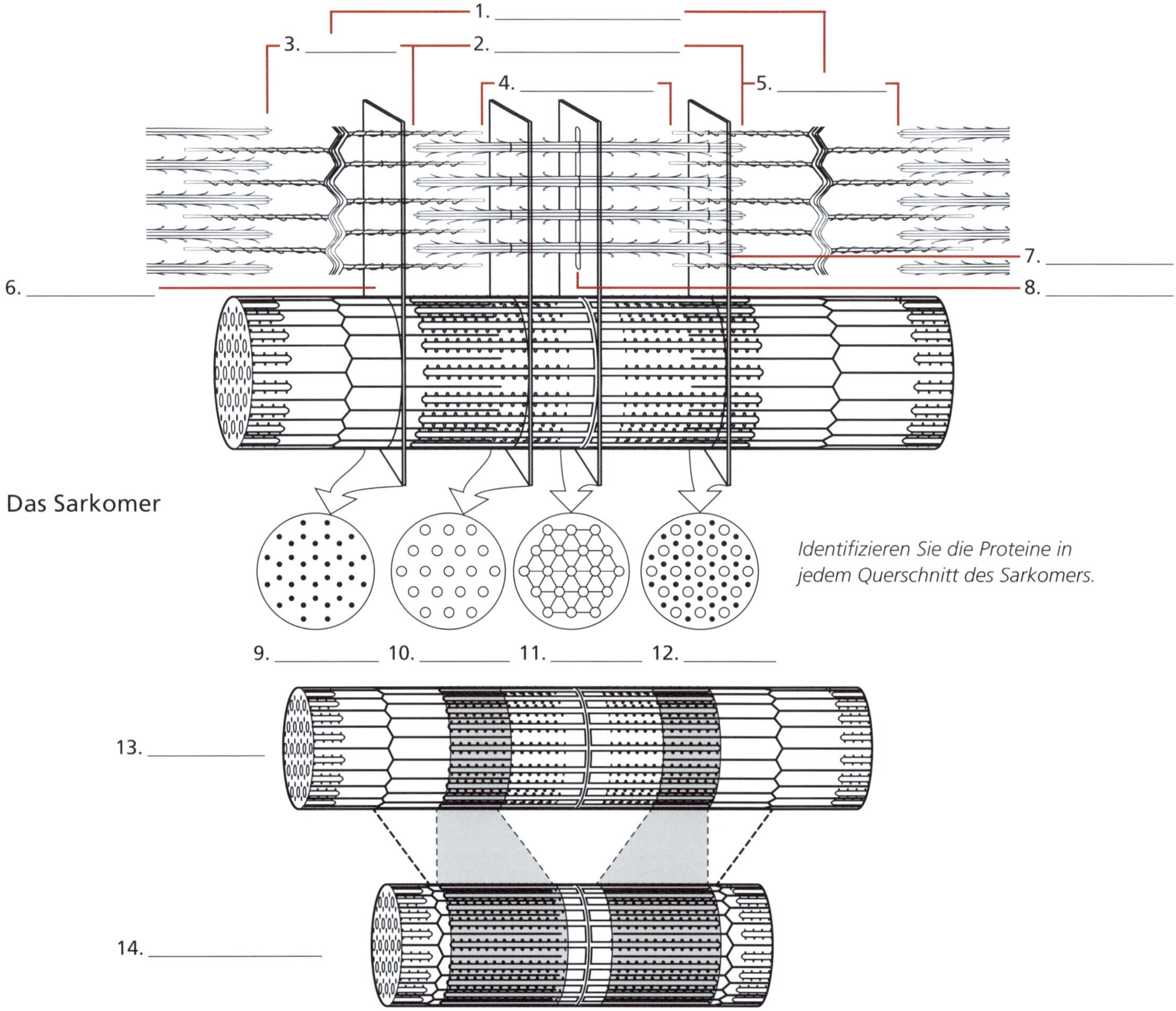

Antworten

1. Sarkomer 2. A-Band 3. I-Band 4. H-Zone 5. I-Band 6. Z-Scheibe 7. Z-Scheibe 8. M-Linie 9. Aktin 10. Myosin 11. Myosin und akzessorische Proteine 12. Aktin und Myosin 13. Entspannt 14. Kontrahiert

Neuromuskuläre Verbindung

Die neuromuskuläre Verbindung beschreibt das distale Ende eines somatischen Motoneurons und des Skelettmuskels, den es innerviert. Gezielt sind in dieser Region das Axonterminal, die motorische Endplatte auf der Muskelmembran, und die Hülle der Schwann-Zelle enthalten. Das unterscheidende Merkmal der motorischen Endplatte ist die hohe Konzentration von Nikotinsäure-Acetylcholin-Rezeptoren (ACh) in diesem Bereich des Sarkolemms. Das Axon enthält Vesikel, in denen ACh verpackt ist. Bei der Ankunft eines Aktionspotentials öffnen sich spannungsabhängige Ca^{2+}-Kanäle und erlauben so das Einströmen von Kalziumionen, was die Vesikel dazu stimuliert, sich an die präsynaptische Membran zu binden. Die Exozytose von ACh geschieht im synaptischen Spalt, ACh bindet sich mit Nikotinrezeptoren und depolarisiert den Skelettmuskel so. Überschüssiges ACh wird durch Acetylcholinesterase an der postsynaptischen Membran in Acetyl und Cholin verstoffwechselt, um wieder in das Axonterminal und die folgende r-Synthese aufgenommen zu werden.

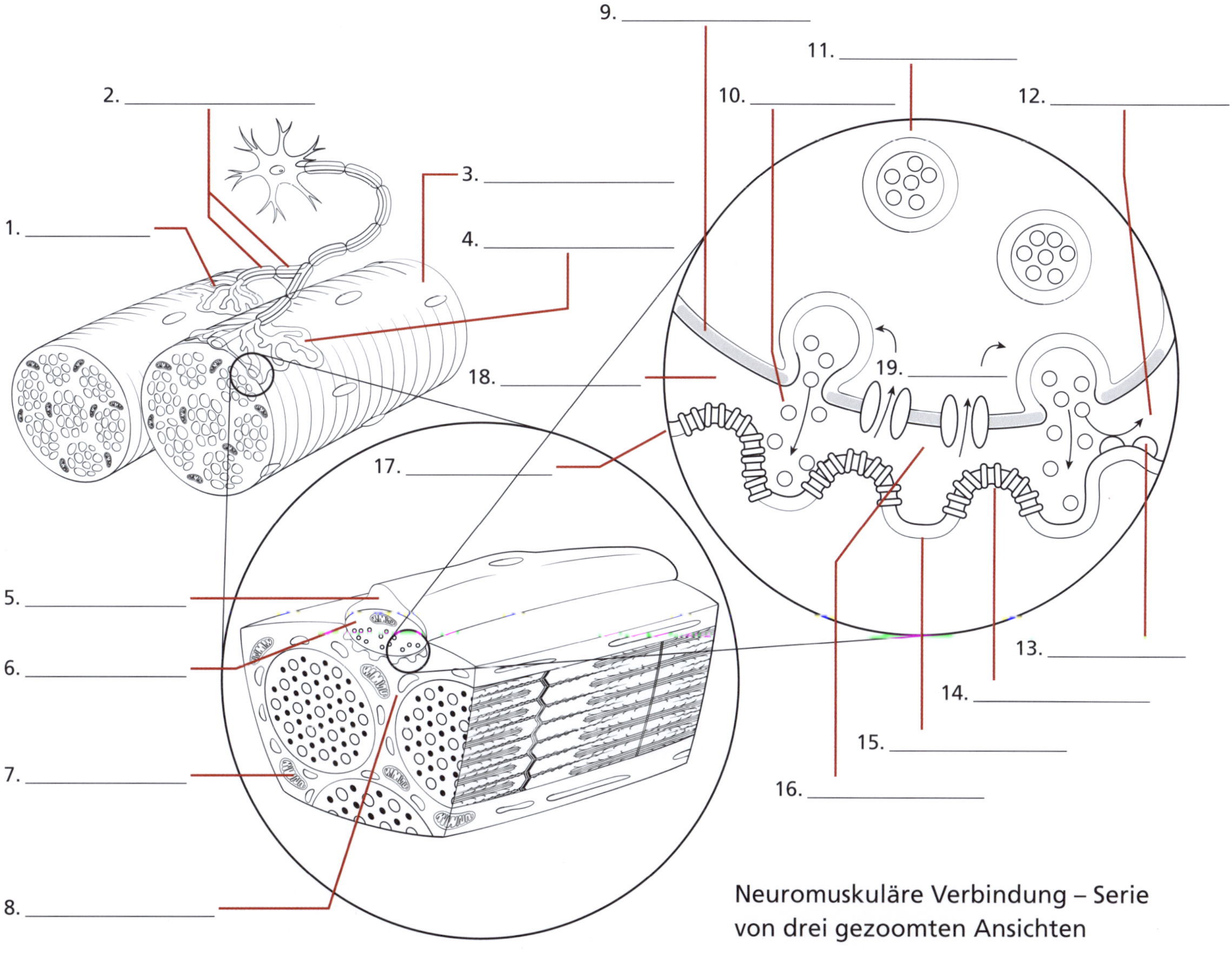

Neuromuskuläre Verbindung – Serie von drei gezoomten Ansichten

Antworten

1. Neuromuskuläre Verbindung 2. Somatisches Motoneuron 3. Skelettmuskelfaser 4. Motorische Endplatte 5. Schaft der Schwann'schen Zelle 6. Axonterminal 7. Mitochondrium 8. Motorische Endplatte 9. Präsynaptische Membran 10. Acetylcholin 11. Synaptisches Vesikel (Ach) 12. Acetyl + Cholin 13. Acetylcholinesterase 14. Nikotinischer Rezeptor 15. Skelettmuskelfaser 16. Spannungsabhängiger Ca^{2+}-Kanal 17. Postsynaptische Membran 18. Synaptischer Schaft 19. Kalzium

Aktin und Myosin

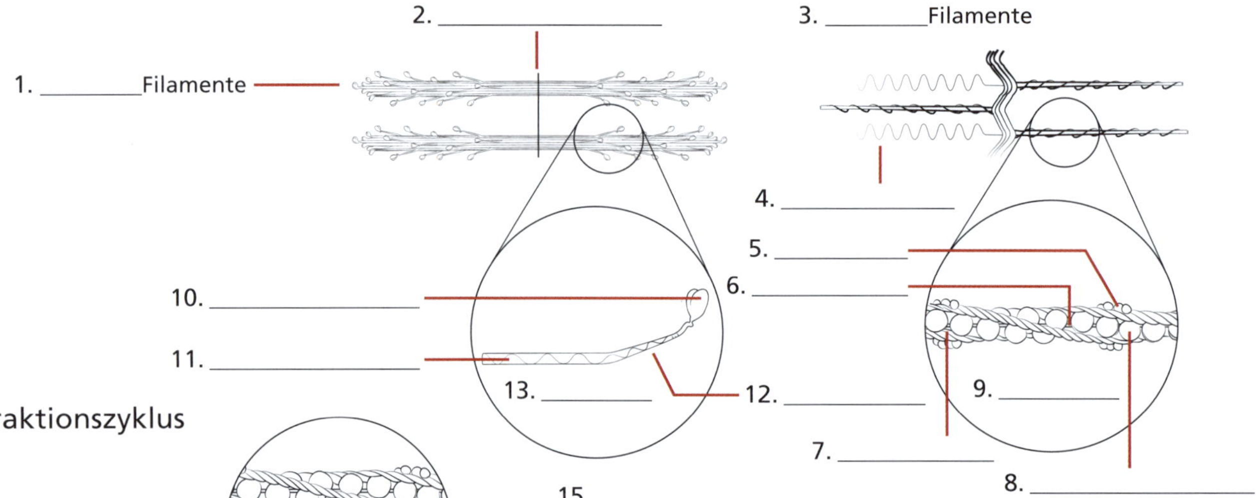

Der Kontraktionszyklus

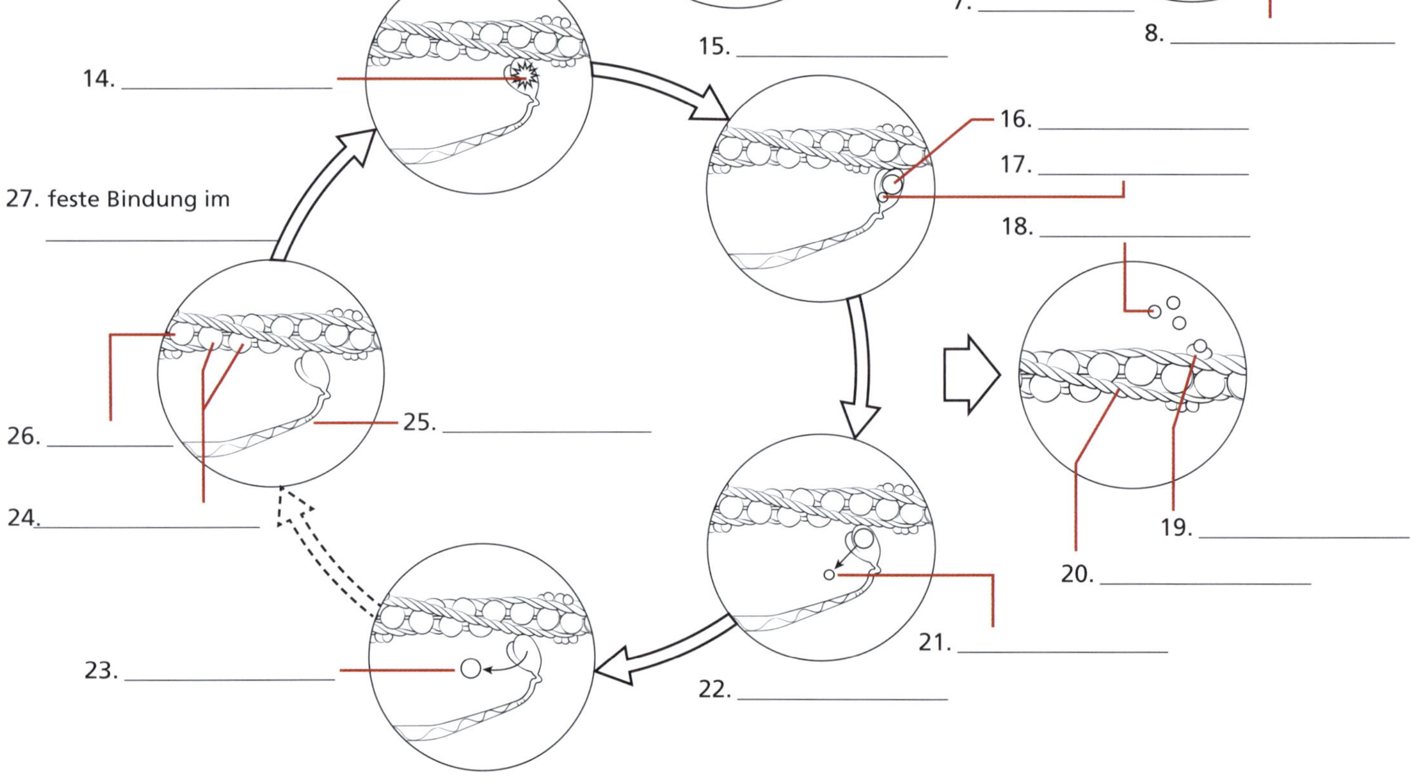

Aktinketten bestehen aus einzelnen kugelförmigen G-Aktin-Molekülen, die entlang von Nebulinsträngen aufgereiht sind, die helfen, die Aktinmoleküle anzuordnen. Zusätzlich ist Tropomyosin (ein verlängertes Proteinpolymer) um die Aktinmilamente gewickelt und deckt so die Aktin-Myosinbindungen teilweise ab. Die Position von Tropomyosin wird von Troponin geregelt, einem Komplex aus drei Proteinen, der Kalziumionen bindet. Myosinmoleküle sind Bündel von Myosinschwänzen, die in einer Art Gelenk enden, wo sie in die Myosinköpfe übergehen. Die Schwänze werden durch Titinproteine stabilisiert, die aber auch Elastizität bieten. Im festen Zustand ist Myosin kurz fest und ohne Nukleotide an Aktin gebunden. Wenn Adenosintriphosphat (ATP) an den Myosinkopf gebunden wird, löst sich dieser vom Aktin, und die Energie, die bei der ATP-Hydrolyse frei wird, wird verwendet, um den Myosinkopf zu drehen, und ihn in einer aufgerichteten Position wieder an Aktin zu binden, wobei Adenosindiphosphat (ADP) und anorganisches Phosphat (P_a) am Myosinkopf gebunden bleiben. Das sarkoplasmatische Retikulum setzt Kalzium frei, das sich an Troponin bindet, Tropomyosin bewegt und so Myosin fest an Aktin bindet. Durch diese feste Bindung kann das Pi freigesetzt und der Myosinkopf in Richtung der M-Linie geschwenkt werden (Energiestoß), die das angehängte Aktinmolekül bewegt. Nach dem Energiestoß wird ADP freigesetzt und Myosin und Aktin werden wieder kurz in ihrem festen Zustand gebunden, bis ein neues ATP gebunden wird.

Antworten

1. Dick 2. M-Linie 3. Dünn 4. Titin 5. Troponin 6. Nebulin 7. Tropomyosin 8. G-Aktin Molekül 9. Aktinkette 10. Myosinkopf 11. Myosinschwanz 12. Gelenksregion 13. Myosinmolekül 14. ATP 15. Ca^{2+}-Signal 16. ADP 17. Anorganisches Phosphor (P_a) 18. Ca^{2+} 19. Troponin 20. Trobomyosin 21. Anorganisches Phosphor 22. Energiestoß 23. ADP 24. Myosinbindungsstelle 25. Myosinfilamente 26. G-Aktin Molekül 27. Fester Zustand

Kopplung von Erregung und Kontraktion

Kopplung von Erregung und Kontraktion bezieht sich auf die Kombination von elektrischen und mechanischen Ereignissen in einer Muskelfaser, die in Kraft resultiert. Das Axonterminal eines somatischen Motoneurons an der neuromuskulären Verbindung setzt Acetylcholin (ACh) frei. Wenn sich zwei ACh an die nikotinischen cholinergen Rezeptoren des Sarkolemms binden, öffnen sich nicht-selektive einwertige Kationenkanäle und erlauben Na+ einzuströmen und die Muskelfaser zu depolarisieren. Das daraus resultierende Aktionspotential wird durch transversale Tubuli zum Inneren der Zelle transportiert, wo sich Dihydropyridin-Rezeptoren (DHP) befinden, die mechanisch mit dem nahegelegenen sarkoplasmatischen Retikulum verbunden sind. Eine Konformationsänderung des DHP-Rezeptors öffnet die Ryanodin-Rezeptoren (RyR) des sarkoplasmatischen Retikulums, was zu einer Freisetzung von Ca^{2+} in das Sarkoplasma bewirkt. Ca^{2+} bindet sich dann an Troponin und erlaubt so, dass sich Aktin und Myosin binden.

Motorische Endplatte und Kalziumsignale

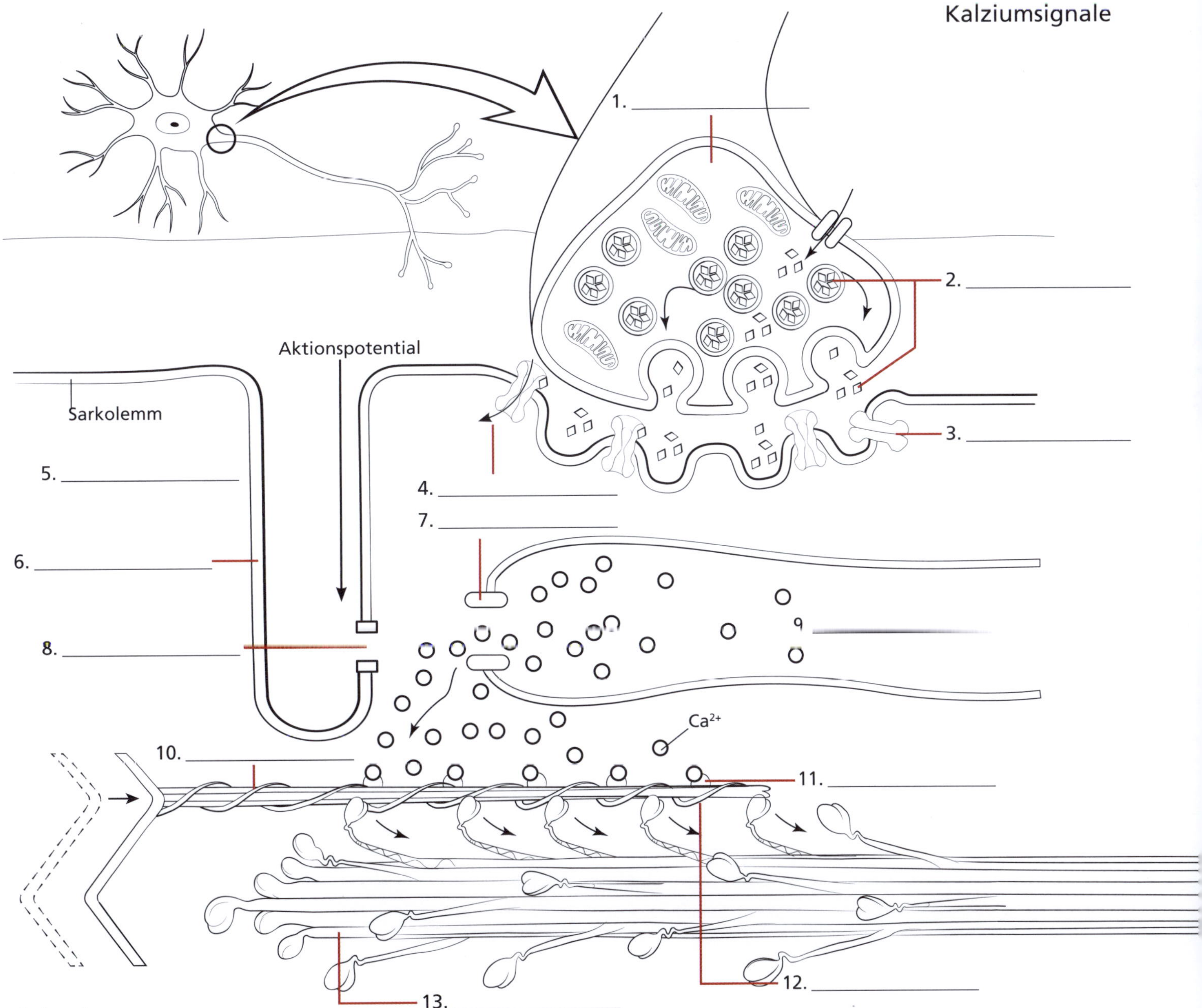

Antworten

1. Axonterminal, somatisches Motoneuron 2. Acetylcholin (Ach) 3. Nikotinrezeptor 4. Na+ 5. Muskelfaser 6. T-Tubuli 7. Ryanodinrezeptorkanal 8. Dyhydropyridin-L-Kalziumkanal 9. Sarkoplasmatisches Retikulum 10. Aktin 11. Troponin 12. Tropomyosin 13. Myosin

Muskelspannung und -Länge

Die Spannung, die bei einem einzelnen Muskelzucken aufgebaut wird, steht in direktem Verhältnis mit der Anzahl an Brücken zwischen den dicken und den dünnen Filamenten. Dementsprechend gilt, wenn zu wenige Brücken geformt sind, wird die Spannung abnehmen. Wenn während der Kontraktion keine neuen Brückenbildungsstellen verfügbar sind, wenn sich das Sarkomer verkürzt, wird die Spannung auch verringert. Die Ruhelänge der Muskelfaser hat also einen wesentlichen Effekt auf die Menge an Spannung, die durch eine bestimmte Muskelzuckung entsteht. Mit erhöhter Ruhelänge, bilden sich zu wenige Brücken. Bei verringerter Ruhelänge, bilden die Z-Scheiben eine Barriere für die Kontraktion Brückenbildung sobald dich das Sarkomer zusammenzieht. Es gibt daher eine optimale Ruhelänge, die eine optimale Spannungserzeugung unterstützt.

Länge-Spannungs-Beziehung

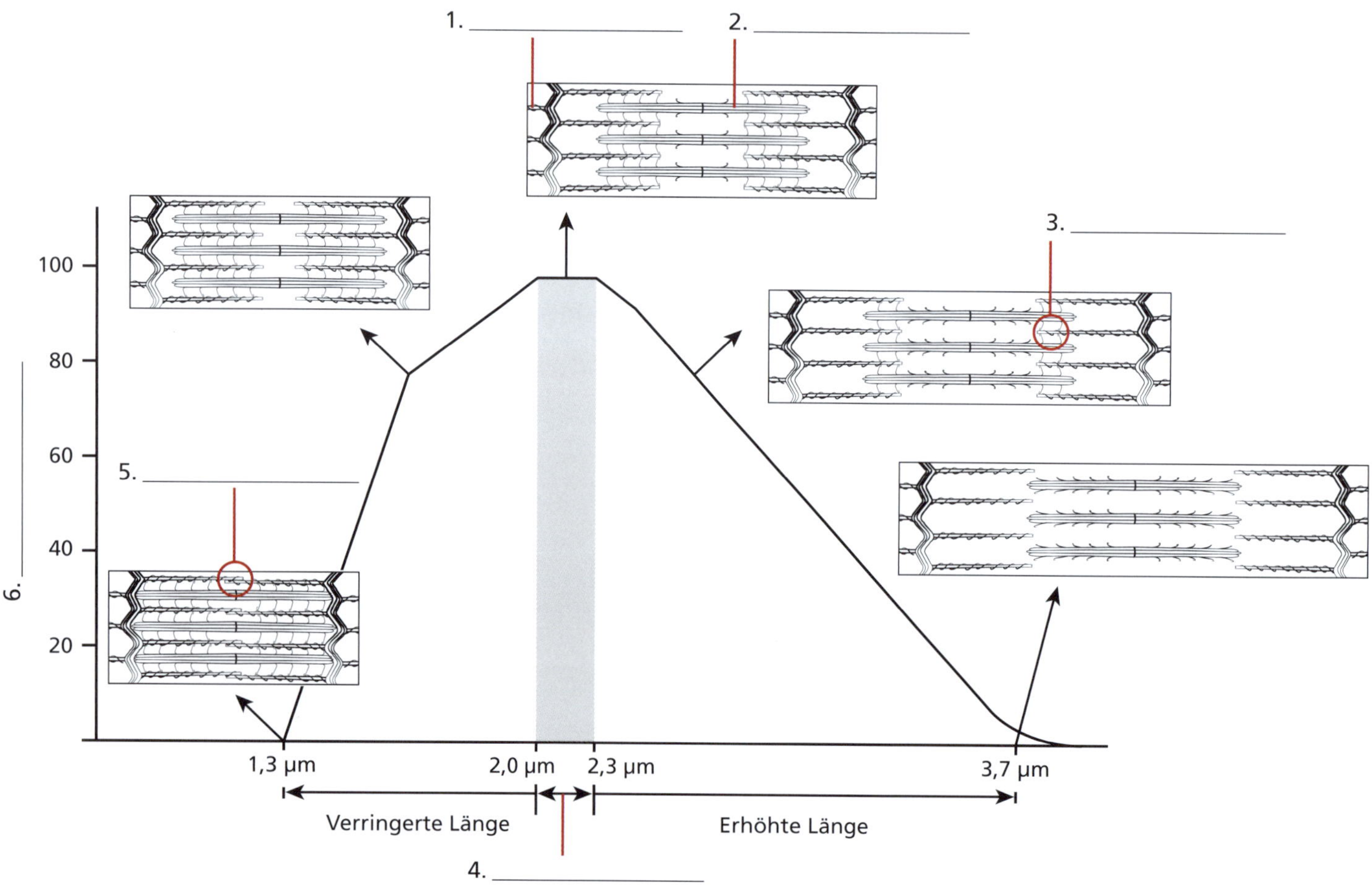

Antworten

1. Aktin 2. Myosin 3. Brücke 4. Optimale Länge 5. Z-Scheibe 6. Spannung (%)

Summation von Kontraktion

Um die Kraft, die durch die Kontraktion einer einzelnen Muskelfaser entsteht, zu erhöhen, kann die Frequenz der Aktionspotentiale, die die Faser stimulieren, erhöht werden. Man sollte jedoch anmerken, dass man dies nur in einem Labor beobachten kann. In der normalen Physiologie sind Muskeln immer mit einer Frequenz von Aktionspotentialen aktiviert, um Tetani in den Muskelfasern zu produzieren. Wenn Reize nur sehr niederfrequent auftreten, hat der Muskel genügend Zeit sich vor der nächsten Kontraktion komplett zu entspannen. Wenn die Frequenz erhöht wird und Reize schneller auftreten, hat der Muskel zu wenig Zeit für eine komplette Entspannung und es entsteht eine kräftigere Kontraktion. Diesen Prozess nennt man Summation. Bei konsistenten hohen Frequenzen summieren sich Muskelzuckungen, bis ein Tetanus erreicht ist, das Stadium maximaler Kontraktion eines Muskels. Wenn eine leichte Relaxation zwischen den Reizen stattfindet, wird der Tetanus gelöst, wenn allerdings Reize schnell genug sind, um zu konstanter maximaler Spannung zu führen, tritt kompletter Tetanus ein. Man spricht von Ermüdung einer einzelnen Muskelfaser, wenn die Spannung trotz anhaltendem Reiz weniger wird.

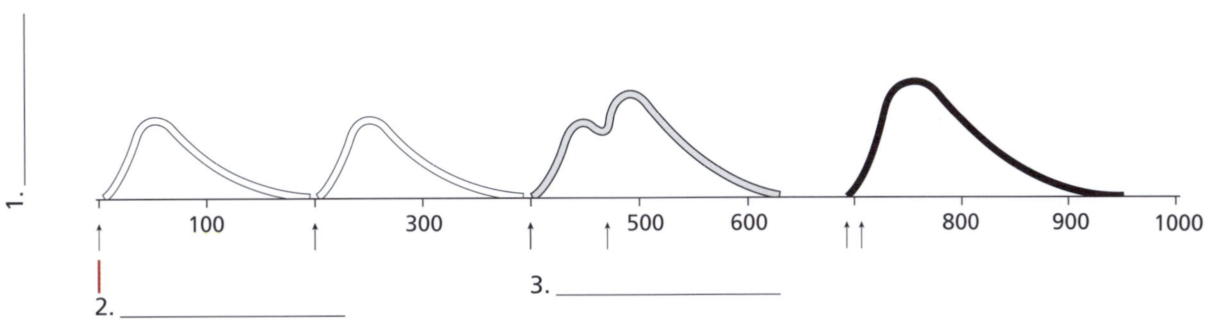

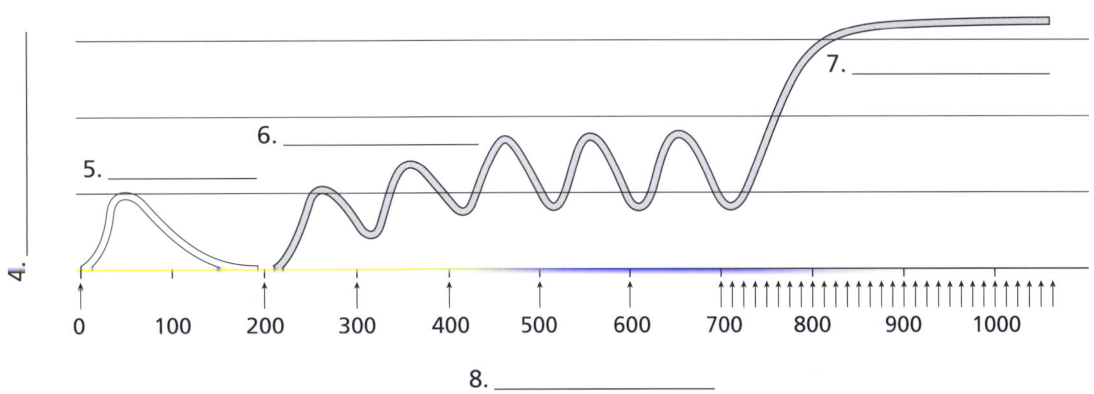

Antworten

1. Spannung 2. Reiz 3. Zeit (Millisekunden) 4. Spannung 5. Zuckung 6. Unfusionierter Tetanus 7. Fusionierter Tetanus 8. Zeit (Millisekunden)

Rekrutierung motorischer Einheiten

Multiple motorische Einheiten von multiplen Fasertypen

Muskeln bestehen aus vielen Fasern, die in motorische Einheiten eingeteilt sind. Alle Muskelfasern in einer einzelnen motorischen Einheit sind vom selben Typ. Langsame, oxidative (Typ I) Fasern haben eine niedrige ATPase-Aktivität von Myosin und eine hohe oxidative Kapazität. Diese Fasern haben einen schmalen Durchmesser und kleine Motoneuronen und motorische Einheiten. Sie produzieren am wenigsten Kraft. Durch ihre hohe oxidative Kapazität sind sie sehr ermüdungsresistent und werden anfangs für die Kraftaufbringung eingesetzt. Schnelle oxidative glykolytische Fasern (Typ IIa) haben eine hohe ATPase-Aktivität von Myosin und eine hohe oxidative und mittelmäßige glykolytische Kapazität. Diese Fasern haben einen großen Durchmesser und mittelgroße Motoneuronen und motorische Einheiten. Als zweite aktiviert, sind sie etwas ermüdungsresistent und in der Lage, erheblich viel Kraft aufzuwenden. Schnelle glykolytische Fasern (Typ IIb) haben eine hohe ATPase-Aktivität von Myosin und eine hohe glykolytische Kapazität. Die großen Fasern, die großen motorischen Einheiten und die Größe der Motoneuronen führen zu der größten Fähigkeit, Spannung aufzubauen; diese Fasern ermüden jedoch schnell. Aufgrund ihrer niedrigen Ermüdungsresistenz werden IIb-Fasern generell als letzte aktiviert, wenn über lange Zeit viel Kraft gebraucht wird. Um allgemeine Ermüdung während andauernder Kontraktion zu vermeiden, nutzt das Nervensystem eine asynchrone Rekrutierung der motorischen Einheiten.

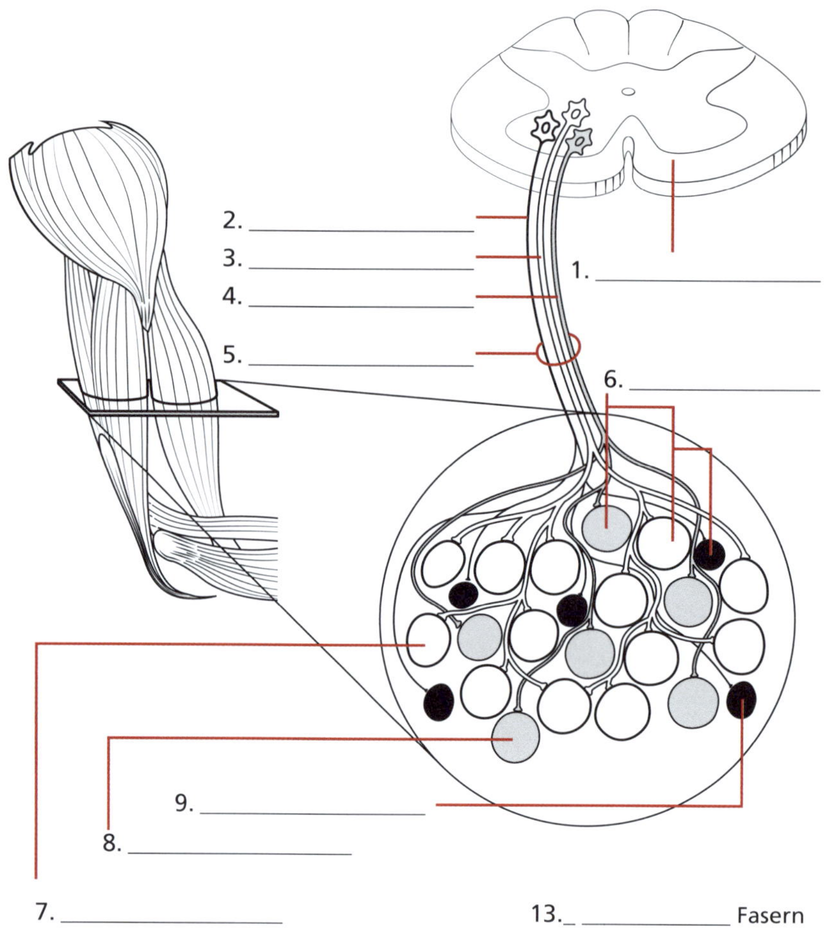

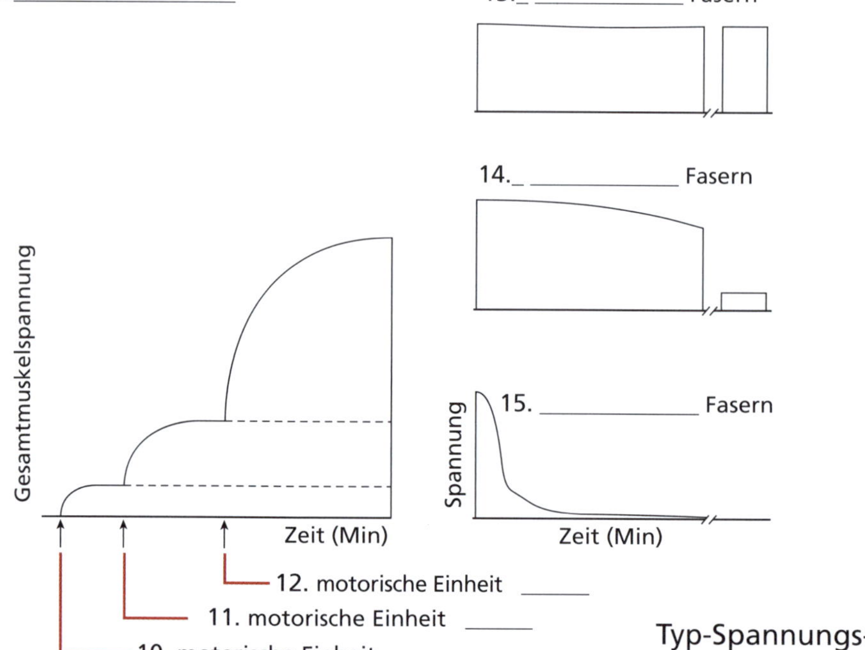

Typ-Spannungs-Beziehung

Antworten

1. Rückenmark 2. Neuron 1 3. Neuron 2 4. Neuron 3 5. Motorischer Nerv 6. Muskelfaser 7. Motorische Einheit 3: schnelle glykolytische Fasern
8. Motorische Einheit 2: schnelle oxidativ-glykolytische Fasern 9. Motorische Einheit 1: langsam oxidative Fasern
10. 1 11. 2 12. 3 13. Langsam oxidativ 14. Schnell oxidativ-glykolytisch 15. Schnell glykolytisch

Muskelmetabolismus

Aerober vs. anaerober Metabolismus

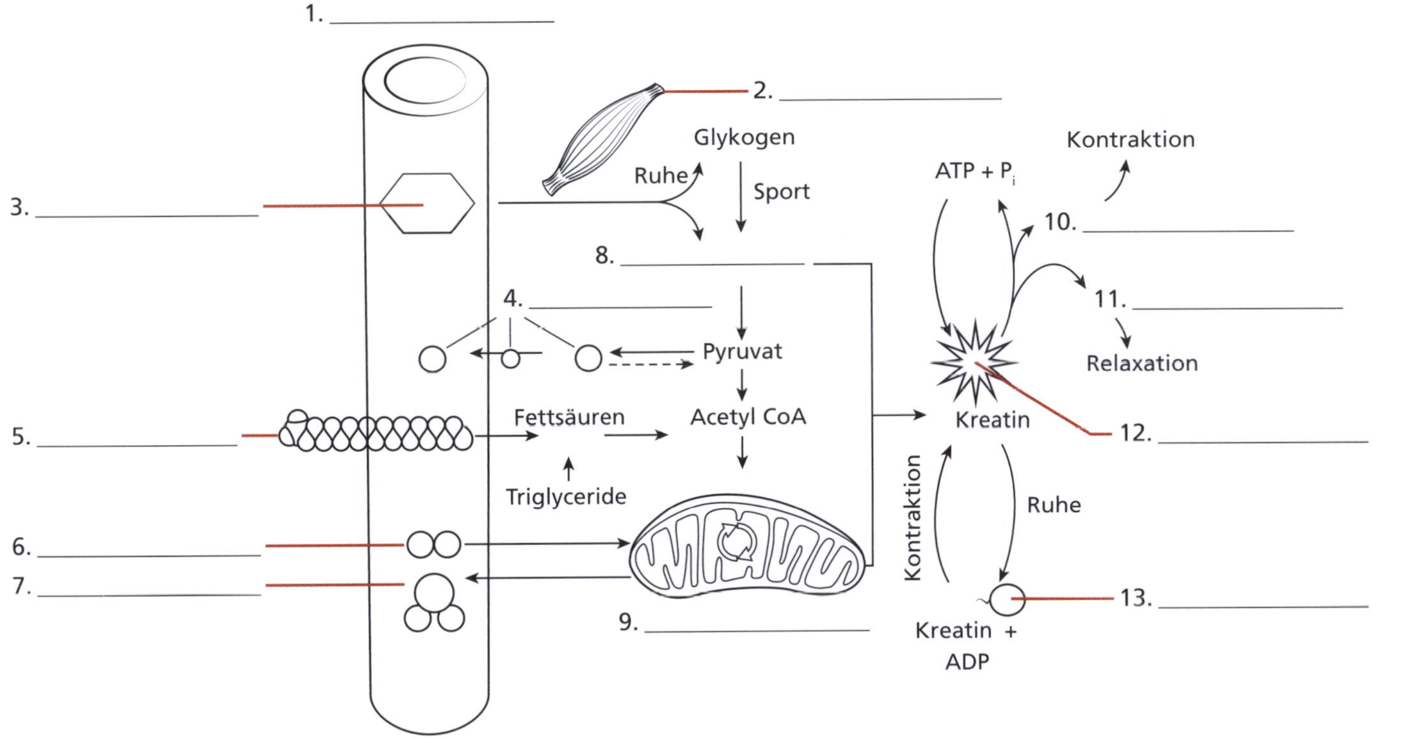

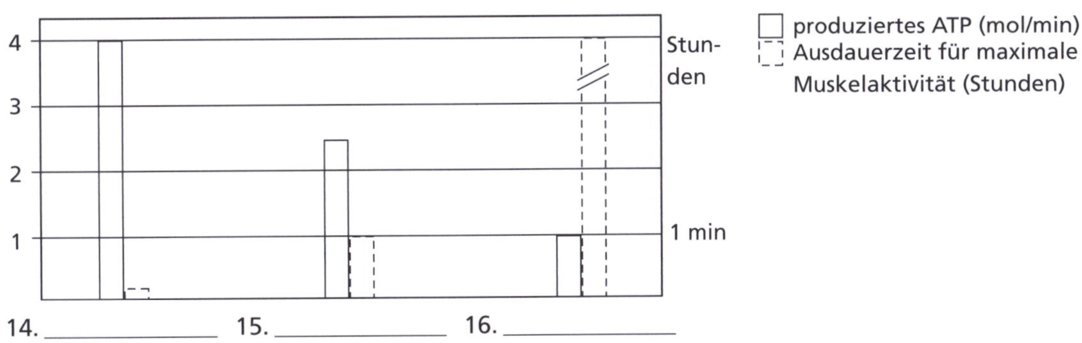

Um genug ATP für die Muskelkontraktion bereitzustellen, sind verschiedene Bahnen am Muskelmetabolismus beteiligt. Glukose aus dem Blut kann in Skelettmuskeln als Glykogen gespeichert werden. Die Glykolyse ist ein anaerober Prozess, der aus einem Glukosemolekül zwei Pyruvat-Moleküle macht. Unter anaeroben Bedingungen wird Pyruvat in Laktat umgewandelt. Unter aeroben Bedingungen wird Pyruvat in Acetyl-CoA umgewandelt und tritt in den Zitronensäurezyklus ein. In dem Mitochondrium wird Sauerstoff verwendet, CO_2 wird durch die oxidative Phophorylierung produziert, und ATP wird generiert. Hydrolyse von ATP zu ADP und anorganischem Phosphat Pi geschieht durch Myosin-ATPase, um durch einen Energiestoß eine Kontraktion zu stimulieren. ATP wird auch im ruhenden Zustand von der Ca^{2+}-ATPase des sarkoplasmatischen Retikulums verwendet. Als unmittelbare Quelle von ATP hat Phosphokreatin die Fähigkeit, sich mit ADP zu verbinden, um eine schnelle, aber kurzlebige Quelle für ATP zu formen. Die Geschwindigkeit der ATP-Produktion und Ausdauer ist bei jeder Bahn anders; jedoch bieten aerober und anaerober Stoffwechsel gemeinsam Energie, um Muskelkontraktion unter vielen Bedingungen zu gewährleisten.

Antworten

1. Blut 2. Muskelgewebe 3. Glukose 4. Laktat 5. Fettsäuren 6. Sauerstoff 7. Kohlendioxid 8. Glykolyse (anaerob) 9. Oxidative Phosporilisierung und Zitronensäurezyklus (aerob) 10. Myosin ATPase 11. Ca^{2+}-ATPase 12. ATP 13. Phosphokreatin 14. Phosphokreatin 15. Anaerober Metabolismus 16. Aerober Metabolismus

Überblick über das Herz-Kreislauf-System

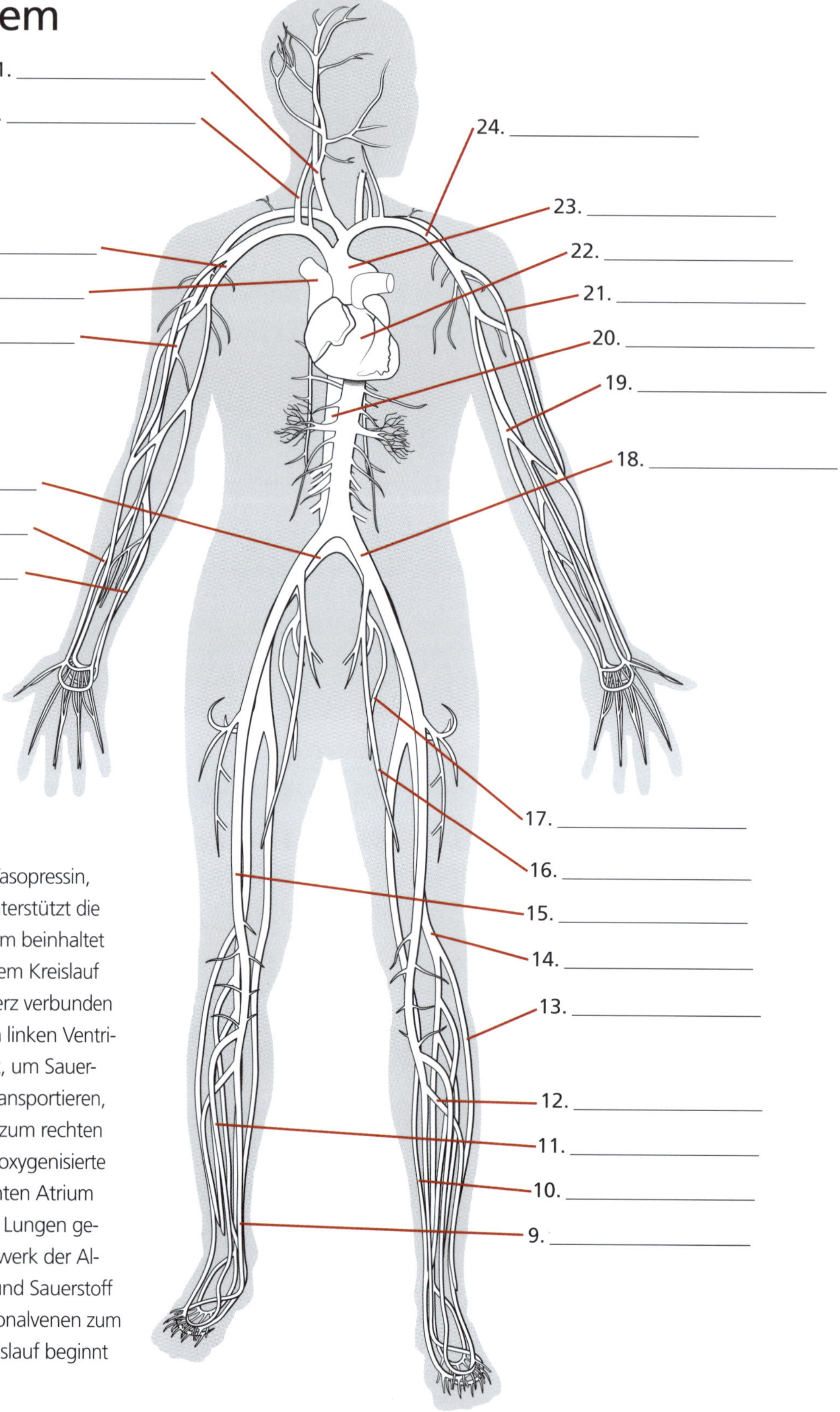

Das Herz-Kreislaufsystem hat viele wichtige Funktionen: Es bringt Sauerstoff, Nährstoffe und Hormone zu den Zellen; es transportiert Abfall und Kohlendioxid von den Zellen weg; es hilft dem Körper, sich vor Krankheiten zu schützen (Immunität);es hilft, den Blutdruck zu kontrollieren (durch vaskuläre Resistenz und Transport von Hormonen wie Aldosteron, Vasopressin, Atrial-Natriuetisches-Peptid, etc.); und es unterstützt die Thermoregulierung. Das Herz-Kreislaufsystem beinhaltet das Herz und die Blutgefäße. Es gibt in diesem Kreislauf zwei verschiedene Systeme, die über das Herz verbunden sind. Im systemischen System wird Blut vom linken Ventrikel des Herzens durch den Körper gepumpt, um Sauerstoff und Nährstoffe zu den Geweben zu transportieren, und kehrt durch das venöse System zurück zum rechten Atrium. Beim Lungenkreislauf fließt das desoxygenisierte Blut, vollgeladen mit Kohlendioxid vom rechten Atrium zum rechten Ventrikel, von wo aus es in die Lungen gepumpt wird. Dort tritt es in das Kapillarnetzwerk der Alveolen ein, wo es das Kohlendioxid ablädt und Sauerstoff auflädt. Das Blut wird dann durch die Pulmonalvenen zum linken Atrium zurückgepumpt, und der Kreislauf beginnt erneut am linken Ventrikel.

Antworten

1. Halsschlagader 2. Äußere Halsvene 3. Achselvene 4. Obere Hohlvene 5. Oberarmarterie 6. Gemeine Beckenvene 7. Radialarterie 8. Ellenarterie 9. Hintere Unterschenkelvene 10. Große Rosenvene 11. Vordere Unterschenkelvene 12. Wadenbeinarterie 13. Kleine Rosenvene 14. Vena poplitea (Kniekehlenvene) 15. Oberschenkelarterie 16. Hüftlocharterie 17. Hüftlochvene 18. Gemeine Beckenvene 19. Armvene 20. Untere Hohlvene 21. Vena cephalica 22. Herz 23. Aortenbogen 24. Schlüsselbeinvene

Grundlegende Struktur des Herzens und des Herzmuskels

Das Herz liegt mitten im Thorax (Brustkorb), zwischen den Lungenflügeln, und ist von einer doppelschichtigen Membran des Perikards umgeben. Das rechte und linke Atrium (Vorhof) liegen superior, während der rechte und linke Ventrikel (Herzkammer) inferior liegen. Ein Septum teilt das rechte und linke Atrium sowie das rechte und linke Ventrikel. Jedes Atrium hat eine atrioventrikuläre Öffnung zum Ventrikel, die eine Klappe besitzt, durch die sichergestellt wird, dass das Blut nur in eine Richtung fließt. Das linke Atrium und Ventrikel erhalten oxygenisiertes Blut aus den Lungen durch die Pulmonalvenen, und pumpen es über die Aorta in den Körper. Das rechte Atrium und Ventrikel erhalten relativ sauerstoffarmes Blut vom Körper durch die Vena cava (Hohlvene) und pumpen es in die Lungen durch die Pulmonalarterien. Ein Querschnitt des Herzens zeigt vier Kammern und Klappen, Die Mitralklappe sitzt zwischen dem linken Atrium und Ventrikel. Blut aus dem linken Ventrikel tritt durch die Aortenklappe aus. Die Trikuspidalklappe sitzt zwischen dem rechten Atrium und Ventrikel. Blus aus dem rechten Ventrikel fließt durch die Pulmonalklappe

Herz – Querschnitt

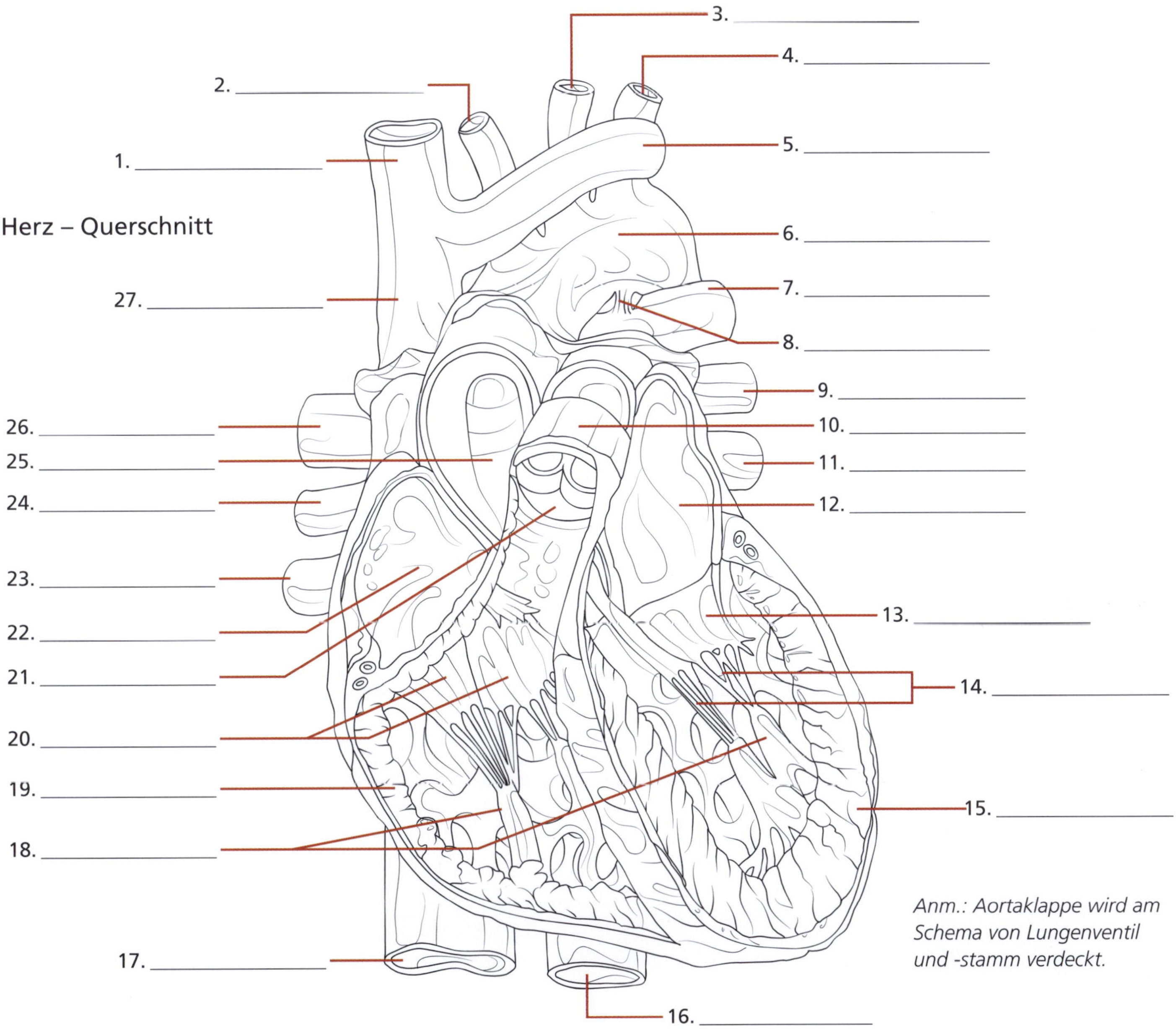

Anm.: Aortaklappe wird am Schema von Lungenventil und -stamm verdeckt.

Antworten

1. Rechte vena brachialsephalica 2. Arteria brachiocephalica 3. Linke gemeine Halsschlagader 4. Linke Schlüsselbeinarterie 5. Linke vena brachiocephalica 6. 6. Aortenbogen 7. Linke Pulmonalarterie 8. Ligamentum arteriosum 9. Linke obere Pulmonalvene 10. Truncus pulmonalis 11. Linke untere Pulmonalvene 12. Linker Vorhof (Atrium) 13. Segel der Mitralklappe 14. Chorda tendinea 15. Linke Kammer (Ventrikel) 16. Absteigende (thorakale) Aorta 17. Untere Hohlvene 18. Papillarmuskeln 19. Rechte Kammer 20. Segel der Triscupidalklappe 21. Pulmonalklappe 22. Rechter Vorhof 23. Rechte untere Pulmonalvene 24. Rechte obere Pulmonalvene 25. Aufsteigende Aorta 26. Rechte Pulmonalarterie 27. Obere Hohlvene

Grundlegende Struktur des Herzens und des Herzmuskels

Der Herzmuskel ist dem Skelettmuskel in der Hinsicht ähnlich, als dass er auch gestreift ist – die überlappenden Myosin- und Aktinfasern lassen in gestreift wirken. Doch während Skelettmuskelzellen sehr lang sind und viele Kerne haben, sind die Herzmuskelzellen kürzer und verästelt, und haben nur einen Kern pro Zelle. Herzfasern sind in vier Schichten spiralförmig angeordnet – zwei Gruppen winden sich um das Äußere der beiden Ventrikel, eine dritte Gruppe windet sich unten um beide Ventrikel und die vierte Gruppe windet sich um den linken Ventrikel. Durch diese einzigartige Orientierung können Kontraktionen die Herzkammern vom Apex zur Basis drücken, und so Blut in die Pulmonalarterie und Aorta pumpen. Die T-Tubuli des Herzmuskels bringen die elektrische Depolarisierung des kardialen Aktionspotentials tief in die Zelle, um Muskelkontraktion zu initiieren. Das maßgebliche Merkmal der Herzmuskelzellen ist, dass sie über eingeschaltete Scheiben (höchst dichte Bereiche von Gap junctions) mit anderen Herzzellen verbunden sind. Das erlaubt den Herzmuskelzellen sowohl chemisch als auch elektrisch über das Zytoplasma zu kommunizieren. Am wichtigsten aber, es erlaubt dem Herz, sich als Einheit, koordiniert zusammenzuziehen, um Blut zu pumpen.

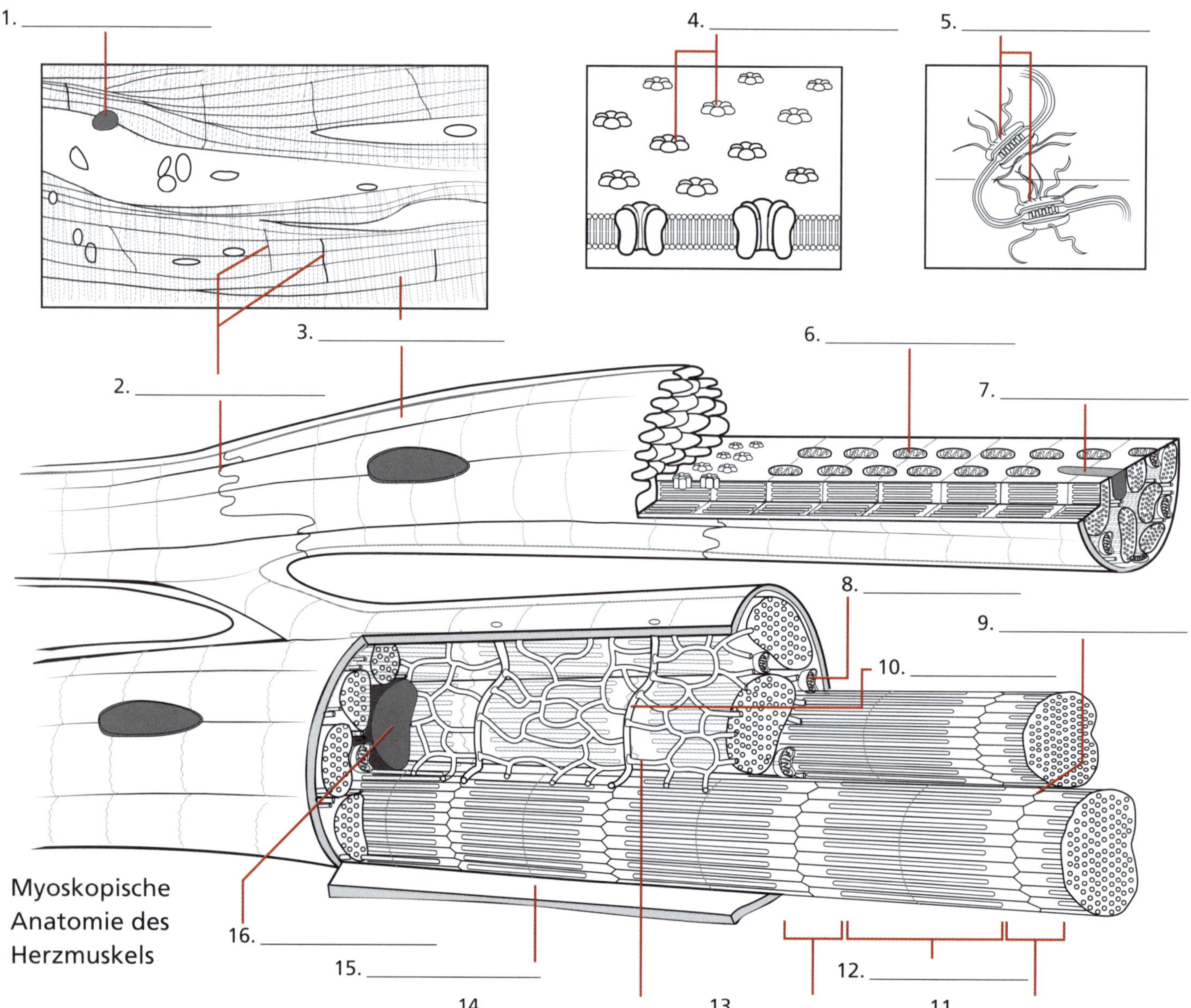

Myoskopische Anatomie des Herzmuskels

Antworten

1. Kern 2. Eingeschaltete Scheibe 3. Herzmuskelzelle 4. Gap Junctions 5. Bindende Faszien 6. Mitochondrium 7. Kern 8. Mitochondrium 9. Z-Scheibe 10. T-Tubulus 11. I-Band 12. A-Band 13. I-Band 14. Sarkoplasmatisches Retikulum 15. Sarkolemm 16. Kern

Grundlegende Struktur der Blutgefäße: Struktur der Blutgefäße

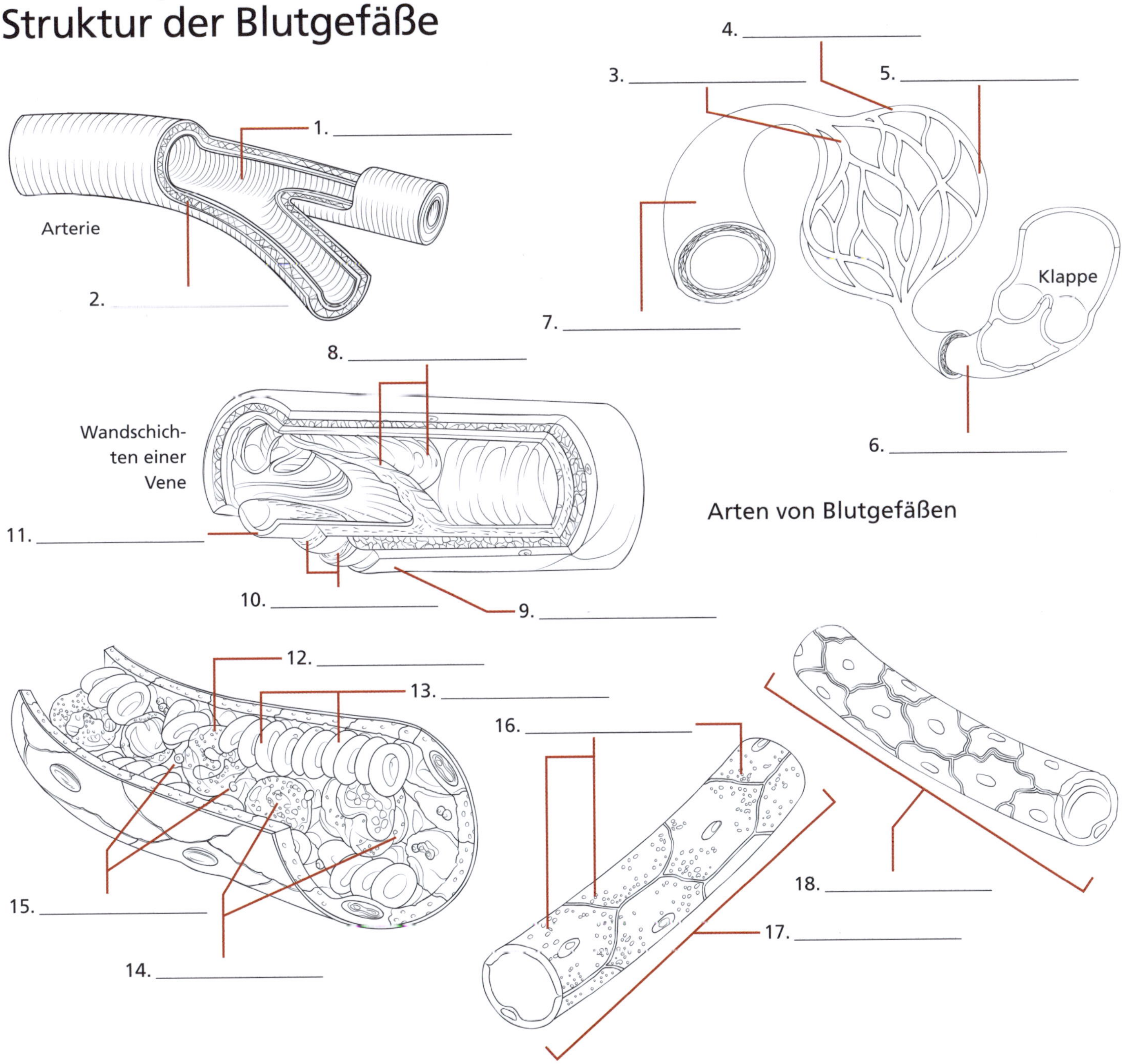

Blut besteht aus roten Blutkörperchen (Erythrozyten), verschiedenen Arten von weißen Blutkörperchen (Leukozyten) und Blutplättchen (Thrombozyten) in einer Lösung (Plasma) aus Wasser, Elektrolyten und Proteinen. Rote Blutkörperchen befördern Sauerstoff zu den Geweben, während Plasma wichtige Nährstoffe zu den Geweben transportiert. Weiße Blutkörperchen sind die Agenten des Immunsystems des Körpers. Blutgefäße formen ein verschachteltes System, durch welches das Blut zirkuliert. Beim Transportieren von oxygenisiertem Blut vom Herz zu den Geweben, verästeln sich die Arterien zu Arteriolen, aus denen dann Kapillaren werden, die für den Austausch von Sauerstoff und anderen Nährstoffen mit den umliegenden Geweben zuständig sind. Wenn die Blutgefäße das desoxygenisierte Blut zurück zum Herz transportieren, erweitern sie ihren Durchmesser, Kapillaren werden Venolen, die dann zusammentreffen und Venen formen. Viele Venen besitzen Einweg-Ventile. Fenestrierte Kapillaren haben Öffnungen, oder Fenster, in ihren Wänden, kontinuierliche Kapillaren nicht.

Antworten

1. Endothel 2. Glatter Muskel 3. Arteriole 4. Kapillare 5. Venole 6. Vene 7. Arterie 8. Geschlossene Klappen 9. Tunica adventitia 10. Muskularis 11. Intima 12. Leukozyt (Neutrophil) 13. Erythrozyt (rotes Blutkörperchen) 14. Leukozyten (weiße Blutkörperchen) 15. Blutplättchen 16. Fenestrationen 17. Fenestrierte Kapillare 18. Kontinuierliche Kapillare

Grundlegende Struktur der Blutgefäße: Arterien, Arteriolen, Kapillaren, Venolen, und Venen

Größere Blutgefäße (Arterien und Venen) haben eine ähnliche Tunica externa, oder äußere schützende Gewebeschicht. Die nächstinnere Schicht ist eine Muskelschicht, die bei Arterien klarerweise dicker ist, als bei Venen, und sie haben auch eine zusätzliche externe und interne elastische Lamina. Die erhöhte Elastizität der Arterien ist wichtig bei der Expansion und Kontraktion unter Druck (Compliance). Die Endothelschicht, die aus sehr flachen und glatten Zellen besteht, die die Reibung des Blutflusses reduzieren, ist bei allen Blutgefäßen gleich. Das Lumen ist bei Venen größer als bei Arterien. Zusätzlich haben Venen Einweg-Ventile, die den Blutrückfluss zum Herz verhindern. Arteriolen sind kleiner Versionen der Arterien, und haben nur eine Tunica media und ein Endothel. Sie haben auch die Fähigkeit der Vasodilatation und Vasokonstriktion, um den Blutfluss zu den Kapillaren zu kontrollieren. Venolen sind kleine Gefäße, die das Blut von den Kapillaren aufnehmen. Sie haben nur eine Tunica externa und ein Endothel. Kapillaren sind wichtige Endothelzellen, und viele sind fenestriert, damit Plasma zur interstitiellen Flüssigkeit gelangen kann. Gas-, Flüssigkeits-, Nährstoff- und Abfallaustausch geschieht zwischen den Kapillaren und den umgebenden Geweben.

Vergleich der Gewebsschichten von Arterie, Vene und Kapillare

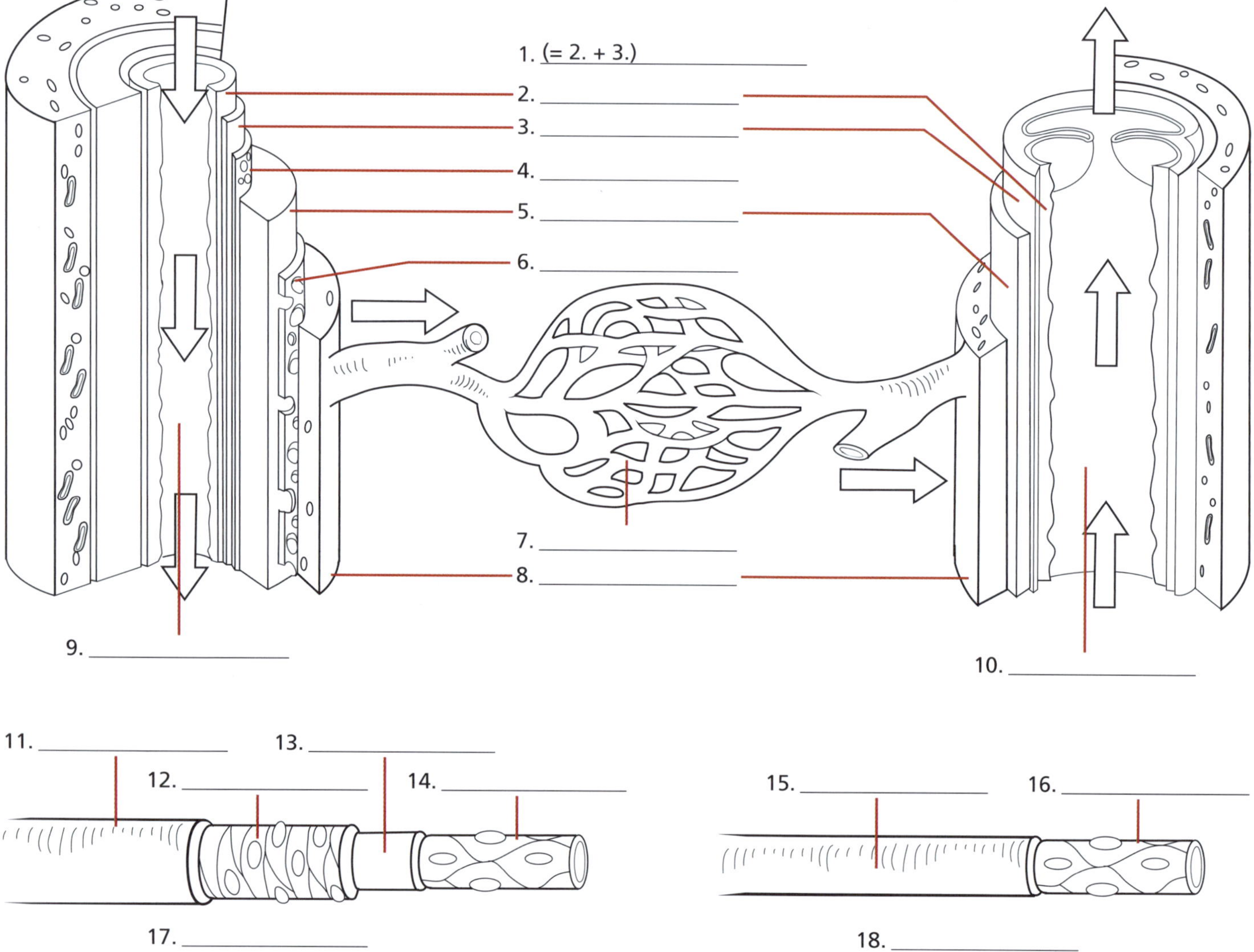

Antworten

1. Tunica interna 2. Endothel 3. Subendothelschicht 4. Interne elastische Lamina 5. Tunica media 6. Externe elastische Lamina 7. Kapillarnetzwerk 8. Tunica externa 9. Lumen 10. Lumen 11. Äußere Schicht 12. Ringe des glatten Muskels 13. Basalmembran 14. Endothel 15. Basalmembran 16. Endothel 17. Arteriole 18. Kapillare

Grundlegende Struktur der Blutgefäße: Struktur und Funktion der Kapillare

Kapillaren sind die Blutgefäße, die während Gasaustausch (Lieferung von oxygenisiertem Blut und Abtransport von Kohlendioxid), Nährstofflieferung und Abfallbeseitigung mit den Geweben interagieren. Kontinuierliche Kapillaren haben eng vernetzte Endothelzellen und deshalb tritt sehr wenig Flüssigkeit aus. Fenestrierte Kapillaren haben ovale Poren in den Endothelzellen für die Flüssigkeitsbewegung. Sinusoide Kapillaren haben auch Fenestrationen und locker vernetzte Endothelzellen, sodass Flüssigkeiten und größere Moleküle durch die Wände können. Auf der arteriellen Seite des Kapillarnetzwerks ist der hydrostatische Druck hoch genug, um das Blut physisch durch die Kapillaren zu befördern, aber auch um Plasma durch die Fenestrationen in die interstitielle Flüssigkeit zu drücken (If). Wenn das Blut weiter auf die venöse Seite des Kapillarnetzwerks fließt, fällt der hydrostatische Druck und der geringere Anteil an Plasma erhöht den kolloidosmotischen Druck (onkotischer Druck) aufgrund der erhöhten Konzentration der verbleibenden Plasmaproteine. Daraus resultiert, dass Kapillaren (Kap) durch Osmose interstitielle Flüssigkeit gewinnen. Netto Filtrationsdruck (NFP) = $(P_{cap} - P_{if}) - (\pi_{cap} - \pi_{if})$, wo P der hydrostatische Druck ist und π der osmotische Druck. Bezeichnenderweise ist das Nettoergebnis der Verlust der Flüssigkeit in den Kapillaren, die von den Lymphkapillaren aufgenommen wird und durch die Lymphgefäße in den allgemeinen Kreislauf zurückgebracht wird.

Variation in der Kapillarstruktur

1. ____________

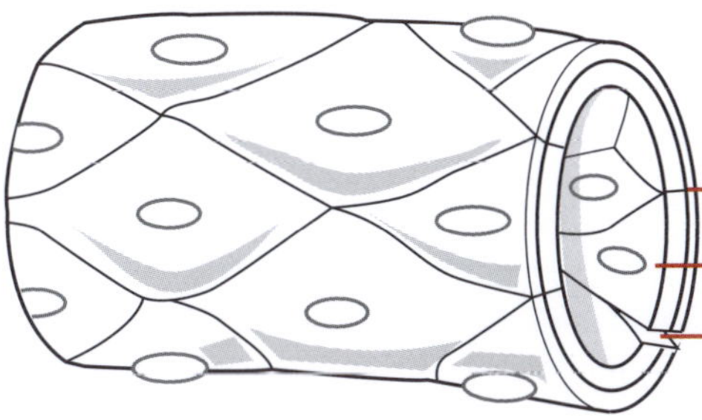

2. ____________
3. ____________
4. ____________

5. ____________

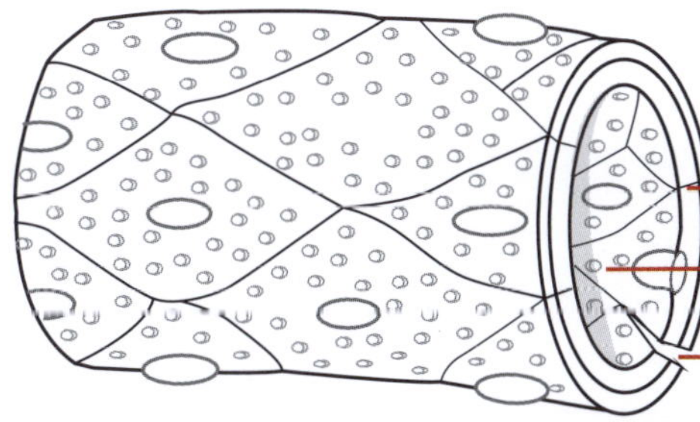

6. ____________
7. ____________
8. ____________

9. ____________

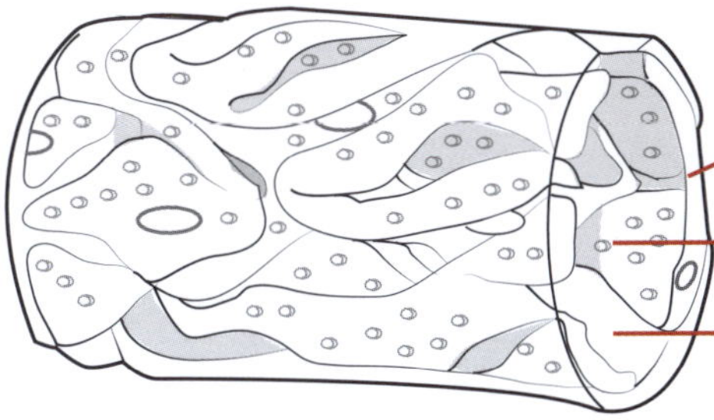

10. ____________
11. ____________
12. ____________

14. ____________ 15. ____________ 16. ____________

Bei 14–16 bezeichnen Sie die Beziehung zwischen P und π.

13. ____________

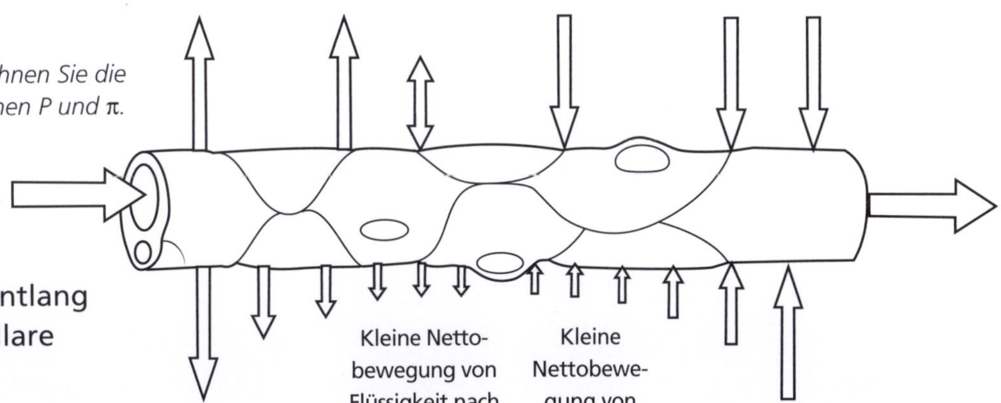

Netzdruck ändert sich entlang einer allgemeinen Kapillare

Antworten

1. Kontinuierliche Kapillare 2. Enge Verbindung 3. Endothelzelle 4. Interzellulärer Spalt 5. Fenestrierte Kapillare 6. Enge Verbindung 7. Endothelzelle 8. Interzellulärer Spalt 9. Sinusförmige Kapillare 10. Endothelzelle 11. Enge Verbindung 12. Interzellulärer Spalt 13. Blutstrom 14. $P_{cap} > \pi_{cap}$ 15. $P_{cap} = \pi_{cap}$ 16. $\pi_{cap} > P_{cap}$

Aktionspotential des Herzmuskels

Das kardiale Aktionspotential (AP) ist die größte Umkehrung eines elektrischen Potentials im Herzmuskel, das vor der Herzmuskelkontraktion stattfindet (der koordinierte Herzschlag). Es wird von den Schrittmacherzellen des Sinusknoten initiiert. Schrittmacherzellen haben ein instabiles Ruhemembranpotential, aufgrund ihrer durchlässigen Natriumkanäle. Wenn Natrium in die Zelle eintritt, aktiviert das steigende Membranpotential schlussendlich eine kritische Anzahl an spannungsabhängigen Natriumkanälen, um ein AP zu generieren. Im Gegensatz zum extrem schnellen neuronalen AP ist das kardiale AP viel langsamer und dauert bis zu 0,3 Sekunden. Das liegt daran, dass die langsameren, spannungsabhängigen Kalziumkanäle geöffnet werden, was die Depolarisierung (ein Plateau generieren) verlängert. Dies überschreitet die absolute Refraktärzeit und erlaubt dem Herzen zu kontrahieren, ohne die Unterbrechung durch ein weiteres kardiales AP. Die Repolarisierung beginnt, wenn sich die spannungsabhängigen Kaliumkanäle öffnen und Kalium die Zelle verlässt, während sich die Kalziumkanäle schließen. Die Membran kehrt zu ihrem Ruhepotential zurück, bis eine erneute Depolarisierung im Sinusknoten geschieht. Aufgrund der eingeschalteten Scheiben in den Herzmuskelzellen, verbreitet sich die Depolarisierung auf angrenzende Herzmuskelzellen und über das ganze Herz.

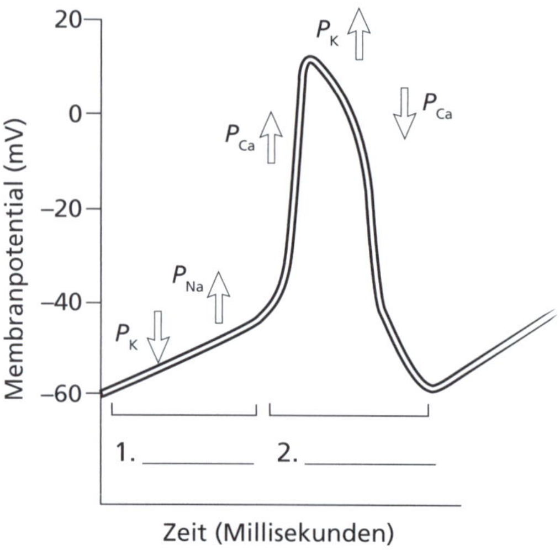

Schrittmacherpotential

Aktionspotential in Kardiomyozyten und Phasen des kardialen AP

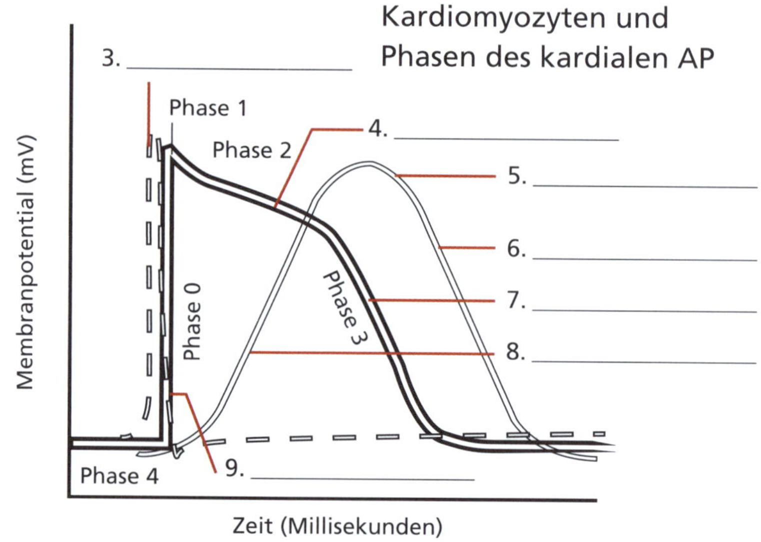

Kardiales AP, gezeigt auf myokardialer Kontraktion und Relaxation

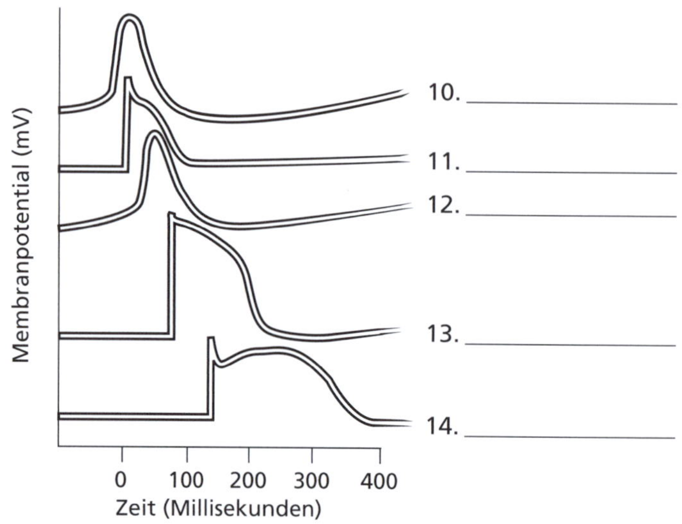

Antworten

1. Schrittmacherpotential 2. Aktionspotential 3. Neurales Aktionspotential 4. Plateauphase 5. Kardiales Aktionspotential 6. Myokardische Relaxation 7. Repolarisation 8. Myokardische Kontraktion 9. Depolarisation 10. Sinusknoten 11. Vorhof 12. Atrioventrikularknoten 13. His-Bündel 14. Ventrikuläre Kardiomyozyte

Kopplung von Erregung und Kontraktion im Herzmuskel

Das kardiale AP beginnt in den Schrittmacherzellen im Sinusknoten. Die Depolarisierung breitet sich über Gap Junctions in den eingeschalteten Scheiben auf angrenzende Herzmuskelzellen aus. Es breitet sich auch tief in jede Herzmuskelzelle durch T-Tubuli aus. Depolarisierung öffnet spannungsabhängige Kalziumkanäle in der Plasmamembran des sarkoplasmatischen Retikulums. Extrazelluläres Kalzium tritt, durch einen Prozess, der Calcium-induzierte Calciumfreisetzung genannt wird, in die Zelle ein, aktiviert Ryanodin-Rezeptoren am sarkoplasmatischen Retikulum, um intrazelluläre Kalziumspeicher freizusetzen. Das Kalzium diffundiert in die Nähe der Aktin- und Myosinfasern. Kalzium bindet an Troponin, ändert dabei dessen Konformation, was das Tropomyosin dazu bringt, die Myosinbindungsstellen am Aktinmolekül freizugeben. Der Brückenzyklus beginnt; in anderen Worten: Muskelfasern kontrahieren. Das verlängerte kardiale AP (verursacht durch langsame spannungsabhängige Kalziumkanä-le), führt zu einer anhaltenden Depolarisierung (bis zu 200 ms) und dadurch zu einer verlängerten Kontraktionsphase. Um die Relaxationsphase zu beginnen, wird Kalzium aktiv in das sarkoplasmatische Retikulum zurückgepumpt. Die Entfernung des Kalziums von Troponin führt dazu, dass das Tropomyosinmolekül die Myosinbindungsstelle am Aktin wieder bedeckt, und den Brückenzyklus schließt (d.h.: Muskelrelaxation).

Kopplung von Erregung und Kontraktion im Herzmuskel

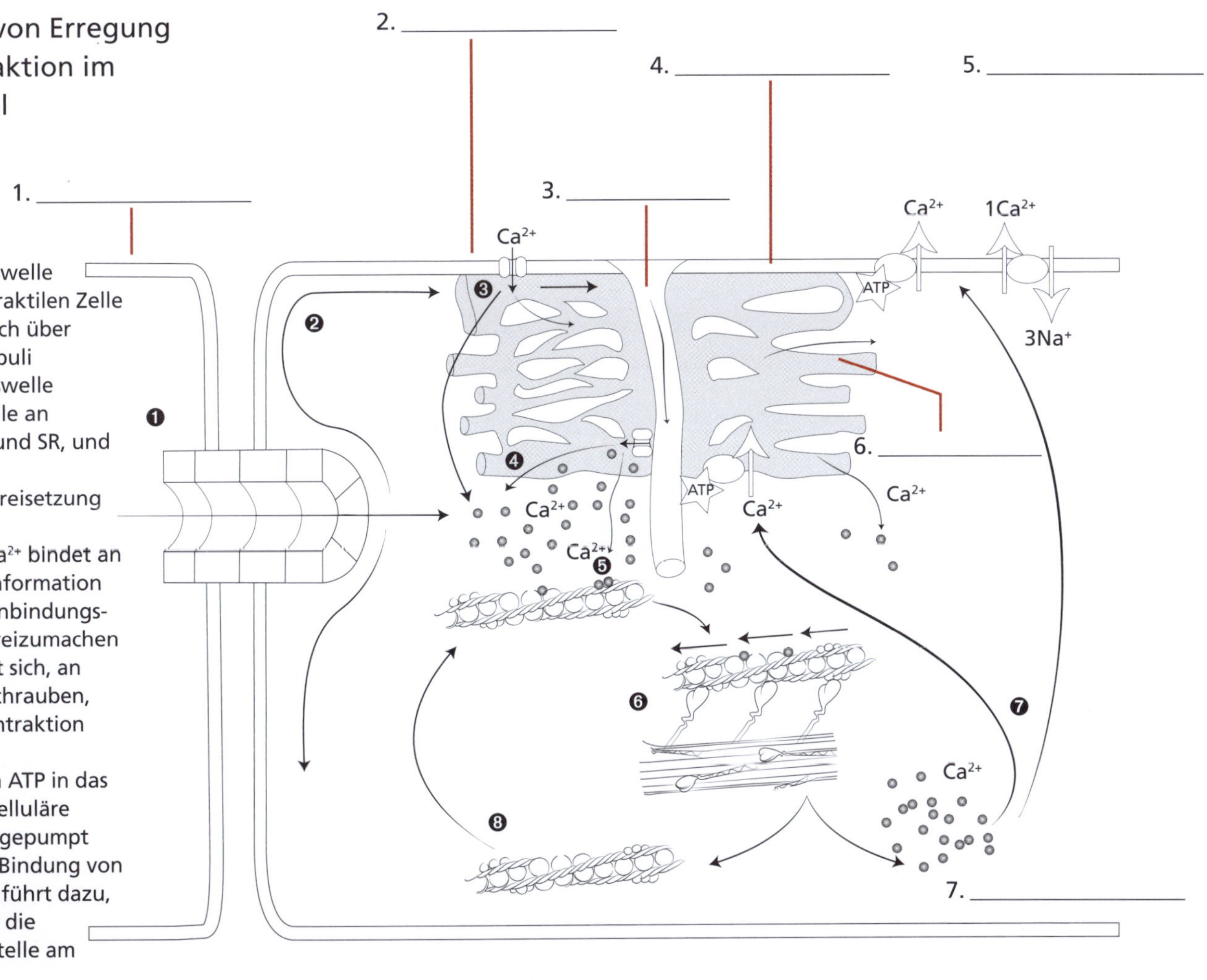

❶ Depolarisationswelle wandert zur kontraktilen Zelle
❷ AP verbreitet sich über Membran zu T-Tubuli
❸ Depolarisationswelle Öffnet Ca2+-Kanäle an Plasmamembran und SR, und setzt Ca^{2+} frei
❹ Ca^{2+} induziert Freisetzung von Ca^{2+} von SR
❺ Freigesetztes Ca^{2+} bindet an Troponin, das Konformation ändert, um Myosinbindungs-stellen an Aktin freizumachen
❻ Myosin beginnt sich, an Aktin entlangzuschrauben, was zu Muskelkontraktion führt
❼ Ca^{2+} wird durch ATP in das SR und die extrazelluläre Flüssigkeit zurückgepumpt
❽ Auflösung der Bindung von Ca^{2+} mit Troponin führt dazu, dass Tropomyosin die Myosinbindungsstelle am Aktin besetzt

Antworten

1. Kontraktile oder autorhythmische Zelle 2. Kontraktile Zelle 3. T-Tubuli 4. Plasmamembran 5. Extrazelluläre Flüssigkeit 6. Sarkoplasmatisches Retikulum 7. Intrazelluläre Flüssigkeit

Elektrokardiogramme und Impulsführung im Herz

EKG und Impulsführung im Herz

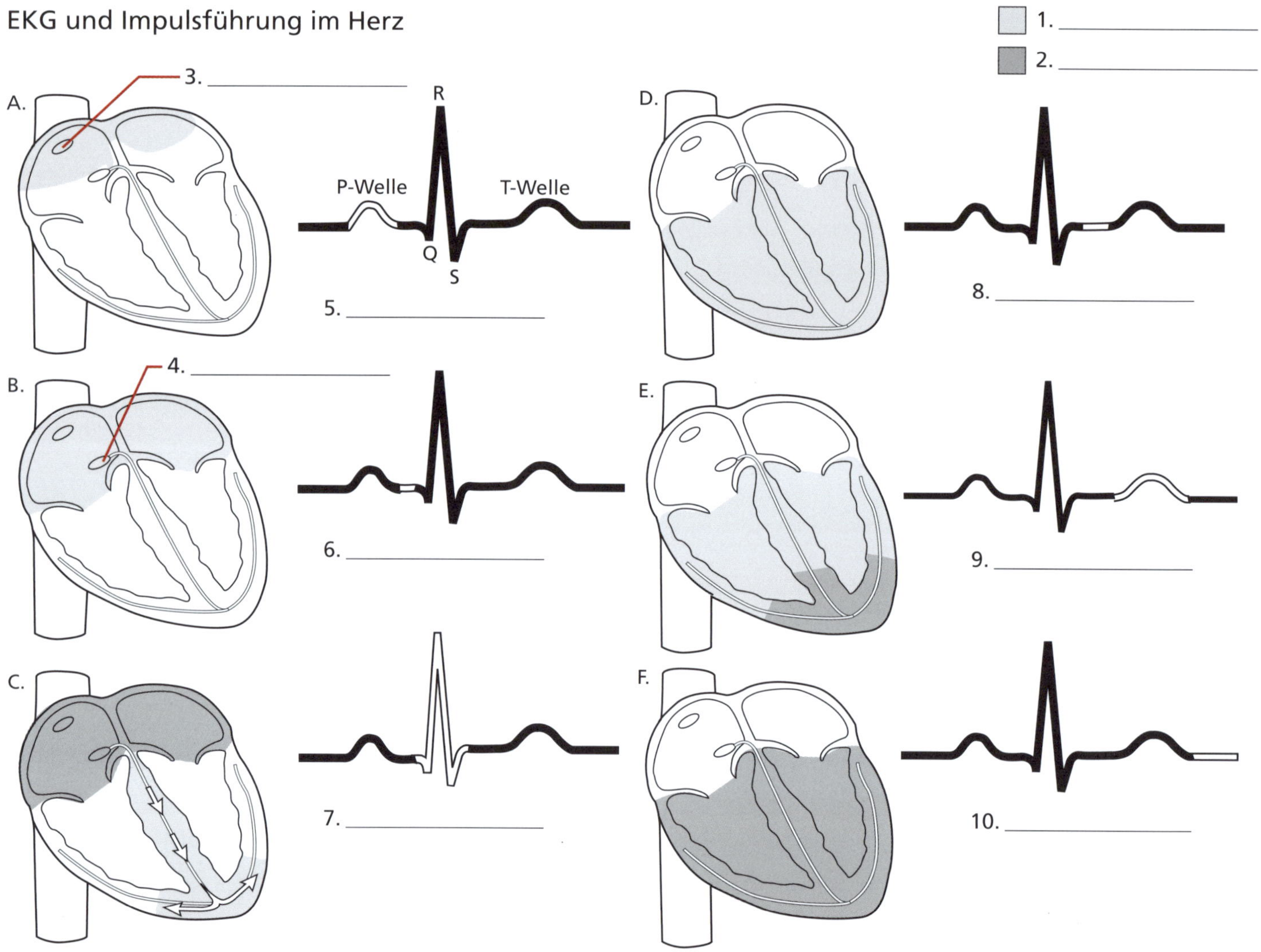

Das kardiale AP ist ein Depolarisationsereignis, das spontan im Sinusknoten beginnt. Diese Depolarisation verteilt sich auf spezielle Art und Weise über das gesamte Herz und kann durch ein Elektrokardiogramm (EKG) gemessen und visualisiert werden. Wenn die Depolarisation über die Atrien wandert, wird das im EKG als die P-Welle dargestellt. Sobald das geschehen ist, wird die Welle am Atrioventrikularknoten (AV-Knoten) aufgehalten, um den Atrien eine komplette Kontraktion zu erlauben. Durch wenig resistente kardiale Gewebe, wie das His-Bündel und Purkinje-Fasern, wandert die Welle zum Apex der Ventrikel in richtung Atrien. Das wird am EKG durch den QRS-Komplex dargestellt. Die Repolarisierung der Atrien geschieht auch während dieser Zeit. Sie wird im EKG als die T-Welle dargestellt. Es ist wichtig, dass man sich im Gedächtnis behält, dass das EKG nur die elektrische Aktivität des Herzmuskels widerspiegelt, nicht die mechanische Kontraktion. Die Kontraktion folgt auf die Depolarisation, und die Relaxation folgt der Repolarisation.

Antworten

1. Depolarisation 2. Repolarisation 3. Sinusknoten 4. Atrioventrikularknoten (AV-Knoten) 5. Atriale Depolarisation 6. Impulsverzögerung am AV-Knoten 7. Ventrikuläre Depolarisation und atriale Repolarisation 8. Ende der ventrikulären Depolarisation 9. Ventrikuläre Repolarisation 10. Ventrikuläre Repolarisation ist abgeschlossen

Physik des Blutstroms: Poiseuillesches Gesetz

Das Poiseuillesche Gesetz beschreibt die Stromrate in einem Schlauch als abhängig von Druckunterschieden und Widerstand. Diese Beziehung nimmt an, dass der Strom laminar ist, und das die Flüssigkeit nicht zusammendrückbar ist. Die Stromrate durch ein Blutgefäß ist direkt abhängig von dem Druckunterschied auf der Länge des gemessenen Blutgefäßes, und indirekt proportional zum Widerstand. Der Widerstand ist direkt proportional zur Viskosität der Flüssigkeit und der Länge des Blutgefäßes, während es indirekt proportional zum Radius des Blutgefäßes zur vierten Kraft ist. Das bedeutet, dass der Radius des Blutgefäßes mit Abstand am meisten Effekt auf den Widerstand und dadurch auf den Blutstrom hat. Stromraten in Arteriolen beispielsweise können nur durch kleine Änderungen des Gefäßradius, ausgelöst durch Kontraktion oder Relaxation von assoziierten glatten Muskeln, drastisch geändert werden. Der Strom in Blutgefäßen kann als laminar (Moleküle bewegen sich in einer geraden Linie parallel zur Gefäßwand) oder turbulent (chaotisch) beschrieben werden. Die Reynolds-Zahl von weniger als 2000 repräsentiert laminaren Strom, während ein Wert, der größer als ca. 3000 ist, einen turbulenten Strom darstellt.

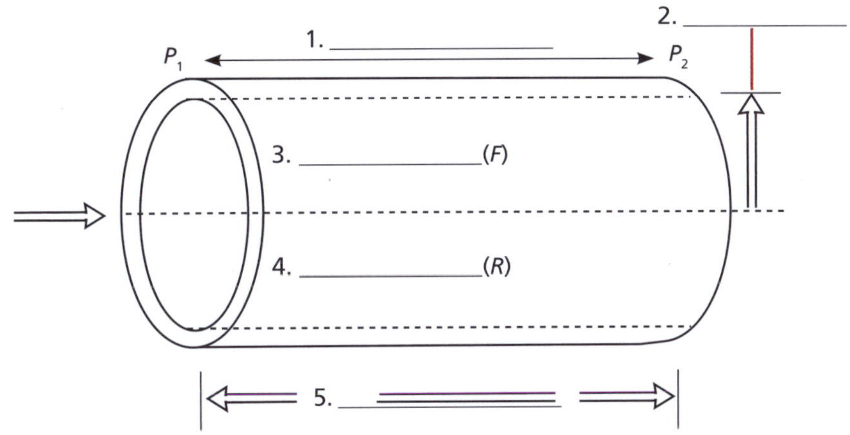

Poiseuillesches Gesetz

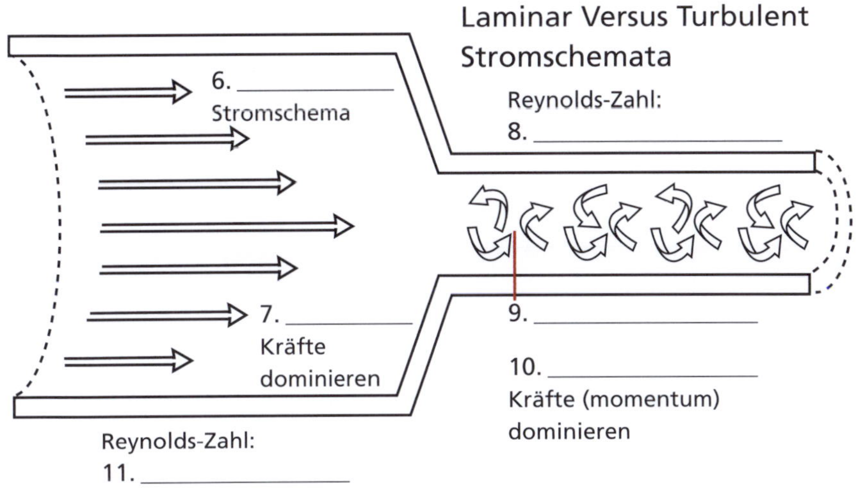

Laminar Versus Turbulent Stromschemata

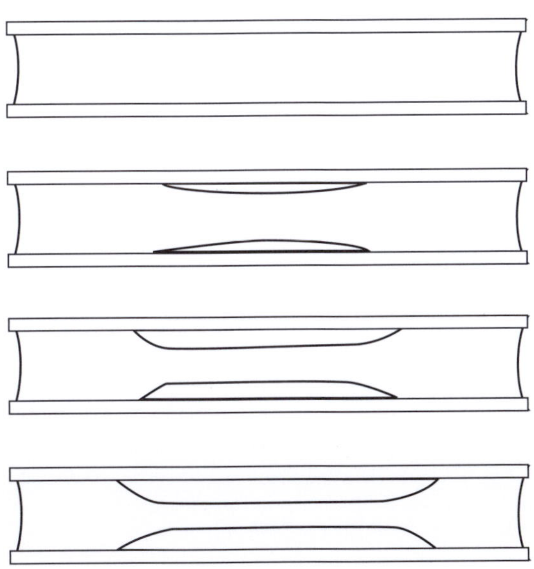

	Wenn Druck 120 mm Hg beträgt, Stromrate =	Druck, um normale Stromrate wiederherzustellen
0% Verschluss	12. ______	13. ______
20% Verschluss	14. ______	15. ______
50% Verschluss	16. ______	17. ______
80% Verschluss	18. ______	19. ______

Effekte des arteriellen Verschlusses auf die Stromrate

Antworten

1. Druckabfall 2. Radius (r) 3. Volumenstromrate 4. Widerstand zum Fluss 5. Länge (l) 6. Laminare 7. Viskose 8. >3000 9. Turbulenter Strom 10. Träge 11. <2000 12. 100 cm³/min 13. 120 mm Hg 14. 41 cm³/min 15. 293 mm Hg 16. 6,3 cm3/min 17. 1230 mm Hg 18. 0,16 cm³/min 19. 75.000 mm Hg

Arterieller Druck und seine Messung

Blutdruck ist der Druck, der vom fließenden Blut auf die Wände der Gefäße, durch die es wandert, ausgeübt wird. Normalerweise bezieht sich der Blutdruck auf den arteriellen Druck, oder den Druck in den Arterien. Der Blutdruck beschreibt immer zwei Messungen: systolischer Druck ist der Druck bei voller ventrikulärer Kontraktion, und diastolischer Druck ist der Blutdruck bei voller ventrikulärer Relaxation. Ein normotensiver Wert für Blutdruck 120/80 mm Hg, der normalerweise mit dem Alter ansteigt. Der mittlere arterielle Druck ist ein durchschnittlicher Druck über einen kardialen Zyklus und wird durch den kardialen Output, den Gefäßwiderstand und den zentralen Venendruck bestimmt . Druckpuls ist die Differenz zwischen dem systolischen und dem diastolischen Druck. Die Standardmethode, den Blutdruck zu messen, ist mit einem Sphygmomanometer. Die Manschette wird am Oberarms angelegt und bis über den systolischen Druck aufgepumpt, mit dem Druck wird das Drücken und Abschnüren der Oberarmarterie erreicht. Dann wird langsam Luft aus der Manschette gelassen, um den Druck auf die Arterie zu mindern. Dadurch, dass das Blutgefäß noch zusammengedrückt ist, entsteht ein turbulenter Strom (siehe: „Physik des Blutflusses" S. 91), der Korotkow-Geräusche produziert, die man hören kann. Der Druck, der zu dem Zeitpunkt, an dem diese gehört werden, aufgenommen wird, ist der systolische Druck. Der Druck, der aufgenommen wird, wenn der Strom leise wird, ist der diastolische Druck.

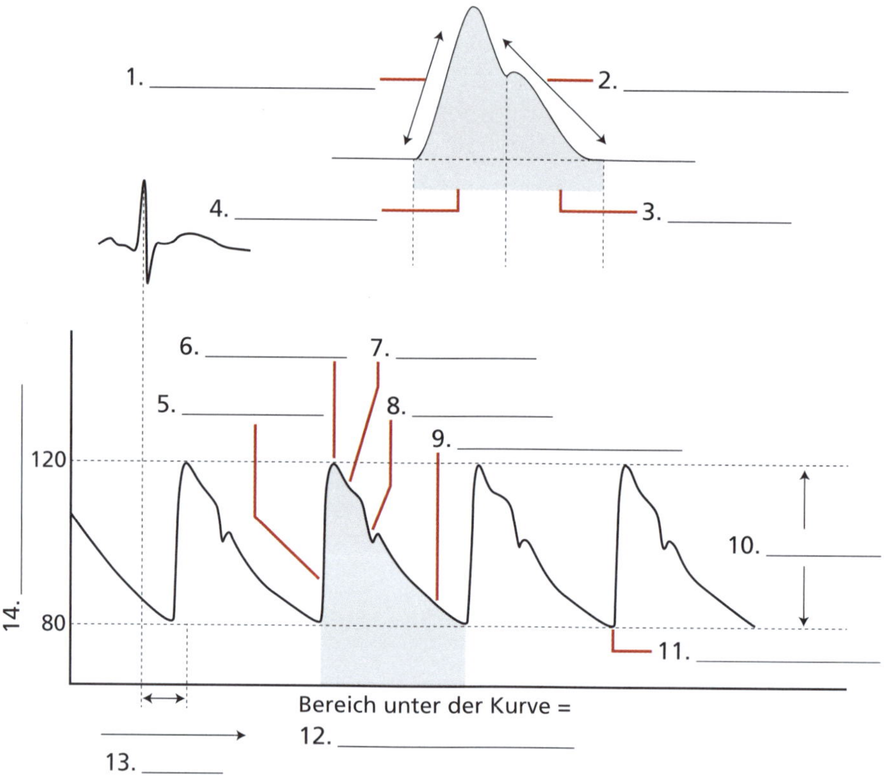

Arterieller Druck ändert sich während des Herzzyklus

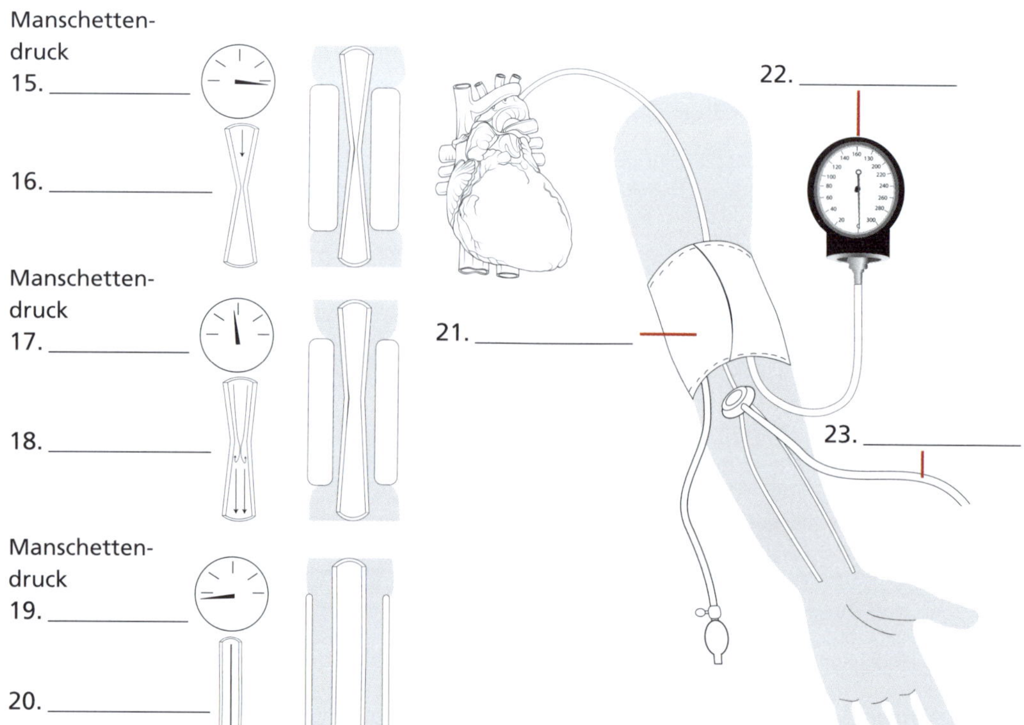

Blutdruck messen

Antworten

1. Anakrote Gliedmaße 2. Dikrote Gliedmaße 3. Diastole 4. Systole 5. Systolische Aufnahme 6. Spitze des systolischen Drucks 7. Systolischer Rückgang 8. Dikrote Kerbe 9. Diastolischer Run-off 10. Pulsdruck 11. End-diastolischer Druck 12. Mittlerer arterieller Druck 13. Zeit 14. Druck (mm Hg) 15. >120 mm Hg 16. Manschette aufblasen um Strom zu stoppen kein Geräusch 17. 80–120 mm Hg 18. Manschette langsam auslassen. Blutstrom macht Korotkoff-Geräusche, durch das Stethoskop gehört 19. <80 mm Hg 20. Arterie nicht länger zusammengedrückt – kein Geräusch 21. Aufblasbare Manschette 22. Manometer 23. Stethoskop

Herzzyklus und Funktion der Herzklappen

Der Herzzyklus bezieht sich auf alles, was vom Beginn eines Herzschlags bis zum nächsten passiert. Er umfasst eine komplexe Reihe an elektrischen Impulsen, die der mechanischen Kontraktionen, die das Blut pumpen, vorangehen. Der Sinusknoten beginnt ein kardiales Aktionspotential, das eine Welle von Depolarisation produziert, die über die Atrien läuft, und dazu führt, dass diese kontrahieren. Die Atrioventrikularklappen haben starke Faserstränge, die Chordae Tendinae, die an den freien Enden der Klappen angehängt sind. Die anderen Enden der Chordae Tendinae hängen an den Papillarmuskeln. Während der isovolumetrischen Relaxation schließen sich die Atrioventrikularklappen, während das Ventrikel kontrahiert. Sobald sich der Ventrikulardruck aufbaut, öffnet sich die Aortenklappe, und das Blut wird schnell aus der Aorta und die Pulmonalarterie gedrückt. Während der isovolumentrischen Relaxation sind die Klappen geschlossen. Wenn sich die Mitralklappe öffnet, füllen sich die Ventrikel. Wenn der Strom langsamer wird, schließt sich die Mitralklappe während der Diastase des Herzzyklus. Zu diesem Zeitpunkt beginnt der Zyklus von vorne.

Herzzyklus

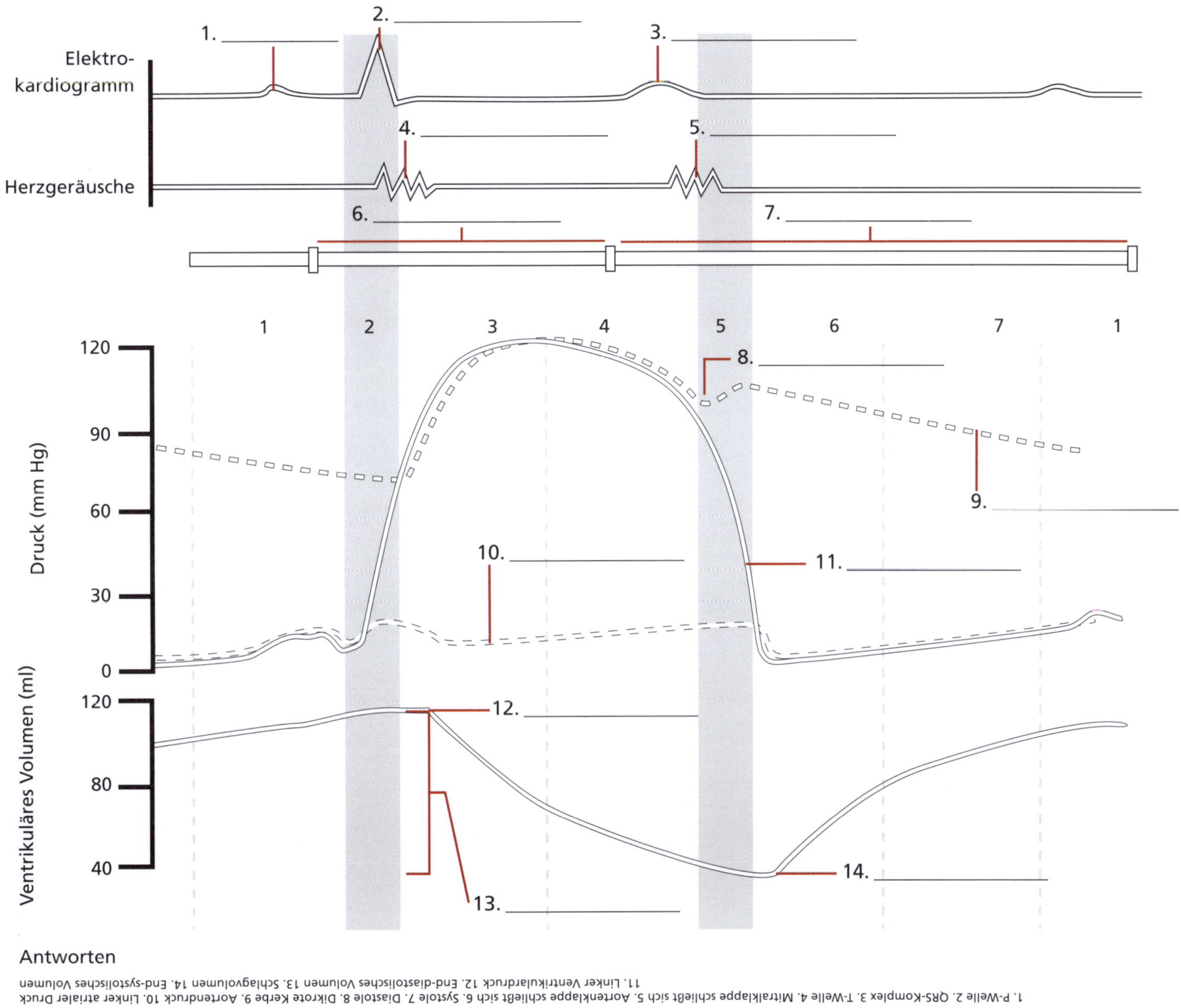

Antworten

1. P-Welle 2. QRS-Komplex 3. T-Welle 4. Mitralklappe schließt sich 5. Aortenklappe schließt sich 6. Systole 7. Diastole 8. Dikrote Kerbe 9. Aortendruck 10. Linker atrialer Druck 11. Linker Ventrikulardruck 12. End-diastolisches Volumen 13. Schlagvolumen 14. End-systolisches Volumen

Frank-Starling-Gesetz

Auf organischem Niveau besagt das Frank-Starling-Gesetz, dass das Schlagvolumen des Herzens mit dem enddiastolischen Volumen erhöht wird (angenommen alle anderen Faktoren bleiben konstant). Mehr Füllung führt dazu, dass die Gefäßwand mit mehr Kraft kontrahiert, verglichen mit weniger Füllung des Gefäßes. Dies gleicht den kardialen Output aus, wenn der venöse Rückfluss, beispielsweise beim Sport, mehr wird. Auf zellulärem Niveau, streckt die Erhöhung des enddiastolischen Volumens am Beginn das Sarkomer des Muskels, sodass Aktin und Myosin maximal überlappen, während sie eine größere Brücken-Zyklus-Distanz erlauben. Zusätzlich erhöht sich durch das Strecken die Sensibilität von Troponin gegenüber Kalzium, und erlaubt so das Formen von mehr Brücken. Der Frank-Starling-Mechanismus trägt am meisten zur Erhöhung des Schlagvolumens in Ruhe oder bei niedrigem Level an Sport bei. Die Frank-Starling-Kurve kann sich innerhalb jedes Menschen ändern, abhängig von dem kontraktilen Status des Herzen, am meisten, wenn sie beim Sport ansteigt. Die Spur der Frank-Starling-Kurve kann während eines Herzversagens drastisch absinken und noch mehr während eines kardiogenen Schocks, da die kontraktilen Eigenschaften abnehmen.

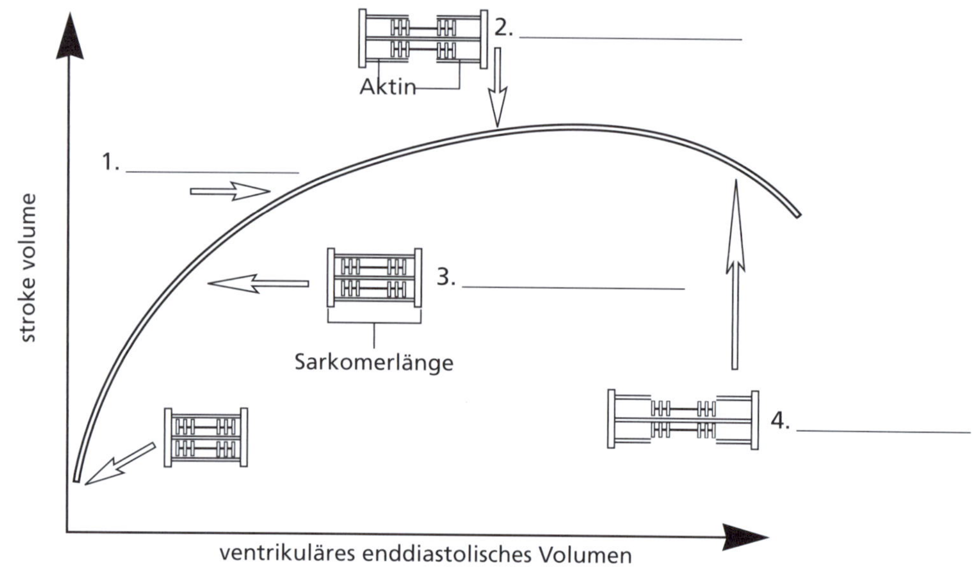

Frank-Starling-Gesetz

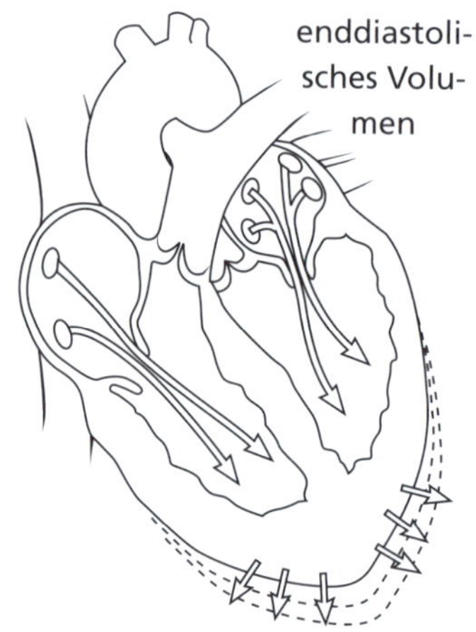

erhöhtes Blutvolumen führt zu erhöhter Streckung des Myokards

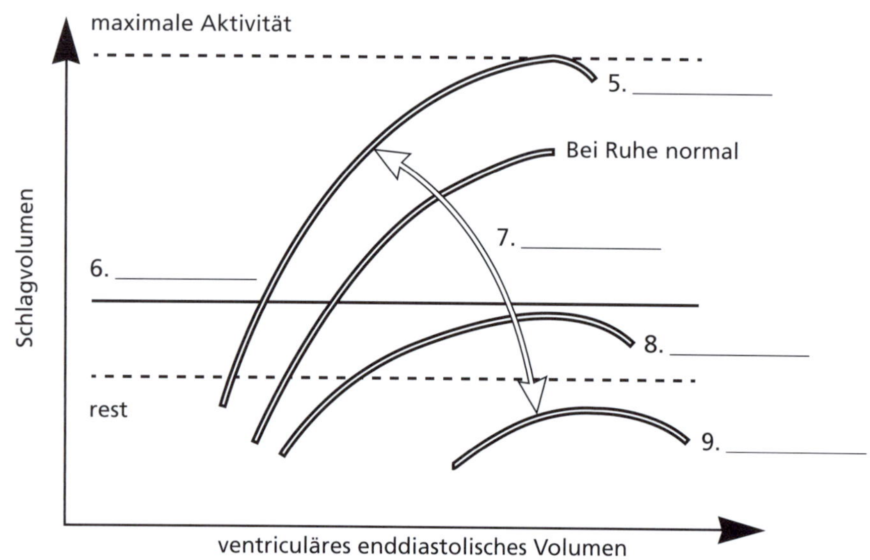

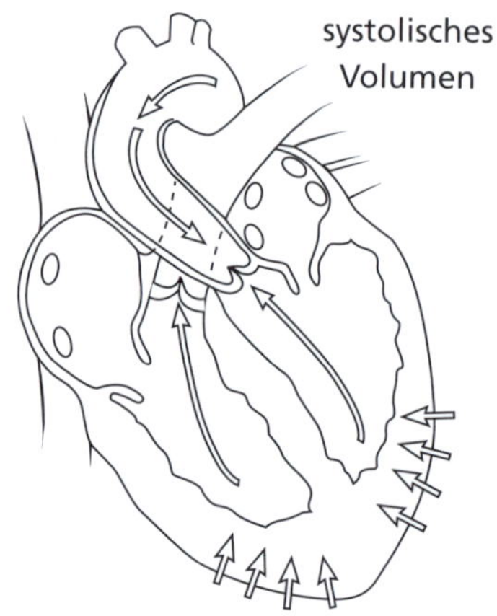

Führt zu erhöhter Kraft, um Blut zu pumpen

Antworten

Beziehung zwischen ventrikulärem enddiastolischem Volumen und Schlagvolumen

1. Frank-Starling-Kurve 2. Optimale Sarkomerlänge 3. Normale Ruhelänge 4. Linke ventrikuläre Dysfunktion 5. Normal während Sport 6. Gehen 7. Kontraktiles Stadium 8. Herzversagen 9. Kardiogener Schock

Barorezeptoren und Baroreflexe

Barorezeptoren sind eine Art von Mechanorezeptoren, die man in alles Blutgefäßen von Wirbeltieren findet. Wenn sie gestreckt werden, senden sie über Neuronen exzitatorische (erregende) Signale zum Gehirn. Die Barorezeptoren sind ein Teil der negativen Feedbackschleife (dem Baroreflex), die den Blutdruck auf einer akuten Zeitskala regulieren. Sobald sich der Blutdruck erhöht, werden die Barorezeptoren in der Karotidarterien und der Aorta gestreckt. Dies verursacht einen Anstieg der Frequenz der gesendeten Aktionspotentiale (über die Kranialnerven IX und X) zum kardiovaskulären Kontrollcenter in der Medulla oblongata. Der allgemeine Output des kardiovaskulären Kontrollcenters erhöht den parasympathischen Output und reduziert den sympathischen. Genauer, das parasympathische System erhöht den Ausstoß von Acetylcholin am Sinusknoten, und verringert so die Herzfrequenz, was dazu führt, dass er kardiale Output fällt und der Blutdruck sinkt. Gleichzeitig reduziert verminderter sympathischer Output die Menge an ausgeschüttetem Norepinephrin (NE). Im Herz führt das dazu, dass weniger NE die beta1-Rezeptor-aktivität reduziert, und so zu verringerter Herzfrequenz und Kontraktionskraft führt. In den Blutgefäßen reduziert weniger NE die alpha-Rezeptor-Aktivität, was die Vasodilatation erhöht, und so den peripheren Widerstand senkt. Verringerter peripherer Widerstand senkt den Blutdruck.

Anatomische Karte des Baroreflexes

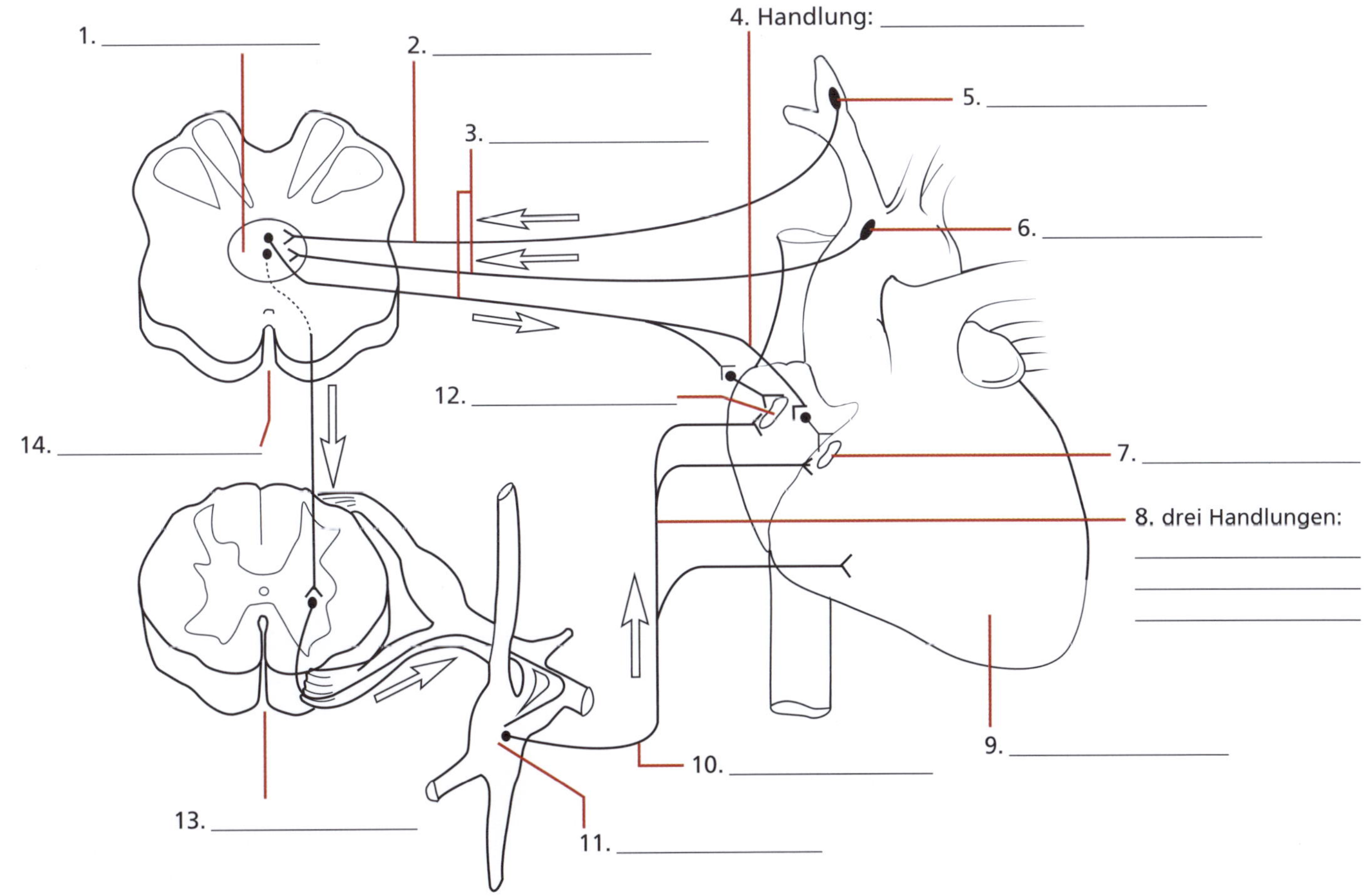

Antworten

1. Kardiovaskuläres Zentrum 2. Glossopharyngealnerv (Kranialnerv XI) 3. Vagonerv (Kranialnerv X) parasympathisch 4. Herzfrequenz vermindern 5. Barorezeptoren im Karotissinus 6. Barorezeptoren im Aortenbogen 7. Atrioventrikulärknoten 8. Herzfrequenz vermindern, Kontraktionskraft vermindern, Vasodilatation um periphere Resistenz zu vermindern 9. Ventrikuläres Myokardium 10. Kardialer Beschleunigungsnerv 11. Sympathisches Stammganglion 12. Sinusknoten 13. Rückenmark 14. Medulla oblongata

Regulierung des arteriellen Drucks

Auf einer akuten Zeitskala (Minute zu Minute), wird der Blutdruck normalerweise von den Barorezeptoren kontrolliert (siehe S. 95). Auf einer chronischen Zeitskala wird die Homöostase des Blutdrucks von der Balance zwischen dem Renin-Angiotensin-Aldosteron-System und dem atrialen natriuretischen Peptid. Abgesehen davon, dass hoher Blutdruck eine Reaktion beim Baroreflex auslöst, verursacht erhöhter Druck in den Atrien die Ausschüttung von atrialem natriuretischem Peptid der Herzmuskelzellen. Dies verursacht erhebliche Vasodilatation und erhöht den Natrium- und Wasserverlust der Nieren, und reduziert so den Blutdruck allgemein. Wenn der Körper durch die juxtaglomerulären Zellen in den Nieren niedrigen Blutdruck spürt (aufgrund geringem Volumens oder geringem Widerstand), schütten die Zellen Renin in den Blutkreislauf aus. Renin fungiert als Enzym, das von einem Endothel produziert wird, das einen Großteil der Masse des Lungengewebes ausmacht, wandelt Angiotensin I in Angiotensin II um. Angiotensin II verursacht Vasokonstriktion, was den Blutdruck direkt erhöht. Angiotestin II stimuliert auch die Sekretion von Aldosteron der Nebennierenrinde. Aldosteron erhöht die Wiederaufnahme von Natrium in die Nierentubuli, was das Halten von Wasser verursacht, und so das Blutvolumen und den Blutdruck erhält.

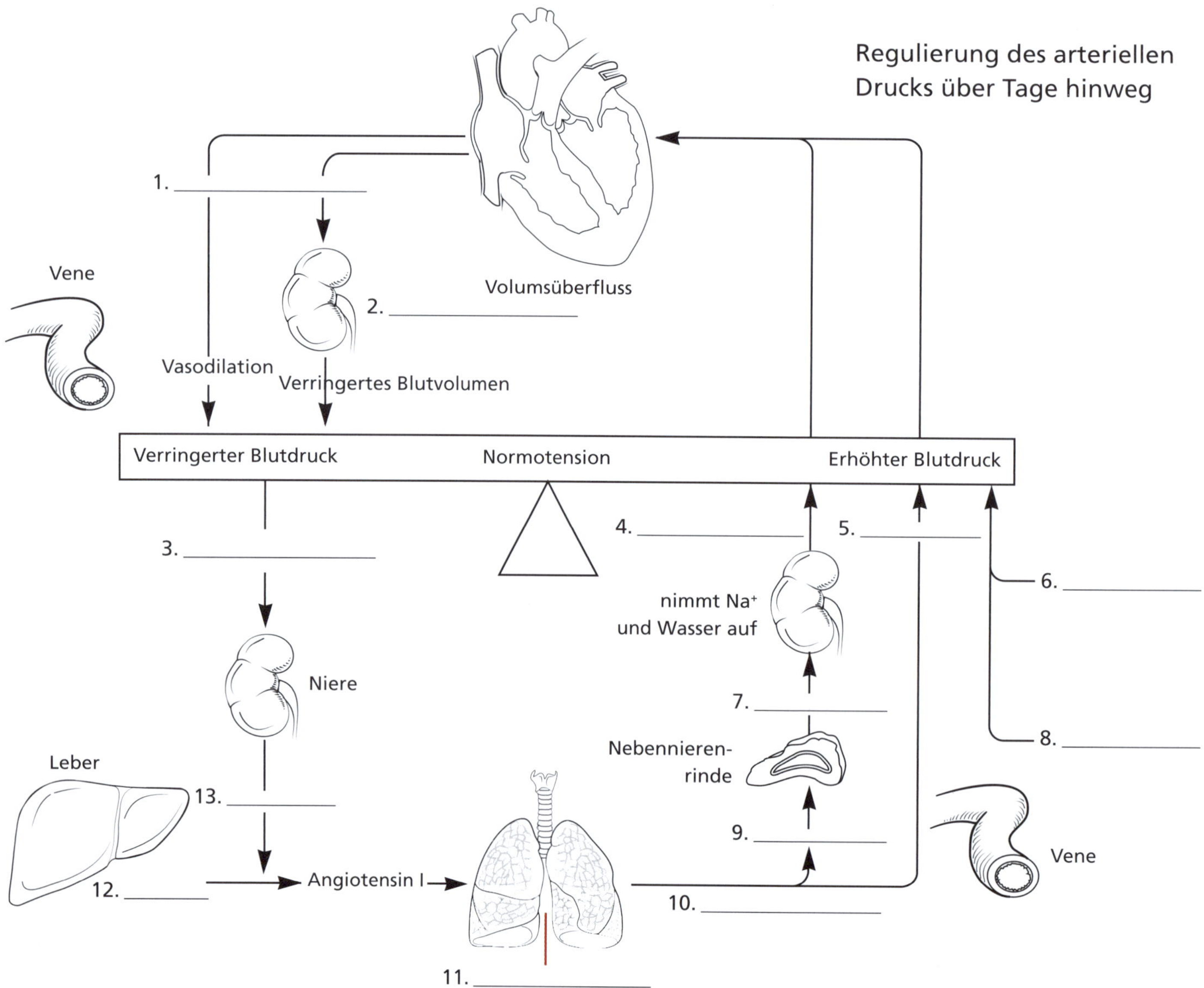

Antworten

1. Atriales natruretisches Peptid 2. Scheidet Na+ und Wasser aus 3. Wenn der Blutdruck zu gering ist 4. Erhält Blutvolumen 5. Vasokonstriktion 6. Erhöhtes Volumen 7. Aldosteron 8. Erhöhte Resistenz 9. Angiotensin II 10. Enzym, das Angiotensin umwandelt 11. Endothel in vielen Geweben 12. Angiotensinogen 13. Renin

Auswirkungen der Haltungsänderung auf den Blutdruck

Zusätzlich zu dem Druck, den das Herz ausübt, ist auch der hydrostatische Druck von Auswirkungen der Flüssigkeitssäule wichtig für Blutstrom und Blutdruck. Jede vertikale Säule übt einen Druck, proportional zur Höhe der Säule, aus. Da Blutgefäße eine Säule formen, gibt es in Kreislaufsystemen von Wirbeltieren einen Flüssigkeitssäulendruck. Es ist wichtig, sich im Gedächtnis zu behalten, dass die Schwerkraft zwar den Druckunterschied in Arterien beeinflusst, den Blutstrom aber nicht fördert. Beispielsweise ist der Blutdruck in den Arterien der Beine viel höher als in der systemischen Aorta, aber Blut fließt von den Beinen zum Herzen nicht in Arterien. Eine einfache Handlung, wie die Bewegung vom Sitzen zum Stehen, setzt eine Reihe von komplexen Handlungen zwischen dem autonomen Nervensystem (das den Blutdruck regelt), und der cerebralen Autoregulation (die die Durchblutung des Gehirns erhält), in Gang – und stellt so sicher, dass man beim schnellen Aufstehen nicht das Bewusstsein verliert. Grundsätzlich führt Stehen zu einer Verminderung des Venenrückflusses, was das Schlagvolumen und den mittleren arteriellen Druck reduziert. Das führt dazu, dass die Barorezeptoren weniger feuern und das Zentralnervensystem (ZNS) dazu bringt, den Output des Parasympathikus zu reduzieren. Zur gleichen Zeit erhöht das ZNS den Output des sympathischen Systems, um Venenrückfluss, Herzkontraktion und peripheren Widerstand zu erhöhen. Gemeinsam formen sie den mittleren arteriellen Druck.

Auswirkungen der Schwerkraft auf den Blutdruck

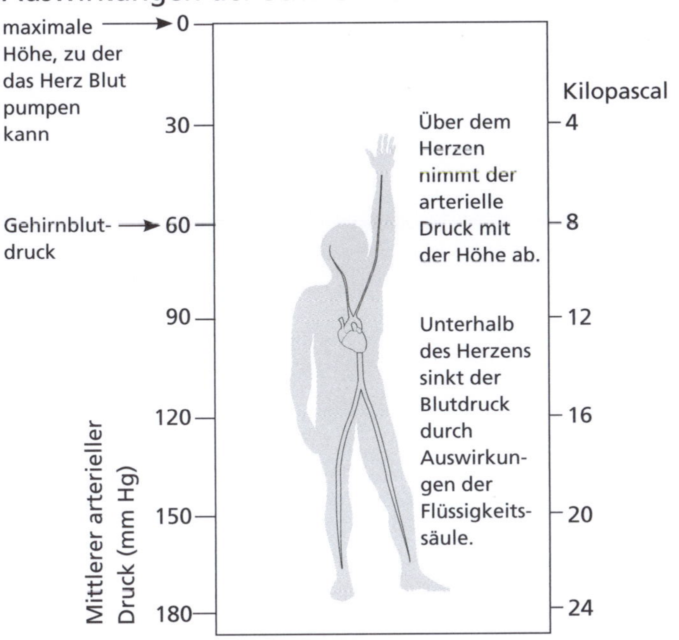

Auswirkungen der Haltung auf das kardiovaskuläre System

Bezeichnen Sie bei jeder Reaktion Erhöhung (↑) oder Senkung (↓).

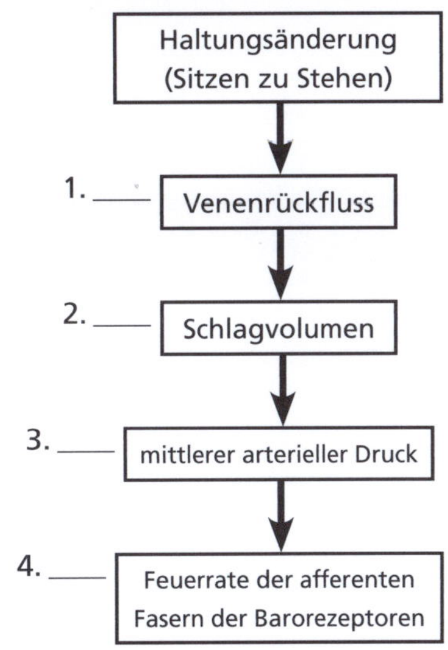

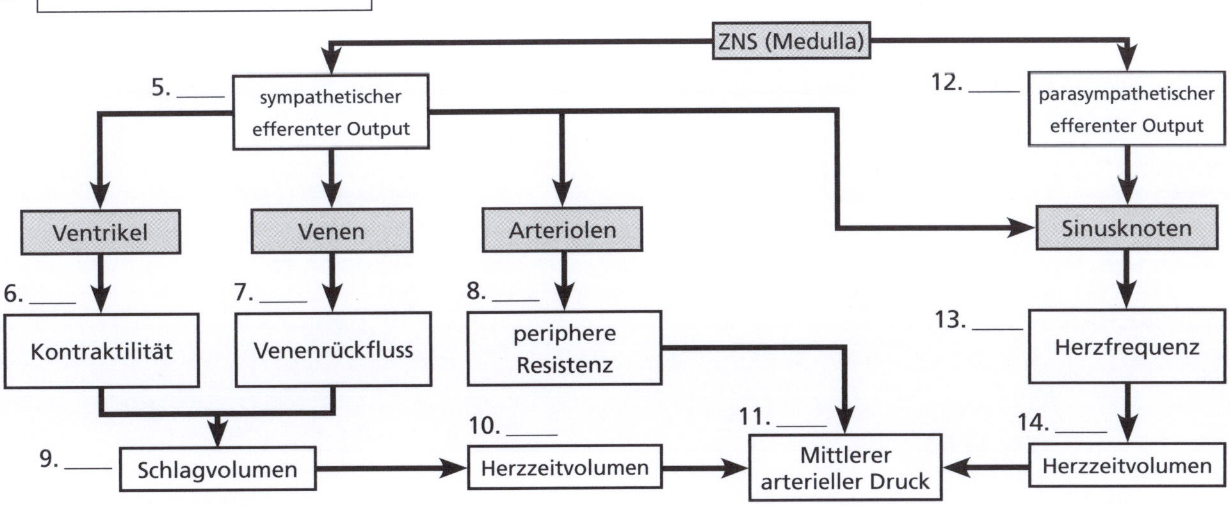

Antworten

1. Verminderung 2. Verminderung 3. Verminderung 4. Verminderung 5. Erhöhung 6. Erhöhung 7. Erhöhung 8. Erhöhung 9. Erhöhung 10. Erhöhung 11. Erhöhung 12. Verminderung 13. Erhöhung

Kontrolle und Messung des Herzzeitvolumens

Das Herzzeitvolumen ist als die Menge an Blut, die pro Zeiteinheit aus dem Herz ausgestoßen wird, definiert (Schlagvolumen x Herzfrequenz). Die Messung des Herzzeitvolumens kann für nicht invasive Techniken mathematisch komplex sein. Die Dopplertechniken verwenden Schallwellen, um Veränderungen im Blutstrom zu erkennen, während Pulsdruckmethoden den Strom von einer Wellenform des arteriellen Drucks ableiten. Die Regulierung des Herzzeitvolumens wird von den Faktoren bestimmt, die direkt Einfluss auf die Herzfrequenz und das Schlagvolumen haben. Die Herzfrequenz wird prinzipiell von der Interaktion des parasympathischen und des sympathischen Nervensystems kontrolliert. Sport beispielsweise erhöht die Aktivität des Sympathikus, was zu einer Erhöhung der Herzfrequenz führt. Das Schlagvolumen hängt prinzipiell von der Vorlast (Venenrückfluss und Füllzeit), Herzmuskelkontraktilität und Nachlast ab. Während des Sports erhöht die Kontraktion der Skelettmuskeln den Venenrückfluss enorm, was das Schlagvolumen erhöht. Die erhöhte sympathische Reaktion während des Sports erhöht auch die kontraktile Kraft des Herzmuskels. Hormone, wie Adrenalin und Thyroxin spielen auch eine Rolle bei der Erhöhung der kontraktilen Kraft des Herzmuskels.

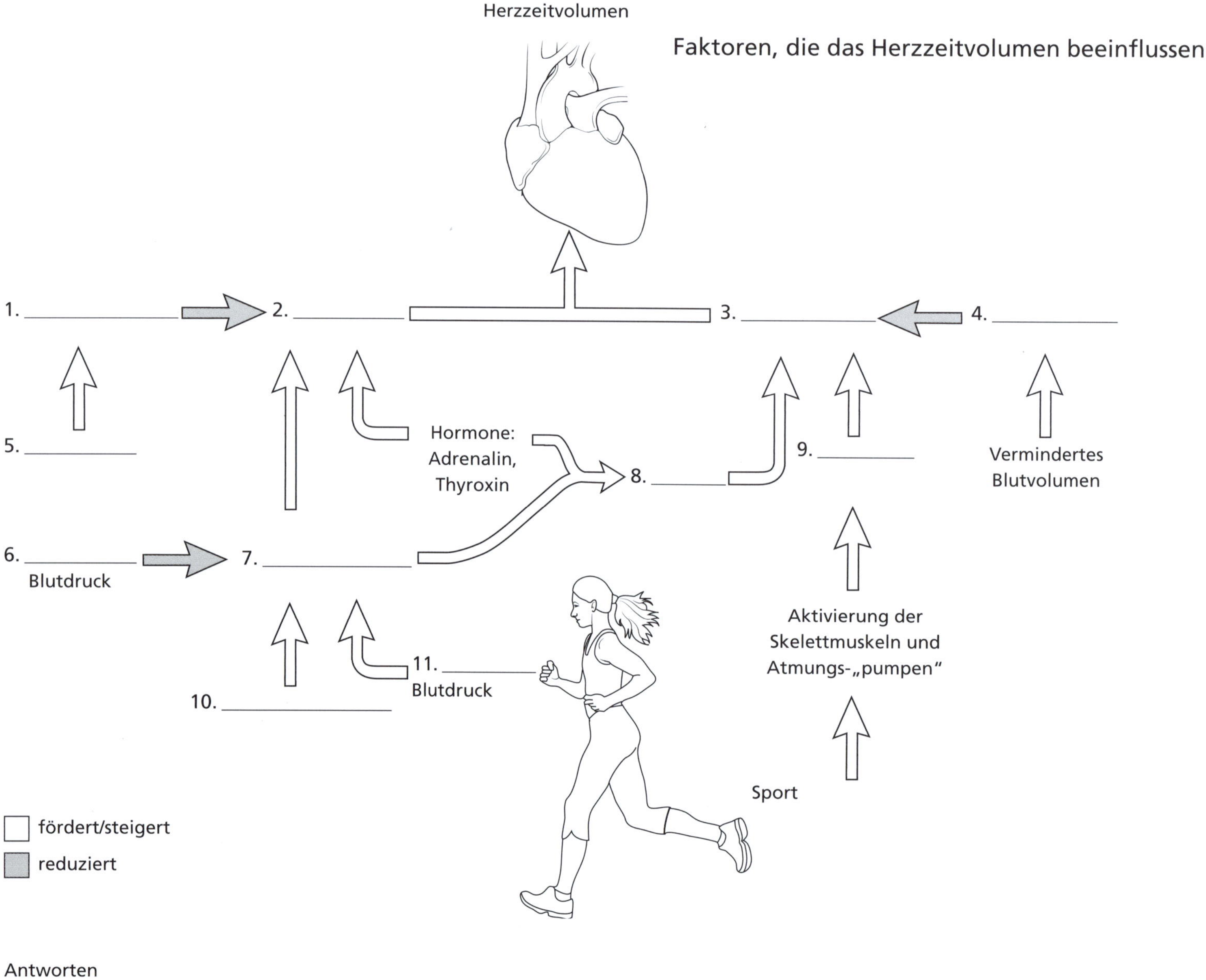

Antworten

1. Parasympathisches Nervensystem kontrolliert (über Vagusnerv) 2. Herzfrequenz 3. Schlagvolumen 4. Verminderter Venenrückfluss 5. Krise vorbei 6. Hoher 7. Aktivität des parasympathischen Nervensystems 8. Erhöhte kontraktile Kraft des Herzmuskels 9. Erhöhter Venenrückfluss 10. Krisenstressoren (physisches oder emotionales Trauma, erhöhte Körpertemperatur, Sport) 11. Niedriger

Starlingkräfte auf das Kapillarbett

Die Flüssigkeitsbewegung in den Kapillaren resultiert aus den Diffusions- und Filtrationsprozessen und Pinozytose. Blut in den Kapillaren steht unter hydrostatischem Druck, der vom Herz und der peripheren Resistenz aufgebaut wird. Zusätzlich üben Proteine im Plasma eine Kraft aus, die man kolloidosmotischen Druck, oder onkotischen Druck, nennt. Starling hat bemerkt, dass die Menge an Flüssigkeit, die aus den arteriellen Ende gefiltert wird, unter normalen Bedingungen gleich der Flüssigkeit ist, die von den venösen Enden der Kapillaren aufgenommen wird. Der kleine Anteil, der am venösen Ende nicht zurückgeführt wird, wird über das Lymphsystem zurückgeführt. Die Starlinggleichung zeigt die Beziehung zwischen dem hydrostatischen Druck und dem kolloidosmotischen Druck in der Bewegung von Flüssigkeit durch die Kapillarmembranen. Durch die Länge der Kapillare bleibt der netto kolloidosmotische Druck konstant. Dafür ist es der Abfall des hydrostatischen Drucks über die Länge der Kapillare, der den netto Filtrationsdruck beeinflusst. Am arteriellen Ende der Kapillare ist der hydrostatische Druck viel größer als der kolloidosmotische Druck. Auf der venösen Seite der Kapillare ist der hydrostatische Druck kleiner als der kolloidosmotische Druck, was dazu führt, dass Flüssigkeit in die Kapillare eintritt.

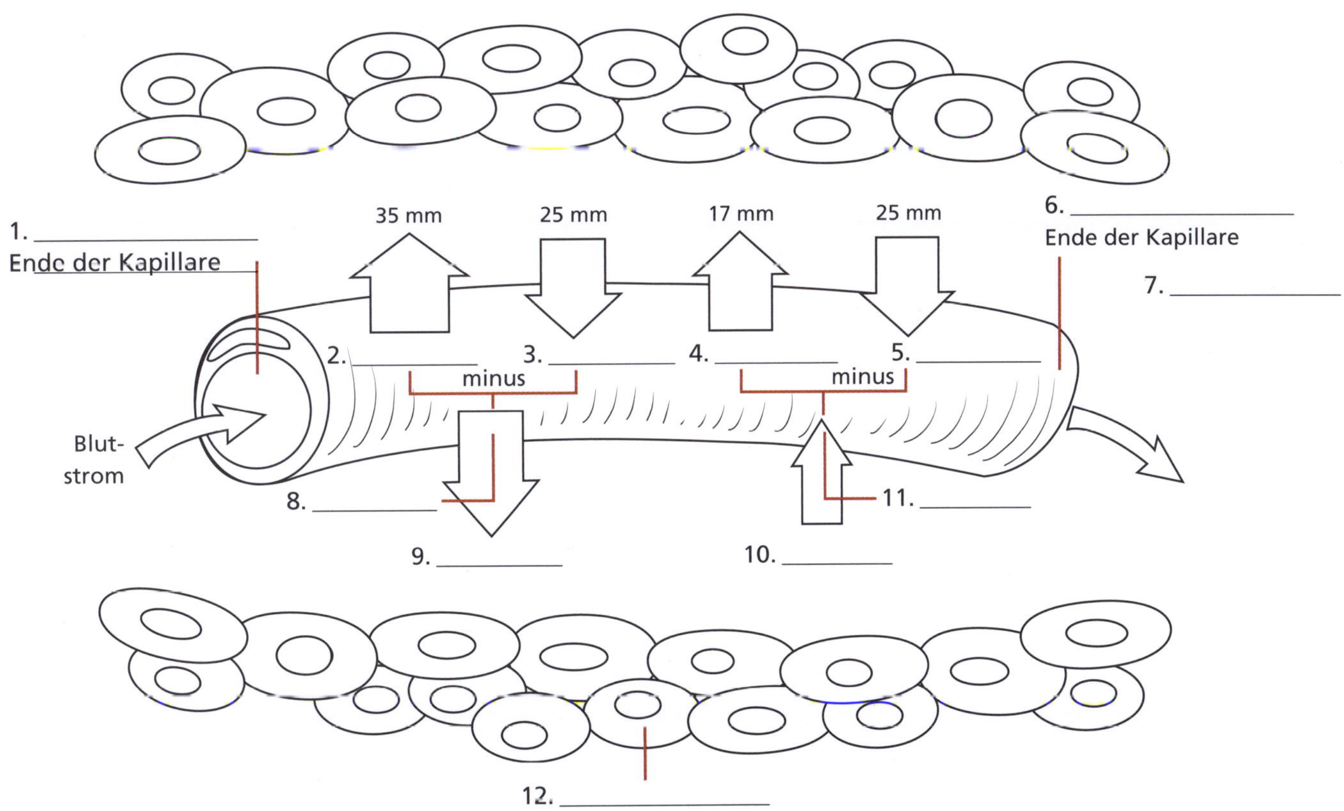

Bei 2–5 und 8–11 angeben, ob es netto hydrostatischer Druck (HD), netto osmotischer Druck (OD), netto Filtrationsdruck (FD) oder einfach netto Druck ist, und die Größe oder Richtung angeben.

Starling-Gesetz der Kapillaren

Antworten

1. Arterielles 2. Netto hydrostatischer Druck (35–0) 3. Netto osmotischer Druck (26–1) 4. Netto hydrostatischer Druck (17–0) 5. Netto osmotischer Druck (26–1) 6. Venöses 7. Interstitielle Flüssigkeit 8. Netto Filtrationsdruck 10 mm 9. Netto Druck hinaus 10. Netto Druck hinein 11. –8 mm Filtrationsdruck 12. Gewebszelle

Venöse Speicherung und Zurückführung des Blutes zum Herzen

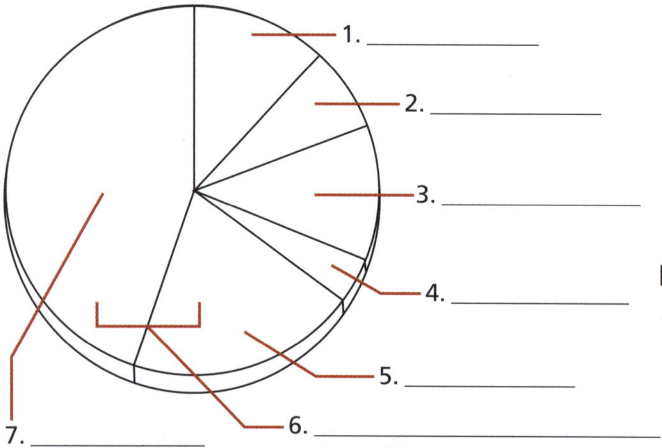

Verteilung des Blutvolumens

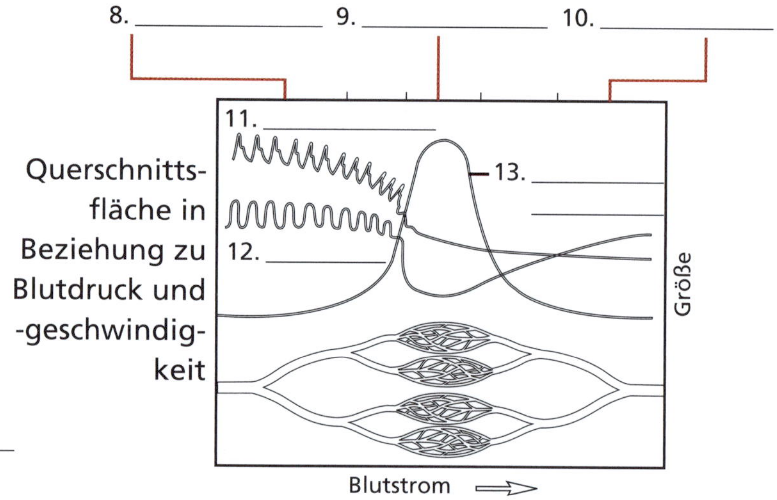

Blut strömt von den Kapillarbetten in den systemischen Geweben durch eine Reihe von Venolen und Venen zum Herzen. Das Blutvolumen des Venensystems kann jederzeit 60-70% des gesamten Blutvolumens ausmachen. Die kapazitativen Eigenschaften der Venen (leicht dehnbar) erlauben ihnen, Blutvolumen aufzubewahren, die nirgendwo sonst im Kreislaufsystem gehalten werden können. Obwohl der Blutdruck am Beginn des Venensystems stark absinkt, ist er noch hoch genug, um den Blutstrom zum Herzen zu befördern. Dies ist jedoch nicht der einzige Faktor ist, der zum Venenrückfluss beiträgt. Die Kontraktion der Skelettmuskeln (muskulovenöse Pumpe) quetscht Blut in die benachbarten Venen. Mit der Hilfe von vielen Einwegventilen, um Rückfluss zu vermeiden, bewegt die Skelettmuskelkontraktion das Blut Richtung Herz. Das Einatmen (respiratorische Pumpe) generiert einen Druckunterschied zwischen den thorakalen und abdominalen Höhlen, was das Blut zum rechten Atrium „zieht". Da es zwischen der Vena cava und dem rechten Atrium keine Klappe gibt, unterstützt der diastolische Zyklus den Venenrückfluss. Venöse Kapazität, Venenkompression, Atemdruckveränderungen und Schwerkraft sind alles Faktoren, die den Venenrückfluss beeinflussen.

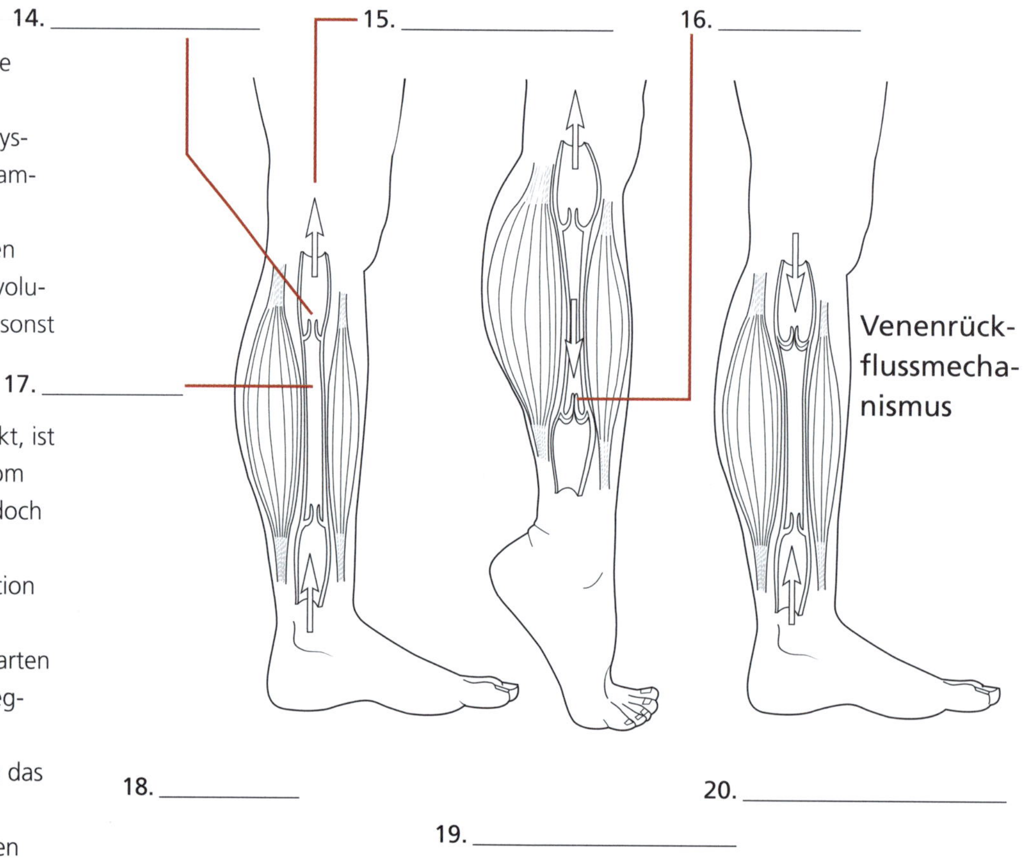

Antworten

1. Lunge (10–12%) 2. Herz (8–11%) 3. Systemische Arterie (10–12%) 4. Kapillaren (4–5%) 5. Große Venen 6. Systemische Venen (69–70%) 7. Kleine Venen und Venolen 8. Arterien 9. Kapillaren 10. Venen 11. Blutdruck 12. Geschwindigkeit 13. Gesamter Querschnittsbereich 14. Klappe geöffnet 15. Zum Herzen 16. Klappe geschlossen 17. Venöses Blut 18. Ruhender Skelettmuskel 19. Kontrahierter Skelettmuskel 20. Skelettmuskel nach Kontraktion aber vor Relaxation

Lymphsystem

Lymphgefäß

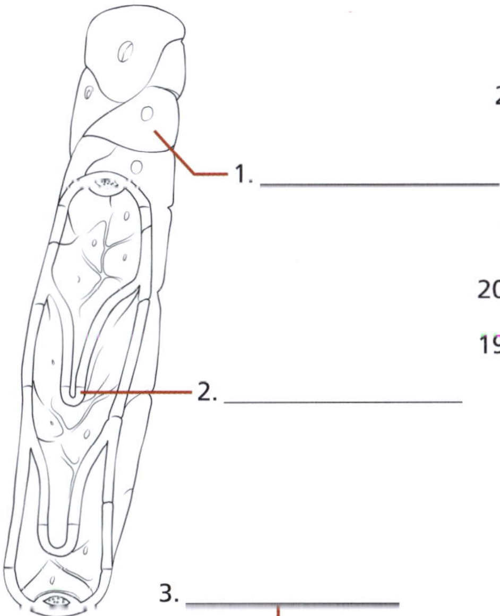

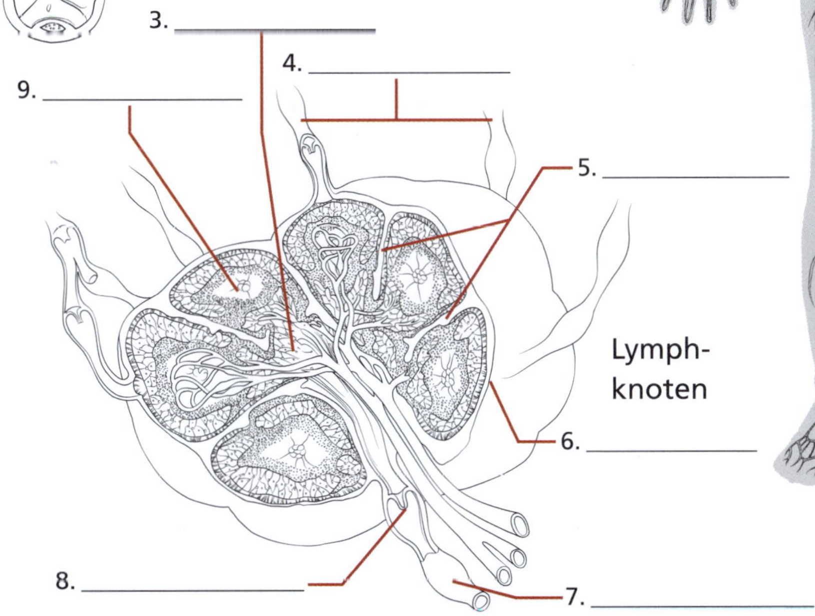

Lymph-
knoten

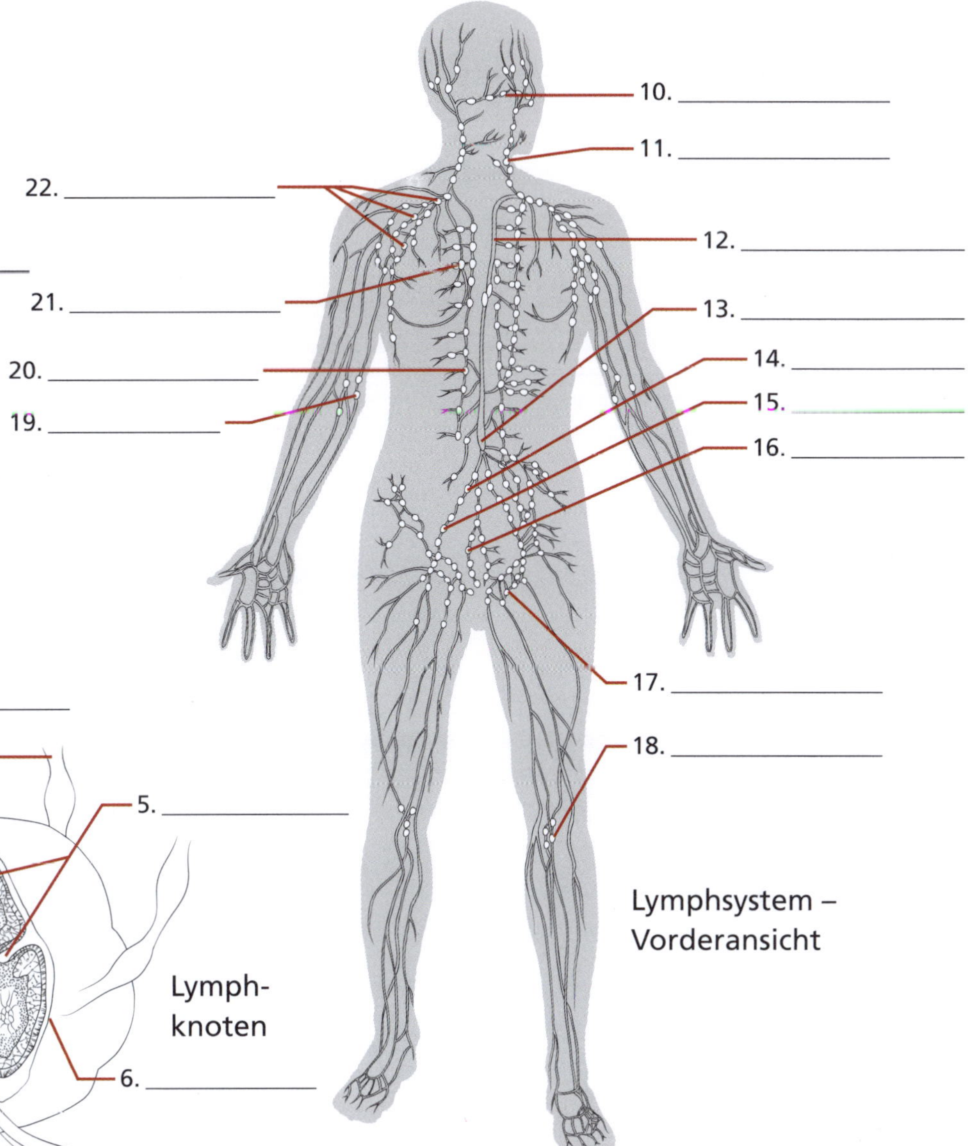

Lymphsystem –
Vorderansicht

Das Lymphsystem ist ein Einwegsystem, das mit Gefäßen ähnlich der Kapillaren beginnt, die auf einer Seite geschlossen sind. Diese lymphatischen Kapillaren sammeln große Moleküle und interstitielle Flüssigkeit und fügen sich zu immer größeren Lymphgefäßen zusammen, die die Lymphe zurück ins Herz-Kreislauf-System transportieren. Lymphgefäße haben Einwegklappen, um einen Strom in nur eine Richtung zu garantieren. Ansammlungen von Lymphknoten findet man aneinandergereiht entlang der Lymphgefäße. Lymphknoten enthalten weiße Blutkörperchen, filtern die Lymphe und sind am Immunsystem beteiligt. Gefilterte Lymphe wird durch efferente Lymphgefäße transportiert und in zwei großen Gängen im Brustbereich gesammelt: dem rechten Lymphgang und dem Brustlymphgang (auf der linken Seite des Körpers). Jeder dieser Gänge entleert auf seiner Seite bei der Verbindung der inneren Halsvene mit der Schlüsselbeinvene Lymphe in das Herz-Kreislauf-System. Jede Unstimmigkeit im Flüssigkeitsstrom zwischen den Kreislaufkapillaren, der interstitiellen Flüssigkeit und den Lymphkapillaren kann zu einer Flüssigkeitsansammlung im Gewebe führen, was man Ödem nennt. Analog dazu werden Flüssigkeitsansammlungen in der Lunge als Lungenödeme bezeichnet.

Antworten

1. Lymphatische Endothelzelle 2. Geschlossene Klappe 3. Medullärer Knoten 4. Afferente Lymphgefäße 5. Trabekel 6. Kapsel 7. Efferente Lymphgefäße 8. Klappe 9. Follikel auf Rinde
10. Bukkaler Lymphknoten 11. Zervikaler Lymphknoten 12. Milchbrustgang 13. Zisterna chyli 14. Gemeiner Beckenlymphknoten 15. Äußerer Beckenlymphknoten 16. Innerer Beckenlymphknoten
17. Lymphknoten der Leisten- und Oberschenkel 18. Popliteaknoten (Kniekehle) 19. Kubitalknoten 20. Intercostale Lymphknoten 21.Parasternale Lymphknoten 22. Axilläre Lymphknoten

Struktur der Atemwege

Die Hauptfunktion des Atemsystems ist, das Blut mit Sauerstoff zu versorgen und das angesammelte Kohlendioxid aus dem Blut zu entfernen. Eingeatmete Luft fließt durch Nase, Pharynx, Larynx, Trachea und Bronchien in die Atemwege. Die Kontraktion des Zwerchfells und der äußeren Zwischenrippenmuskulatur erzeugt einen Unterdruck, der Luft in die Lungen zieht. Der Gasaustausch findet aber erst statt, wenn das Gas die respiratorischen Bronchiolen und Alveolen erreicht. Der rechte Ventrikel pumpt deoxygeniertes Blut zu den alveolaren Kapillaren, wo Sauerstoff auf- und Kohlendioxid abgeladen wird. Das oxygenierte Blut fließt durch die Pulmonalvenen zum linken Atrium, wo das linke Ventrikel das Blut dann zu den Geweben des Körpers pumpt.

Passives Ausatmen des Atemgases in der Lunge wird durch die Relaxation des Zwerchfells und der äußeren Zwischenrippenmuskulatur erreicht. Die Lunge spielt auch eine wichtige Rolle bei der Immunfunktion (Verteidigung gegen eingeatmete Substanzen).

Atmungssystem – Vorderansicht

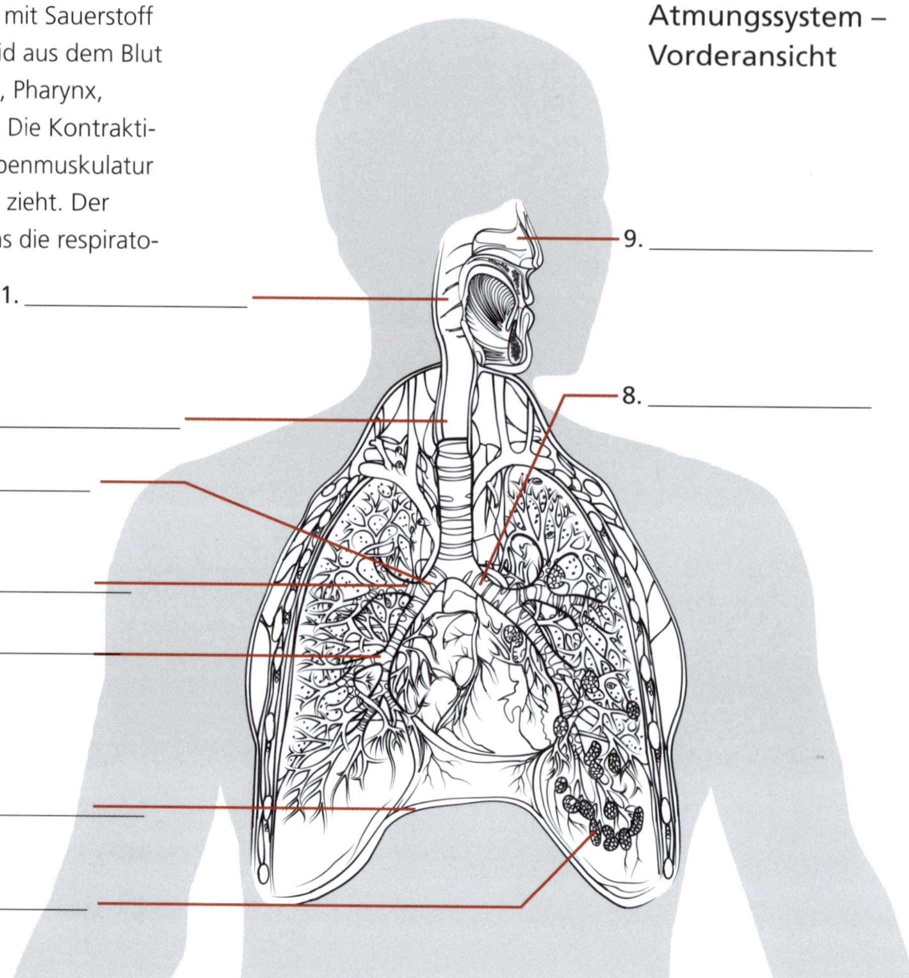

Terminale Bronchiol- und Alveolarstruktur

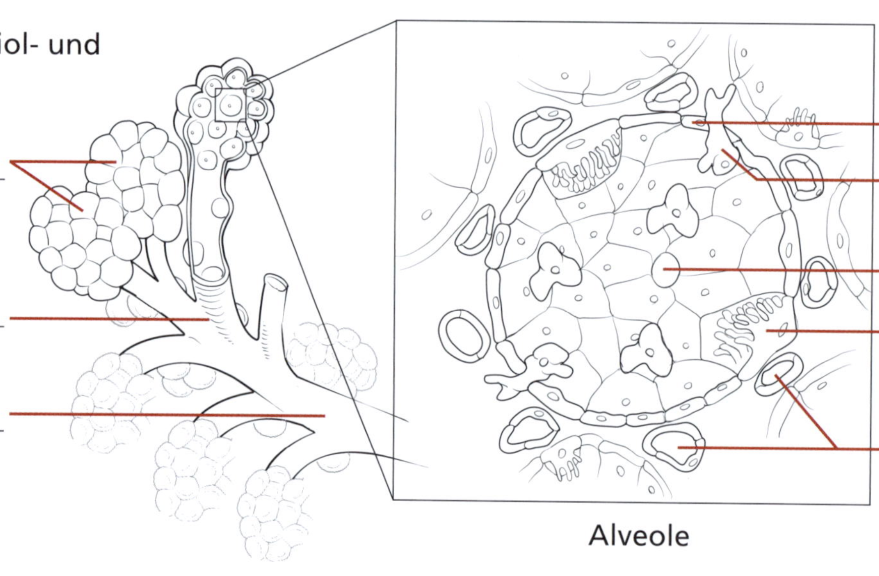

Alveole

Antworten

1. Pharynx 2. Trachea 3. Rechter Primärbronchus 4. Oberer Lappenbronchus 5. Mittlerer Lappenbronchus 6. Zwerchfell 7. Alveolen 8. Linker Primärbronchus 9. Nasenhöhle

10. Alveolen 11. Respiratorische Bronchiolen 12. Terminale Bronchiolen 13. Typ-I-Zellen 14. Alveolare Makrophagen 15. Kohn'sche Poren 16. Typ-II-Zelle 17. Kapillaren

Biomechanik der Lungenventilation

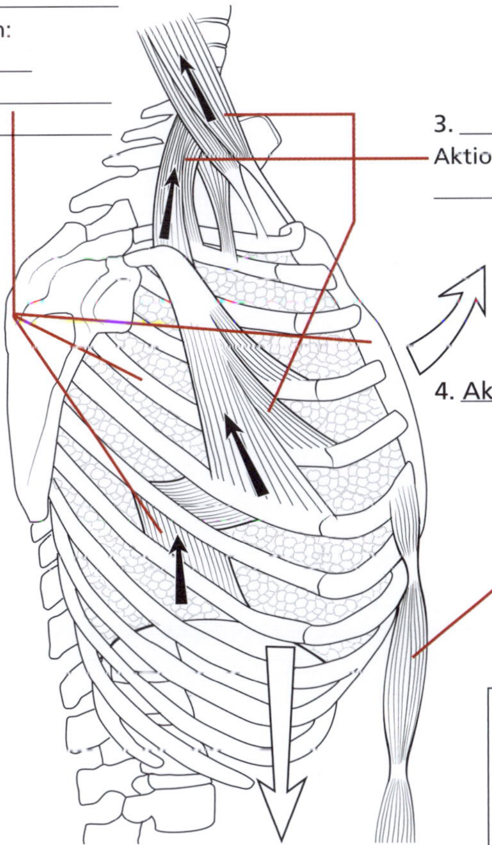

Muskelaktionen während des Einatmens

Bei der Lungenventilation werden viele Muskeln eingesetzt. Während des ruhigen Einatmens (in Ruhe) kontrahiert das Zwerchfell, was die superior-inferiore Dimension des Brustraums erhöht. Gleichzeitig kontrahieren die äußeren Zwischenrippenmuskeln und die Scaleni-muskeln und heben dabei die Rippen und drücken das Brustbein nach oben und außen. Dieser Prozess führt zu Unterdruck in der Lunge, wodurch die Luft in die Lunge eingesogen wird. Bei schwerem Atmen werden zusätzliche Muskeln aktiviert – wie der Sternokleidomastoid, der kleine Brustmuskel und Bauchmuskeln – um eine weitere Ausdehnung des Brustraumes zu ermöglichen.

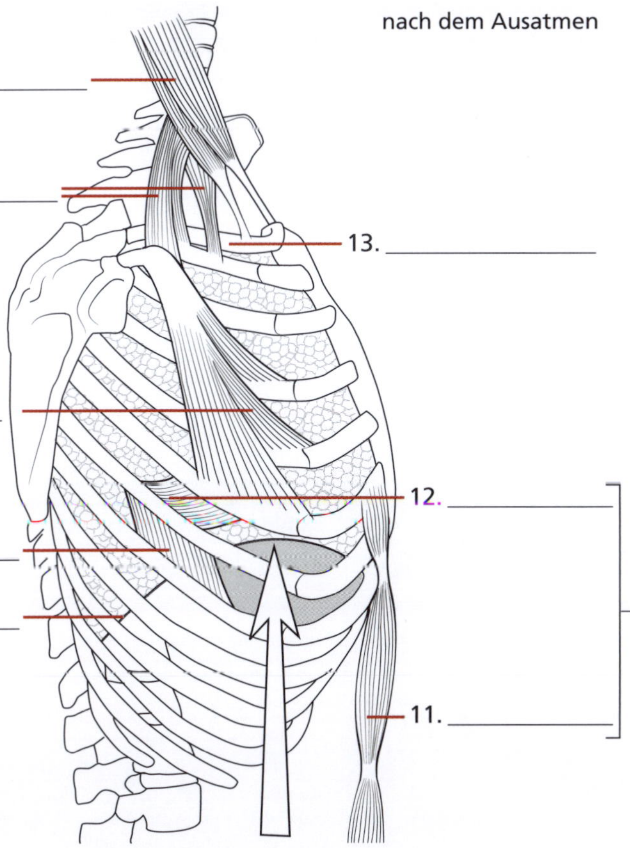

Ruhige Ausatmung tritt auf, wenn sich das Zwerchfell und die äußere Zwischenrippenmuskulatur entspannen und ist somit ein passiver Prozess. Während Anstrengung oder anders begründetem schwerem Atmen werden die interne Zwischenrippenmuskulatur und die Bauchmuskeln eingesetzt, um den positiven Druck in der Lunge zu erhöhen, damit das Atemgas mit erhöhter Geschwindigkeit hinausgepresst werden kann.

Muskeln während des Ausatmens

Antworten

1. Ruhige Atmung: Äußere Zwischenrippenmuskulatur kontrahiert, Rippen heben sich, Brustbein bewegt sich 2. Ende der Einatmung 3. Angestrengtes Atmen: Zusätzliche Muskeln kontrahieren, führen zu zusätzlicher Dehnung des Thorax 4. Bauchmuskeln entspannen 5. Zwerchfell kontrahiert 6. Sternokleidomastoid 7. Scaleni 8. Kleiner Brustmuskel 9. Äußere Zwischenrippen 10. Zwerchfell 11. Innere Zwischenrippen 13. Schlüsselbein

Lungensurfactanten, Oberflächenspannung und Lungencompliance

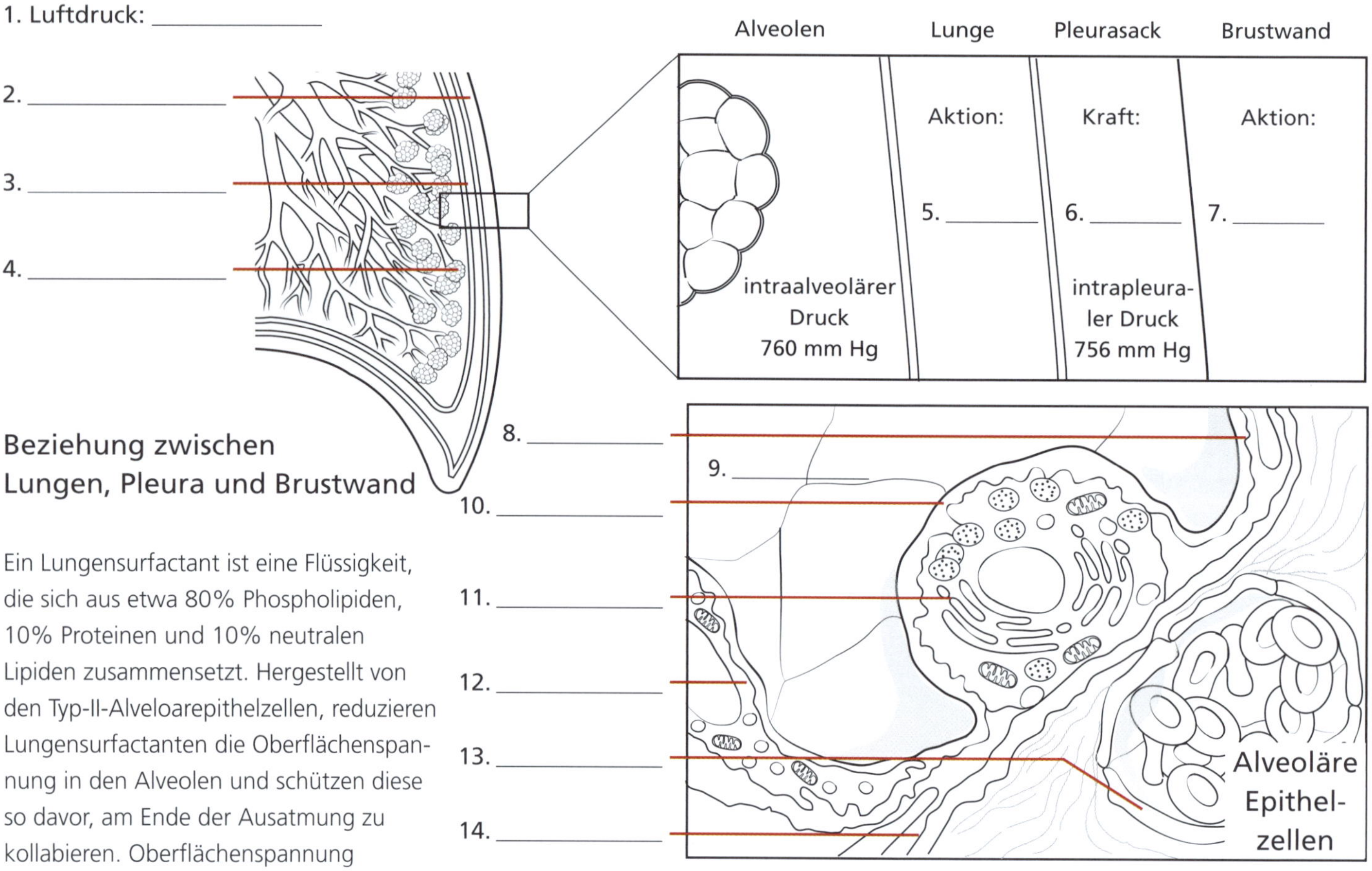

Beziehung zwischen Lungen, Pleura und Brustwand

Ein Lungensurfactant ist eine Flüssigkeit, die sich aus etwa 80% Phospholipiden, 10% Proteinen und 10% neutralen Lipiden zusammensetzt. Hergestellt von den Typ-II-Alveloarepithelzellen, reduzieren Lungensurfactanten die Oberflächenspannung in den Alveolen und schützen diese so davor, am Ende der Ausatmung zu kollabieren. Oberflächenspannung entsteht durch die adhesiven und kohäsiven Kräfte von Wassermolekülen und neigt dazu, die Oberfläche der Alveolen zusammenzuziehen –Surfactanten reduzieren diese Kraft. Lungensurfactanen erhöhen auch die Lungencompliance, d.h. die Dehnbarkeit der Lunge und des Thorax. Mathematisch gesehen ist die Lungencompliance das Verhältnis aus Volumenänderung pro Einheit an Druckänderung an der gesamten Lunge. Je geringer die Oberflächenspannung, desto schneller verändert eine bestimmte Menge an Druck das Volumen der Lunge. Tatsächlich reduziert der Sufactant die Oberflächenspannung am Ende der Ausatmung fast auf null, wodurch er die Alveolen davor bewahrt zu kollabieren und der Lunge ein einfaches Aufpumpen ermöglicht. Wird die Produktion von Surfactaten gestört (z.B. Atemnotsyndrom des Neugeborenen), erhöht dies daher den Druck, der benötigt wird, um die Alveolen mit Luft zu versorgen, und der Gasaustausch wird beeinträchtigt.

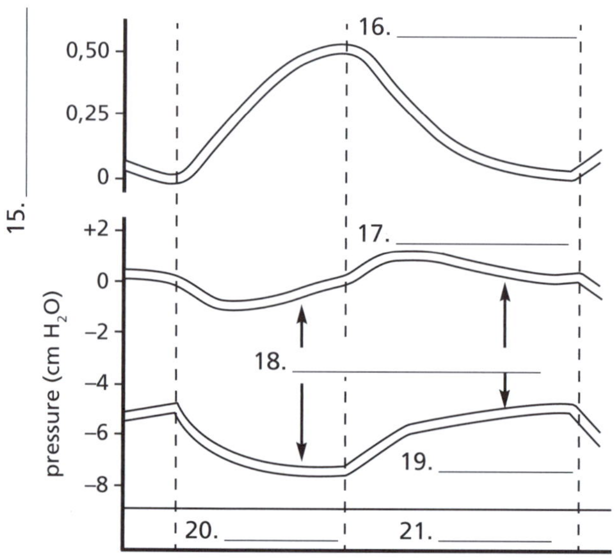

Veränderungen von Lungenvolumen, Alveolardruck, Pleuradruck und transpulmonalem Druck während eines normalen Atemvorgangs

Antworten

1. 760 mm Hg 2. Brustwand 3. Pleurasack 4. Alveolen 5. elastische Lungenretraktion 6. Kraft wegen negativem intrapleuralem Druck 7. elastische Retraktion der Brustwand 8. Basallamina 9. Lungenbläschen 10. Surfactant 11. Typ II Alveolarepithelzelle 12. Makrophage 13. Kapillarendothel 14. Typ I Alveolarepithelzelle 15. Volumenänderung (Liter) 16. Lungenvolumen 17. Alveolardruck 18. transpulmonaler Druck 19. Pleuradruck 20. Inspiration 21. Exspiration

Lungenvolumen und -ventilation

Lungenventilationsvolumen variieren in Theorie und Praxis, von sehr geringen Volumen im Ruhezustand hin zu sehr großen Volumen während sportlicher Betätigung. Ventilationsvolumen werden mit einem Spirometer gemessen. Das Tidalvolumen beschreibt die Menge an Luft, die pro Atemzug ein- und ausgeatmet wird. Bei einem jungen gesunden Mann beträgt dies in der Rege etwa 500 Milliliter bei ruhiger Atmung. Die zusätzliche Menge an Luft, die nach normaler Inspiration maximal eingeatmet wird, wird als inspiratorisches Reservevolumen bezeichnet. Im Gegenzug wird die Menge an maximaler Exspiration nach normaler Exspiration exspiratorisches Reservevolumen genannt. Während die totale Lungenkapazität die Gesamtvolumina von Lunge und Atemwegen bezeichnet, bleibt das Residualvolumen auch nach einer vollständig forcierten Exspiration bestehen (d.h. es ist unmöglich, sämtliche Gase aus der Lunge zu leeren, ohne einen Lungenkollaps zu verursachen). Daher bezeichnet die Vitalkapazität die Gesamtmenge an beförderbaren Gasen (inspiratorisches Reservevolumen + Tidalvolumen + exspiratorisches Reservevolumen). Die Vitalkapazität ist ein wichtiger Messwert der Gesundheit der Atemwege. Sie kann durch körperliches Training erhöht werden, nimmt jedoch in der Regel mit zunehmendem Alter und durch manche Krankheiten ab.

Mittels Spirometer werden die Volumina an In- und Exspirationsluft gemessen und aufgenommen. Das so entstehende Diagramm wird Spirogramm genannt.

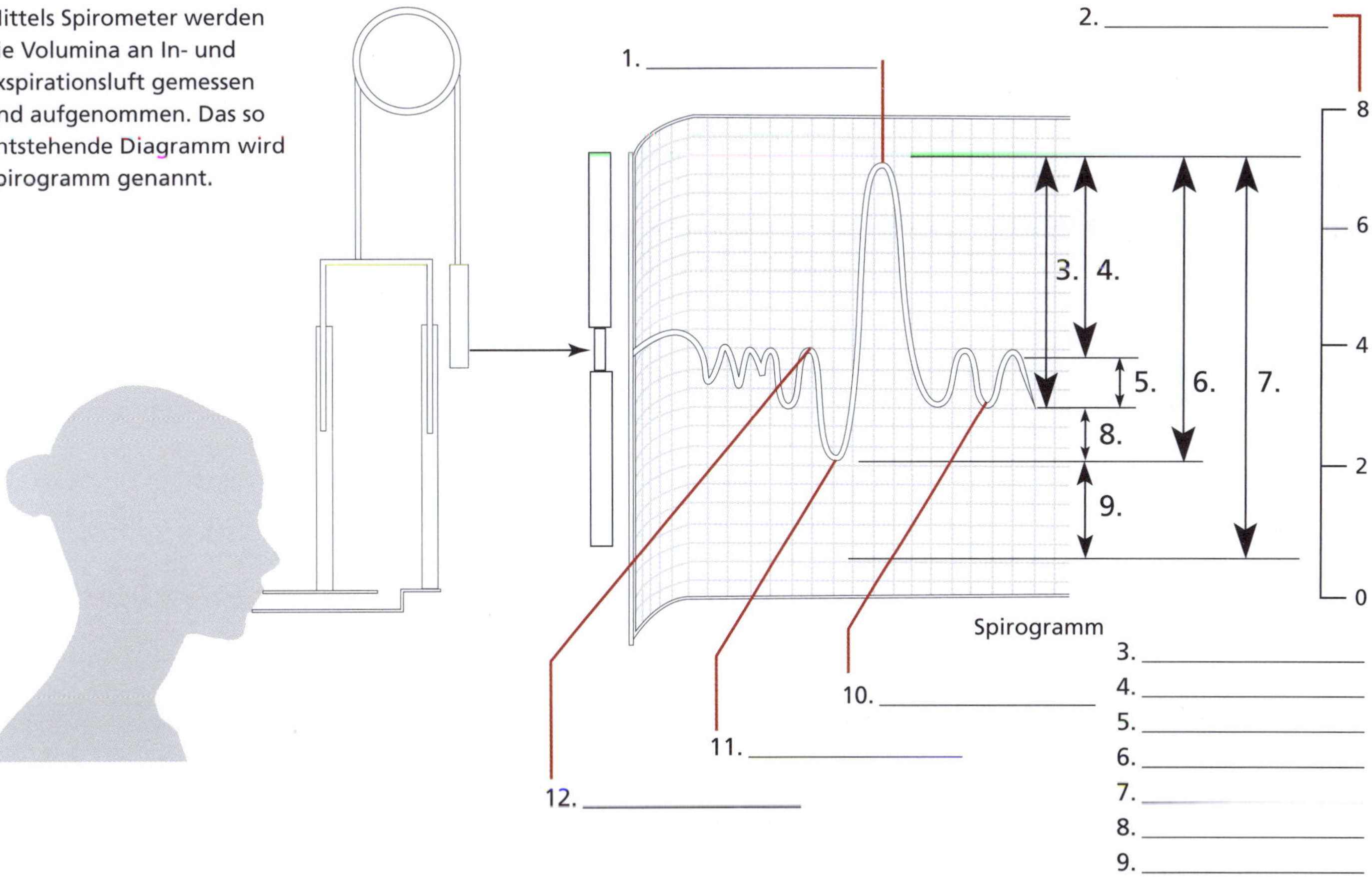

Antworten

1. Ende der maximalen Inspiration 2. Volumen (Liter) 3. Inspirationskapazität 4. inspiratorisches Reservevolumen 5. Tidalvolumen 6. Vitalkapazität 7. totale Lungenkapazität 8. exspiratorisches Reservevolumen 9. Restvolumen 10. Ende der normalen Exspiration 11. Ende der maximalen Exspiration 12. Ende der normalen Inspiration

Regulierung der Lungenventilation

Die Ventilation ist ein physiologischer Prozess, der sowohl unbewusst als auch bewusst kontrolliert werden kann. Die bewusste Ventilationskontrolle hat ihren Ursprung in der Großhirnrinde. Der unbewusste Mechanismus der Ventilationskontrolle ist noch nicht zur Gänze geklärt. Es steht jedoch fest, dass er die Integration neuraler Signale in die Atemzentren im Rückenmark und in der Hirnbrücke umfasst. Im Rückenmark kontrolliert die dorsale respiratorische Gruppe (DRG) inspiratorische Bewegung und Timing, während die ventrale respiratorische Gruppe (VRG) die forcierte Ausatmung und den Ventilationsrhythmus kontrolliert. In der Hirnbrücke koordiniert die pontine respiratorische Gruppe (PRG, bestehend aus dem pneumotaktischen und dem apneustischen Zentrum) die Geschwindigkeit von Ein- und Ausatmung und stimmt die Ventilationsrate im Allgemeinen genau ab. Dieser Bereich ist in der Lage, erregende bzw. hemmende Signale an die Atemzentren der Hirnbrücke und des Rückenmarks zu senden, um die Inspiration zu verlängern bzw. zu beenden. Die Atemzentren werden zudem durch hohe Kohlendioxid- und niedrige pH-Niveaus beeinflusst. Außerhalb des Hirnstamms nehmen periphere Chemorezeptoren niedrige Sauerstoff-, hohe Kohlendioxid und niedrige pH-Niveaus im Blut wahr und reagieren auf erhöhte Ventilation. Streckrezeptoren in Muskel und Lunge können die Ventilation erhöhen, dabei jedoch gleichzeitig einer Lungenüberblähung vorbeugen (Hering-Beuer-Reflex).

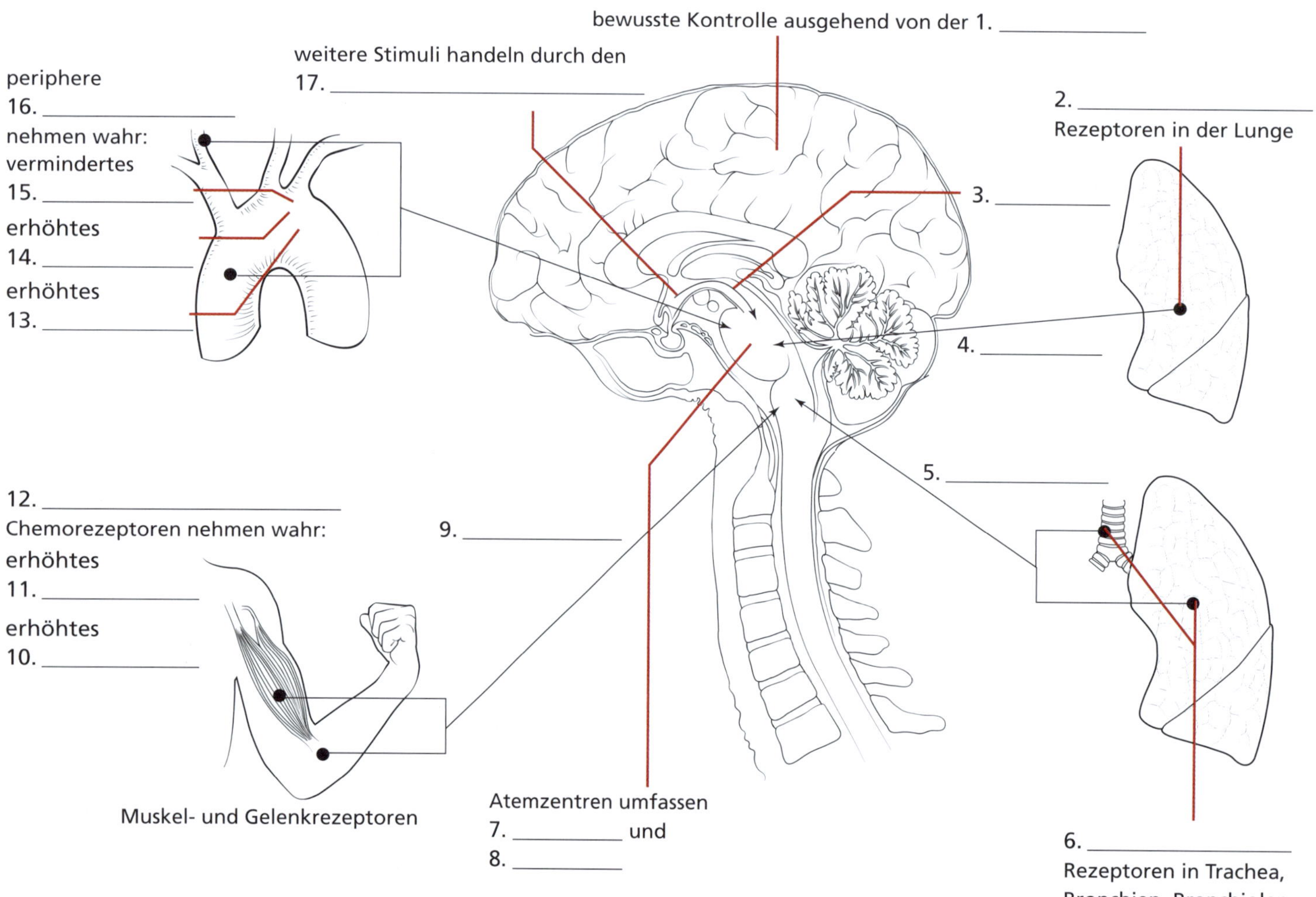

Faktoren, die die Atemzentren beeinflussen

Antworten

1. Großhirnrinde 2. Streck- 3. beide 4. nehmen ab 5. nehmen ab 6. Reiz- 7. Hirnbrücke 8. Rückenmark 9. erhöht 10. H^+ 11. CO_2 12. zentrale 13. H^+ 14. CO_2 15. O_2 16. Chemorezeptoren 17. Hypothalamus

Gasdiffusion durch die Alveolarwand

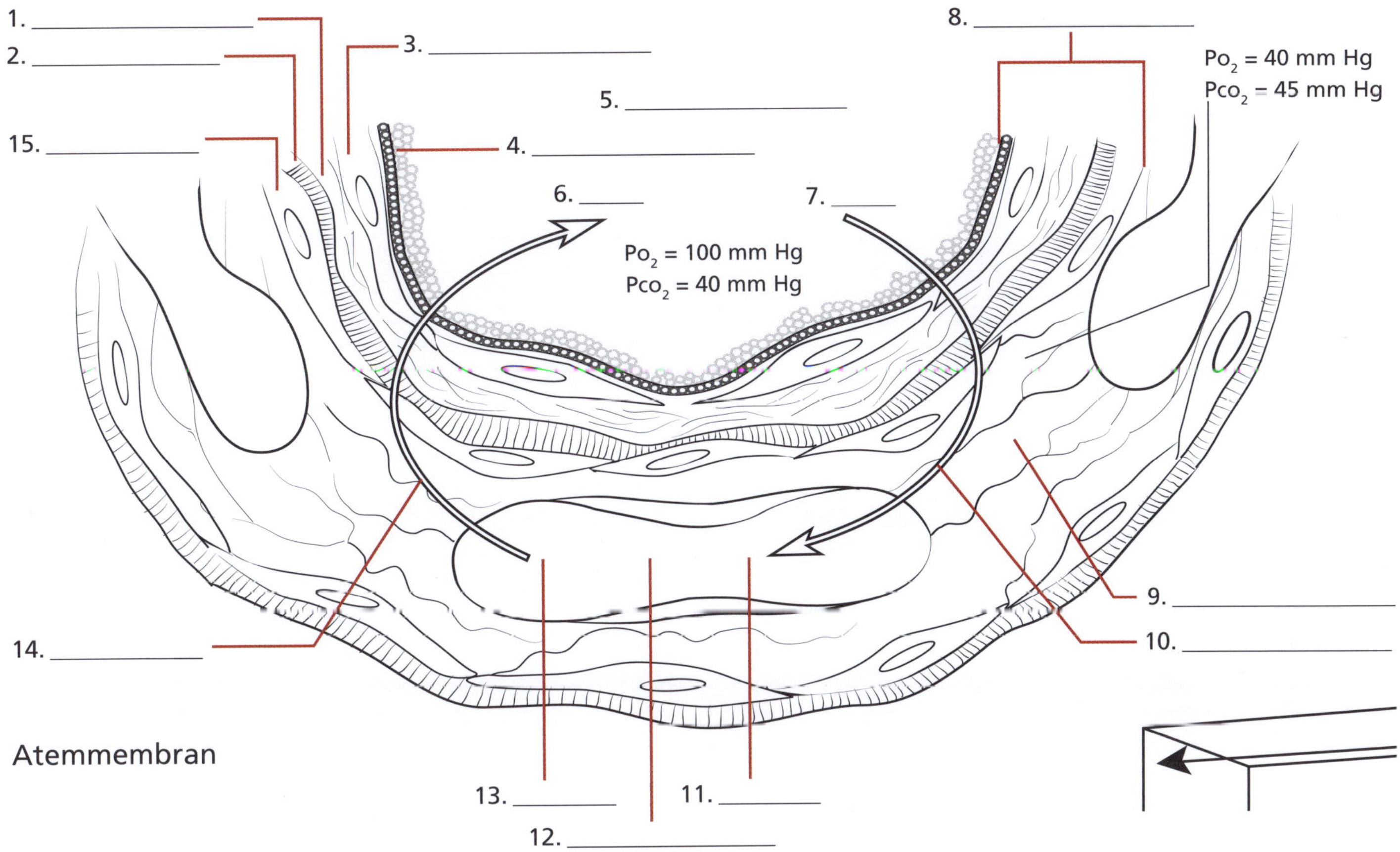

Atemmembran

Fick'sche Diffusionsgesetze

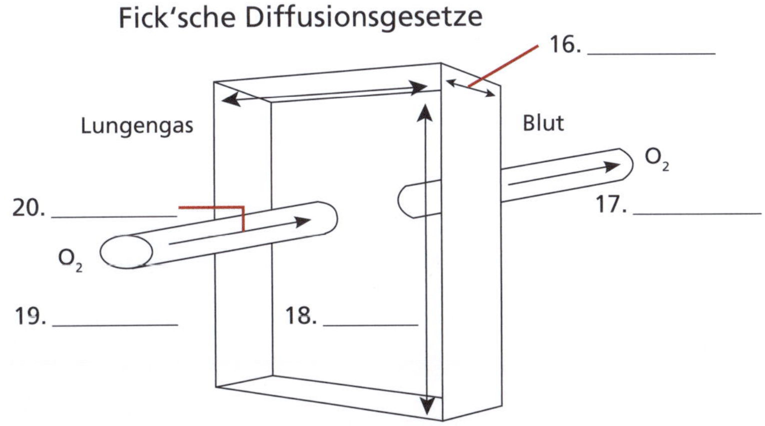

Der gesamte Atemprozess beinhaltet die konvektive Bewegung von Gasen, die Diffusion von Sauerstoff und Kohlendioxid durch die Alveolarwand, die konvektive Bewegung von Atemgasen durch das Blut (Blutkreislauf) und schließlich die Diffusion von Atemgasen in die und aus den Körperzellen. Die Diffusion ist ein passiver Prozess, durch den sich Moleküle (mittels natürlicher molekularer Bewegung) aus hoch-konzentrierten in niedrig-konzentrierte Regionen bewegen. Die Fick'sche Formel zeigt, welche Faktoren die Diffusionsrade durch eine Membran wie die Alveolarwand beeinflussen. Je kürzer die Diffusionsdistanzen und größer die Partialdruckdifferenzen, desto größer ist die Diffusionsrate. Die Partialdruckdifferenzen entlang der Alveolarwand betragen etwa 60 mm Hg für Sauerstoff und etwa 5 mm Hg für Kohlendioxid. (Diese Diskrepanz zwischen den beiden Atemgasen wird später erklärt.) Die Diffusionsrate wird in den Alveolen maximiert, da diese eine extrem dünne Alveolarmembran (von 2 µm bis hinunter zu 0,4 µm in manchen Bereichen) und eine extrem große Oberfläche für die Diffusion aufweisen (ca. 30–100 m^2).

Antworten

1. Interstitialschicht 2. Basalmembran 3. Alveolarepithelzelle 4. Surfactant-Schicht 5. Lungenbläschen 6. CO_2 7. O_2 8. Atemmembran 9. Kapillarlumen 10. Diffusion von Sauerstoff 11. O_2 12. rote Blutzelle 13. CO_2 14. Diffusion von Kohlendioxid 15. Kapillarendothelzelle 16. X 17. P_1 18. K 19. P_2 20. J

Hämoglobin und Sauerstofftransport

Hämoglobin ist jenes Atmungspigment, das den Sauerstoff bindet, nachdem dieser durch die Alveolarwand in die Kapillaren diffundiert. Es wird für den Sauerstofftranspot benötigt, da Sauerstoff in Plasma schlecht löslich ist. Hämoglobin weist einen kooperativen Effekt auf: Sobald ein Sauerstoffmolekül gebunden hat, binden drei zusätzliche Moleküle bedeutend einfacher. Die Kooperativität lässt sich anhand der S-Form der Sauerstoffdissoziationskurve veranschaulichen. Während des Aufladens von Sauerstoff in der Lunge reicht ein Partialdruck von 100 mm Hg aus, um das Hämoglobin zur Gänze mit Sauerstoff zu sättigen. Im Ruhezustand werden nur 25% Sauerstoff aus dem Hämoglobin entfernt, obwohl der Sauerstoff-Partialdruck (PO_2) im Gewebe etwa 40 mm Hg beträgt. Während sportlicher Betätigung fällt das Po_2 -Niveaus der Gewebe um nur etwa 20 mm Hg. Dennoch kann etwa die Hälfte der Sauerstoff in dieser minimalen Veränderung des PO_2-Niveaus entfernt werden. Zudem ist die Sauerstoff-dissoziationskurve dynamisch – das Laden und Entladen von Sauerstoff kann durch die Umgebung des Hämoglobins beeinflusst werden. Niedriger pH-Wert, hohe CO_2-Konzentration und erhöhte Temperaturen können die Affinität (erhöht den P_{50}-Wert –der PO_2-Wert, bei dem 50% Hämoglobin mit O_2 bindet) von Hämoglobin und Sauerstoff reduzieren. Dies ist vorteilhaft für die Sauerstofflieferung an die Gewebe.

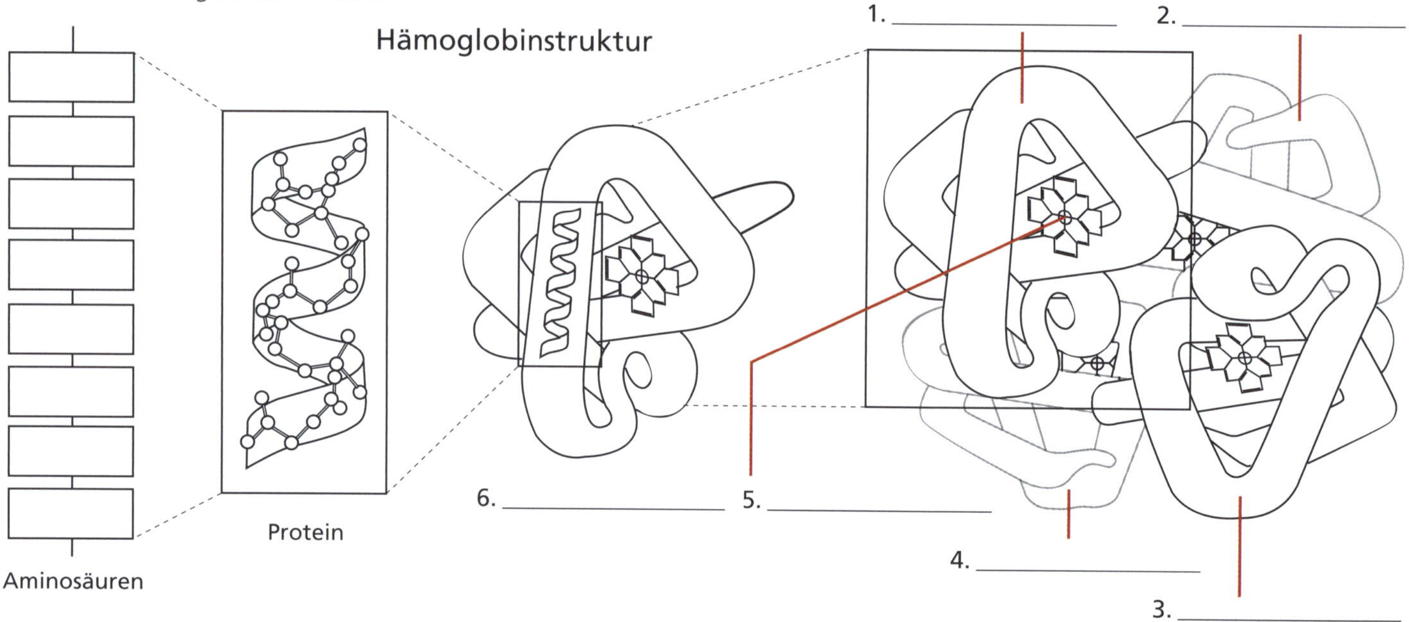

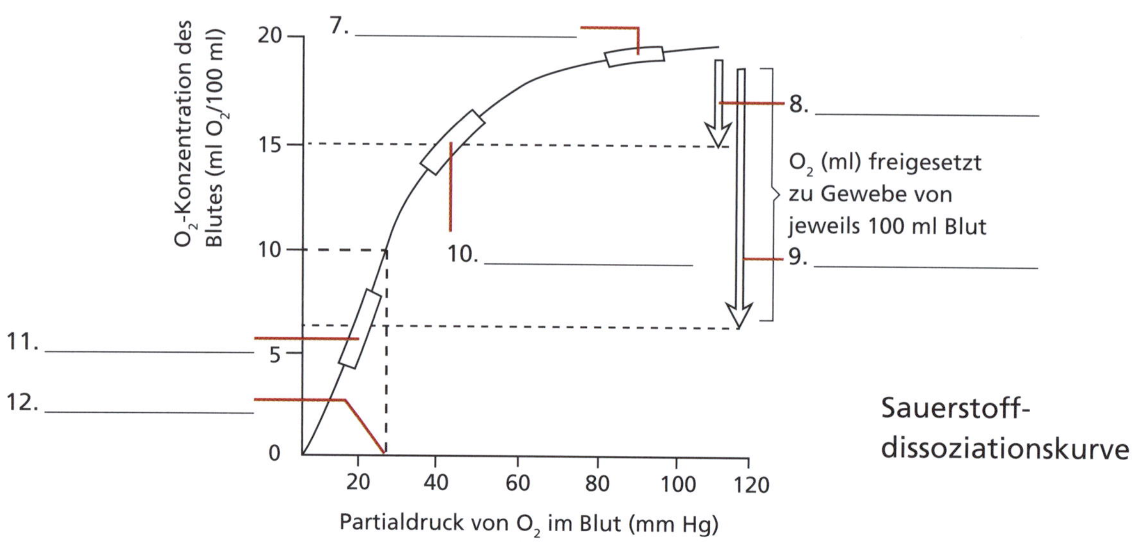

Antworten

1. α-Untereinheit 2. β-Untereinheit 3. α-Untereinheit 4. β-Untereinheit 5. eisenhaltige Hämgruppe 6. α-Untereinheit 7. Lunge 8. Ruhe 9. Aktivität 10. systemische Gewebe im Ruhezustand 11. systemische Gewebe während Aktivität 12. P_{50}

Transport von Kohlendioxid und Wasserstoffionen durch das Blut

Kohlendioxid ist im Vergleich zu Sauerstoff bedeutend besser löslich in Plasma und benötigt daher keine hohe Partialdruckdifferenz, um sich von Gewebe ins Plasma zu bewegen. Angesichts seiner hohen Löslichkeit werden nur etwa 7% CO_2 in das Plasma transportiert. Etwa CO_2 werden für den Transport an Hämoglobin gebunden. Die Mehrheit (etwa 70%) wird als Bicarbonat (HCO_3^-). –) transportiert. Kohlendioxid muss zuerst in die Erythrozyten diffundieren, wo es einem chemischen Prozess unterzogen wird, der durch Carboanhydrase katalysiert wird. Kohlendioxid reagiert mit Wasser, um HCO_3^- und H^+ zu bilden. Imidazol-Gruppen am Hämoglobinmolekül binden an H^+ ihre Affinität steigt bei desoxygeniertem Hämoglobin) und agieren als Puffer. Während manche HCO_3^--Moleküle gepuffert in den Erythrozyten bleiben, diffundieren die meisten mittels schneller Ionenaustauschproteine im Austausch für Chlorid in das Plasma hinaus (in einem Prozess mit dem Namen Hamburger-Shift). Bei den Alveolarkapillaren verlaufen die Prozesse umgekehrt, um gasförmiges CO_2 zu produzieren, sodass dieses als Vorbereitung für die Ausatmung in die Alveolen diffundieren kann..

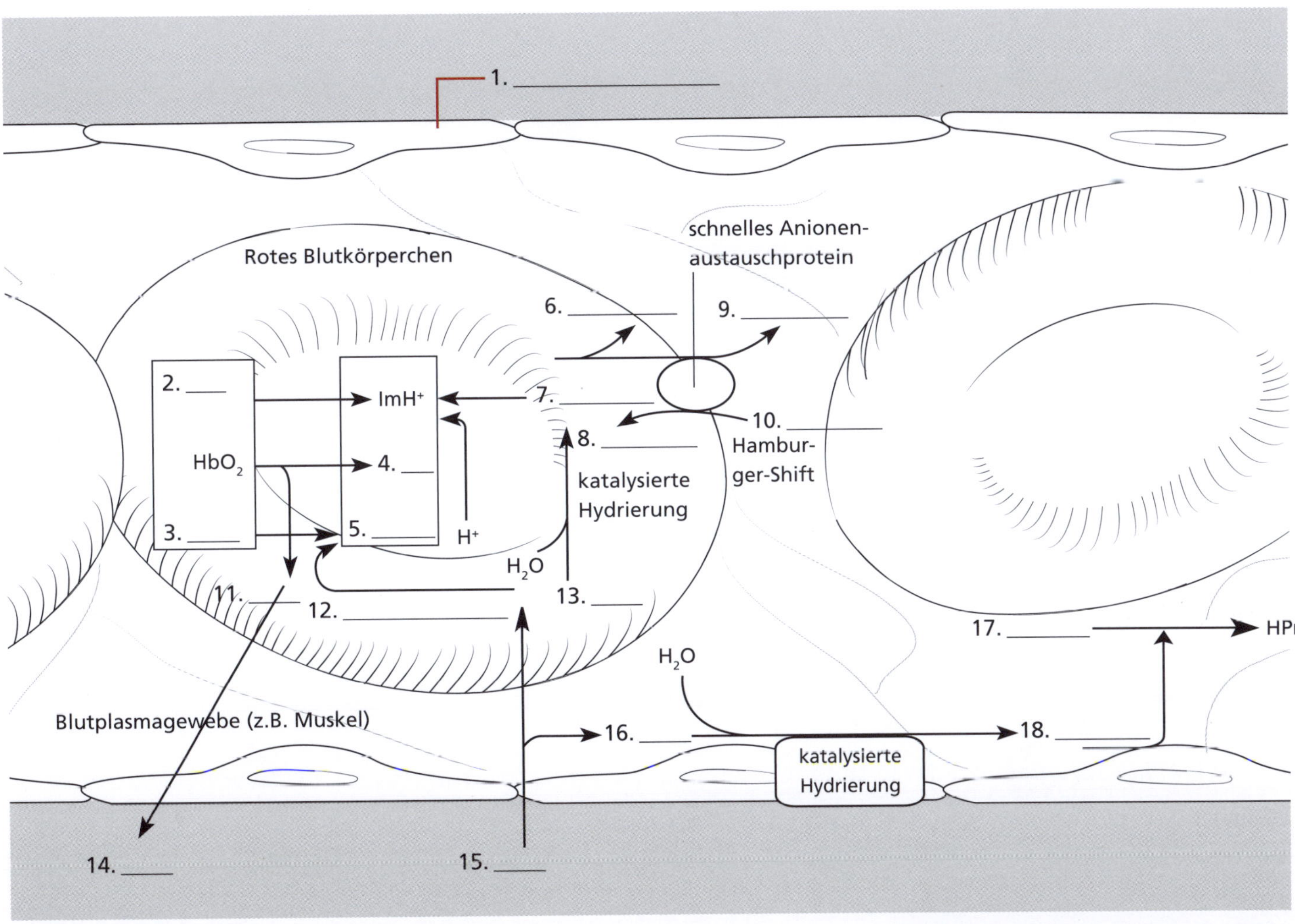

Rotes Blutkörperchen ein einer systemischen Gewebekapillare

Antworten

1. Wand einer Blutkapillare (Endothelium) 2. Imidazole 3. NH_2 4. Hb 5. $NHCOO^-$ 6. HCO_3^- 7. $H^+ + HCO_3^-$ 8. Cl^- 9. HCO_3^- 10. Cl^- 11. O_2 12. Carbamatbildung 13. CO_2 14. O_2 15. CO_2 16. CO_2 17. Pr^- 18. $HCO_3^- + H^+$

Säuren-Basen-Haushalt

Reaktionen auf Veränderungen des pH-Werts im Blut

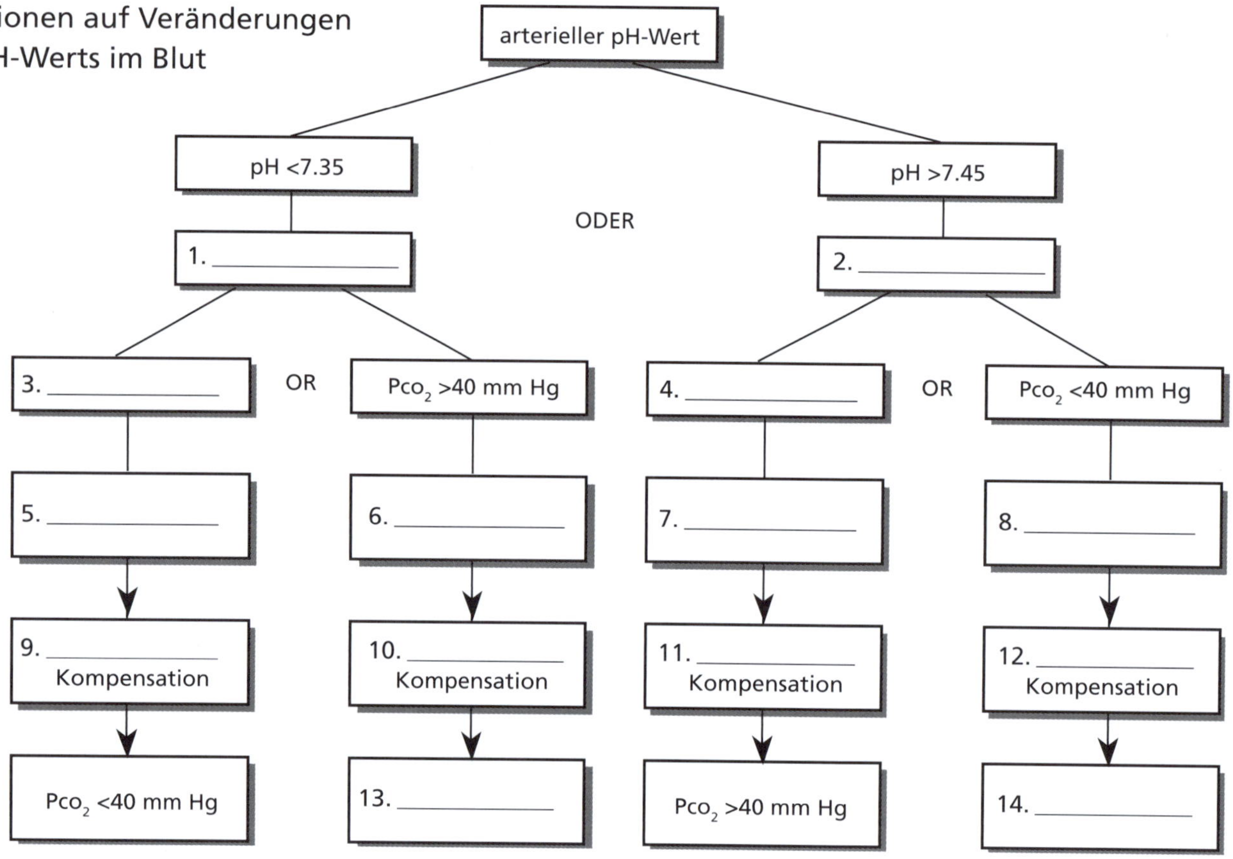

Normale Zellfunktion ist auf chemische Reaktionen angewiesen, die von Enzymen kontrolliert werden. Der pH-Wert ($-\log_{10}[H^+]$) +]) hat großen Einfluss auf die Enzymaktivität und damit auf die Zellfunktion. Die kleinste Veränderung eines der Faktoren kann tödliche Folgen haben. Bei Warmblütern wie Menschen wird die Temperatur stark mittels Gleichgewicht zwischen Stoffwechselrate und Wärmerückhaltung/-verlust reguliert. Der normale pH-Bereich wird streng zwischen 7,35 und 7,45 reguliert, und zwar durch eine Mischung aus Puffern und respiratorischer und renaler Kompensation. Azidose (pH <7,35) ist der am häufigsten auftretende Zustand und kann einen respiratorischen oder auch einen metabolischen Ursprung haben. Eine leichte respiratorische Azidose tritt immer dann auf, wenn wir den Atem anhalten. Tatsächlich tritt der Drang zu atmen in erster Linie durch den Partialdruck von Kohlendioxid (Pco_2) im Blut auf. Metabolische Azidose entsteht meist durch überschüssige Milchsäure, die aus anaerober Tätigkeit resultiert. Sie kann auch während eines starken HCO_3^--Verlustes in den gastrointestinalen Flüssigkeiten auftreten. Die Kompensation für Azidose umfasst eine erhöhte Ventilation und eine erhöhte HCO_3^--Resorption. Alkalose (ph >7,45) tritt seltener auf und ist hauptsächlich durch Hyperventilation bedingt. Dies bezeichnet man als respiratorische Alkalose. Sie wird durch eine Reduktion der Atmungsfrequenz und eine erhöhte HCO_3^--Ausscheidung bei den Nieren kompensiert. Metabolische Alkalose tritt äußerst selten auf und resultiert aus exzessivem Flüssigkeitsverlust (Erbrechen oder Durchfall), wobei starke Mengen an H^+ entleert werden.

Beziehung zwischen Enzymaktivität und pH-Wert

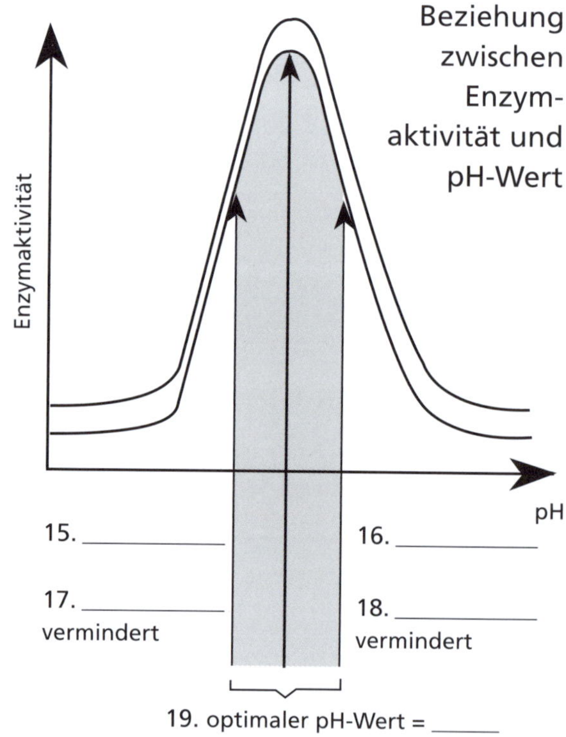

Antworten

1. Azidose 2. Alkalose 3. $[HCO_3^-]$ <24 mM 4. $[HCO_3^-]$ >24 mM 5. metabolische Azidose 6. respiratorische Azidose 7. metabolische Alkalose 8. respiratorische Alkalose 9. respiratorisch 10. renal 11. respiratorisch 12. renal 13. $[HCO_3^-]$ >24 mM 14. $[HCO_3^-]$ <24 mM 15. Azidose 16. Alkalose 17. Zellfunktion 18. Zellfunktion 19. 7,4

Überblick über das Verdauungssystem

Der Gastrointestinaltrakt (GIT) ist im Grunde ein langer, an beiden Enden offener Schlauch, der mit dem Mund beginnt und mit dem Anus endet. Er besteht aus verschiedenen Teilen, zu denen etwa der Mund, die Speiseröhre, der Magen sowie der Dünn- und der Dickdarm zählen. Organe wie die Speicheldrüsen, die Leber, die Gallenblase und das Pankreas liegen zwar nicht im GIT, sind aber durch die Absonderung von Enzymen am Verdauungsvorgang beteiligt. Die unterschiedlichen Regionen im Trakt erfüllen verschiedene Funktionen, wie etwa Motilität, Verdauung, Absorption und die Ausscheidung von Abfallprodukten. Diese Funktionen werden auf unterschiedliche Arten kontrolliert, wie zum Beispiel hormonale und neuronale Mechanismen. Die Verdauung beginnt mit der Aufnahme von Nahrung in den Mund, wo sie mechanisch und chemisch zerlegt wird. Während die Nahrung den GIT passiert, wird sie im Magen durch Magensäure, -schleim Enzyme weiter zerlegt, und produziert dabei den Chymus. Der Chymus bewegt sich in der Folge in den Dünndarm, wo die Nährstoffabsorption erfolgt. Hier unterstützen aus dem Pankreas freigesetzte Enzyme und Hormone die Fettverdauung. Der Chymus wandert dann vom Dünndarm in den Dickdarm, wo Wasser absorbiert wird. Durch diese Absorption entstehen feste Kotmassen, die durch die Peristaltik zum Rektum transportiert und schließlich durch den Anus ausgeschieden werden.

Bestandteile des Verdauungssystems

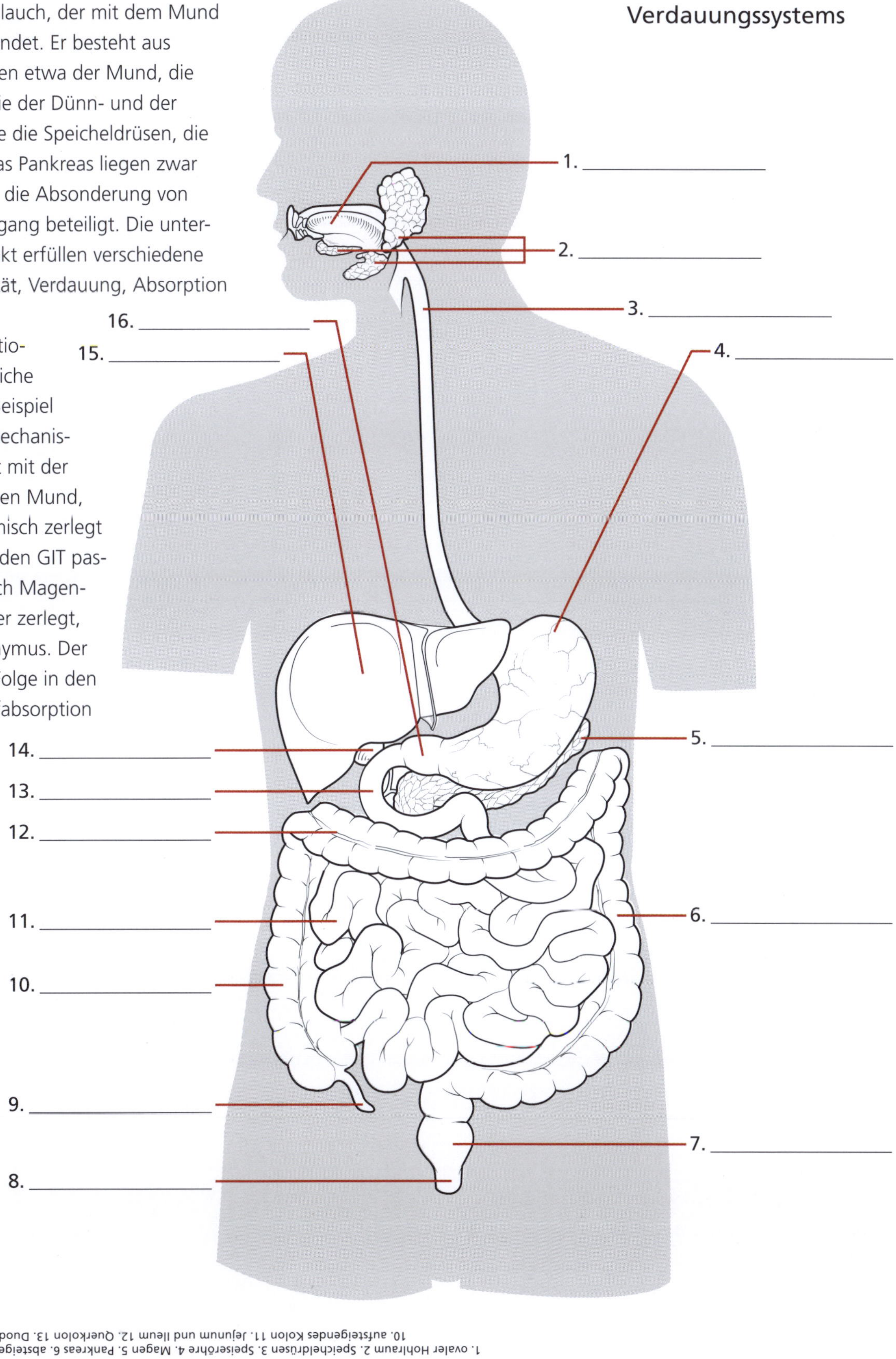

Antworten

1. ovaler Hohlraum 2. Speicheldrüsen 3. Speiseröhre 4. Magen 5. Pankreas 6. absteigendes Kolon 7. Rektum 8. Anus 9. Appendix 10. aufsteigendes Kolon 11. Jejunum und Ileum 12. Querkolon 13. Duodenum 14. Gallenblase 15. Leber 16. Pylorus

Speicheldrüsenfunktion

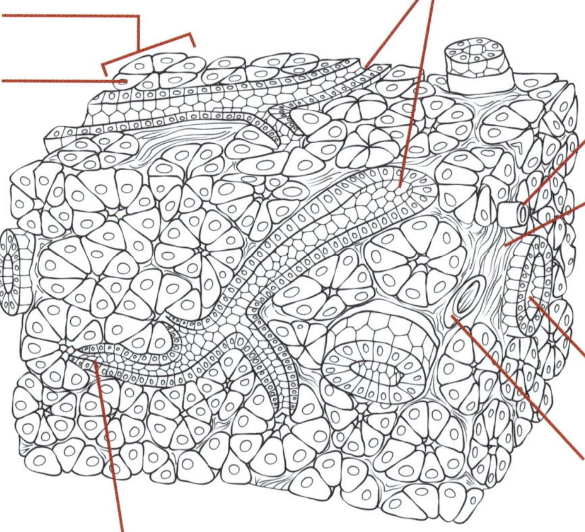

Unterkiefer-speicheldrüse – Zellebene

Speichel wird durch drei Paar Hauptspeicheldrüsen abgesondert: die Ohrspeicheldrüsen in den Wangen, die Unterzungenspeicheldrüsen unterhalb der Zunge und Unterkieferspeicheldrüsen unterhalb des Unterkiefers. Hinzu kommen kleine Drüsen, die sich unterhalb der Epithelschicht der Mundschleimhaut befinden. Speicheldrüsen beinhalten azinöse exokrine Drüsen, deren Azini entweder serös oder muzinös sind. Seröse Azini sondern wässrigen Speichel ab, wie er in den Ohrspeicheldrüsen vorkommt, während muzinöse Azini eine schmierige, muzinhaltige Flüssigkeit absondern, wie man sie in den Unterzungenspeicheldrüsen findet. Die Unterkieferspeicheldrüsen haben sowohl seröse als auch muzinöse Azini. Im Laufe des Tages werden 1,5 Liter Speichel abgesondert, in erster Linien kontrolliert durch die Freisetzung von Acetylcholin aus parasympathischen Neuronen.

Seröser Speichel beinhaltet das Verdauungsenzym Ptyalin, eine Amylase, die Stärke zu Maltose zerkleinert. Ein weiteres Speichelenzym, Lysozym, hat eine antibakterielle Wirkung und schützt Mund und Zähne. Der muzinöse Speichel unterstützt den Kauakt und fungiert als Schmiermittel für den Essensbolus als Vorbereitung auf das Schlucken. Weitere Bestandteile des Speichels beinhalten Natrium, Kalium, Kalzium, Bicarbonat (das eine durch Bicarbonat gepufferte Flüssigkeit zum Erhalt geeigneter ph-Werte im Mund erstellt), Hormone und Antikörper (IgA).

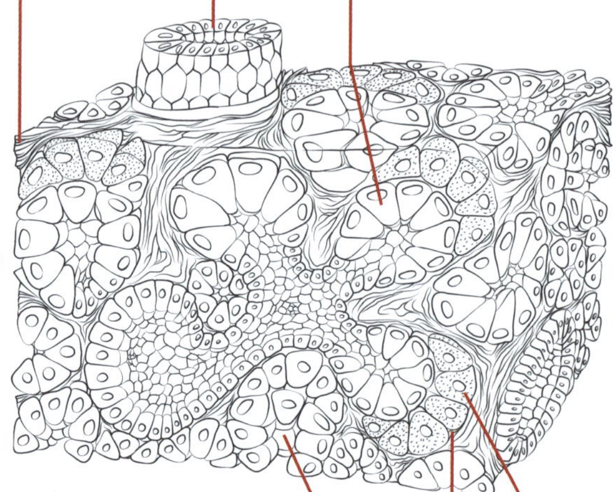

Ohrspeichel-drüse – Zellebene

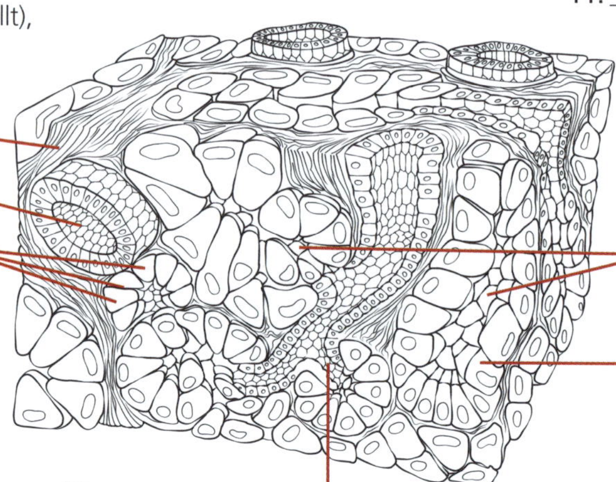

Unterzungenspeichel-drüse – Zellebene

Antworten

1. Zunge 2. Essensbolus 3. Epiglottis angehoben 4. Glottis 5. Ösophagussphinkter zusammengezogen 6. Speiseröhre 7. Trachea 8. Larynx 9. Rachen 10. Epiglottis 11. Glottis 12. Ösophagussphinkter 13. Epiglottis angehoben 14. Glottis abgesenkt und offen 15. Ösophagussphinkter zusammengezogen 16. entspannte Muskeln 17. zusammengezogene Muskeln 19. entspannte Muskeln 19. Magen

Physiologie des Schluckens

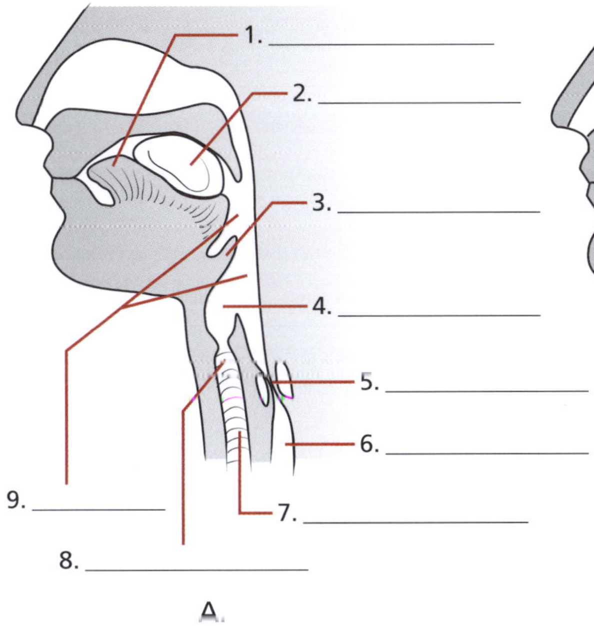

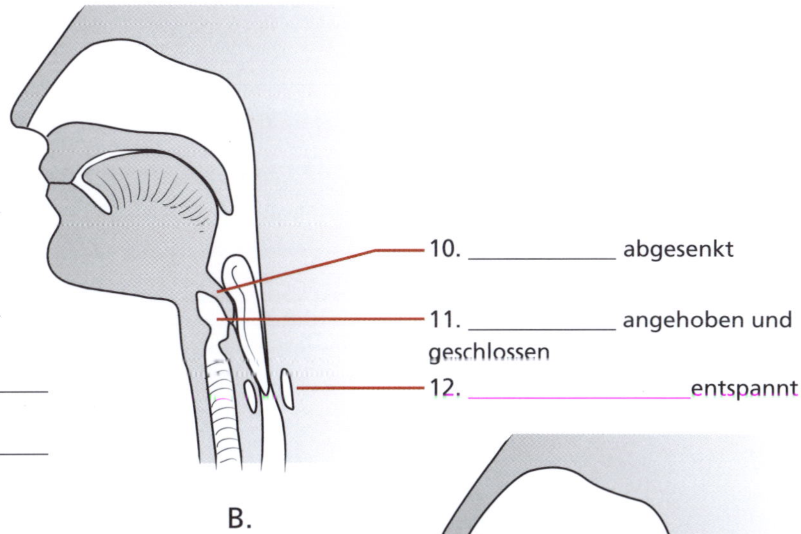

Phasen beim Schlucken eines Essensbolus (A-C)

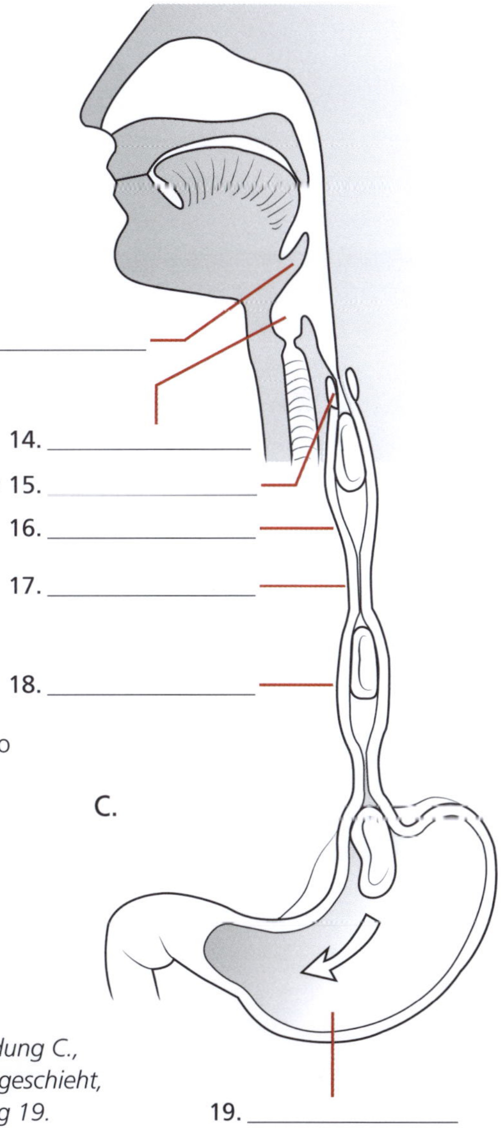

Der Schluckakt ist in mehrere unterschiedliche Phasen unterteilt. Die erste Phase geschieht willkürlich und umfasst die Bildung des Essensbolus durch Kauen und Zungenbewegungen, woraufhin der Bolus Richtung Rachen transportiert wird. Die darauffolgenden Phasen sind nicht mehr willkürlich, sondern vielmehr Reflexreaktionen bzw. Schluckreflexe, die von Nervenzentren im Rückenmark gesteuert werden. Sobald der Bolus den Rachen erreicht, verschließt das Gaumensegel die Nasenwege, und die Epiglottis wandert über die Glottis, um Larynx und Trachea zu verschließen und somit ein Eindringen des Bolus in die oberen und unteren Luftwege zu verhindern. Ist der Bolus im hinteren Rachen angelangt, entspannt sich der obere Ösophagussphinkter und erlaubt dem Bolus so den Eintritt in die Speiseröhre. Die Muskelwand der Speiseröhre besteht aus Schichten an zirkulärer wie auch längsverlaufender glatter Muskulatur. Um den Bolus die Speiseröhre hinunter zu transportieren, vollziehen die Muskelschichten koordinierte Entspannungswellen vor und Kontraktionswellen hinter dem Bolus, wodurch dieser in den Magen befördert wird. Dieser Vorgang wird als Peristaltik bezeichnet und durch die Aktivitäten im Nervus vagus und im enterischen Nervensystem gesteuert.

Beschreiben Sie bei Abbildung C., was mit den Körperteilen geschieht, ausgenommen Benennung 19.

Antworten

1. Speiseröhre 2. unterer Ösophagussphinkter 3. kleine Magenkurvatur 4. Plyorus 5. Duodenum 6. Antrum pyloricum 7. große Magenkurvatur 8. Innenfalten 9. Körper 10. Fundus 11. Magengrube 12. Magendrüse 13. Isthmus 14. Hals 15. Basis 16. G-Zelle 17. Hauptzellen 18. enterochromaffin-ähnliche (ECL-)Zellen 19. Parietalzellen 20. Drüsenhalszellen 21. foveoläre Zellen

Struktur und Funktion des Magens

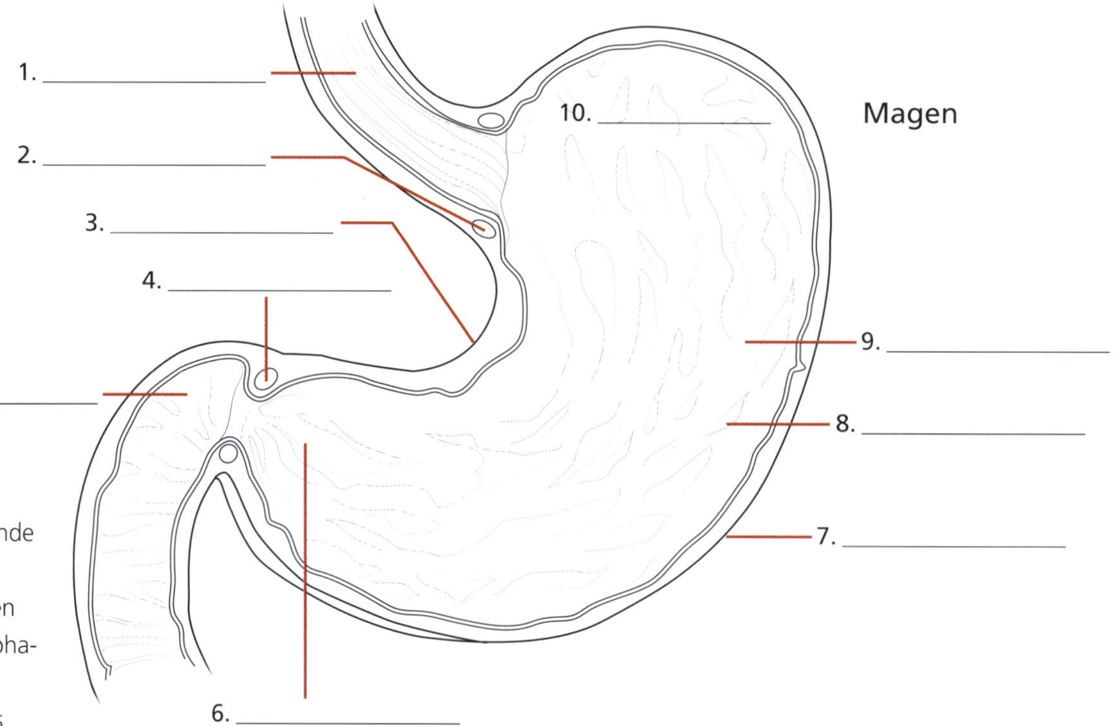

Der Magen ist ein Muskelsack, der an einem Ende mit der Speiseröhre und am anderen Ende mit dem Zwölffingerdarm verbunden ist. Der Eintritt in den Magen wird vom unteren Ösophagussphinkter kontrolliert; der Plyorus regelt das Verlassen des Magens und den Eintritt in den Zwölffingerdarm. Sobald der Essensbolus den Magen erreicht, vermischt er sich mit Magensäften und wird so zu einem Chymus. Magensäfte sind eine Mischung aus Enzymen, Schleim und Säure, abgesondert von der Magenschleimhaut. Die Magenschleimhaut ist mit Magendrüsen ausgekleidet, die verschiedene Zelltypen beinhalten, wie Schleimzellen, Parietalzellen, Hauptzellen, enterochromaffin-ähnliche Zellen (enterochromaffin-ähnliche ECL-Zellen) und G-Zellen. G-Zellen werden durch das Gastrin Releasing Peptide (GRP) stimuliert, durch das Gastrin in die Blutbahn gelangt. Gastrin wirkt auf die ECL-Zellen, wodurch Histamin produziert wird, welches zusammen mit dem Gastrin die Freisetzung von Säure aus den Parietalzellen anregt. Die säurehaltige Umgebung erlaubt die Umwandlung von inaktiven Pepsinogenen, sezerniert von den Hauptzellen, in aktive Pepsine, die den Proteinabbau unterstützt. Die Säuresekretion wird durch die Freisetzung von Somatostatin der D-Zellen in das Antrum des Magens, das direkt auf die Parietalzellen, sowie die ECL- und G-Zellen wirken kann, und so die Produktion von Gastrin und Histamin verhindern kann.

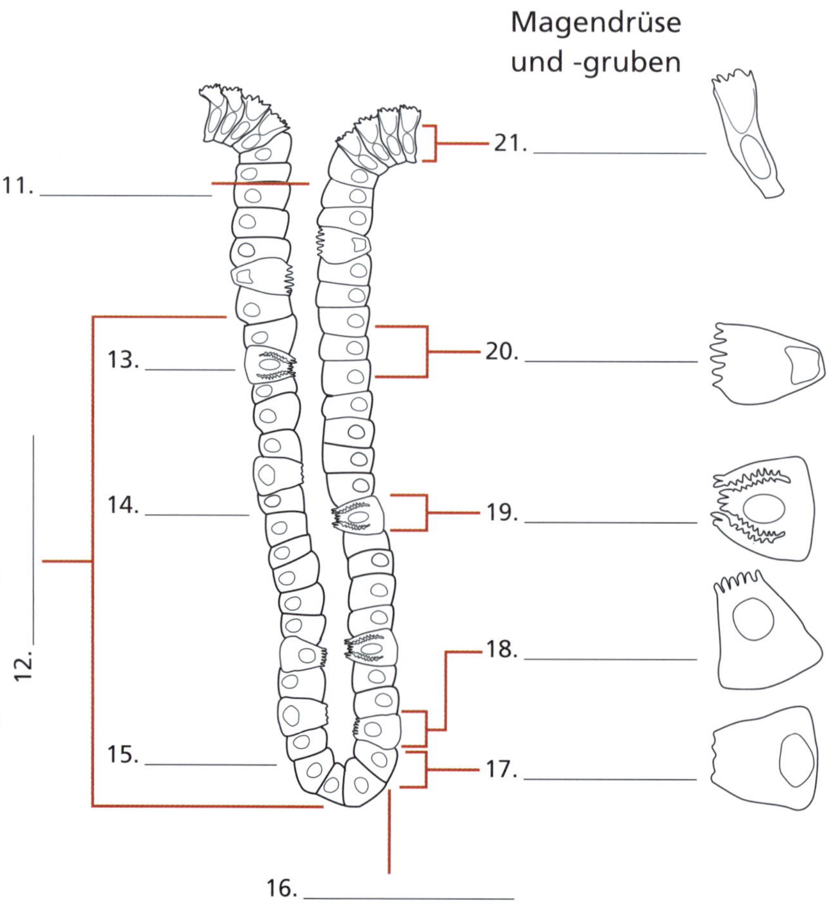

Antworten

1. Speiseröhre 2. unterer Ösophagussphinkter 3. kleine Magenkurvatur 4. Plyorus 5. Duodenum 6. Antrum pyloricum 7. große Magenkurvatur 8. Innenfalten 9. Körper 10. Fundus 11. Magengrube 12. Magendrüse 13. Isthmus 14. Hals 15. Basis 16. G-Zelle 17. Hauptzellen 18. enterochromaffin-ähnliche (ECL-)Zellen 19. Parietalzellen 20. Drüsenhalszellen 21. foveolare Zellen

Neurale Kontrolle der Darmfunktion

Die neurale Regulierung der Verdauung wird sowohl vom sympathischen als auch vom parasympathischen Teil des autonomen Nervensystems gesteuert. Die parasympathischen Fasern sind generell für die Erhöhung der Sekretion und der Motilität im Gastrointestinaltrakt (GIT) verantwortlich, während die sympathischen Fasern diese Funktionen hemmen. Die Verdauung kann in drei nacheinander auftretende Phasen unterteilt werden: die cephale, die gastrische und die intestinale Phase. Die cephale Phase wird durch das Sehen, Schmecken, Riechen und Kauen von Nahrung herbeigeführt. Diese Reize führen zu einer Stimulierung des Nervus vagus im enterischen Nervensystem, was zur Freisetzung von Acetylcholin (ACh) aus den postganglionären parasympathischen Fasern führt. Dieses wiederum führt zur Freisetzung von Gastrin aus den G-Zellen. Die gastrische Phase beginnt, sobald die Nahrung im Magen ist: Mechanorezeptoren spüren die erhöhte Masse, und Chemorezeptoren nehmen die Peptide in der Nahrung wahr. Diese Stimuli führen zu myenterischen und längeren vagovagalen Reflexen, gefolgt von ACh-Sekretion und der Sekretion von Histaminen, Gastrin, Säure, Schleim und Enzymen. Die intestinale Phase beginnt, sobald der Chymus in das Duodenum eintritt. Kontrolliert vom autonomen Nervensystem werden gastrische Motilität und Sekretion anfangs erhöht, um die Verdauung und das Entleeren weiter anzuregen. Während der Chymus den Dünndarm füllt, üben hormonelle Signale eine hemmende Wirkung aus, um gastrische Motilität und Sekretion zu vermindern, sodass die intestinale Verdauung stattfinden kann.

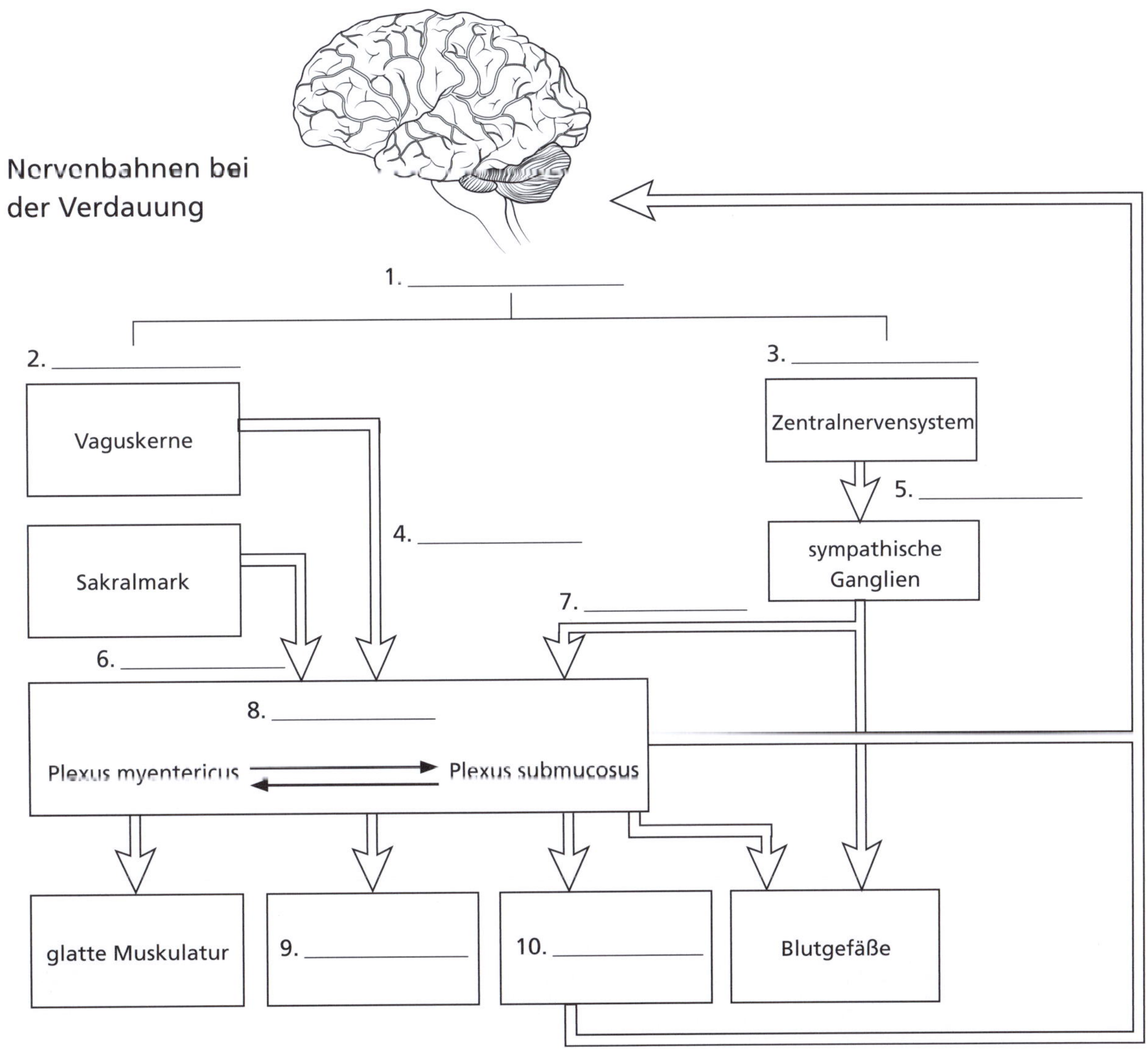

Antworten

1. autonomes Nervensystem 2. parasympathischer Teil 3. sympathischer Teil 4. Nervus vagus 5. präganglionäre Fasern 6. Beckennerven 7. postganglionäre Fasern 8. enterisches Nervensystem 9. sekretorische Zellen 10. endokrine Zellen

Enterisches Nervensystem

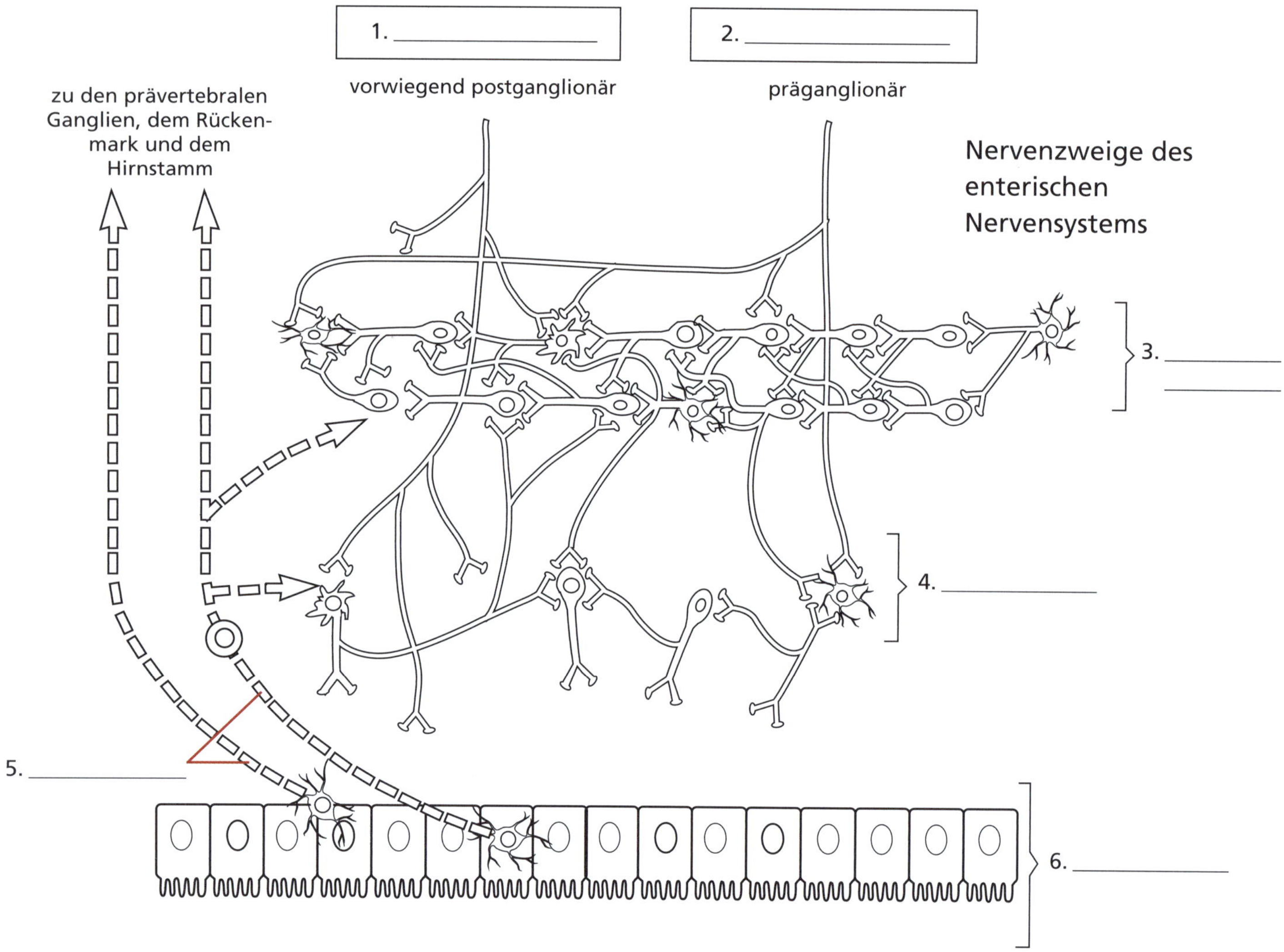

Die Darmwand beinhaltet zahlreiche kurze Axone und Interneurone, die das enterische Nervensystem (ENS) bilden. Das ENS besteht aus zwei Nervengeflechten: dem Plexus submucosus (Meissner-Plexus) und dem Plexus myentericus (Auerbach-Plexus). Während der Plexus submucosus in erster Linie für die Regulierung der Verdauungsdrüsen verantwortlich ist, dient der Plexus myentericus aufgrund seiner Position tiefer in den Muskelschichten hauptsächlich der Regulierung der Darmmotalität. Afferente Neuronen im ENS sind mit Chemo- und Streckrezeptoren im Darm verbunden. Efferente Neuronen dagegen erhöhen die Aktivität der Magendrüse und induzieren die Kontraktion der glatten Muskulatur – die Peristaltik wird zur Gänze über das ENS kontrolliert. Die Neuronen des ENS sind zudem in der Lage, eine Vielzahl an Neurotransmittern zu sezernieren, wie etwa Acetylcholin (ACh), Noradrenalin, Stickstoffmonoxid, Substanz P und vasoaktive Intestinalpeptide. Diese Neurotransmitter können sowohl die Muskelkontraktion in der Darmwand als auch die Drüsenabsonderung kontrollieren.

Antworten

: 1. sympathisch 2. parasympathisch 3. Plexus myentericus 4. Plexus submucosus 5. afferente Neuronen 6. Epithel

Hormonelle Kontrolle der Darmfunktion

Neben der neuralen Regulation der Darmfunktion spielen auch Hormone eine wichtige Rolle. Das Hormon Gastrin stimuliert Säuresekretion und Motilität im Magen. Es wird als Folge der Stimulierung des enterischen Nervensystems, wenn Nahrung in den Magen wandert, von den G-Zellen freigesetzt. Die Nahrung vermischt sich daraufhin mit den Magensäften und bildet den Chymus. Tritt der Chymus in den Dünndarm ein, wird eine weitere Reihe an Hormonen von den endokrinen Zellen im Duodenum freigesetzt. Der säure- und fetthaltige Chymus stimuliert Chemorezeptoren in der Duodenalwand, was zur Freisetzung von Somatostatin, Sekretin und Cholecystokinin (CCK) führt. Somatostatin und Sekretin hemmen die Säuresekretion in den Magen, wodurch das Duoden zusätzlich vor überschüssiger Säure geschützt wird. Im Pankreas regt Sekretin die Sekretion von Pankreassäften an, die die Neutralisierung des säurehaltigen Chymus unterstützen, und eine optimale Umgebung für Verdauungsenzyme schaffen, während CCK auf das Pankreas wirkt, um Sekretionsenzyme wie Lipase zu stimulieren. Ein weiterer Wirkungsort von CCK ist die Gallenblase. Wenn Sie durch CCK stimuliert wird, wie dies vor allem nach fettigen Mahlzeiten der Fall ist, zieht sich die Gallenblase zusammen und verursacht so die Freisetzung von Galle in den Dünndarm, um die Fettemulgierung zu unterstützen.

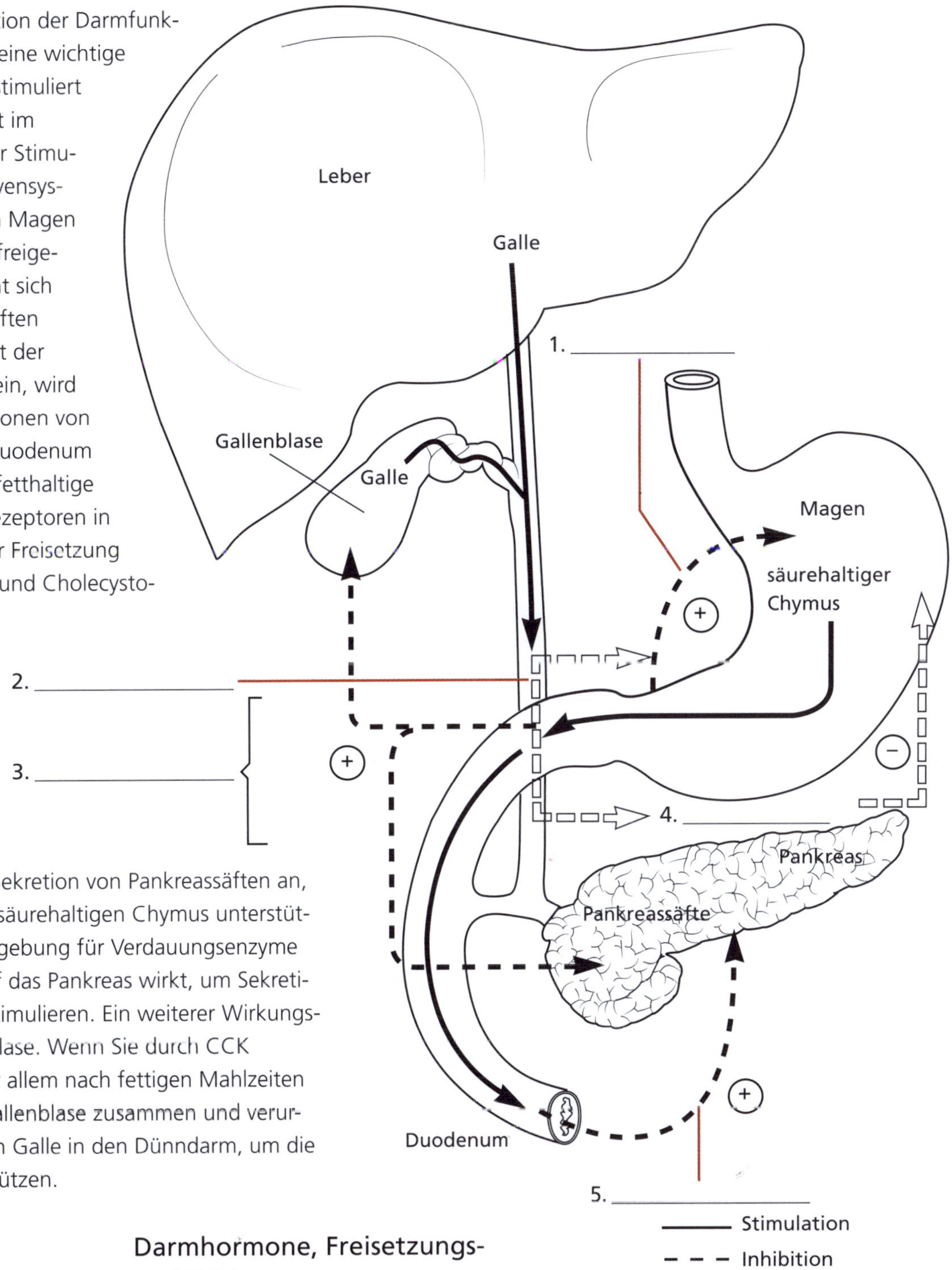

Darmhormone, Freisetzungs- und Wirkungsorte

Benennen Sie die freigesetzten Darmhormone an den angezeigten Stellen.

Antworten

1. Gastrin 2. Somatostatin 3. Cholecystokinin 4. Sekretin CCK 5. Sekretin

Struktur und Funktion des Dünndarms

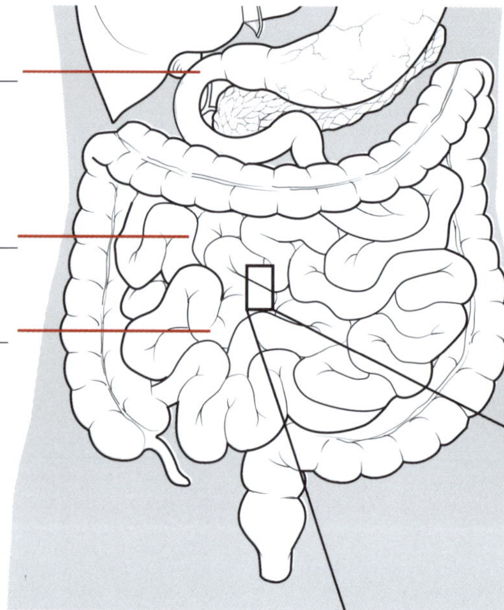

Dünndarm und Vergrößerung der Oberfläche

Der Dünndarm ist durch den Plyorus mit dem Magen verbunden und kann in drei separate Abschnitte unterteilt werden: das Duodenum, das Jejunum und das Ileum. Er ist auf zwei Hauptverdauungsvorgänge ausgerichtet: die enzymatische/chemische Verdauung und die Aufnahme von Nährstoffen in die Blutbahn. Das stark sekretorische Duodenum produziert Schleim, Enzyme und Hormone und ist zudem der Ort, an dem Galle und Pankreassäfte in den Dünndarm eintreten. Das Jejunum und das Ileum sind auf die Aufnahme von Nährstoffen spezialisiert. Die Innenwand des Dünndarms ist stark gefaltet, wodurch seine Oberfläche vergrößert wird. Jede einzelne Falte beinhaltet kleinste Strukturen, s.g. Villi, die die Oberfläche für eine maximale Absorption zusätzlich vergrößern. Jeder Villus kann als absorbierende Einheit betrachtet werden, mit einer einzelnen Epithelschicht, bestehend aus Zellen (Enterozyten), die wiederum eine Mikrovillischich haben und einen Kern aus autonomen Nervenfasern, Blutgefäßen und blind endenden Lymphgefäßen bedecken. Täler zwischen den Villi beinhalten sekretorische Zellen, die Schleim und Enzyme produzieren. Während der Chymus durch den Dünndarm wandert, werden fettlösliche Vitamine und fetthaltige Nährstoffe aufgenommen und in die Lymphgefäße transportiert. Gleichzeitig wandern Wasser und andere lösliche Stoffe in die Kapillaren.

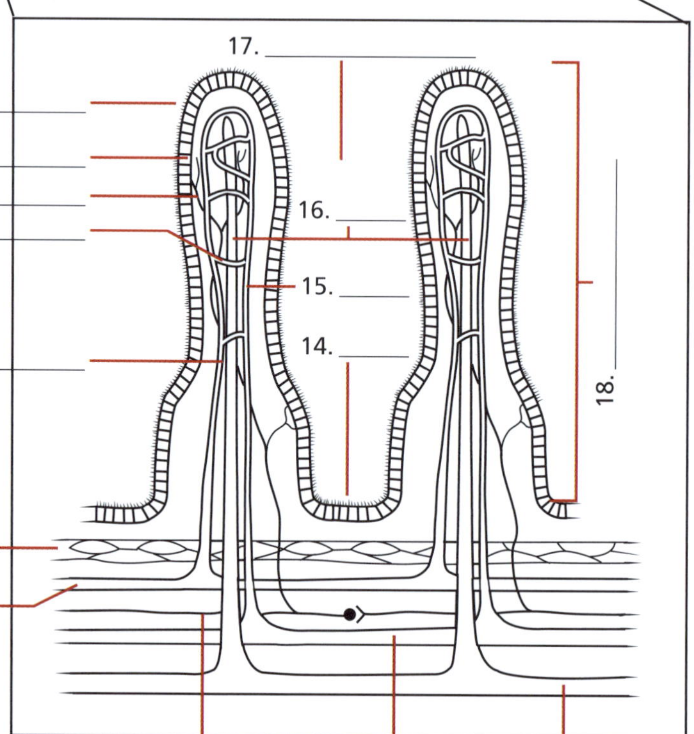

Antworten

1. Duodenum 2. Jejunum 3. Ileum 4. Mikrovilli 5. Epithelzellen 6. Nervenfaser 7. Kapillaren 8. Arteriole 9. Muscularis mucosae 10. Arterie 11. Nerv 12. Vene 13. Ductus lymphaticus 14. Tal 15. Venole 16. Lymphgefäß 17. Lumen 18. Villus

Leber, Gallenblase und Galle bei der Verdauung

Die Rolle der Leber in der Entgiftung von Drogen und anderen Giftstoffen ist weitgehend bekannt. Aufgrund ihrer exokrinen Funktion – vor allem die Produktion von Galle – spielt sie jedoch auch bei der Verdauung eine tragende Rolle. Galle besteht aus Wasser (97%), Gallensäure und Gallenpigmenten. Hepatozyten synthetisieren Gallensäure aus Cholesterin und produzieren täglich etwa 0,5 Liter Galle. Die Galle wird aus den Hepatozyten in die Gallenkanälchen und den Hauptgallengang sezerniert. Letzterer führt in die Gallenblase, in der die Galle aufgebwahrt und konzentriert wird. Der Eintritt von Fett in das Duodenum bewirkt die Freisetzung des Hormons Cholecystokinin (CCK), das auf die Gallenblase wirkt, sodass diese sich zusammenzieht, während der Musculus sphincter Oddi entspannt und so den Transport der Galle in das Duodenum ermöglicht. Im Duodenum angelangt wirken die Gallensäuren als fettauflösend. Die Gallensäuren emulgieren große Fetttröpfchen und ermöglichen so die weitere Verdauung durch Lipase. Die Abbauprodukte der Lipaseverdauung formen zusammen mit den Gallensäuren Lipidmizellen, die in der Folge von der Darmschleimhaut absorbiert werden können. Etwa 95 % der Gallensäuren werden durch den enterohepatischer Kreislauf wiederverwertet, im Zuge dessen sie im terminalen Ileum resorbiert werden. Die restlichen ca. 5 % gehen mit dem Stuhl verloren.

Enterohepatischer Kreislauf der Galle

Benennen Sie an den vorgegebenen Stellen die Strukturen und entstehenden Produkte.

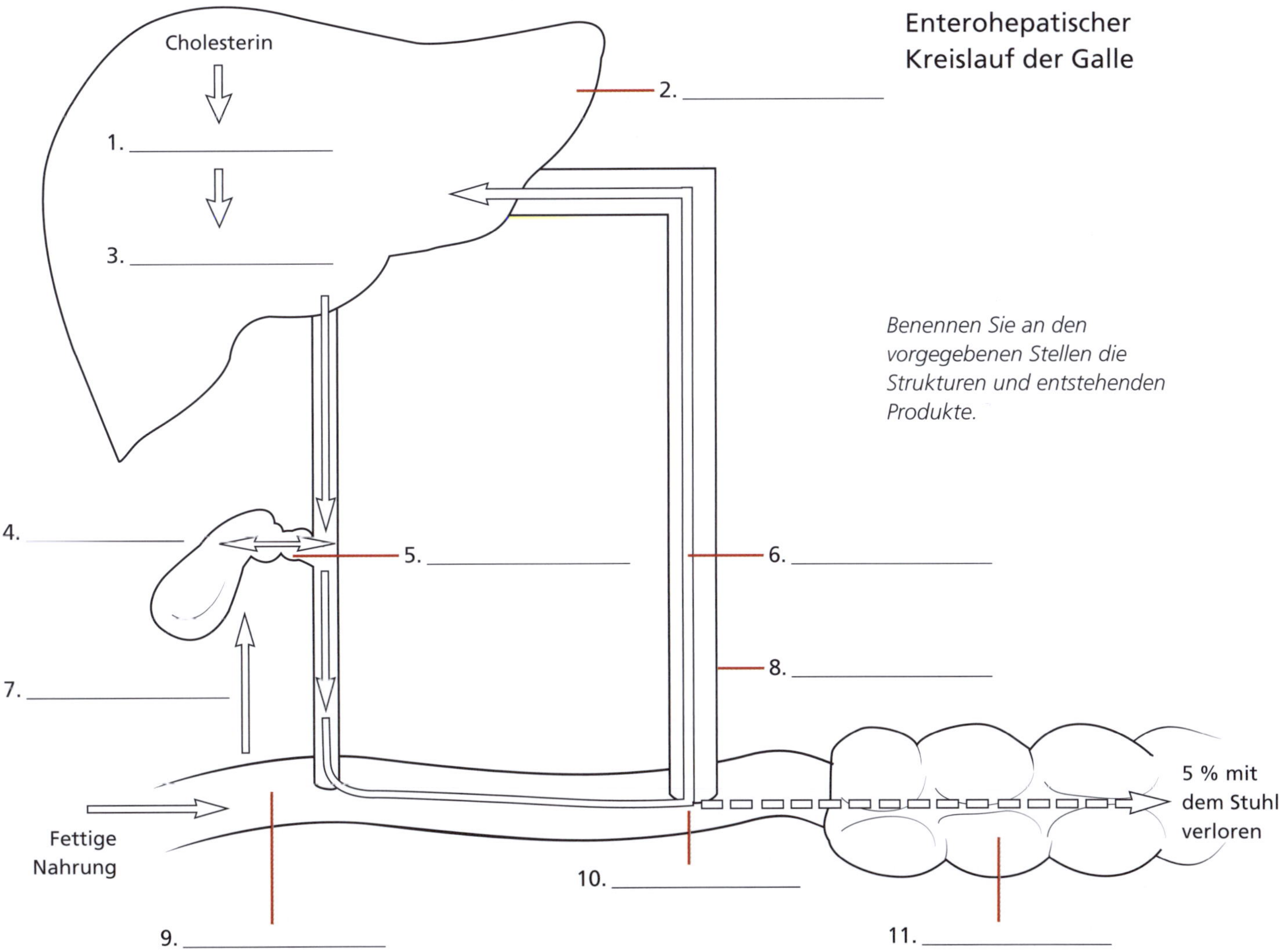

Antworten

1. Hauptgallensäuren 2. Leber 3. Gallensäuren 4. Gallenblase 5. Gallengang 6. Gallensäuren 7. Cholecystokinin 8. Pfortader 9. Dünndarm 10. terminales Ileum 11. Dickdarm

Exokrines Pankreas bei der Verdauung

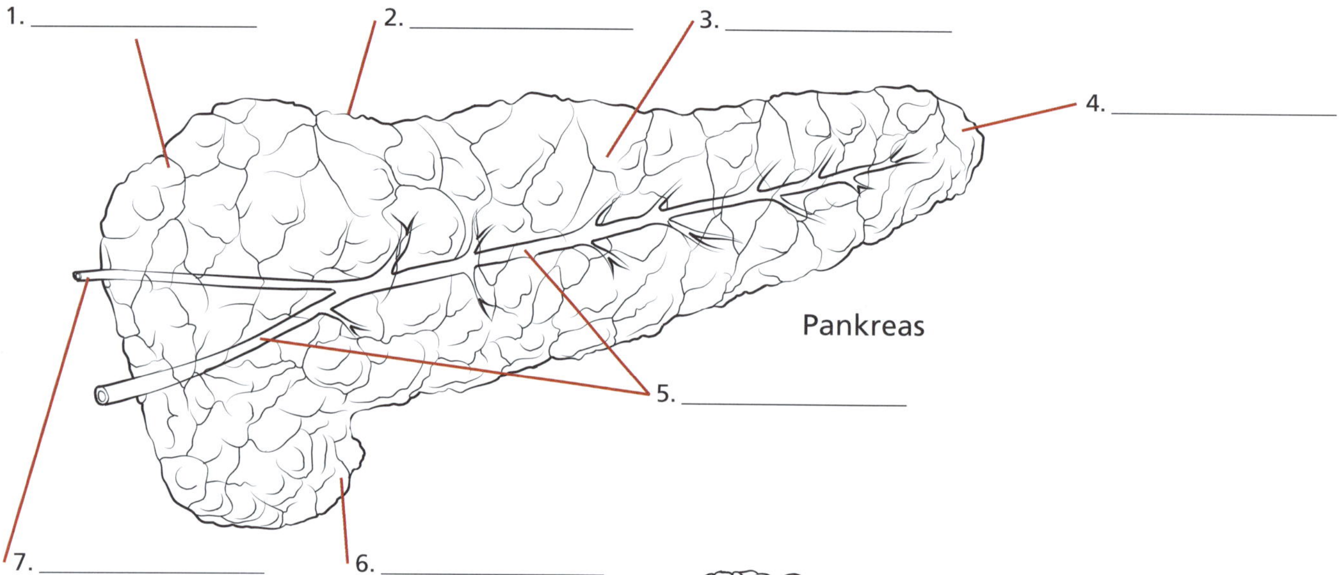

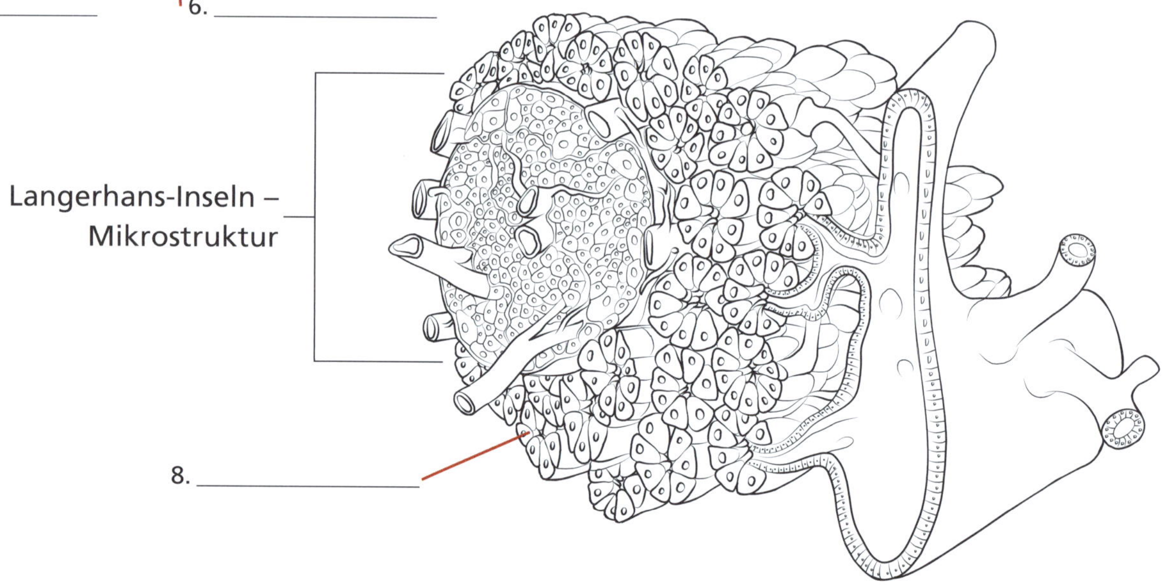

Bei der Verdauung ist das exokrine Pankreas für die Sekretion von Verdauungsenzymen, Zymogenen und Pankreassaft verantwortlich.

Pankreassaft ist eine bicarbonatreiche, basische Flüssigkeit, die als Reaktion auf das Hormon Sekretin aus den Duktuszellen der Pankreas sezerniert. Dabei werden täglich etwa 1,5 Liter produziert. Die basische Lösung unterstützt die Neutralisierung von Magensäure, die in das Duodenum gedrungen ist, und schafft eine optimale Umgebung für die intestinale Verdauung.

Verdauungsenzyme und ihre Vorläufer (Zymogene) werden durch die azinösen Zellen im Pankreas sezerniert. Die Enzyme werden in Zymogenkörnchen in den azinösen Zellen verpackt und durch geregelte Exocytose freigesetzt. Die Exocytose ist ein Resultat der gesteigerten intrazellulären Kalziumkonzentrationen als Reaktion auf das Hormon Cholecystokinin (CCK) und den Neurotransmitter Acetylcholin (ACh). Diese exokrinen Absonderungen wandern durch den Ductus pancreaticus in das Duodenum, wo sie die Verdauung von Nahrungsfetten, Proteinen und Polysacchariden unterstützen können. Zu den Pankreasenzymen zählen u.a. Pankreaslipase und α-Amylase. Beide werden in aktiver Form abgesondert und sind für die Verdauung von Fett und Stärke verantwortlich. Proteasen wie Trypsin und Chymotrypsin werden als ihren inaktiven Vorläuferformen abgesondert (Trypsinogen und Chymotrypsinogen) und im Darm aktiviert. Daraufhin unterstützen sie die Verdauung von Proteinen.

Antworten

1. Kopf (des Pankreas) 2. Hals (des Pankreas) 3. Körper (des Pankreas) 4. Schwanz (des Pankreas) 5. Ductus pancreaticus 6. Hakenfortsatz 7. Ductus pancreaticus accessorius 8. azinöse Zelle im Pankreas

Absorption in den Dünndarm

Während der Chymus den Dünndarm passiert, werden Wasser, Elektrolyte, Fette, Minerale, Kohlenhydrate, Aminosäuren und Vitamine absorbiert. Nährstoffe können sich durch eine Vielzahl an Mechanismen zwischen Gastrointestinaltrakt und Blut bewegen, wobei sie durch oder um Epithelzellen herum wandern. Wasser wird durch Osmose absorbiert und folgt dabei einem osmotischen Gradienten, der durch Ionentransport entsteht, vor allem durch die Involvierung der Natrium-Kalium-Pumpe. Kohlenhydrate werden in der Regel in monosaccharider Form absorbiert, in der sie durch Cotransportmoleküle das Epithel entlang in die Blutbahn befördert werden. In ihre einzelnen Aminosäuren zerlegte Proteine können entweder durch Cotransport oder aktiven Transport in Verbindung mit der Bewegung von Natrium absorbiert werden. Zur Aufnahme von Kalzium und Eisen aus der Nahrung bedarf es bindender Proteine. Eisen bindet mit Transferrin, was die Bewegung von Intestinallumen durch die Schleimhaut ins Plasma ermöglicht. Kalziumtransporter im Bürstensaum der Mikrovilli nehmen das Kalzium aktiv auf, welches dann mittels kalziumbindender Proteine durch die Zelle befördert wird. Fettsäuren können entweder mittels Diffusion durch die Darmschleimhaut oder als Mizellen am Bürstensaum passieren.

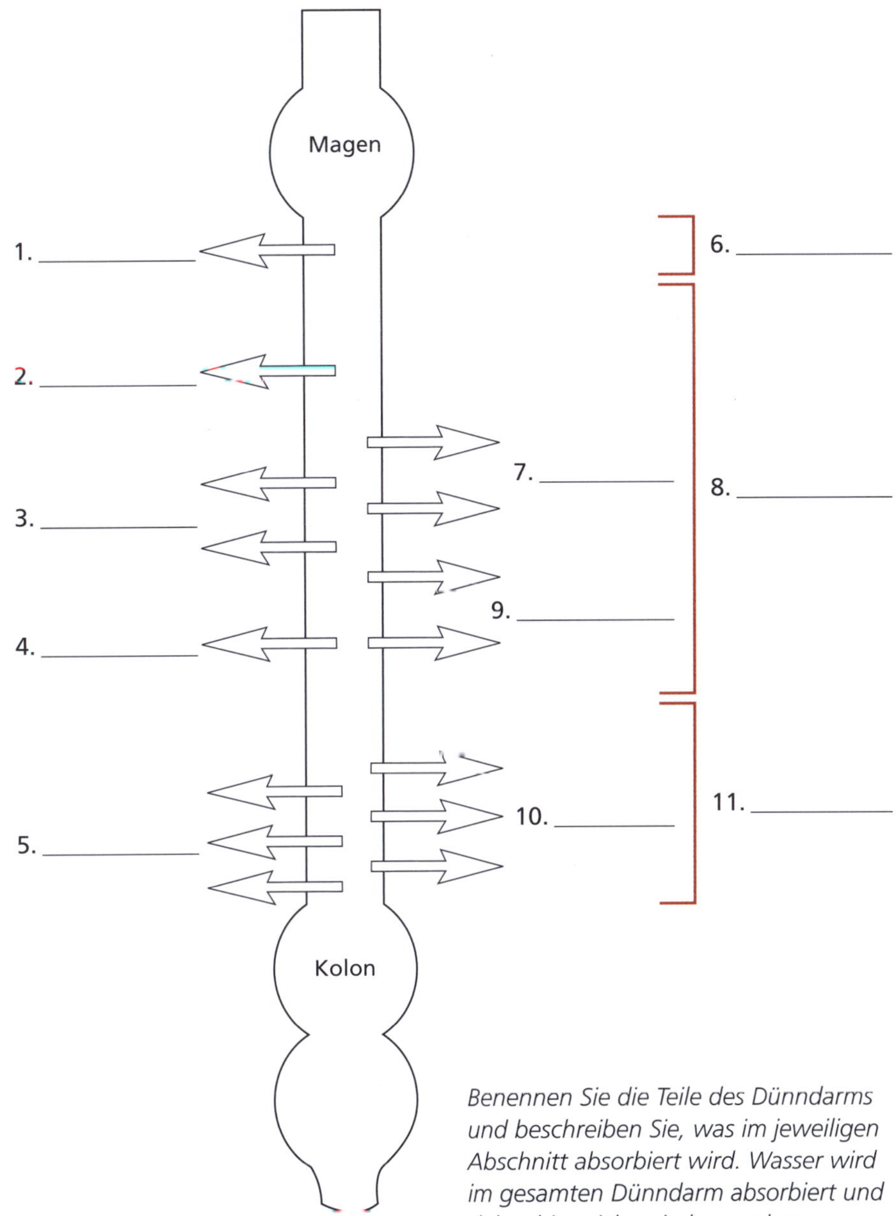

Benennen Sie die Teile des Dünndarms und beschreiben Sie, was im jeweiligen Abschnitt absorbiert wird. Wasser wird im gesamten Dünndarm absorbiert und daher hier nicht wiedergegeben.

Darm – schematische Darstellung

Antworten

1. Ionen (z. B. Ca^{2+}, Mg^{2+}, Fe^{2+}), 2. Monosaccharide 3. Disaccharide 4. wasserlösliche Vitamine 5. Vitamin B_{12} 6. Duodenum 7. Aminosäuren 8. Jejunum 9. Fett und fettlösliche Vitamine 10. Gallensäuren 11. Ileum

Struktur und Funktion des Dickdarms

Der Dickdarm besteht aus Blinddarm, aufsteigendem, Quer- und absteigendem Kolon, Colon sigmoideum, Rektum und Analkanal. Die Oberfläche des Dickdarms besteht aus einer einzelnen Schicht an Epithelzellen, deren Mikrovilli zum Lumen gerichtet sind. Die Hauptfunktion des Dickdarms liegt in der Absorption von Wasser und Elektrolyten. Der Chymus tritt aus dem Ileum über die Ileozäkalklappe in den Blinddarm ein und wird einem Mischprozess unterzogen, der als Haustrierung bezeichnet wird und in sackartigen Fächern Einheiten – den Haustren – stattfindet. Durch diesen Mischprozess gelangt der Chymus zur Oberfläche der Schleimhaut, wo die Absorption stattfindet. Die Motilität im Dickdarm ist langsam – der Chymus kann bis zu 20 Stunden lang dort verweilen. Wie auch im Dünndarm wird Wasser mittels Osmose anhand eines Konzentrationsgradienten absorbiert, der von den Natrium-Kalium-Pumpen in der lateralen und der basolateralen Membran der Epithelzellen. Aufgrund der Absorption von Natrium- und Chloridionen entlang der Zellwand wandern auch Kalium- und Bicarbonationen aus dem Blut in den Dickdarm. Die Wasserabsorption führt zu einer Dehydration des Chymus, was wiederum die Bildung eines festen Stuhls unterstützt.

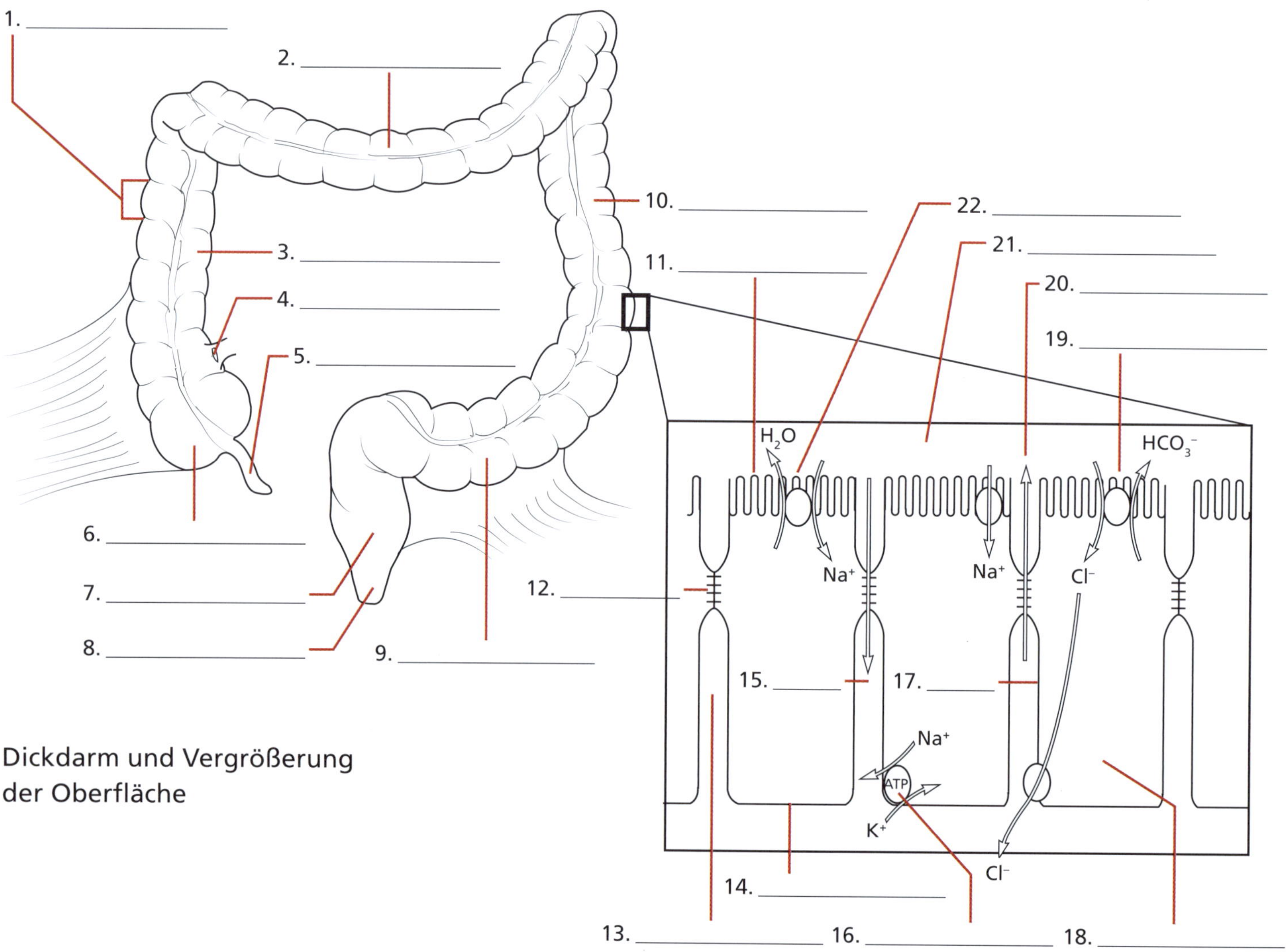

Dickdarm und Vergrößerung der Oberfläche

Antworten

1. Haustrum 2. Querkolon 3. aufsteigendes Kolon 4. Ileozäkalklappe 5. Appendix 6. Caecum 7. Rektum 8. Analkanal 9. Colon sigmoideum 10. absteigendes Kolon 11. Mikrovilli 12. enge Verbindung 13. Extrazellularraum 14. laterale Membran 15. Wasser 16. Natrium-Kalium-Pumpe 17. basolaterale Membran 18. Epithelzelle 19. Bicarbonat-Chlorid-Austausch 20. Kaliumsekretion 21. Kolonlumen 22. Natrium-Wasserstoff-Austausch

Metabolismus von Kohlenhydraten

Ein Glukosemolekül mit sechs Kohlenstoffatomen ($C_6H_{12}O_6$) kann sich mit Sauerstoffmolekülen (O_2), Adenosindiphosphat (ADP), und anorganischem Phosphat (P_i) verbinden, um Kohlendioxid (CO_2), Wasser (H_2O) und Adenosintriphosphat (ATP), die Energiewährung der Zelle, zu bilden. In der ersten Phase dieser Umwandlung wird Glykolyse, ein Glukosemolekül, in einer Reihe enzymisch katalysierter Reaktionen in zwei Pyruvatmoleküle umgewandelt. Durch diese Reaktion wird eine minimale Menge an Energie zur Verfügung gestellt, die keinen Sauerstoff braucht. Mit der entsprechenden Sauerstoffmenge wird Pyruvat in die Mitochondrien transportiert, wo es mit Coenzym A (CoA) reagiert, um Acetyl-CoA, ein Nikotinsäureamidadenindinukleotid (NADH) und ein CO_2-Molekül zu produzieren. Bei anaeroben Bedingungen wird Pyruvat in Laktat umgewandelt. Die Acyleinheit mit zwei Kohlenstoffatomen des Acetyl-CoA tritt daraufhin in den Zitronensäurezyklus ein, ein weiterer mehrstufiger Stoffwechselweg. Jedem Pyruvat entstammen mehrere energiereiche Elektronenüberträger (drei NADH und ein Flavin-Adenin-Dinukleotid, kurz $FADH_2$).

Elektronen, die die mitochondrialen Proteine passieren, bekannt als Elektronentransportsystem, erzeugen einen Wasserstoff (H^+)-Konzentrationsgradienten im Intermembranraum. Der H+ -Fluss durch das ATP-Synthase-Protein überträgt Energie auf die ATP-Phosphatbindung. Da O2 als erster Elektronen- und H+-Akzeptor notwendig ist, wird dieser Prozess auch oxidative Phospho rylierung bezeichnet

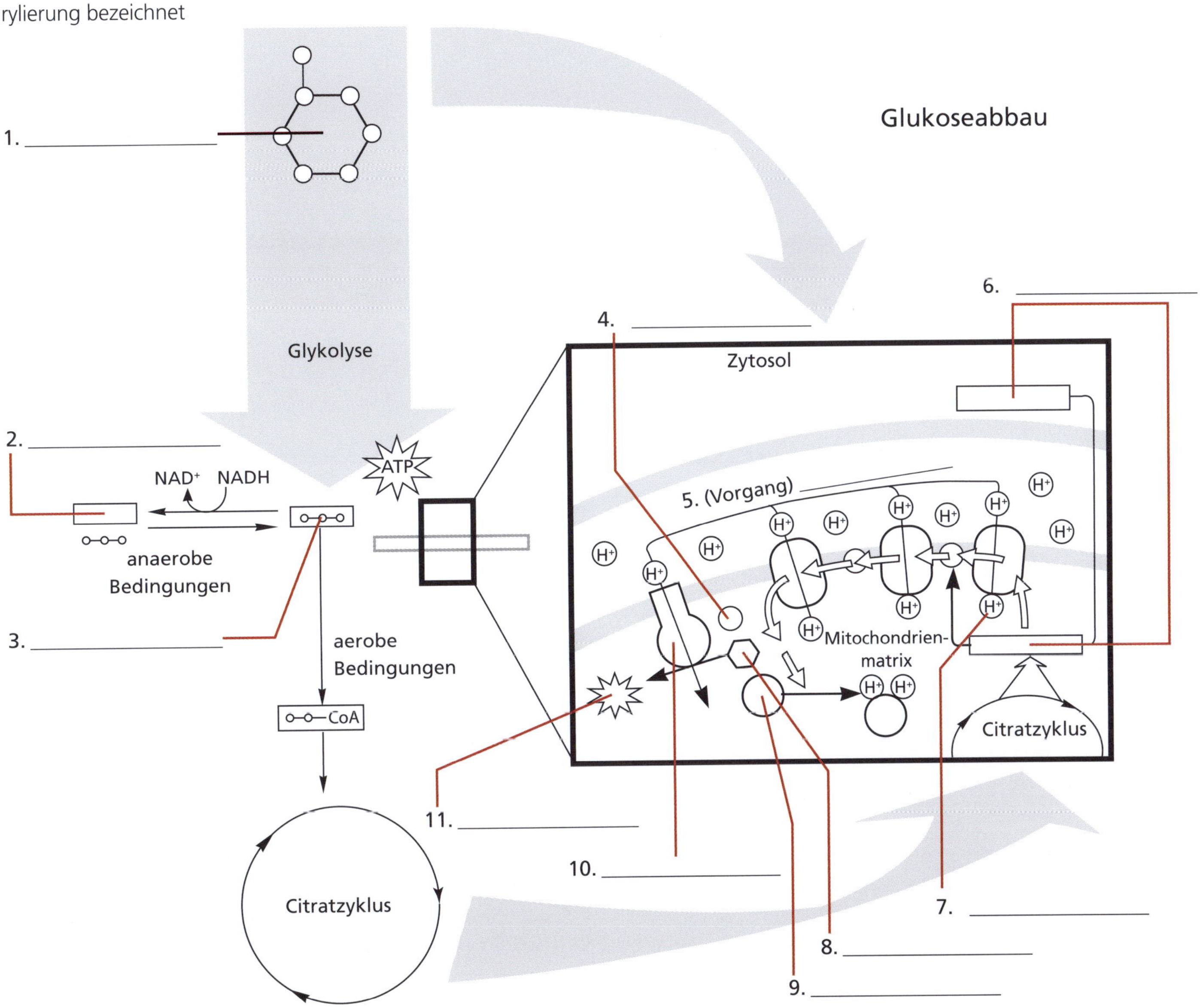

Antworten

123: 1. Glukose 2. Laktat 3. Pyruvat 4. P_i (anorganisches Phosphat) 5. Elektronentransportsystem 6. energiereiche Elektronen 7. Wasserstoff 8. Adenosindiphosphat 9. Sauerstoff 10. ATP-Synthase 11. ATP

Neurale Regulation von Blutzuckerwerten

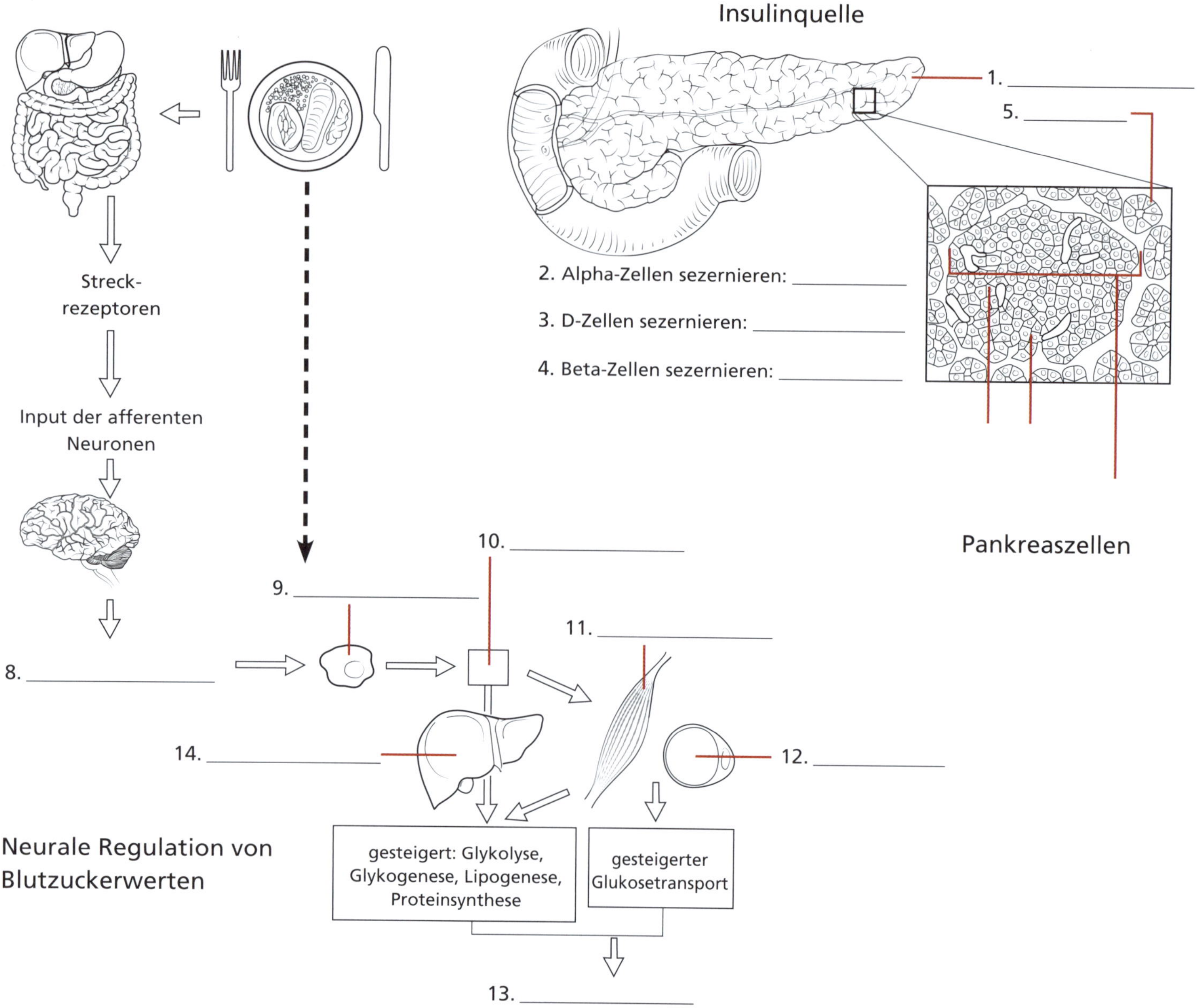

Neurale Regulation von Blutzuckerwerten

Das Pankreas ist das hauptverantwortliche Organ für die Regulation von Blutzuckerwerten. Das endokrine Pankreas besteht aus Langerhans-Inseln, die drei Hauptzelltypen beinhalten. Etwa 20 % davon sind Alpha-Zellen, die Glucagon sezernieren. Die meisten Inselzellen sind Beta-Zellen, die Insulin und Amylin produzieren. Die restlichen Zellen sind D-Zellen, die Somatostatin sezernieren. Darüber hinaus existiert ein eine kleine Zahl eines viertes Zelltypen: Man nimmt an, dass die PP-Zellen (oder F-Zellen) das Insulin und die Glucagonsekretion leicht ändern. Beim Essen aktiviert die Dehnung der Wand des Gastrointestinaltrakts Streckrezeptoren, die einen gesteigerten Input der afferenten Neuronen in das Zentralnervensystem anregen. Daraus erfolgt ein direkter Anstieg des parasympathischen Outputs in die Beta-Zellen des Pankreas. Die Insulinsekretion wird angeregt, was auf die Leber wirkt und zu einer Erhöhung von Glykolyse, Glykogenese, Lipogenese und Proteinsynthese führt. Insulin wirkt auch auf die Muskel-, Fett- und andere Zellen, um den Glukosetransport in diese Zellen zu erleichtern. Diese Vorgänge sorgen zusammen für einen Abfall von Plasmaglukosekonzentrationen.

Antworten

1. Pankreas 2. Glucagon 3. Somatostatin 4. Insulin 5. exokrine Zellen 6. Langerhans-Insel 7. endokrine Zellen 8. erhöhter parasympathischer Output 9. Beta-Zelle 10. erhöhtes Insulin 11. Skelettmuskel 12. Fettgewebe 13. verringerter Blutzucker 14. Leber

Hormonelle Regulation von Blutzuckerwerten

Blutglukosekonzentrationen werden vor allem von zwei wichtigen Hormonen reguliert: Insulin und Glukagon. Das Verhältnis von Insulin zu Glukagon variiert, je nachdem, ob sich der Körper in postprandialem (nach dem Essen) oder nüchternem Zustand befindet. Im postprandialen Zustand herrscht das Insulin vor und erhöht die Glukoseoxidation und die Synthese von Glykogen, Fett und Protein. Generell ist der Metabolismus anabol und speichert die konsumierte Energie. Im nüchternen Zustand herrscht das Glukagon vor und erhöht Glykogenolyse, Glukoneogenese und Ketogenese. Hier ist der Metabolismus generell katabol und mobilisiert die gespeicherte Energie zur Verwendung durch die Gewebe. Vor der Mahlzeit sind die Plasmaglukagonkonzentrationen hoch, während die Plasmainsulinkonzentrationen niedrig sind. Beim Essen steigt die Plasmaglukose rapide an; sie erhöht das Insulin und verringert das Glukagon. Innerhalb weniger Stunden bewegen sich die Plasmaglukosewerte allmählich wieder zurück in den nüchternen Zustand. Das Insulin geht zurück, und das Glukagon beginnt anzusteigen.

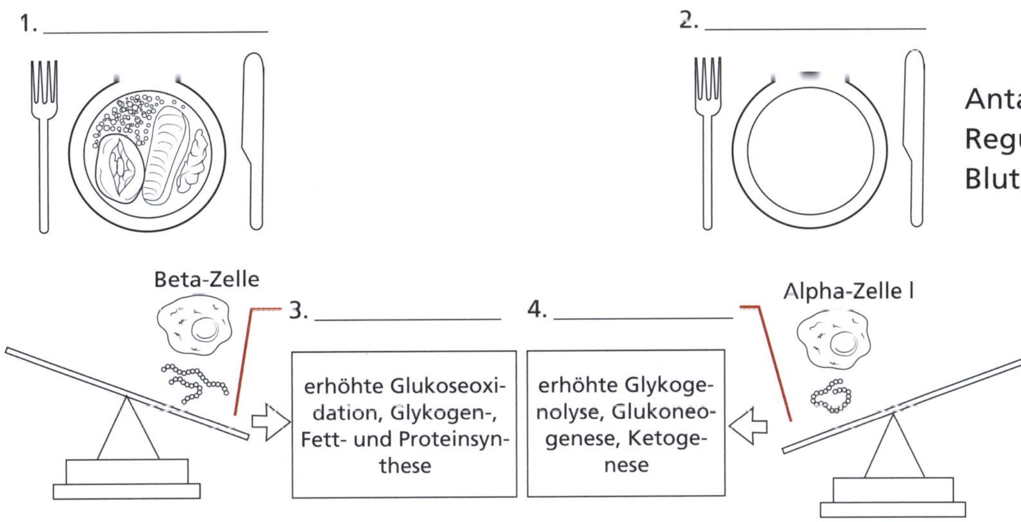

Antagonistische Regulation von Blutzucker

Benennen Sie die fehlenden Nahrungszustände, Hormone und Nährstoffe.

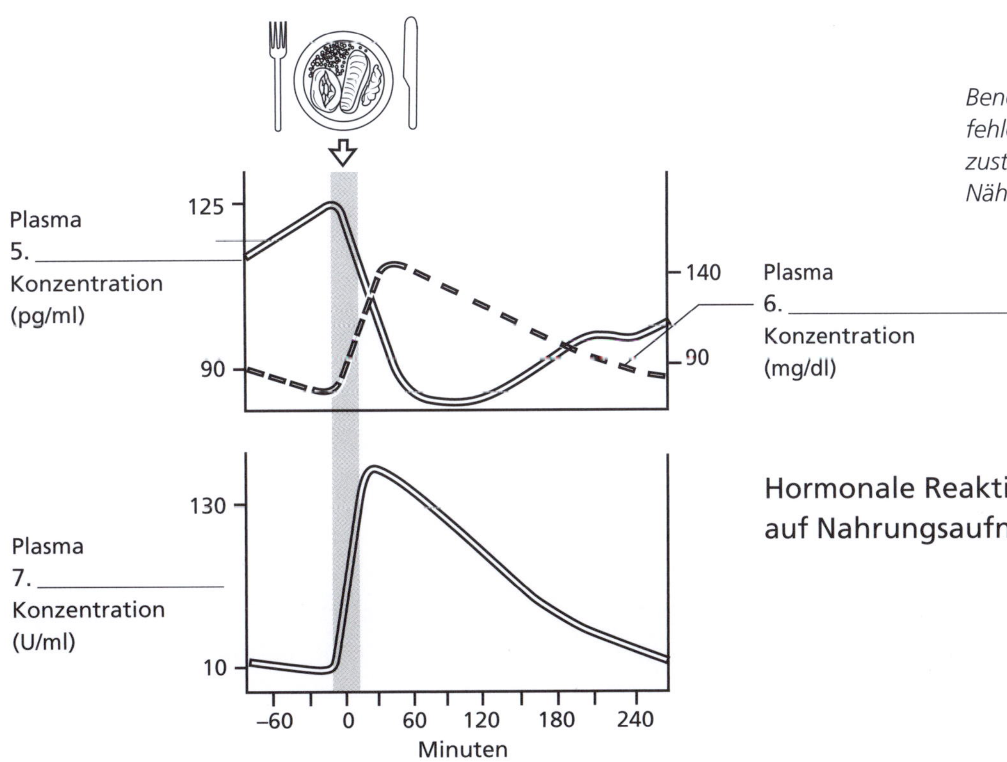

Hormonale Reaktion auf Nahrungsaufnahme

Antworten

1. postprandialer Zustand 2. nüchterner Zustand 3. Glukagon 4. Insulin 5. Glucagon 6. Glukose 7. Insulin

Metabolismus und Regulation von Fetten

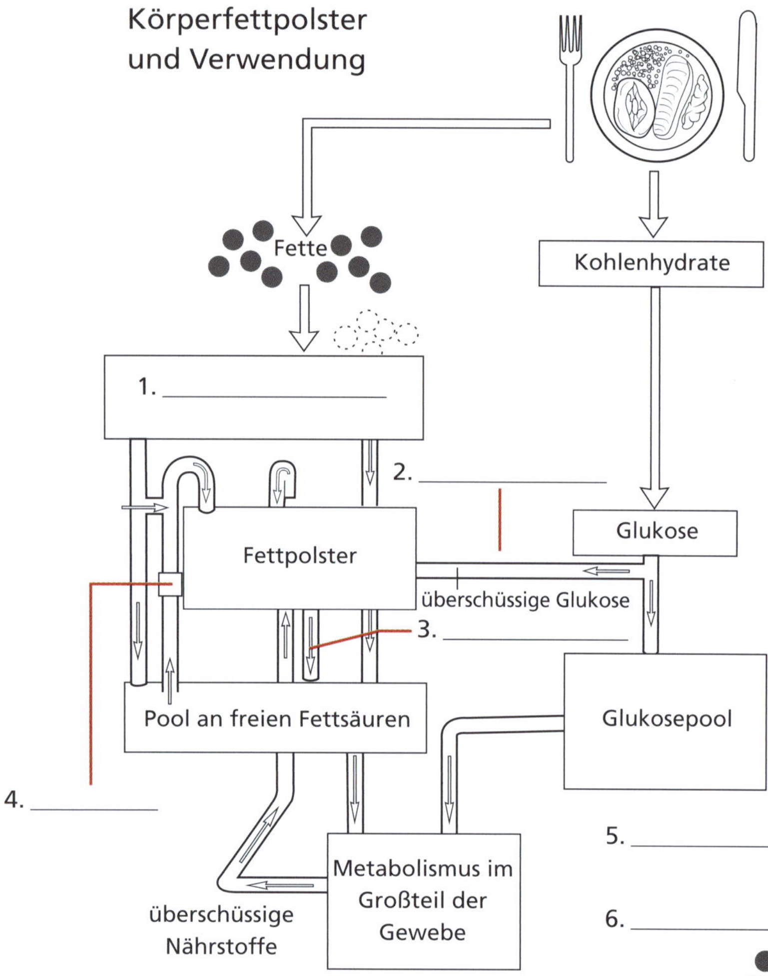

Neben den Kohlenhydraten stellen auch Fette eine wichtige Energiequelle für den Körper dar. In Glukose zerlegte Kohlenhydrate tragen zum allgemeinen Glukosepool bei. Etwaige überschüssige Glukose wird in der Folge durch Lipogenese in Fette umgewandelt. Aufgenommene Fette werden in Form von Fettsäuren und Monoglyceriden absorbiert. Freie Fettsäuren werden – ebenfalls mittels Lipogenese – als Fettgewebe absorbiert, ein Nährstoffpool, zu dem auch überschüssige Glukose beiträgt. Gespeicherte Fette können via Lipolyse umgewandelt werden, um Fettsäuren hervorzubringen, die dann für die Produktion von Adenosintriphosphat (ATP) verstoffwechselt werden können. Intrazelluläre Lipasen wandeln Triglyzeride in Glycerin und drei Fettsäuren um. Glycerin dient daraufhin mittels Glykolyse als Substrat für den Metabolismus.

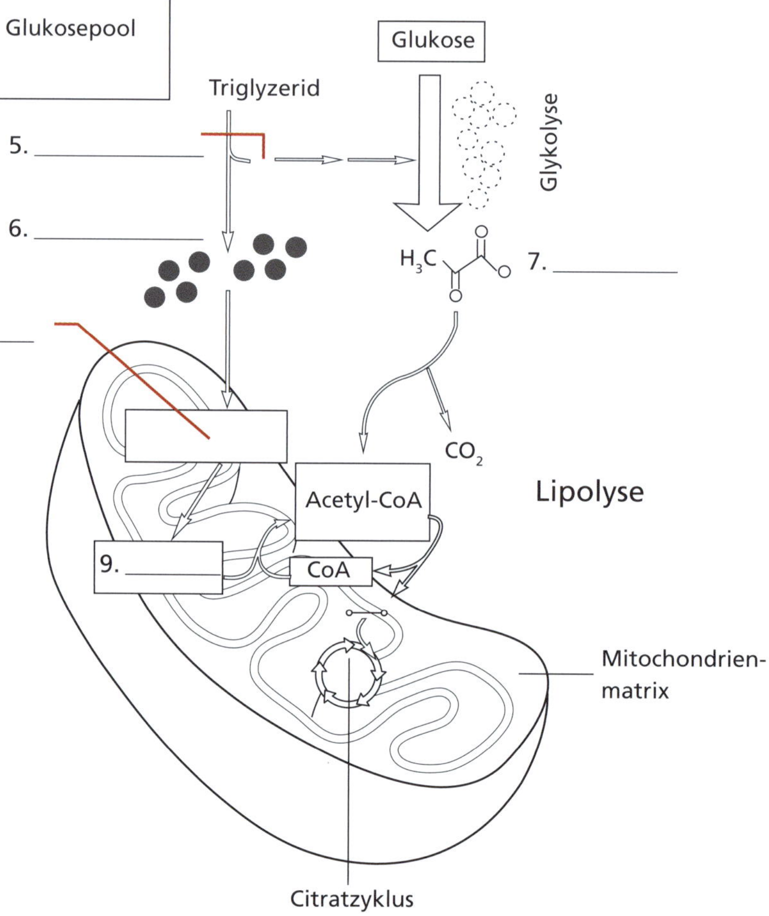

Fettsäuren erfahren eine s.g. β-Oxidation, ein Vorgang, bei dem Acyleinheiten mit zwei Kohlenstoffatomen von den Fettsäureketten abgetrennt werden. Aus den Acyleinheiten mit zwei Kohlenstoffatomen kann daraufhin Acetyl-CoA werden, welches in den Citratzyklus eintritt. Aufgrund der Länge der Fettsäureketten ist ihr potentieller Energiegewinn bedeutend höher als der eines Glukosemoleküls. Es ist jedoch wichtig zu beachten, dass Fettsäuren Sauerstoff benötigen, um solche großen Mengen an ATP produzieren zu können.

Antworten

1. Fettsäuren und Glycerin 2. Lipogenese 3. Lipolyse 4. Lipogenese 5. Glycerin 6. Fettsäuren 7. Pyruvat 8. β-Oxidation 9. Acyleinheit

Cholesterin und Lipoproteine

Transport und Schicksal aufgenommener Fette

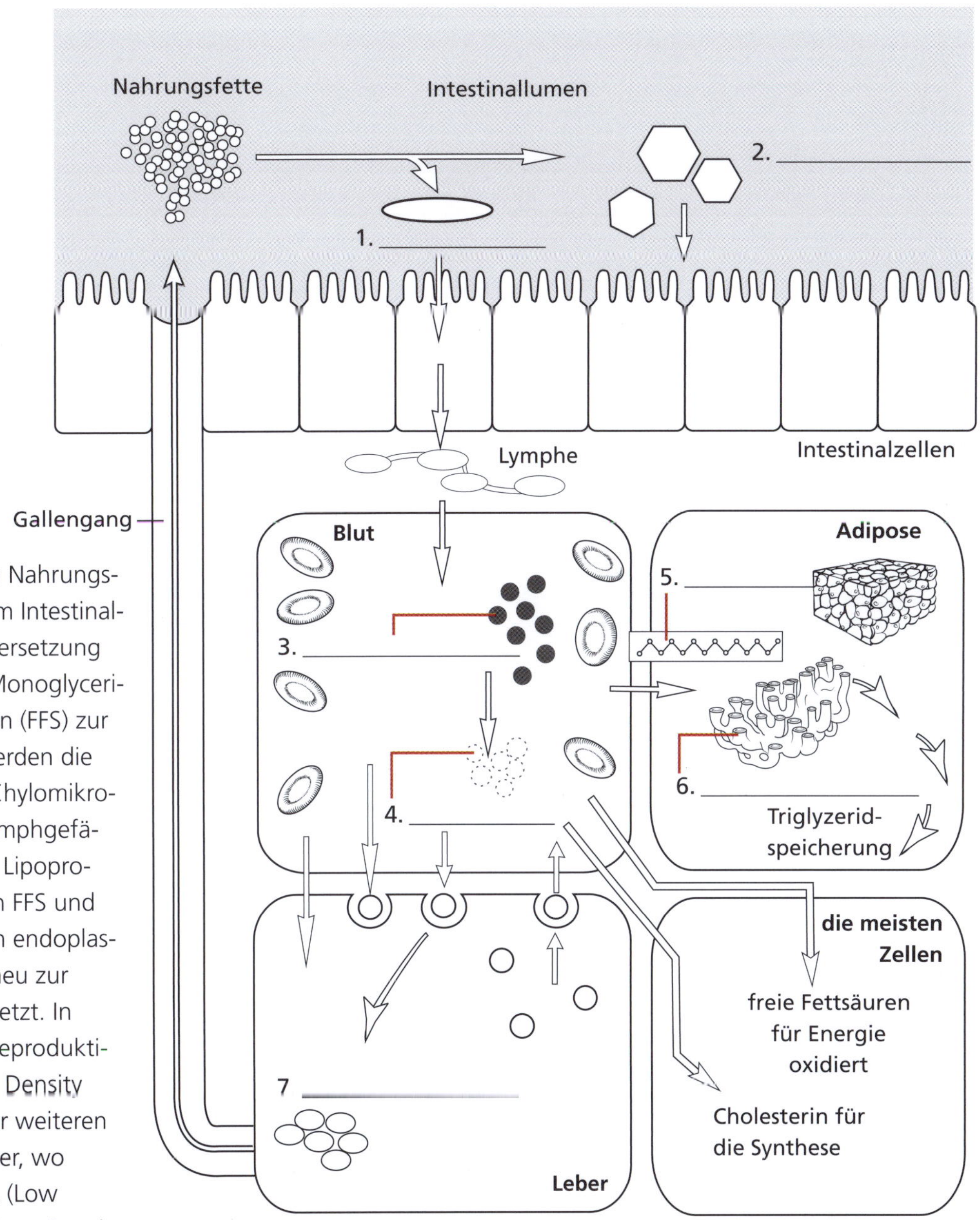

Neben der Energiegewinnung dienen Nahrungsfette auch der Cholesterinsynthese. Im Intestinallumen unterstützen Gallensalze die Zersetzung von Nahrungsfetten in Cholesterin, Monoglyceride, Phospholipide und freie Fettsäuren (FFS) zur Absorption. In den Intestinalzellen werden die aufgenommenen Komponenten zu Chylomikronen zusammengesetzt, die mittels Lymphgefäßen in das Blut transportiert werden. Lipoproteinlipase (LPL) wandelt Triglyzeride in FFS und Glycerin um. Diese werden im glatten endoplasmatischen Retikulum von Fettzellen neu zur Triglyzeridspeicherung zusammengesetzt. In anderen Zellen dienen FFS der Energieproduktion. Chylomikronreste und HDL (High Density Lipoprotein)-Cholesterin gelangen zur weiteren Verarbeitung aus dem Blut in die Leber, wo andere Lipoproteinkomplexe wie LDL (Low Density Lipoprotein) und VLDL (Very Low Density Lipoprotein) erzeugt werden. Zudem wird ein Teil des Cholesterins in neuen Gallensalzen wiederverwertet. Das LDL wird zum Blut zurücktransportiert, um in den Großteil der Gewebe verteilt zu werden, wo es der Synthese dient.

Antworten

1. Cholesterin 2. Phospholipide 3. Fettsäuren 4. Glycerin 5. Lipolyse 6. glattes endoplasmatisches Retikulum 7. Gallensalze

Metabolismus von Aminosäuren und Proteinen

Im Gegensatz zu Kohlenhydraten und Lipiden werden aufgenommene Proteine in der Regel nicht für die Energiegewinnung verwendet. Aminosäuren aus der Blutbahn gelangen in die Leber, wo sie einen Prozess namens Desaminierung durchlaufen. Bei der Desaminierung wird eine Aminogruppe entfernt, während eine organische Säure bleibt. Ammoniak (NH3) ist ein relativ toxisches Nebenprodukt dieses Vorgangs und muss aus dem Körper entfernt werden. Der stickstoffhaltige Abfall wird in der Leber in Harnstoff umgewandelt und zu den Nieren transportiert, um schlussendlich im Urin ausgeschieden zu werden. In Zeiten intensiven Fastens können Aminosäuren mittels Glukoneogenese als Vorläufer von Glukose verwendet werden. Zudem können manche Aminosäuren als Pyruvatvorläufer dienen und so für die Energieproduktion in den Citratzyklus eintreten.

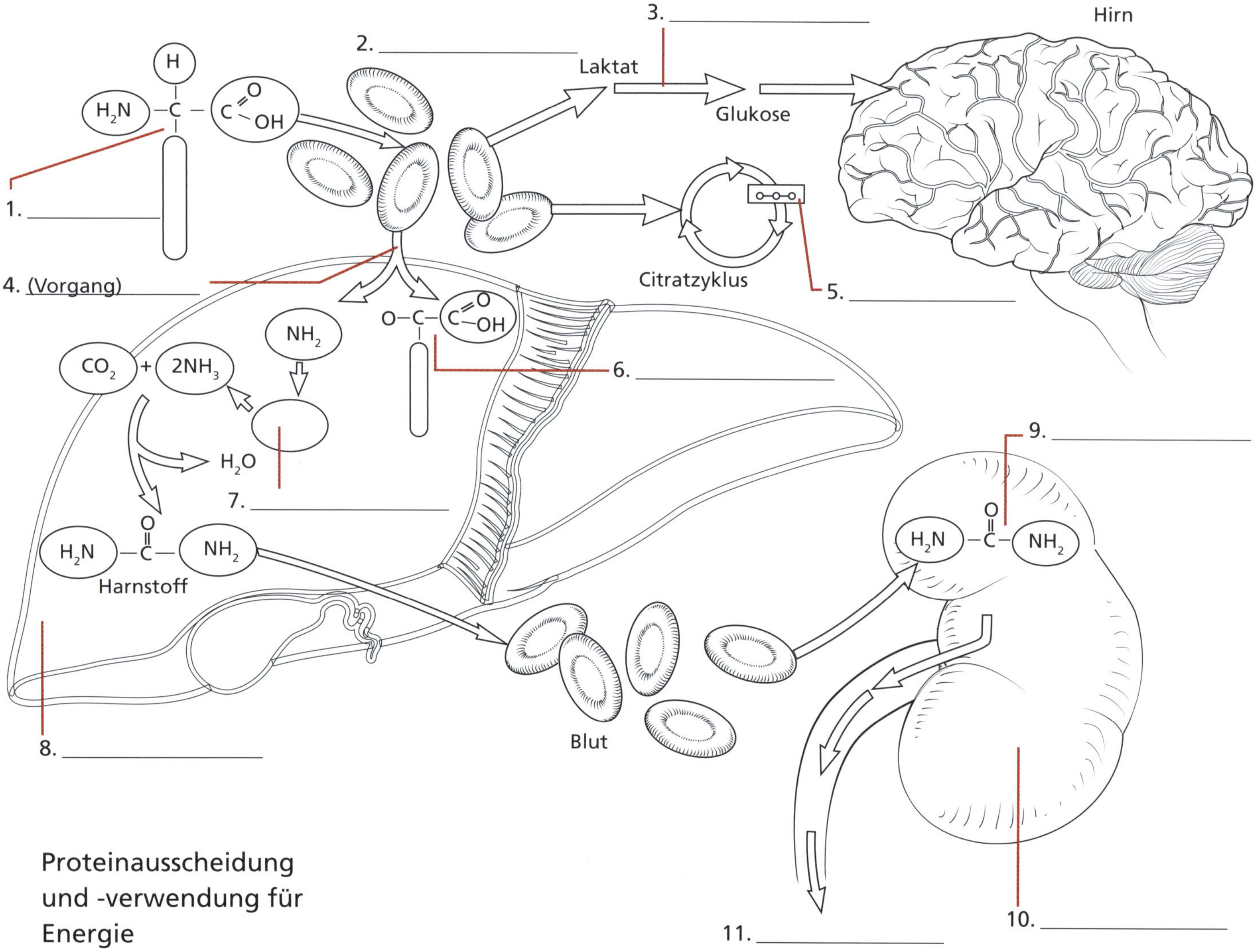

Proteinausscheidung und -verwendung für Energie

Antworten

1. Aminosäure 2. Blut 3. Glukoneogenese 4. Desaminierung 5. Pyruvat 6. organische Säure 7. Ammoniak (NH_3) 8. Leber 9. Harnstoff 10. Niere 11. zur Blase

Körpertemperatur – Wärmeerzeugung vs. Wärmeverlust

Die Körpertemperatur wird durch eine Reihe homöostatischer Reaktionen reguliert. Der Wärmehaushalt im Körper ist ein dynamisches Equilibrium zwischen Wärmegewinnung und -verlust. Die beiden Komponenten des Wärmeeintrags sind Wärmeerzeugung und externer Wärmeeintrag. Strahlung bezeichnet die von Gegenständen ausgehende Strahlungsenergie. Der menschliche Körper absorbiert Strahlungswärme von der Sonne und anderen Wärmequelle, wie z.B. Heizkörpern. Bei der Wärmeleitung wird Wärme zwischen zwei sich berührenden Objekten übertragen, wie z.B. bei einem Wärmekissen auf der Haut. Interne Wärmeerzeugung resultiert aus dem normalen Metabolismus und der Wärme, die bei Muskelkontraktionen freigesetzt wird. Der Körper kann Wärme auf vier Arten verlieren. Um Wärme durch Wärmeleitung zu verlieren, muss ein Gegenstand berührt werden, der kälter ist als der Körper selbst, wie beispielsweise ein Eisbeutel. Der Großteil der Körperwärme geht durch Strahlungswärmeverlust verloren. Sowohl Strahlungs- als auch Leitwärmeverlust wird durch Konvektionswärmeverlust beschleunigt, ein Vorgang, bei dem die Wärme ansteigt und so zusätzliche Wärme abträgt. Evaporativer Wärmeverlust tritt an der Haut in Form von Schwitzen, und in den Atemwegen durch Luftbefeuchtung auf. In beiden Fällen benötigt die Umwandlung von Wasser von seinem flüssigen in einen gasförmigen Zustand Wärmeenergie und trägt so Wärme ab.

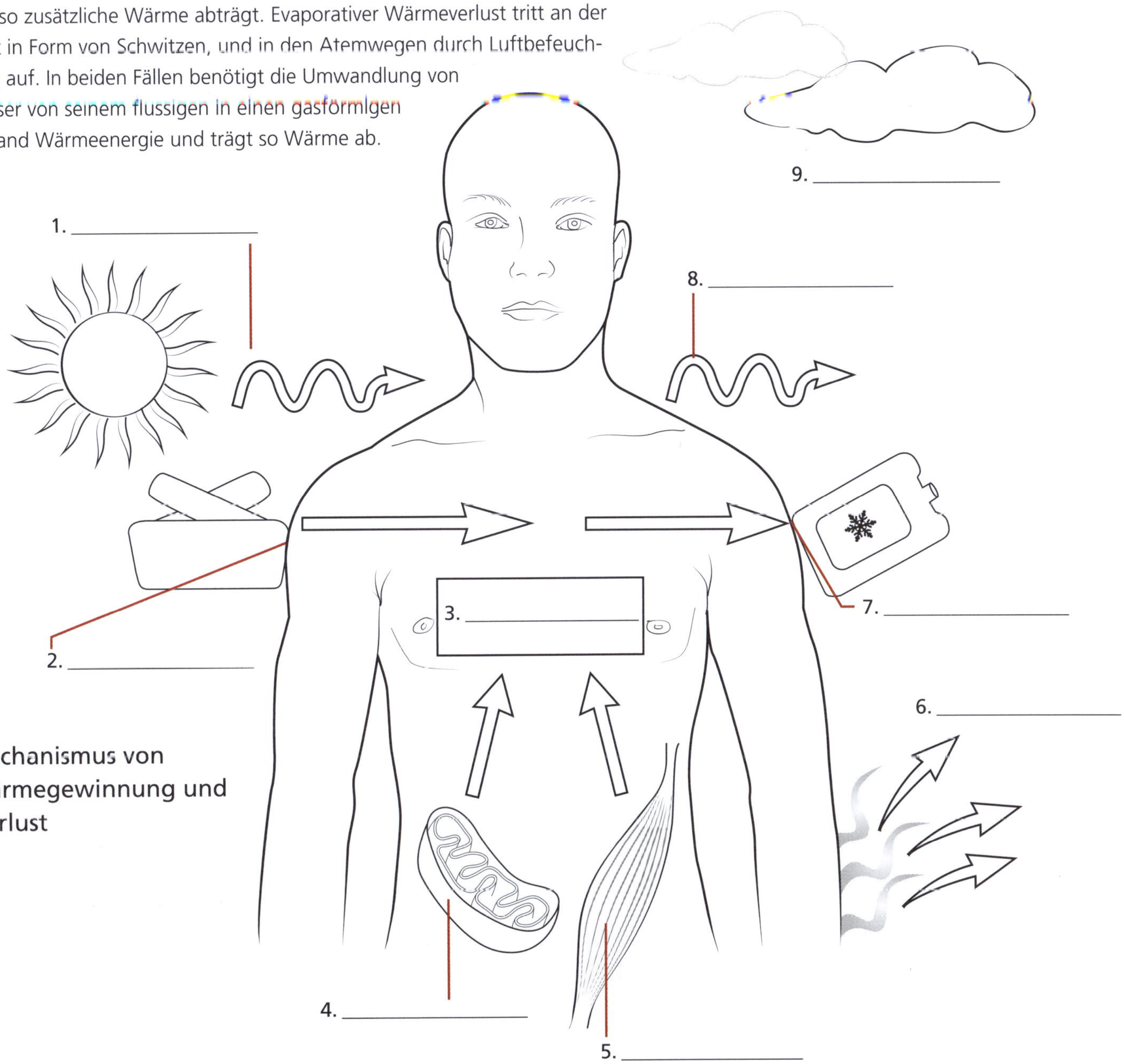

Mechanismus von Wärmegewinnung und -verlust

Antworten

: 1. Strahlung 2. Leitung 3. interne Wärmeerzeugung 4. Metabolismus 5. Muskelkontraktion 6. Konvektion 7. Leitung 8. Strahlung 9. Verdunstung

Thermoregulation

Änderungen der Körpertemperatur rufen eine Reihe homöostatischer Reaktionen hervor, die dazu dienen, eine relativ konstante Innentemperatur zu erhalten. Änderungen in der Umgebung werden von peripheren Thermorezeptoren wahrgenommen, während zentrale Thermorezeptoren im vorderen Hypothalamus direkt auf Änderungen der Körperkerntemperatur reagieren. Signale aus diesen sensorischen Inputs werden im Hypothalamus kombiniert. Dieser koordiniert die autonome Reaktion auf eine erhöhte oder verminderte Temperatur. Bei erhöhter Temperatur stimulieren sympathische cholinerge Neuronen die Schweißabsonderung aus den Schweißdrüsen und die Vasodilatation kutaner Blutgefäße. Beide Prozesse erhöhen den Wärmeverlust an die Umgebung. Bei verminderter Körpertemperatur verengen sympathische adrenerge Neuronen kutane Blutgefäße, um den Wärmeverlust an die Umgebung zu vermindern. Bei Erwachsenen stimulieren sie teilweise auch das braune Fettgewebe und die zitterfreie Thermogenese, eine Quelle der metabolischen Wärmeerzeugung. Das braune Fettgewebe reagiert langsam und aufgrund längerer Kälteexposition. Neben der adrenergen Reaktion stimulieren somatische Motoneuronen die Muskelkontraktion. Diese Tremore werden als Zitterthermogenese bezeichnet eine Reaktion, die die Wärmeerzeugung der ruhenden Muskulatur um ein Fünf- bzw. Sechsfaches steigern kann.

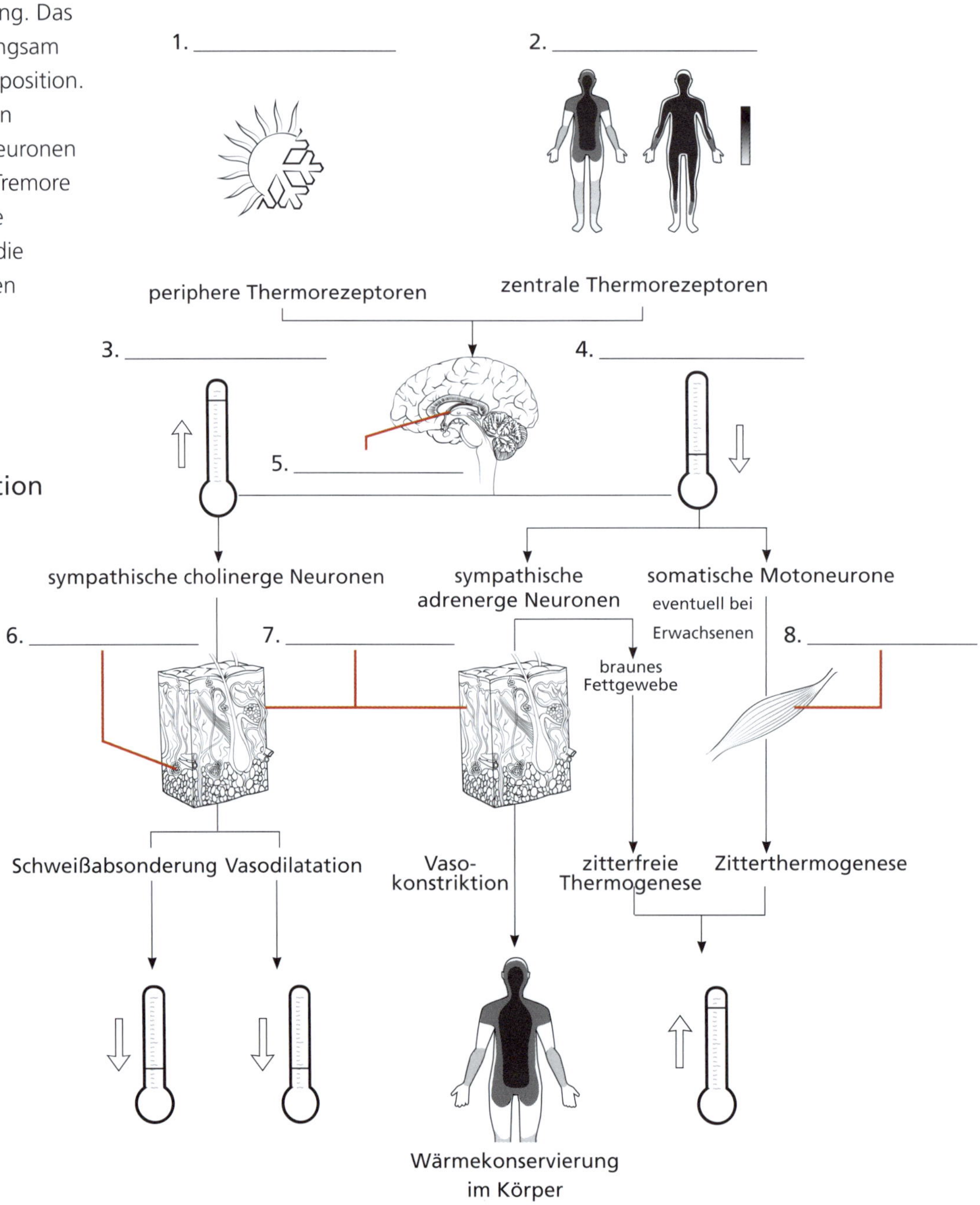

Homöostatische Regulation der Körpertemperatur

Antworten

1. Änderung in der Umgebung 2. Änderung der Körpertemperatur 3. erhöhte Temperatur 4. verminderte Temperatur 5. Hypothalamus 6. Schweißdrüsen 7. kutane Blutgefäße 8. Skelettmuskel

Kontrolle der Stoffwechselrate

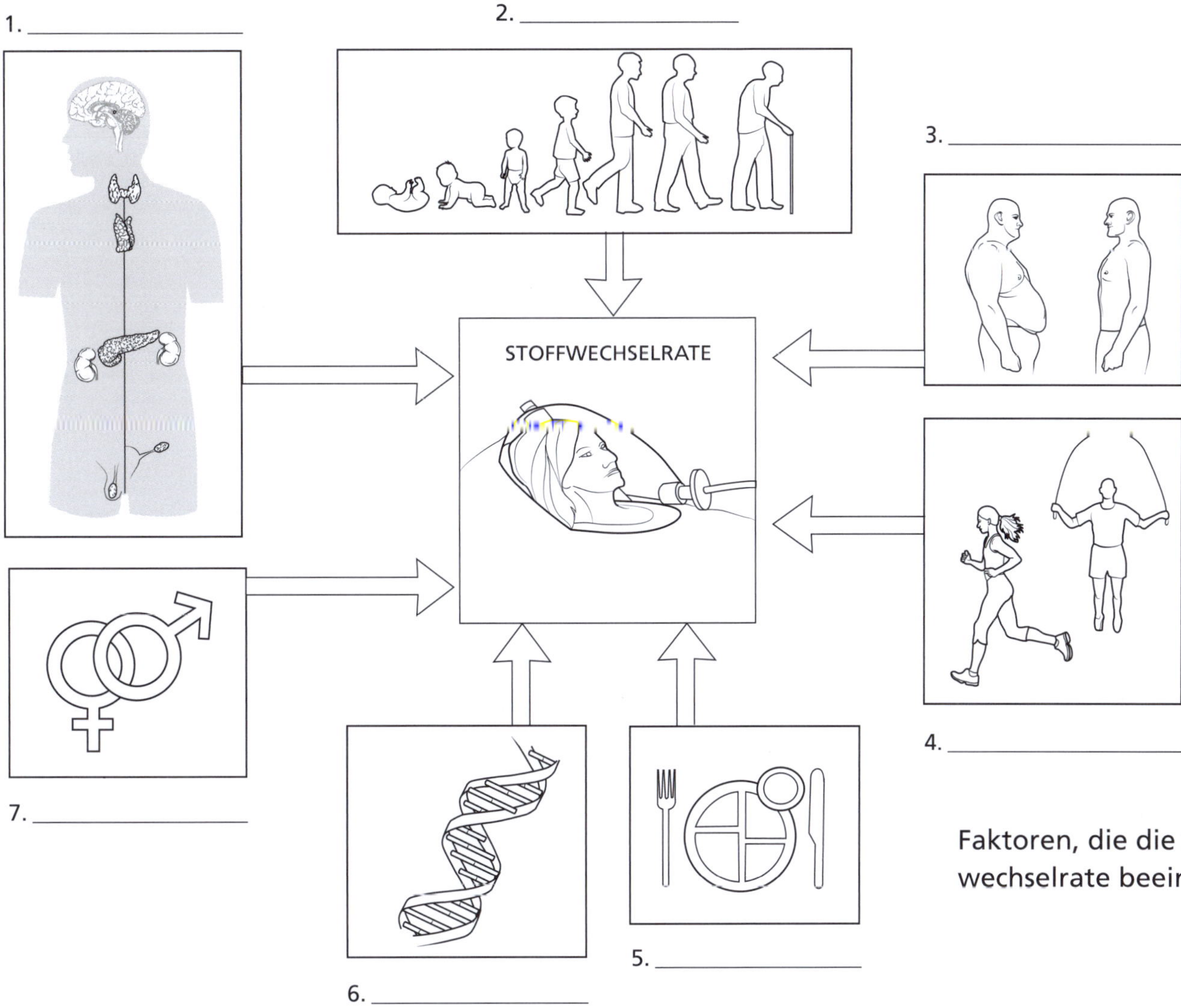

Faktoren, die die Stoffwechselrate beeinflussen

Der menschliche Grundumsatz wird in der Regel mittels indirekter Kalorimetrie durch die Berechnung des Sauerstoffverbrauchs gemessen. Er variiert stark, sowohl zwischen verschiedenen Personen als auch bei ein- und derselben Person (tagesabhängig). Die Menge an magerer Körpermasse beeinflusst den Grundumsatz generell, wobei Muskulatur einen höheren Ruhesauerstoffverbrauch hat als Fettgewebe. Im Allgemeinen haben Männer einen größeren Anteil an magerer Muskelmasse und in der Folge einen höheren Grundumsatz als Frauen. Analog dazu haben ältere Männer und Frauen einen niedrigeren Grundumsatz als ihre jüngeren Gegenstücke, da die magere Muskelmasse mit dem Alter abnimmt. Ist die Muskulatur aktiv, wie etwa während körperlicher Aktivität, ist die Stoffwechselrate sowohl während, als auch – in weit geringerem Maße – nach dem Sport erhöht. Aufgrund der Energie, die die Verdauung verlangt, erhöht auch das Verspeisen einer Mahlzeit die Stoffwechselrate. Es gibt Stimmen, die behaupten, dass verschiedene Makronährstoffzusammensetzungen in isokalorischen Diäten den Grundumsatz unterschiedlich beeinflussen; dies ist jedoch nach wie vor umstritten. Einige Hormone, wie die Schilddrüsenhormone und Katecholamine (Epinephrin und Norepinephrin) haben Auswirkungen auf die Stoffwechselrate. Bestehen bei diesen Hormonen Ungleichgewichte, kann dies in der Folge zu Gewichtszu- bzw. -abnahme führen. Letztendlich leisten auch die Gene einen unveränderlichen Beitrag zur Stoffwechselrate. Die Effizienz des Metabolismus kann von Mensch zu Mensch stark variieren.

Antworten

1. Hormone 2. Alter 3. magere Körpermasse 4. Aktivitätsniveau 5. Ernährung 6. Gene 7. Geschlecht

Regulation von Nahrungsaufnahme und Gewichtskontrolle

Das Hirn ist der Hauptregulator der Nahrungsaufnahme, indem es den Appetit reguliert. Neuropeptid Y ist ein hypothalamischer Neurotransmitter, der den Appetit anregt. Zudem wird der Hypothalamus durch Leptin beeinflusst, ein Peptidhormon, das von Adipozyten im Verhältnis zur Fettmenge, die sie beinhalten, synthetisiert wird. Es gibt einige zusätzliche Faktoren, von denen angenommen wird, dass sie die Signalisierung von Hunger durch das Hirn verändern, wobei manche Hunger unterdrücken, während andere ihn anregen. Konditionierung, schmackhafte Nahrung, erhöhtes Plasmaghrelin (ein Hormon, das vor allem im Magen freigesetzt wird und die Freisetzung von Wachstumshormonen fördert und Neuropeptid Y erhöht) und in manchen Fällen auch Stress, können Hunger verstärken. Stress und Konditionierung können Hunger jedoch auch reduzieren. Das Hungergefühl kann zudem u.a. von Plasmaglukose, Insulin, Glukagon, Leptin und gastrointestinalen Hormonen unterdrückt werden. Auch eine erhöhte Körpertemperatur sowie die Aktivierung von Streck- und Chemorezeptoren im Magen und im Duodenum vermindern den Hunger. Wenn die Nahrungsaufnahme den Kalorienverbrauch (durch Metabolismus und freiwillige Aktivitäten) über einen längeren Zeitraum hinweg übersteigt, ist die Energiebilanz des Körpers positiv, und das Körpergewicht steigt. Bei negativer Energiebilanz durch eine geänderte Energieaufnahme oder -abgabe, sinkt das Körpergewicht.

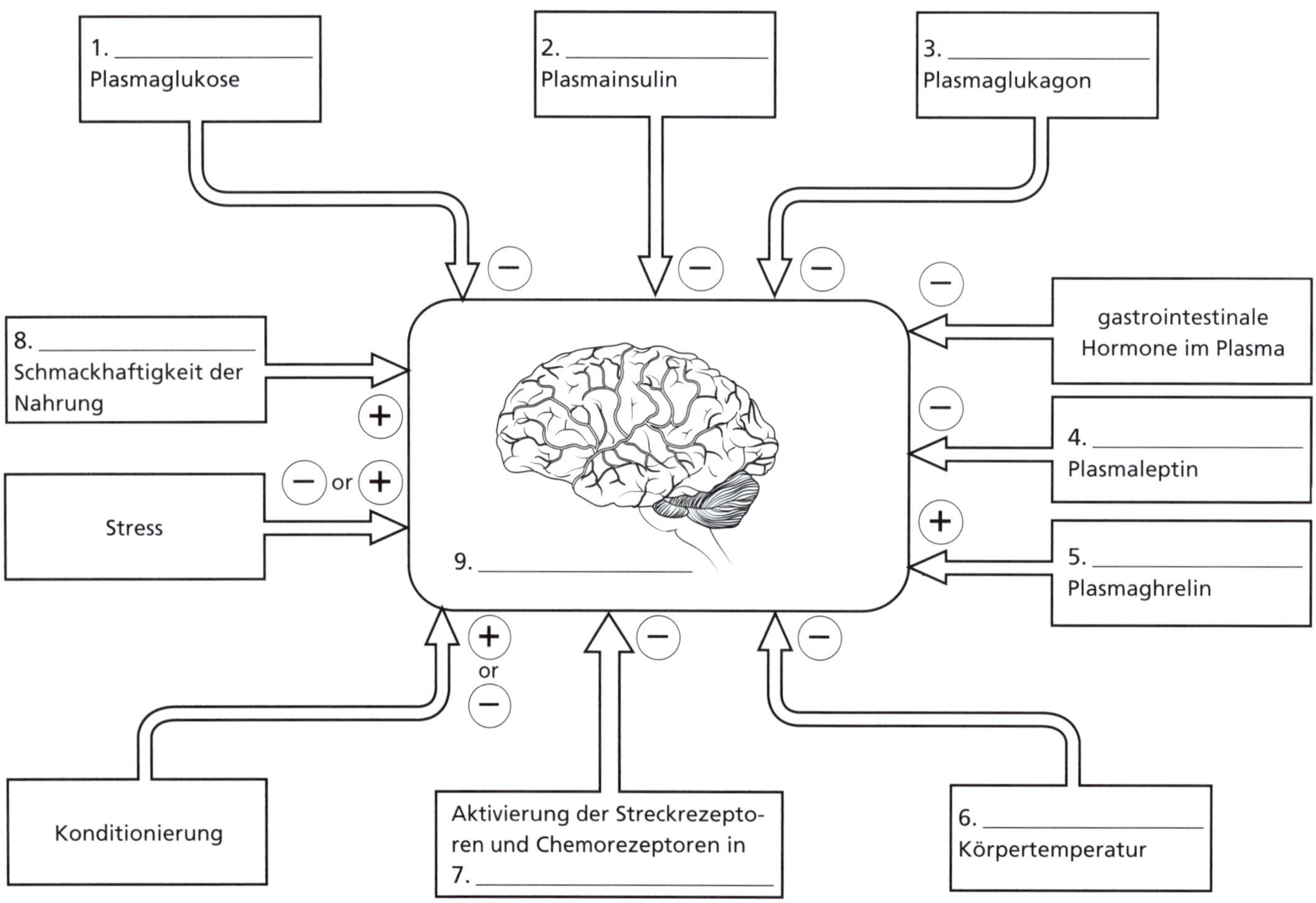

Faktoren, die die Nahrungsaufnahme beeinflussen

Antworten

1. erhöhte 2. erhöhtes 3. erhöhtes 4. erhöhtes 5. erhöhtes 6. erhöhte 7. Magen und Duodenum 8. erhöhte 9. Hunger

Überblick über die Nierenstruktur: makroskopische Struktur

Nieren – Vorderansicht

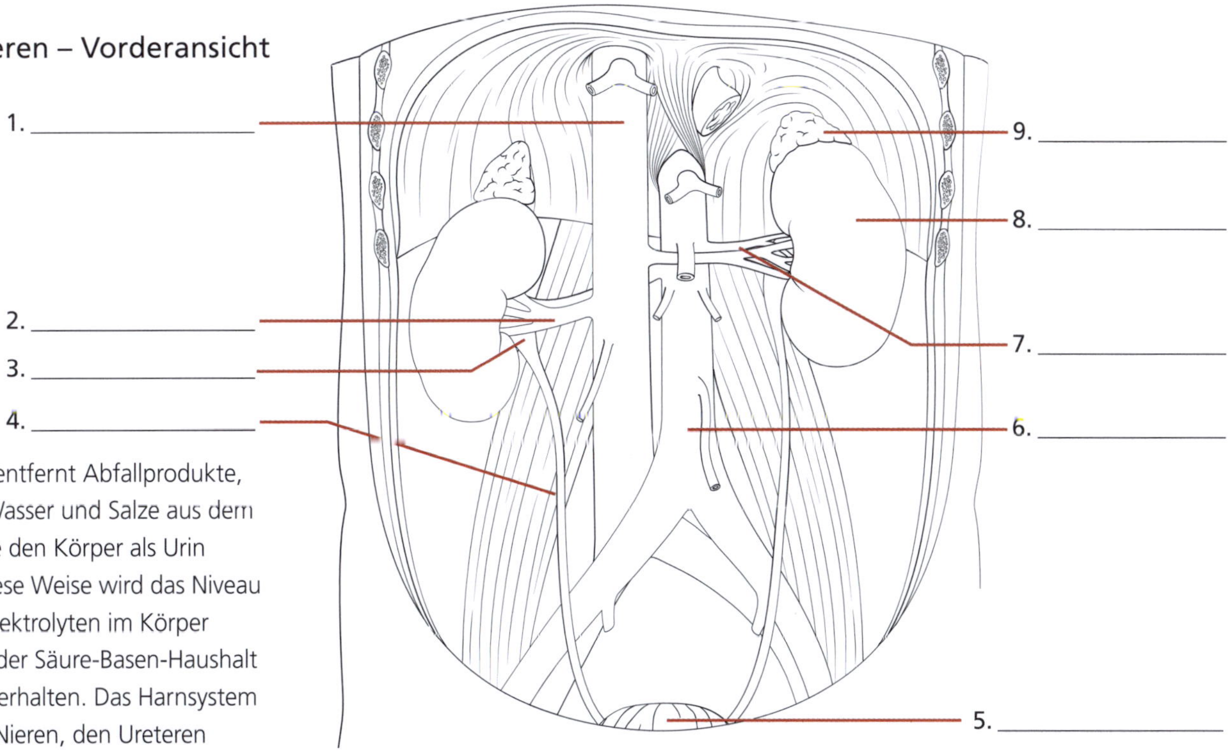

Das Harnsystem entfernt Abfallprodukte, überschüssiges Wasser und Salze aus dem Blut, sodass diese den Körper als Urin verlassen. Auf diese Weise wird das Niveau an Wasser und Elektrolyten im Körper kontrolliert, und der Säure-Basen-Haushalt des Blutes bleibt erhalten. Das Harnsystem besteht aus den Nieren, den Ureteren (Harnleitern), der Blase und der Urethra (Harnröhre). Bei den Nieren handelt es sich um retroperitoneale Organe, die an der hinteren Bauchwand liegen. Am medialen Rand jeder Niere befindet sich eine vertikale Einziehung, der Nierenhilus, wo Gefäße, Nerven und das Nierenbecken in die Niere ein- und aus ihr heraustreten. Die Nieren beziehen Blut über Nierenarterien direkt aus der Bauchaorta. Zudem entleert sich venöses Blut über Nierenvenen in die Vena cava inferior. Für die Innervation der Niere sorgen afferente sympathische, parasympathische und viszerale Fasern (über den Plexus renalis). Jede Niere hat eine äußere Rinde und ein inneres Nierenmark. Das Nierenmark besteht aus Nierenpyramiden mit einer Spitze und einer Basis. Die Nierenrinde erstreckt sich bis zu den und zwischen die Basen der Pyramiden und bildet so die Bertini-Säulen. Rinde und Mark bestehen aus Nephronen, die die funktionellen Einheiten der Niere formen.

Niere – Koronale Ansicht der rechten Niere

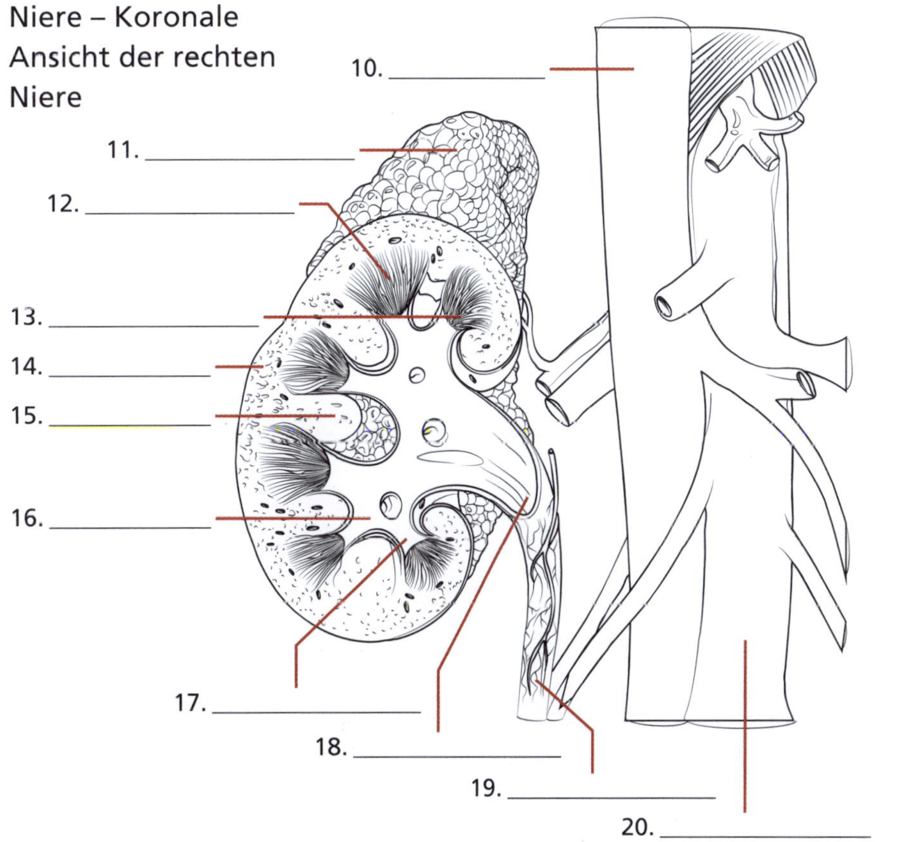

Antworten

1. Vena cava inferior 2. rechte Nierenvene 3. Nierenbecken 4. rechter Ureter 5. Blase 6. Bauchaorta 7. linke Nierenarterie 8. linke Niere 9. linke Nebenniere 10. Vena cava inferior 11. rechte Nierenvene 12. Nierenpyramide (Nierenmark) 13. Spitze einer Nierenpapille 14. Nierenrinde 15. Bertini-Säule 16. großer Nierenkelch 17. kleiner Nierenkelch 18. Nierenbecken 19. rechter Ureter 20. Bauchaorta

Überblick über die Struktur der Niere: Glomeruläre und tubuläre Struktur

Die Niere enthält 2–4 Millionen Nephronen. Jedes Nephron hat einen Glomerulus (im Kortex) und einen langen Tubulus, der sich bis in die Medulla der Niere erstreckt, wo er sich mit einem Sammelrohr vereint. Blutplasma wird im Glomerulus gefiltert, wonach das Filtrat in das proximale Konvolut eintritt. Das Filtrat fließt weiter in den absteigenden proximalen Tubulus und die Henlesche Schleife, und dann in das distale Konvolut. Flüssigkeit tritt in das Sammelrohr ein, bevor sie in größere Rohre weiterläuft, die sich in die Nierenkelche entleeren. Veränderungen des Plasmafiltrats geschehen bei der Resorption und Sekretion, wenn es durch die Segmente des proximalen und distalen Tubulus des Nephrons läuft. Ausgeschiedene Abfallprodukte werden von den Nierenkelchen in das Nierenbecken befördert, und dann durch den Harnleiter zur Blase. Der Urin bleibt so lange in der Blase, bis er beim Urinieren ausgeschieden wird.

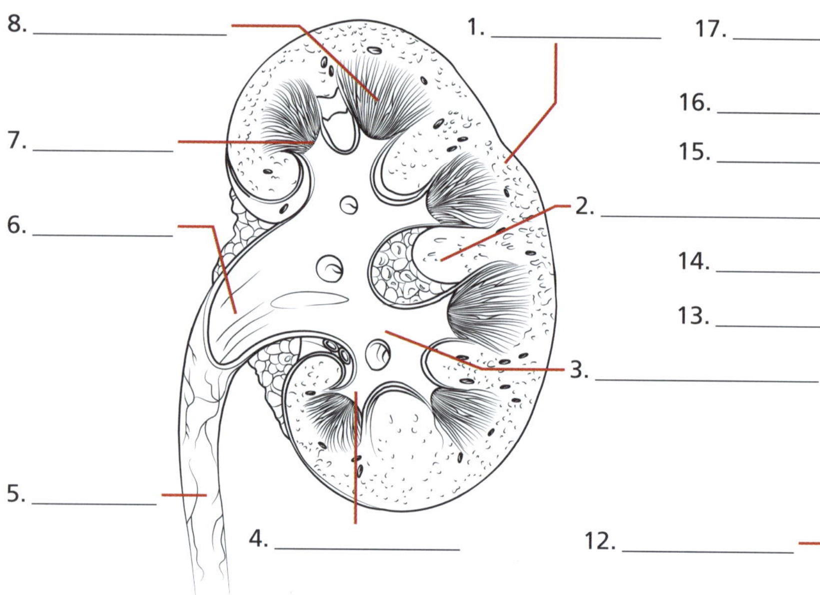

Innere Struktur der Niere

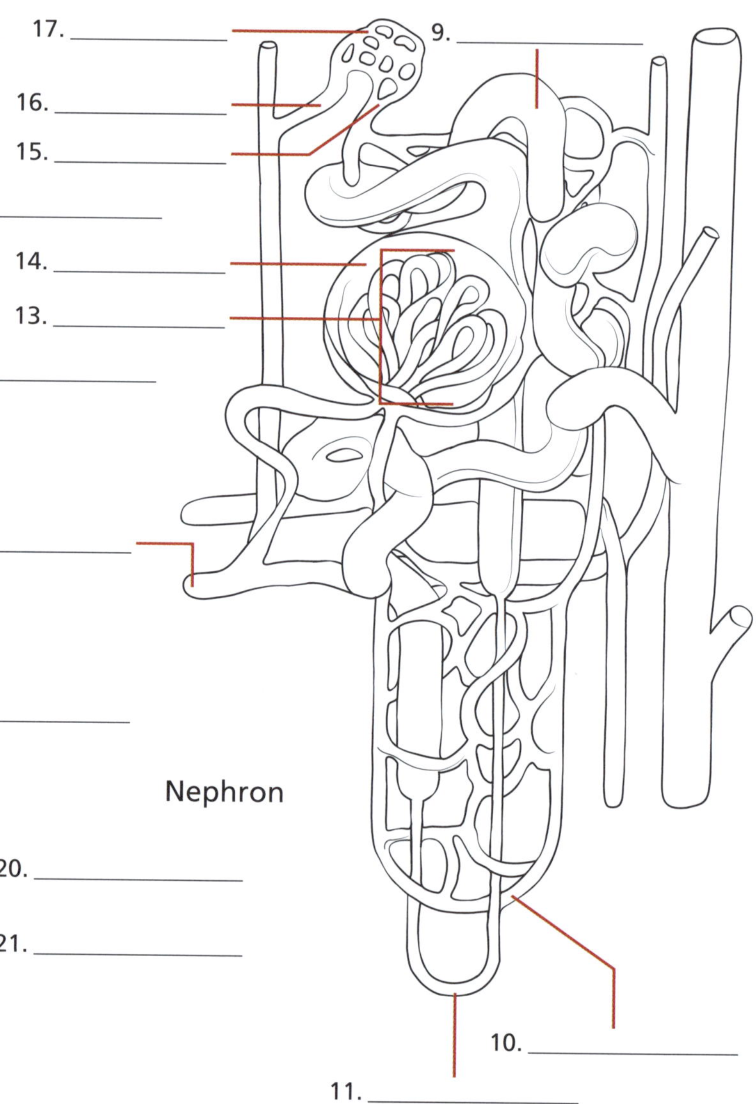

Nephron

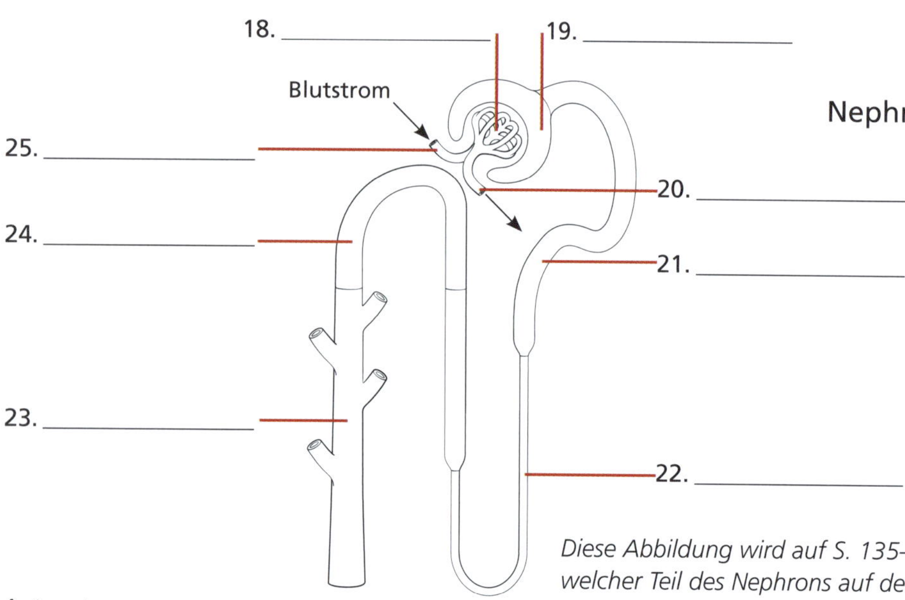

Diese Abbildung wird auf S. 135–142 wiederholt, um zu zeigen, welcher Teil des Nephrons auf der Seite behandelt wird.

Antworten

1. (Nieren-)Kortex 2. Bertini-Säule 3. Großer Nierenkelch 4. Kleiner Nierenkelch 5. Harnleiter 6. Nierenbecken 7. Spitzen der Markkegel (Papillae renales) 8. Kegel (Pyramides renales)
9. Proximales Konvolut 10. Kapillarnetzwerk 11. Henlesche Schleife 12. Arteria arcuata 13. Glomerulus 14. Bowman-Kapsel 15. Efferente Arteriole 16. Afferente Arteriole
17. Glomerularkapillaren 18. Glomerulus 19. Bowman-Kapsel 20. Efferente Arteriole 21. Proximales Konvolut 22. Henlesche Schleife 23. Sammelrohr 24. Distales Konvolut 25. Afferente Arteriole

Glomerulus und Ultrafiltration

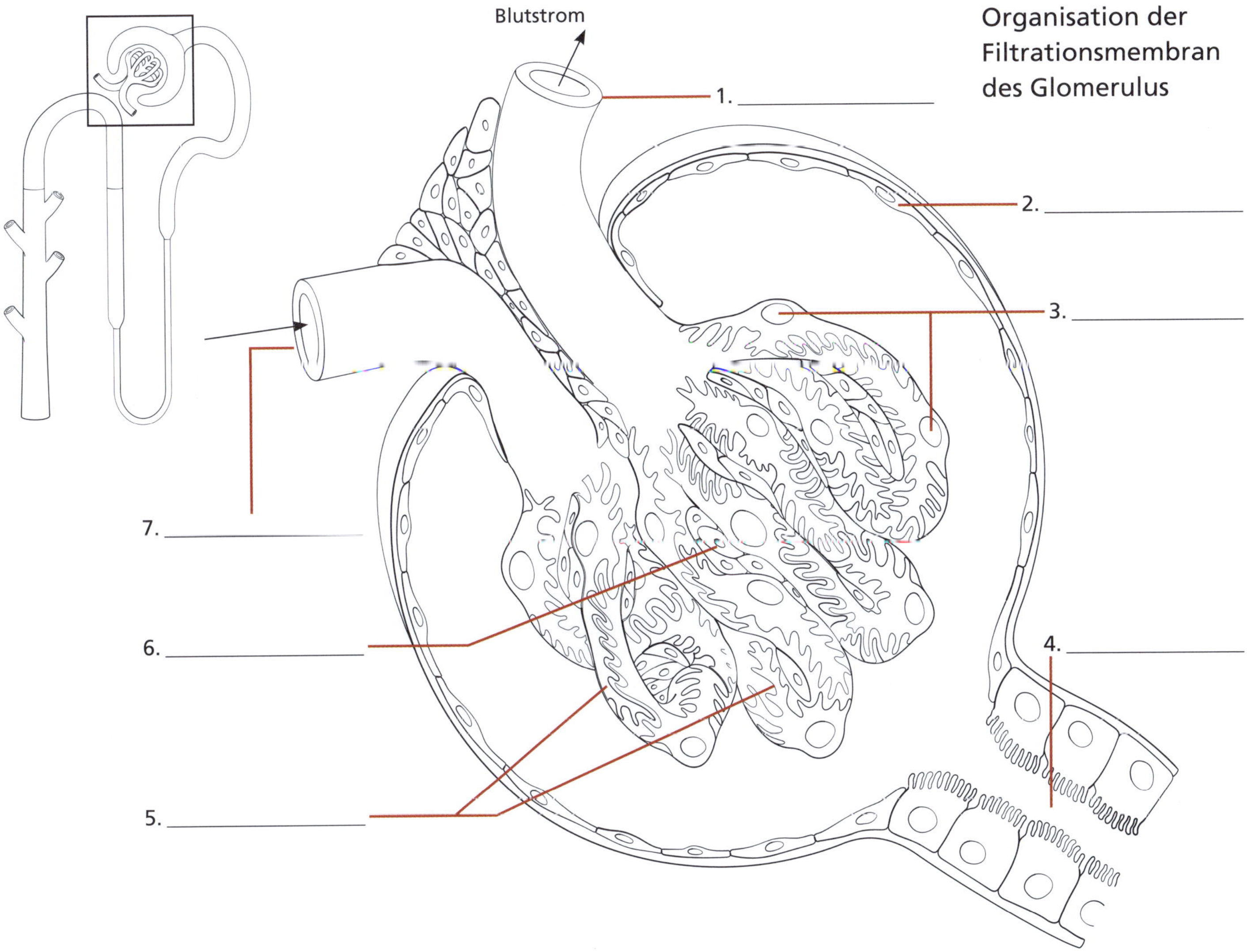

Der Glomerulus umfasst ein Bündel an Kapillaren, das sich in der Glomeruluskapsel befindet. Die Wände der Glomeruluskapillaren bestehen aus einer einzelnen Schicht von flachen Endothelzellen, die nebeneinander aufgereiht sind, um Fenestrae, oder „Fenster" zu bilden. Diese Fenestrae erlauben es Wasser und den meisten Plasmakomponenten – außer Plasmaproteinen, Blutzellen und Blutplättchen – die Wand der Glomeruluskapillaren zu durchqueren. Das Filtrat durchquert die negativ geladene Basalmembran, die alle kleinen Plasmaproteine abweist, die „versehentlich" durch die Fenestrierungen kommen. Wenn das Filtrat die Glomeruluswand einmal durchquert hat, befindet es sich in der Glomeruluskapsel, deren innere Wand aus Endothelzellen, die Podozyten genannt werden, besteht. Podozyten sind negativ geladen, regulieren die gesamte Oberfläche, die für die Filtration der Plasmaproteine verantwortlich ist, und bieten auch weitere Restriktionen bei der Filtration der Plasmaproteine. Der Prozess der Filterung der Plasmakomponenten aus dem Blut in den Glomerulus nennt man Ultrafiltration. Ultrafiltration tritt als Resultat des Blutdrucks der Glomeruluskapillaren auf, der durch die unterschiedlichen Durchmesser der weiten afferenten Arteriole, die Blut zum Glomerulus bringt, und der engen efferenten Arteriole, die das gefilterte Blut vom Glomerulus wegtransportiert, entsteht. Dieser Unterschied im Arteriolendurchmesser generiert einen hohen Druck, der Flüssigkeit durch die Basalmembran aus dem Glomerulus in die Glomeruluskapsel drückt

Antworten

1. efferente Arteriole 2. Glomeruluskapsel 3. Podozyten 4. Proximales Konvolut 5. Glomeruluskapillare 6. Mesangiale Nierenzellen 7. Afferente Arteriole

Tubuläre Resorption und Sekretion

Gefilterte Plasmakomponenten werden entweder durch aktiven Transport oder durch passive Diffusion wieder in den Blutstrom resorbiert, gemeinsam mit organischen Säuren oder Basen, die durch tubuläre Sekretion wieder ins Lumen gelangen. Aktiver Transport braucht Energie, was Bewegung von Ionen und Molekülen entgegen ihrem Gradienten beinhaltet; ein Prozess, der durch Trägerproteine ermöglicht wird. Trägerproteine gibt es als Symporter (Bewegung von zwei oder mehr Molekülen in die selbe Richtung) oder Antiporter (Bewegung von zwei oder mehr Molekülen in die entgegengesetzte Richtung). Passive Diffusion braucht keine Energie und läuft entlang des Gradienten ab. Die Absorption beginnt beim proximalen Konvolut, wo alle Glukose- und Aminosäuren, die Mehrheit der Ionen, Wasser und ein kleiner Teil von Urea wieder in den Blutstrom resorbiert werden. In der Henleschen Schleife ist der dünne absteigende Teil wasserdurchlässig, während der dicke aufsteigende Teil permeabel für Natrium und Chlorid ist. Das früh-distale Konvolut hat auch mit der Absorption von Ionen zu tun, ist aber praktisch undurchlässig gegenüber Wasser und Urea. Das spät-distale Konvolut ist der Ort, an dem die Sekretion aktiv passiert, um Homöostase durch die Regulierung von Wasserstoff und Kalium, ebenso wie der Ausscheidung von Toxinen und Giften im Urin, zu gewährleisten.

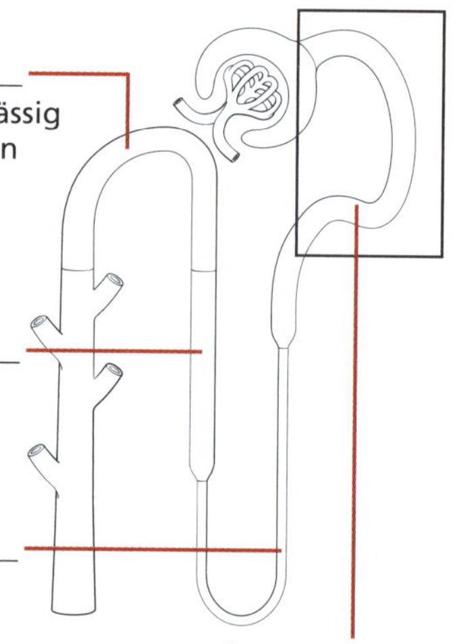

Prozesse der tubulären Resorption im Nephron

Mechanismus des Resorptions- und Sekretionstransportes im proximalen Konvolut

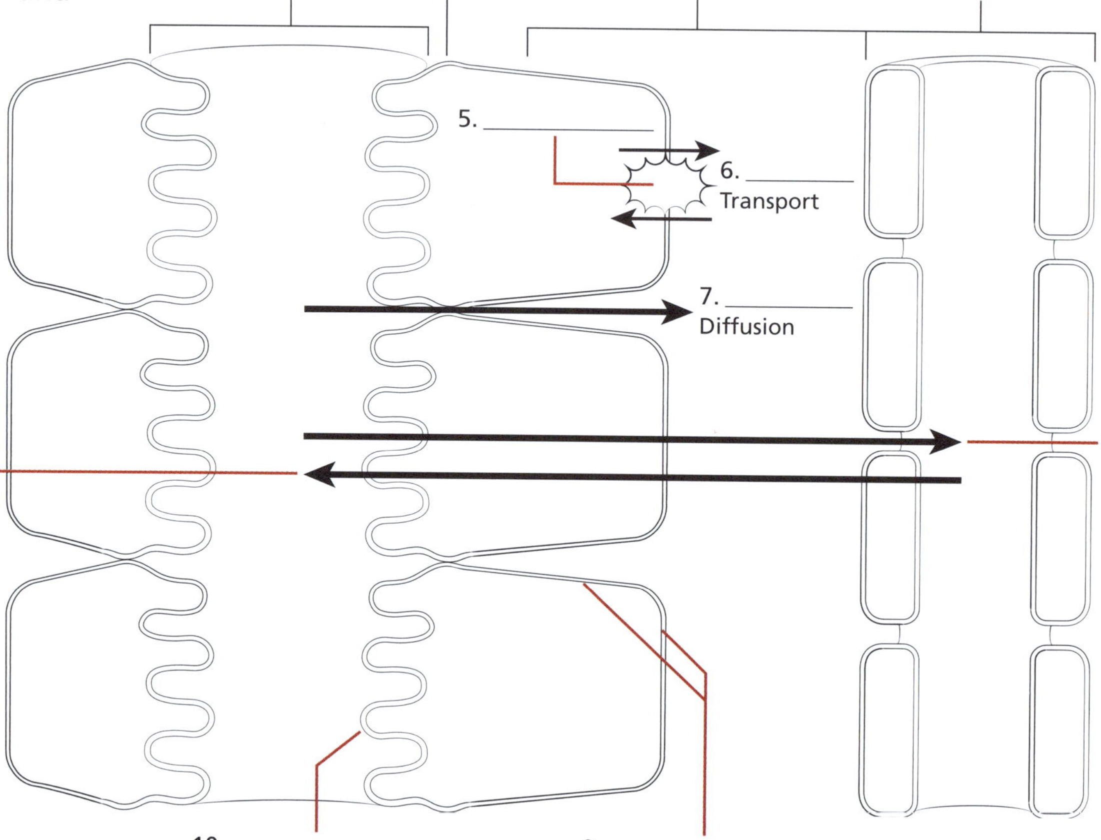

Antworten

1. distales Konvolut 2. Distaler aufsteigender Teil der Henleschen Schleife 3. Dünner absteigender Teil der Henleschen Schleife 4. Proximales Konvolut 5. Trägerprotein 6. Aktiver 7. Passiver 8. Resorption 9. Basolateralmembran 10. Apikalmembran 11. Sekretion

Regulation der Glomerulären Filtrationsrate

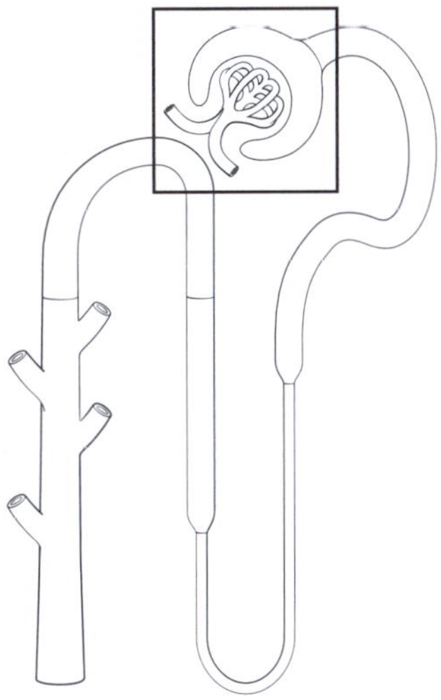

Die glomeruläre Filtrationsrate (GFR, gemessen in ml/min), ist als die Menge des Filtrats definiert, die pro Zeiteinheit in den Nieren produziert wird. Die GFR wird von Faktoren wie der Änderung des arteriellen Blutdrucks, die den Widerstand der Arteriolen, dem tubuloglomerulären Feedbackmechanismus, dem sympathischen Nervensystem und hormonellen Regulierungen beeinflusst. Eine Erhöhung des arteriellen Blutdrucks führt dazu, dass sich die afferenten und efferenten Arteriolen entsprechend zusammenziehen oder weiten, und dadurch zu einer Verminderung des Blutstroms führen. Das Nettoergebnis ist eine Verminderung des Drucks in den Glomerulärkapillaren und folgend eine Verminderung der GFR. Das Gegenteil geschieht bei einer Verminderung des arteriellen Blutdrucks. Die Regulation der GFR durch den tubuloglomerulären Feedbackmechanismus benötigt das Entdecken von Änderungen in der Natrium- und Chloridkonzentration im Filtrat durch Zellen der Macula densa. Erhöhtes oder vermindertes Na^+ oder Cl^- führt zur Freisetzung von entsprechenden Chemikalien zur Vasokonstriktion oder -dilatation, die den Durchmesser der Arteriolen verändern, um die GFR zu beeinflussen. In Situationen mit niedrigem Blutdruck, wie nach hohem Blutverlust, verursacht das sympathische Nervensystem Vasokonstriktion der afferenten Arteriole, was zu einer Reduktion der GFR führt. Dieser Regulationsmechanismus ist wichtig, um Blut zu gefährdeten Stellen im Körper zu transportieren. Ferner sind auch Hormone mit vasoaktiven Eigenschaften wichtig für die Regulation der GFR.

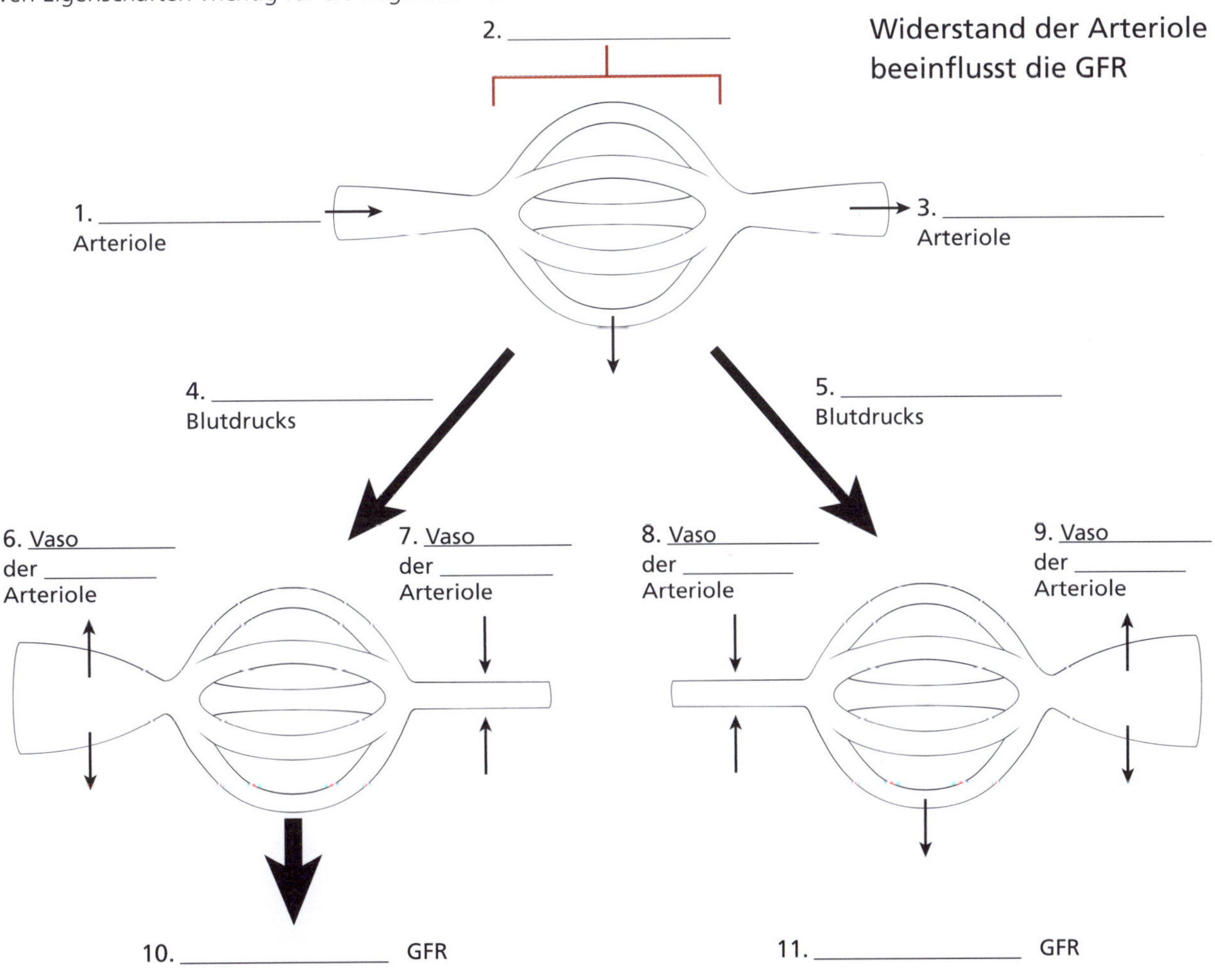

Antworten

1. afferente 2. Glomerulus 3. Efferente 4. Senkung des 5. Erhöhung des 6. Dilatation, afferenten 7. Konstriktion, efferenten 8. Konstriktion, afferenten 9. Dilatation, efferenten 10. Erhöhte 11. Verminderte

Regulation von Kalium

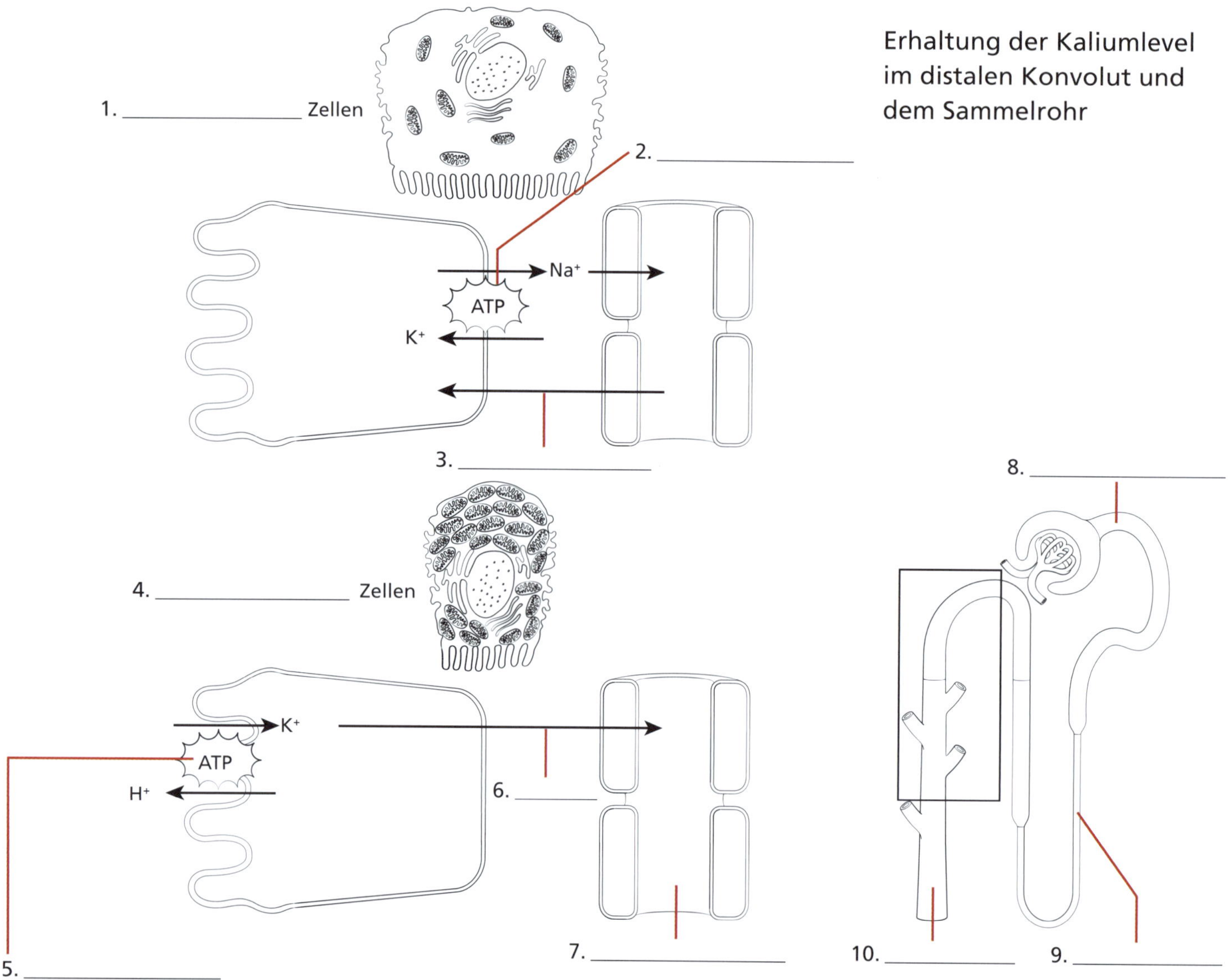

Kaliumionen sind ein äußerst wichtiger Bestandteil für viele physiologische und chemische Prozesse, und deshalb kann eine Erhöhung (Hyperkaliämie) oder eine Verminderung (Hypokaliämie) des normalen Niveaus der Kaliumionen unerfreuliche Konsequenzen haben. Die Niere ist deshalb sehr wichtig für das Erhalten des Gleichgewichts der Kaliumionen im Körper. Aktive Absorption oder Sekretion von Kaliumionen durch Trägerproteine aus dem Filtrat beginnt im proximalen Konvolut, mit weiterer Resorption und Sekretion im distalen Konvolut und dem Sammelrohr. Das distale Konvolut und das Sammelrohr sind wichtig, weil sie über Hauptzellen (P-Zellen) und eingeschaltete Zellen (I-Zellen) verfügen. Die I-Zellen, die viele Mitochondrien haben, resorbieren Kaliumionen durch Wasserstoff-Kalium-ATPase Trägerproteine, und bringen das Kalium dadurch in das Säure-Basen-Gleichgewicht. Die P-Zellen, die wenige Mitochondrien besitzen, geben Kaliumionen ab, was durch das Natrium-Kalium-ATPase-Trägerprotein ermöglicht wird, das NaCl und Wasser beim Ausstoß der Kaliumionen resorbiert. In einer Situation mit niedrigem Blutdruck fördert die Aktivierung des Renin-Angiotensin-Systems eine erhöhte Kaliumsekretion im distalen Konvolut und dem Sammelrohr durch das Einfügen von Natrium-Kalium-ATPase-Trägerproteinen, die die Resorption von Natrium fördern, aber dadurch Kalium abgeben.

Antworten

1. Haupt- (P) 2. Na^+-K^+-ATPase Trägerprotein 3. Sekretion 4. Eingeschaltet (I) 5. H^+-K^+-ATPase Trägerprotein 6. Resorption 7. Blutkapillare 8. Proximales Konvolut 9. Henlesche Schleife 10. Sammelrohr

Renale Regulation des Säure-Basen-Gleichgewichts

Die Sensibilität des Körpers gegenüber Veränderungen der Azidität und Alkalität machen die Erhaltung einer optimalen Umgebung für normale chemische und physiologische Prozesse notwendig. In Verbindung mit dem Atmungssystem ist das Harnsystem ein integraler Bestandteil der Erhaltung des Säure-Basen-Gleichgewichts des Körpers. Eine Erhöhung der Wasserstoffionen im Körper stimuliert die renalen Puffersysteme, wovon eines durch Bikarbonate getrieben wird. In den proximalen und distalen Konvoluten puffern Bicarbonationen einen Überschuss an Wasserstoffionen durch eine chemische Reaktion, die zwischenzeitig Kohlensäure bildet, die dann in Kohlendioxid und Wasser gespalten wird. Das dadurch entstandene Kohlendioxid wird durch einen Ventilationsprozess nach und nach ausgeschieden. Wenn kein Bicarbonat vorhanden ist, geschieht dieser Prozess rückwärts. Das Enzym α-Carboanhydrase beschleunigt die Hydrogenisierung von Kohlendioxid, und bildet dadurch Bicarbonat- und Wasserstoffionen, die je nach Ionen resorbiert oder ausgeschieden werden. Zusätzlich zum Bicarbonat-Puffersystem gibt es das Ammoniak-Puffersystem und das Phosphat-Puffersystem. Unter sauren Bedingungen, bei denen ein Wasserstoffionenüberschuss ausgeschieden werden soll, konzentriert die Wasserresorption das Filtrat mit Phosphationen, die die Wasserstoffionen puffern. Mit Ammoniak als Puffer unter sauren Bedingungen, führt eine Reaktion mit Wasserstoff, um Ammonium zu bilden, eventuell zur Bildung von Ammoniumchlorid, das im Urin ausgeschieden wird.

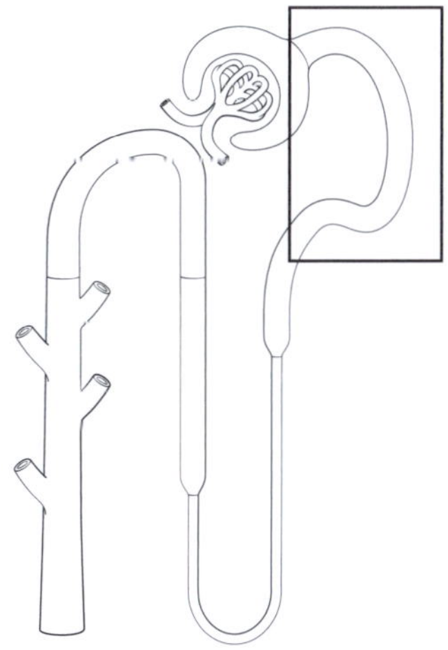

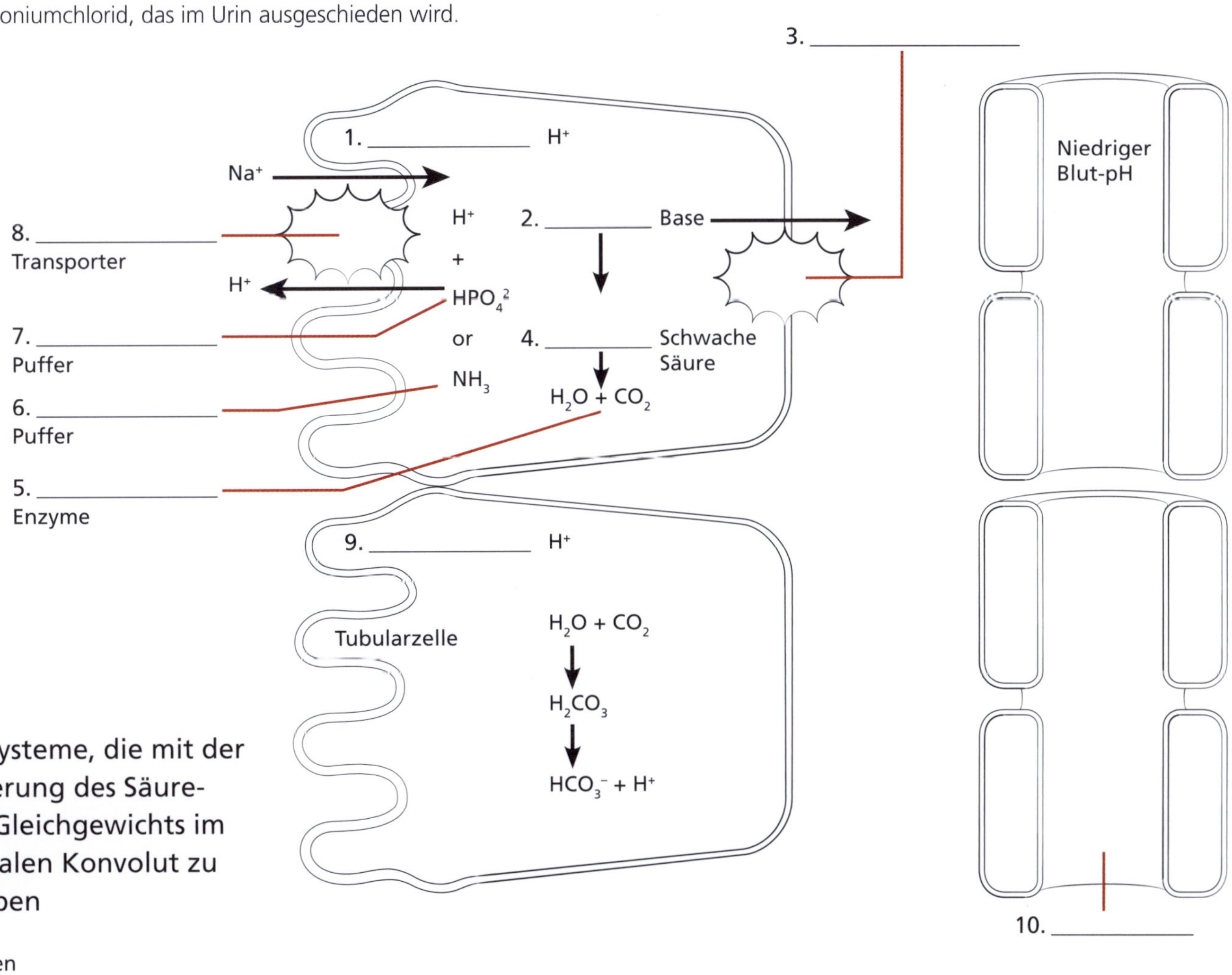

Puffersysteme, die mit der Regulierung des Säure-Basen-Gleichgewichts im proximalen Konvolut zu tun haben

Antworten

1. hohes 2. Bicarbonat 3. Bicarbonat 4. Kohlensäure 5. α-Carboanhydrasen 6. Ammoniak 7. Phosphat 8. Na+-H+ 9. Niedriges H+ 10. Blutkapillare

Wassereinsparung und antidiuretisches Hormon

Das antidiuretische Hormon (ADH, auch Vasopressin genannt), wird in den Zellen im Hypothalamus synthetisiert, und von da aus wird es über den axonalen Transport zu den Nervenenden in der Hypophyse gebracht, um dort ausgeschüttet zu werden, wenn es gebraucht wird. Der Zusammenhang von ADH mit der Wassereinsparung liegt in der Regulation der Osmolalität und des Volumens des Urins. Ein Defizit in der Osmolalität und des Blutvolumens stimuliert die Ausschüttung von ADH der Hypophyse in den Blutstrom. ADH tritt in das Sammelrohr des Nephrons ein, wo es mit dem G-Protein-gekoppelten Vasopressin-Rezeptor (V2) bindet. Die Bindung von ADH an seinen Rezeptor initiiert eine Reihe von Signalen, die mit der Aktivierung des Enzyms Adenylzyklase beginnt, um das zyklische Adenosinmomophosphat (cAMP) zu erhöhen. Diese Erhöhung von cAMP aktiviert die Proteinkinase A (PKA), die phosphorylisiert und inaktive Wasserkanäle in den intrazellulären Vesikeln dazu bringt, sich mit der Zellmembran zu verbinden. Das Einfügen von Aquaporin-2-Kanälen in die gebundenen Wasserkanäle ermöglicht erhöhte Absorption von Wasser, um die Verminderung der Osmolalität und des Blutvolumens zu berichtigen und so konzentriertes Urin auszuscheiden. Mit erhöhter Osmolalität und Blutvolumen sendet der Hypothalamus eine Nachricht an die Hypophyse, die Ausschüttung von ADH zu verlangsamen oder zu stoppen. Die Verminderung von ADH-Stimuli führt zur Ausschüttung von dünnerem Urin.

ADH-produzierende Hirnregionen

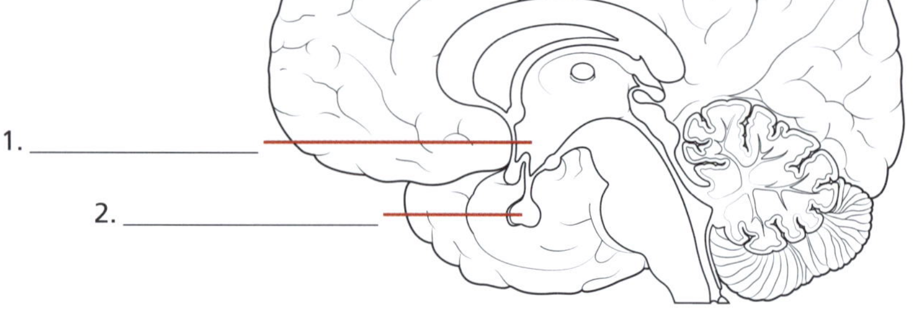

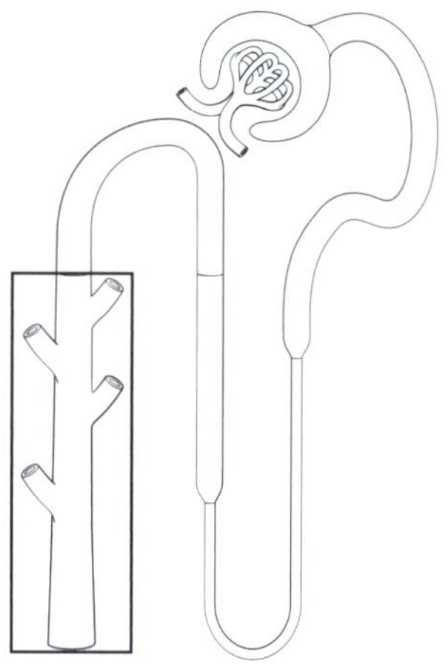

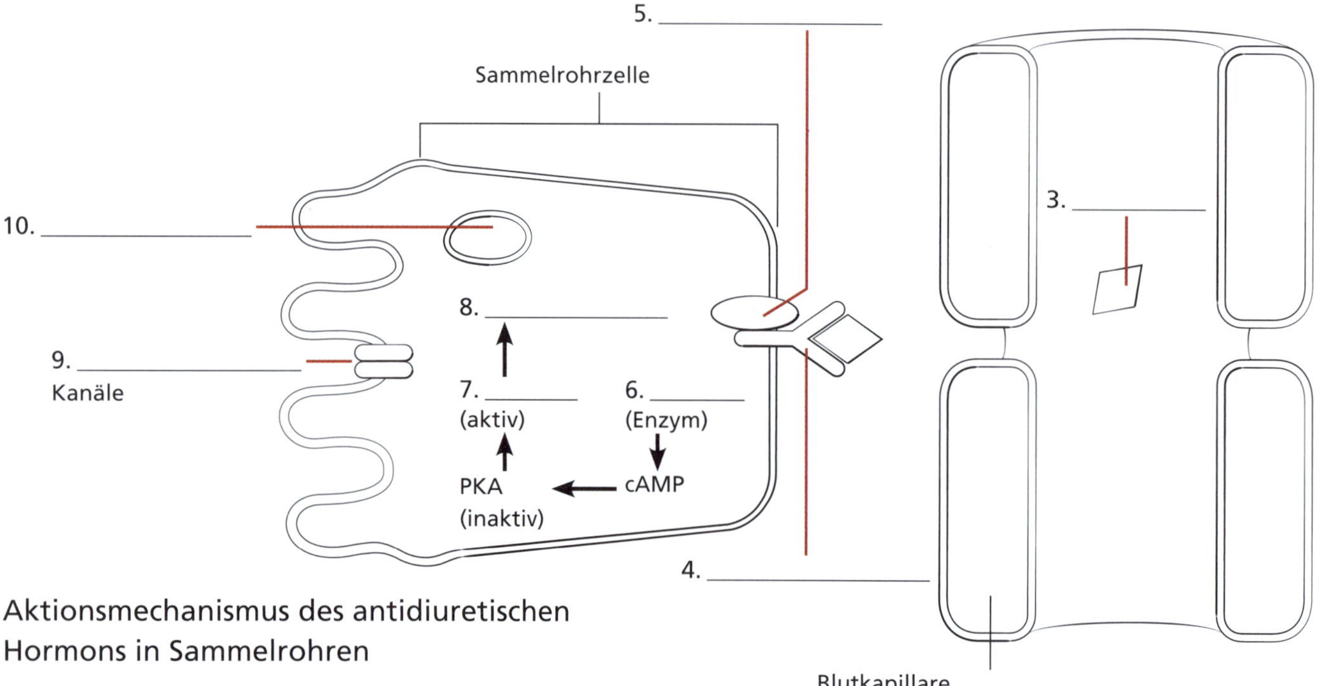

Aktionsmechanismus des antidiuretischen Hormons in Sammelrohren

Antworten

1. Hypothalamus 2. Hypophyse 3. ADH 4. Vasopressinrezeptor (V2) 5. G-Protein 6. Adenylylzyklase 7. Proteinkinase A 8. Proteinphosphorylisierung 9. Aquaporin-2- 10. Vesikel (mit inaktivem Wasserkanal)

Gegenstromsysteme im Nierenmark

Der Strom von löslichen Stoffen und Wasser in das Nephron hinein und heraus erzeugt einen Gegenstrom, ein Phänomen von „in die entgegengesetzte Richtung laufen". Der einzige Zweck des Gegenstromsystems ist, eine hohe Osmolalität im Nierenmark zu erhalten, und es ist somit ein Mechanismus der Wassereinsparung der Niere. Die Henlesche Schleife trägt diesem Phänomen aufgrund ihrer regionalen Permeabilität gegenüber Natrium, Chlorid und Wasser wesentlich bei. Wenn das Filtrat beim aufsteigenden Teil (Schenkel) der Henleschen Schleife ankommt, fördert der aktive Transport durch Natrium-Kalium-ATPase-Trägerproteine und Chloridkanäle das Verlassen von Natrium und Chlorid in die interstitielle Flüssigkeit des Nierenmarks. Die Erhöhung der Osmolalität im Nierenmark führt zur netto passiven Diffusion von Wasser aus dem dünnen absteigenden Teil der Henleschen Schleife. Wenn das Filtrat durch das Nephron fließt, zeigt sich der Gegenstrommechanismus als progressive Erhöhung der Konzentration der löslichen Stoffe im aufsteigenden Teil. Das Resultat ist alles in allem eine konzentrierte interstitielle Flüssigkeit im Nierenmark – eine Notwendigkeit für die Wassereinsparung.

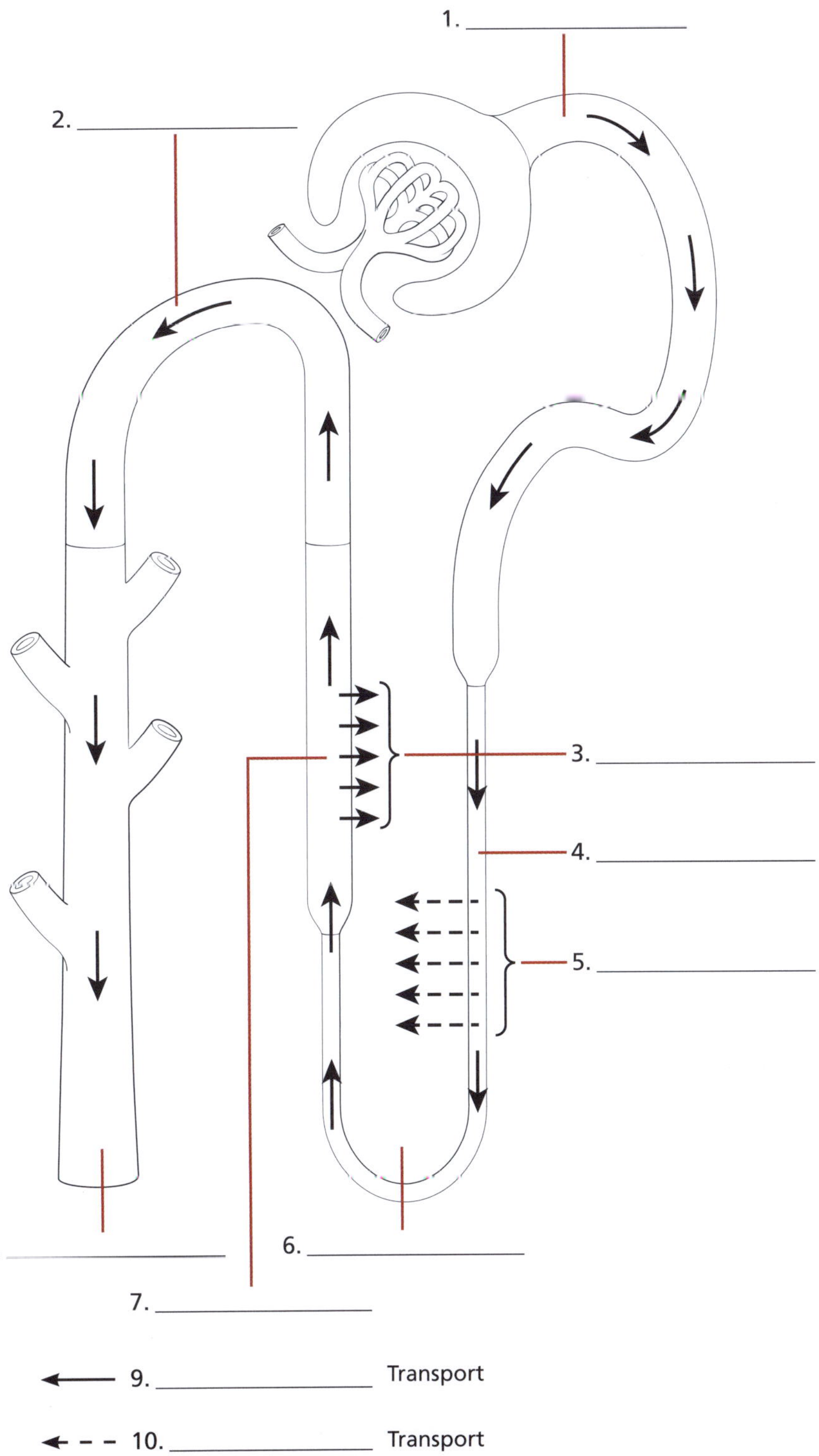

Bidirektionaler Fluss von löslichen Stoffen und Wasser in der Henleschen Schleife

Antworten

1. proximales Konvolut 2. Distales Konvolut 3. NaCl 4. Dünner absteigender Teil der Henleschen Schleife 5. H_2O 6. Interstitielle Flüssigkeit des Nierenmarks 7. Dicker aufsteigender Teil der Henleschen Schleife 8. Sammelrohr 9. Aktiver 10. Passiver

Renin-Angiotensin System

Das Renin-Angiotensin System hat strenge Kontrolle über das Blutvolumen und die Natriumbalance. Niedriger Blutdruck und niedrige Natriumniveaus werden in den Zellen der Macula densa des juxtaglomerulären Apparat der Niere gespürt, der darauf mit der Freisetzung von Renin reagiert. Dieses proteolytische Enzym spaltet zirkulierendes Angiotensinogen (ein Glykoprotein, das von der Leber synthetisiert und freigesetzt wird), um das Peptid Angiotensin I zu bilden. Angiotensin I wird vom Angiotensin umwandelnden Enzym (ACE) aktiviert, um Angiotensin II zu bilden. Angiotensin II hat verschiedene Aktivitäten, unter anderem das Aktivieren des Durstgefühls und das Stimulieren des Freisetzens des Steroidhormons Aldosteron in der Nebennierenrinde. Aldosteron erhöht die Absorption von Natriumionen in die Zellen des distalen Tubulus und des Sammelrohres und erlaubt es Chloridionen und Wasser, durch die passive Resorption zu folgen. Das System verringert geringe Körperflüssigkeitsosmolalität, niedriges Blutvolumen und niedrigen Blutdruck.

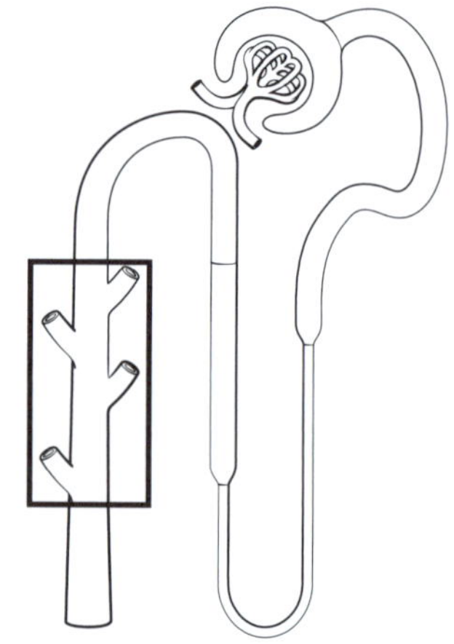

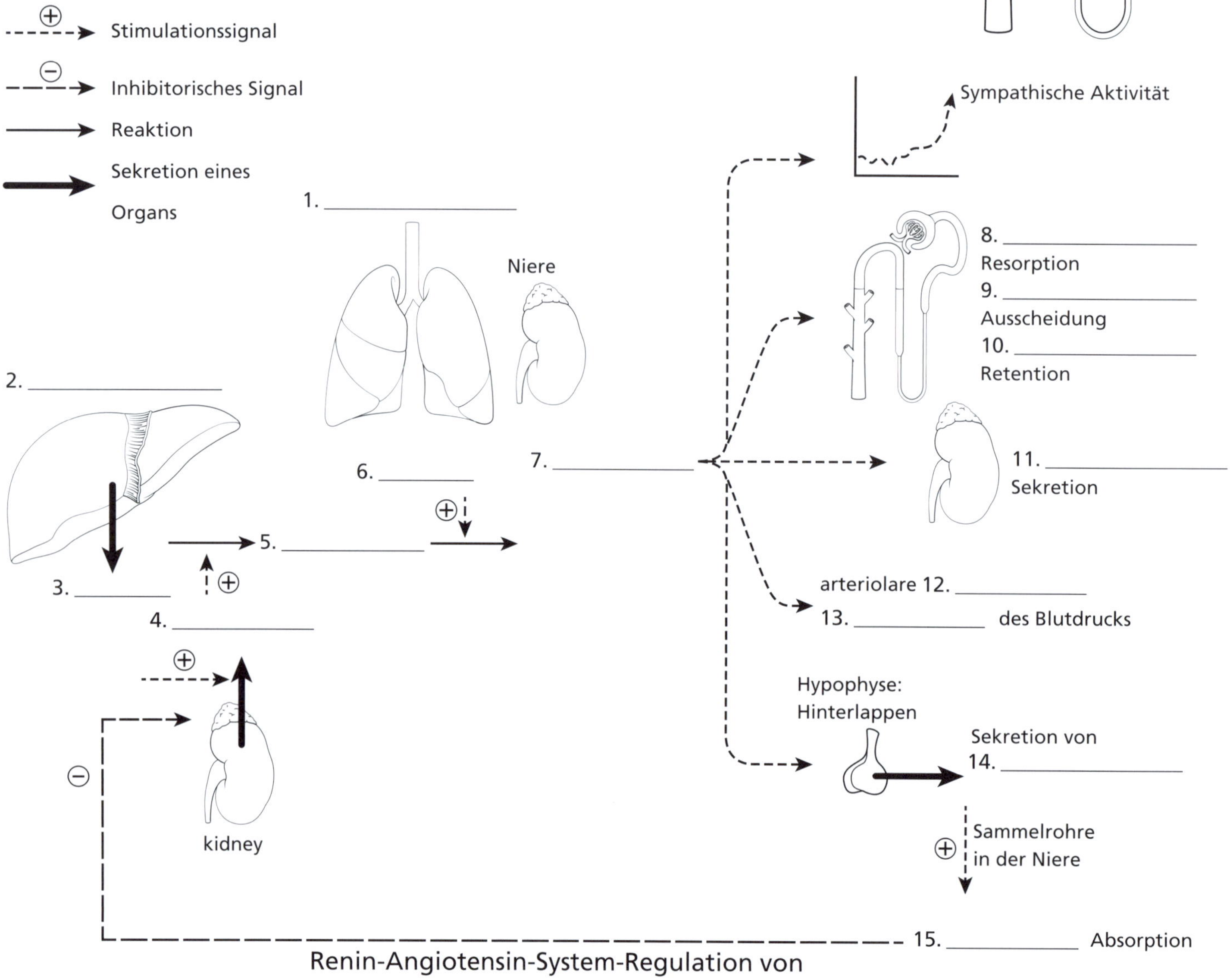

Renin-Angiotensin-System-Regulation von Blutdruck und Flüssigkeitshaushalt

Antworten

1. Lunge 2. Leber 3. Angiotensinogen 4. Renin 5. Angiotensin I 6. Angiotensin umwandelndes Enzym (ACE) 7. Angiotensin II 8. Tubuläres Na^+, Cl^- 9. K^+ 10. H_2O 11. Aldosteron 12. Vasokonstriktion 13. Erhöhung 14. Antidiuretisches Hormon (ADH) 15. H_2O

Physiologie der Miktion (des Urinierens)

Der Urin fließt von den Nieren durch den Harnleiter zur Harnblase, wo er aufbewahrt wird, bis er vom Körper durch die Harnröhre durch einen physiologischen Prozess, genannt Miktion (Urinieren), ausgeschieden wird. Die Aufbewahrung und Ausscheidung von Urin beinhaltet die koordinierte Interaktion zwischen Blase, Harnleiter und dem Harnröhrenschließmuskel, die vom sympathischen, parasympathischen und somatischen Nervensystem kontrolliert werden. Sympathische postganglionäre Neuronen aktivieren β-adrenerge Rezeptoren (entspannen den Detrusormuskel der Blase) und α-adrenerge Rezeptoren (ziehen den Schließmuskel zusammen) und erlauben es der Blase so, sich zu füllen. Parasympathische postganglionäre Axone setzen Acetylcholin frei (ACh), was den Detrusormuskel stimuliert, sich bei der Aktivierung der muscarinischen Rezeptoren M2 und M3 zu kontrahieren. Diese parasympathischen postganglionären Nerven setzen auch ATP (erregt den Detrusormuskel) und Stickoxid (entspannt den Schließmuskel) frei. Dies führt dazu, dass sich der Blasenhals öffnet, und der Urin durch die Kraft der Blasenkontraktion durch die Harnröhre ausgeschieden wird. Das freiwillige überschreiben des Miktionsreflexes lernt man in der frühen Kindheit, sodass die Blase nach individuellem Empfinden entleert werden kann. Hier setzen somatische Axone des Pudendusnervs ACh frei, was den äußeren Harnröhrenschließmuskel (gestreifter Muskel) dazu bringt, sich bei der Aktivierung der nikotinischen cholinergen Rezeptoren zusammenzuziehen.

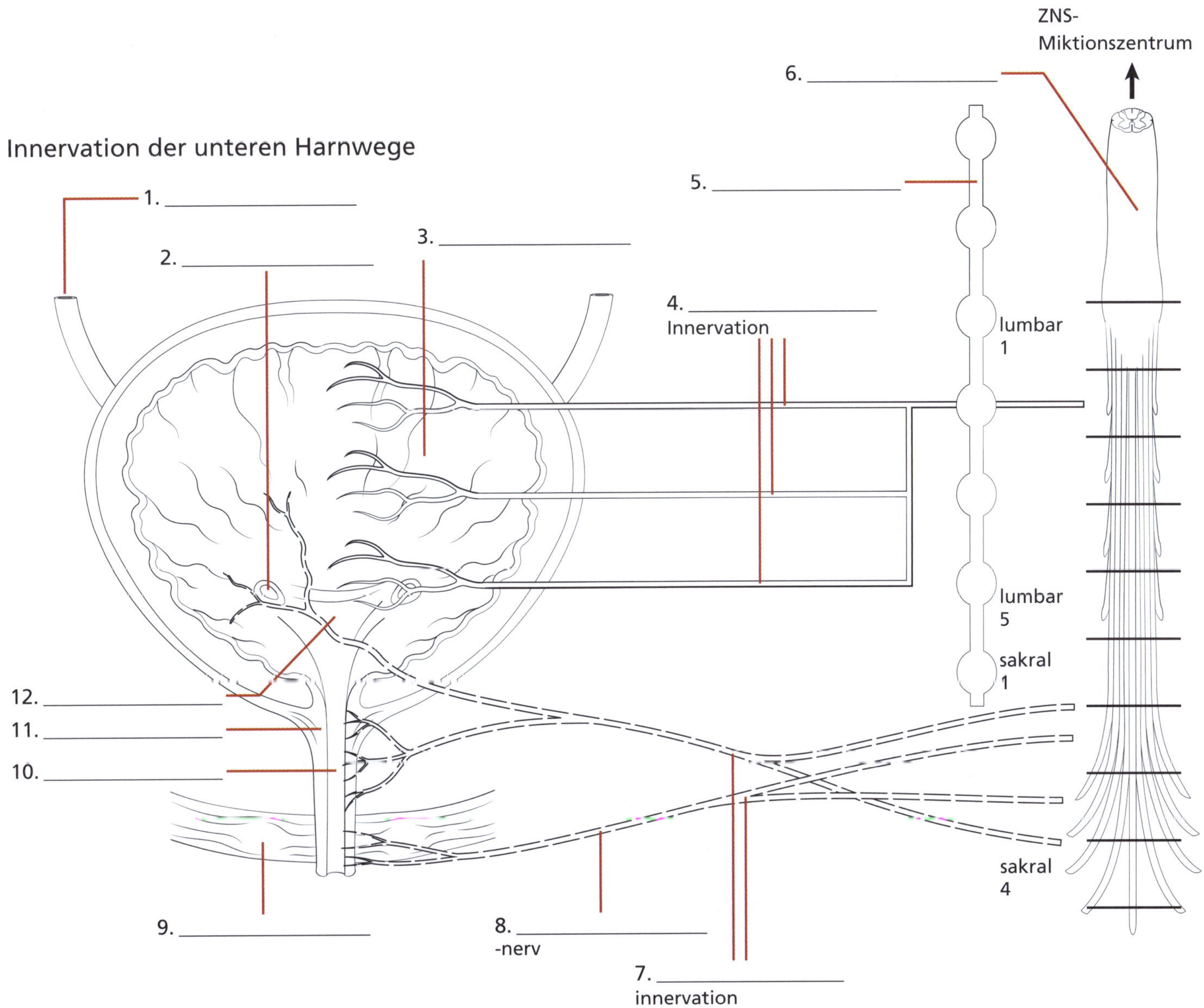

Antworten

1. Harnleiter 2. Harnleitermündung 3. Detrusormuskel 4. Sympathische 5. Grenzstrang 6. Rückenmark 7. Parasympathische 8. Pudendal- (somatische Nervenfaser) 9. Äußerer Schließmuskel 10. Harnröhre 11. Blasenhals 12. Trigonum (Schleimhautfell)

Überblick über das Hormonsystem

Das Hormonsystem reguliert und koordiniert gemeinsam mit dem Nervensystem Körperaktivitäten durch chemische Boten, sogenannte Hormone. Diese werden direkt von spezialisierten endokrinen (Hormon-) Drüsen und Zellen im ganzen Körper in den Blutstrom geleitet. Hormone können im Blutstrom eine weite Distanz zum Zielgewebe zurücklegen, einen lokalen Effekt auf das umliegende Gewebe haben (parakrin), oder die Aktivität des selben Zelltyps von dem sie freigesetzt werden beeinflussen (autokrin). Der Hypothalamus ist ein wesentlicher Bereich des Gehirns, der viele Funktionen beeinflusst, unter anderem die Sekretion der Hypophyse, die wiederum Hormone freisetzt, die auf andere Organe, wie Nebennieren, Schilddrüse, Niere und Gebärmutter wirken. Die Hormonsekretion der Drüsen wird von neuralen und hormonellen Reizen und Mediatoren, die im Blut zirkulieren, beeinflusst. Oft wird sie von negativen Feedback-Mechanismen kontrolliert, bei der ein erhöhtes Level an Hormonen die Freisetzung des selben Hormons hemmt. Weitere Gewebe, die Hormone produzieren sind unter anderem Fettgewebe, der Verdauungstrakt, die Eierstöcke, die Plazenta und die Hoden.

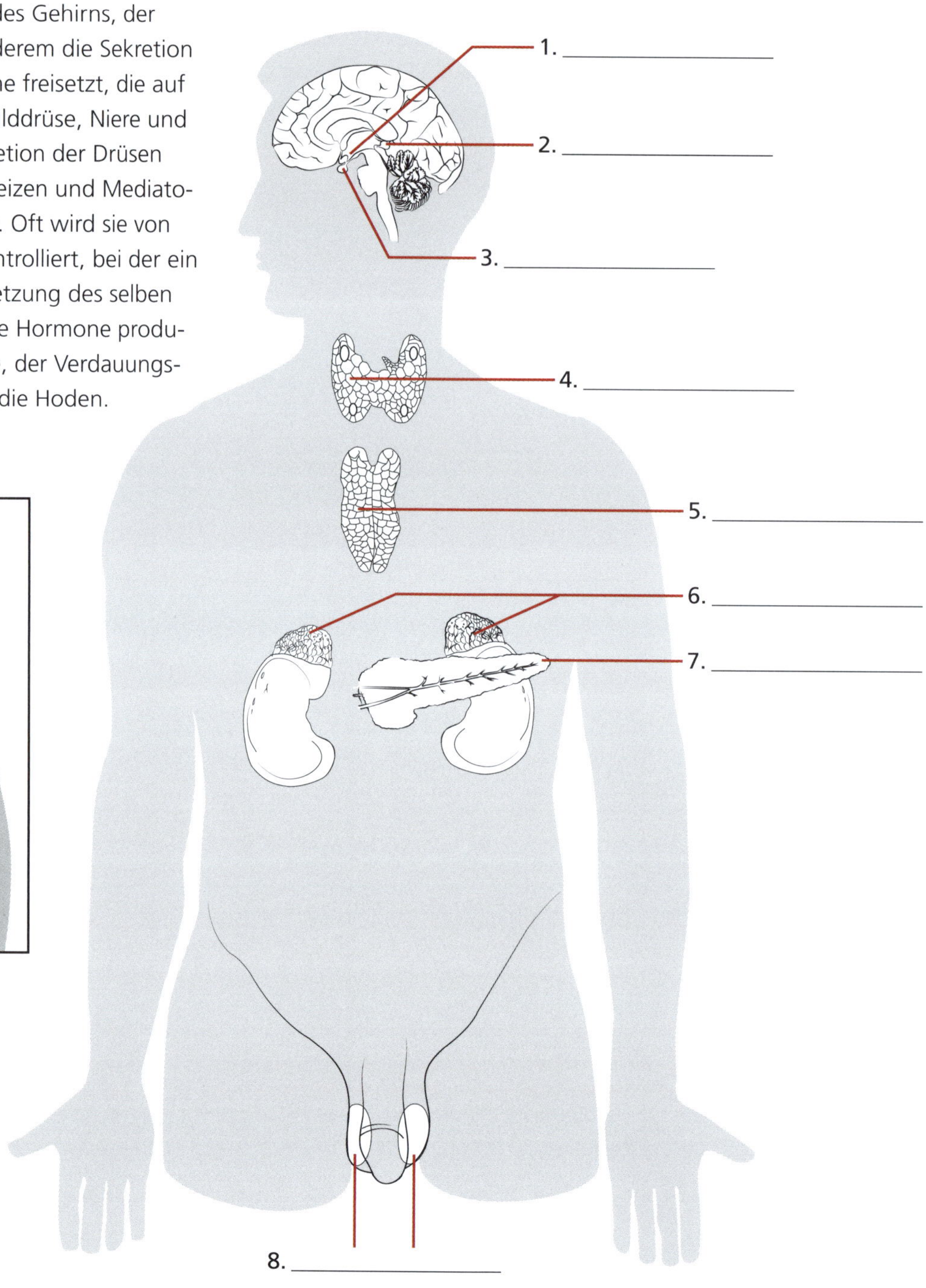

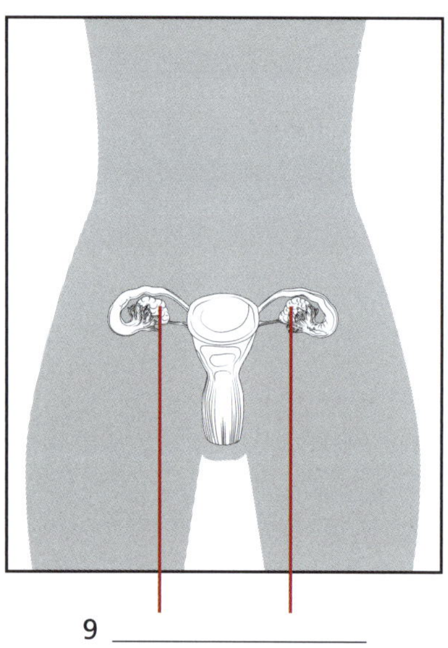

Wichtigste endokrine Drüsen und Gewebe

Antworten

1. Hypothalamus 2. Epiphyse 3. Hypophyse 4. Schilddrüse 5. Thymus 6. Nebennieren 7. Pankreas (Bauchspeicheldrüse) 8. Hoden 9. Eierstöcke

Zelluläre Aktivität von Hormonen

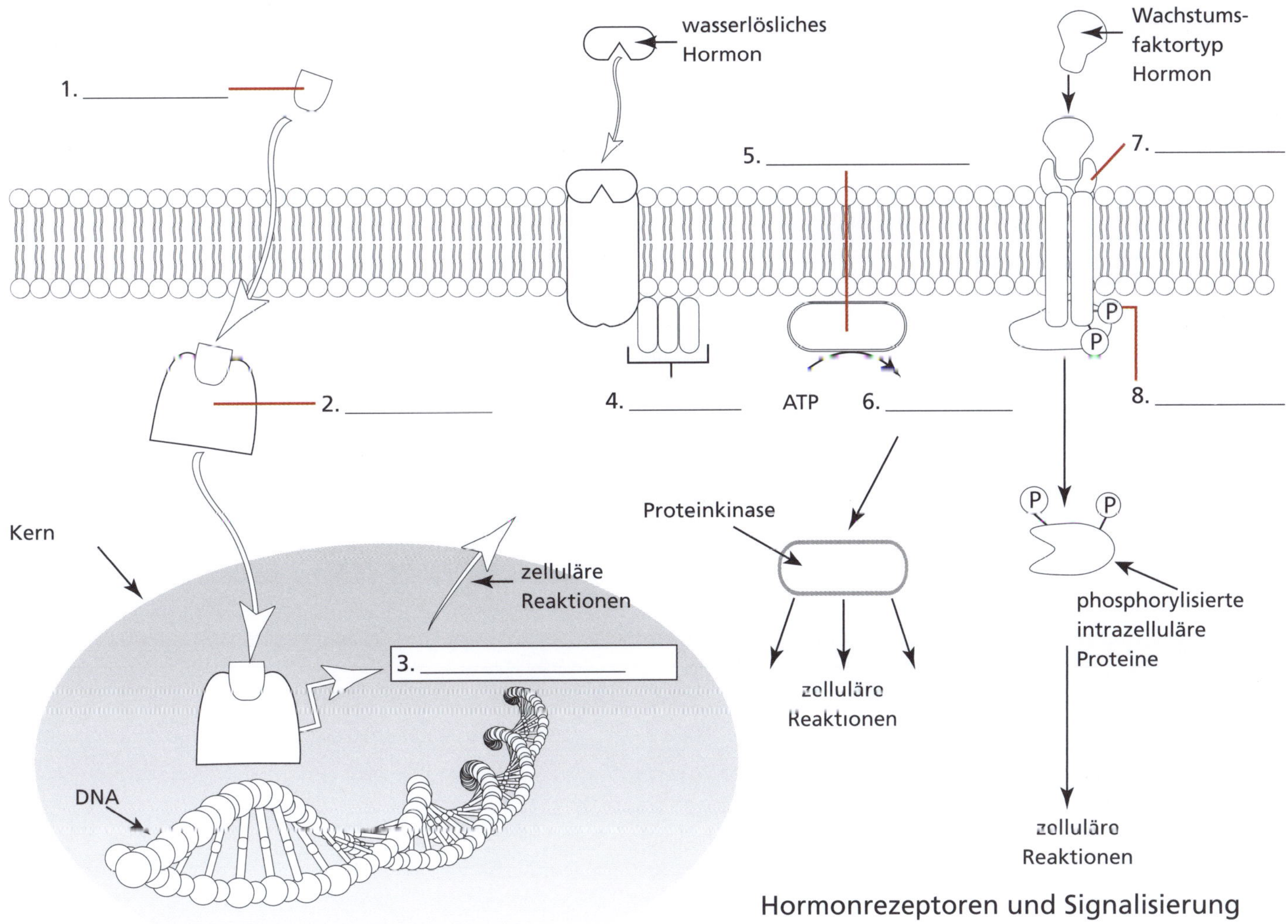

Hormonrezeptoren und Signalisierung

Hormone werden vom Blutstrom zu allen Teilen des Körpers transportiert, aber nur Zellen mit speziellen Rezeptoren können darauf reagieren. Es gibt fettlösliche Hormone (z.B. Testosteron und das Schilddrüsenhormon Thyroxin), die im Blut transportiert werden und sich an Proteine binden. Ebenso gibt es wasserlösliche Hormone (z.B. Epinephrin, Glukagon und das Wachstumshormon), die auf eigene Art auf zelluläre Rezeptoren wirken. Fettlösliche Hormone diffundieren in Zellen und binden an nukleare Rezeptoren, die sich im Zytoplasma oder dem Kern befinden. Der Hormonrezeptorkomplex bindet mit regulatorischen Sequenzen auf Genen und aktiviert oder unterdrückt Gentranskription und Proteinsynthese, die mit der Reaktion der Zellen in Zusammenhang steht. Viele wasserlösliche Hormone binden an Rezeptoren der Integralmembran, die zur Familie der G-Protein-gekoppelten Rezeptoren (GPCR) gehören. Die Hormonbindung aktiviert das G-Protein, das die Aktivität der membrangebundenen intrazellulären Enzyme (wie der Adenylatzyklase) ändert. Das führt zur Produktion von cAMP, das sich an Proteinkinasen bindet und sie aktiviert, was wiederum zu zellspezifischen Reaktionen führt. Die Rezeptoren für viele Proteinhormone (z.B. Insulin) sind Integralmembran-Rezeptortyp-Kinasen. Sobald der Rezeptor vom gebundenen Hormon aktiviert wird, führt es dazu, dass spezielle Proteine phosphorylisiert werden, und dann zu einer Reihe von zellulären Ereignissen. Das ursprüngliche Hormonsignal wird oft durch einen Dominoeffekt, dessen zeitliche Reichweite von Millisekunden bis Tagen beträgt, verstärkt.

Antworten

1. fettlösliches Hormon 2. Kernrezeptor 3. Gentranskription 4. G-Protein-Komplex 5. Adenylatzyklase 6. Zyklisches Adenosinmonophosphat (cAMP) 7. Tyrosinkinase 8. Phosphorylisiertes intrazelluläres Protein

Hypophysen-Vorderlappen und seine Hormone und der Hypothalamus

Die Hypophyse befindet sich an der Hirnbasis unter dem Hypothalamus, mit dem es durch einen trichterförmigen Stiel, das Infundibulum, verbunden ist. Die Hypophyse hat etwa die Größe einer Erbse und hat zwei große Lappen: einen drüsigen (Vorderlappen) und einen neuronalen (Hinterlappen). Der Vorderlappen stellt eine Reihe von Hormonen her und scheidet sie aus, die wiederum die Aktivität der anderen endokrinen Drüsen regulieren. Sekretionen des Hypophysen-Vorderlappens werden vom Hypothalamus kontrolliert (benannt nach seiner Position unter den Thalamus im Gehirn), der auch essentiell für die Kontrolle des autonomen Nervensystems, der physischen Reaktion auf Emotionen, Körpertemperatur, Nahrungsaufnahme, Wasserhaushalt und Schlaf-Wach-Zyklus ist.

Wenn hypothalamische Neuronen, die den Hypophysen-Vorderlappen regulieren, stimuliert werden, scheiden sie freisetzende oder inhibitorische Hormone in das hypophysäre Pfortadersystem aus, ein verästeltes Netzwerk an Kapillarbetten, die durch Venen verbunden sind, die den Hypothalamus mit dem Hypophysen-Vorderlappen verbinden. Diese Neurohormone sind Wachstumshormon-freisetzende Hormone (GHRH), Wachstumshormon-inhibierende Hormone (GHIH), Thyrotroptin-freisetzende Hormone (TRH), Kortikotropin-freisetzende Hormone (CRH), Gonadotropin-freisetzende Hormone (GnRH), Prolaktin-inhibierende Hormone (PIH) und Prolaktin-freisetzende Hormone (PRH). Die hypothalamischen Hormone gehen durch das Pfortadersystem zum Hypophysen-Vorderlappen, wo sie die Freisetzung der dort hergestellten Hormone stimulieren oder hemmen. Der Hypophysen-Vorderlappen setzt Hormone in den kapillären Sekundarplexus frei, der sich mit dem Blutkreislauf vermischt, und dieser bringt die Hormone dann zum Zielgewebe. Die sechs Hormone, die von der vorderen Hypophyse ausgeschieden werden, sind Wachstumshormon (GH), schilddrüsenstimulierendes Hormon (TSH), adenokortikotropisches Hormon (ACTH), follikelstimulierendes Hormon (FSH), lutenisiertendes Hormon (LH) und Prolaktin (PRL).

TSH, ACTH, FSH und LH regulieren de Sekretion von Hormonen der anderen endokrinen Drüsen. Diese sind unter anderem die Schilddrüse, das Schilddrüsenhormone als Reaktion auf TSH produziert; die Nebennierenrinde der Nebenniere, die das glukokortikoid Cortisol und Androgens als Reaktion auf ACTH produziert; und die Keimdrüsen (Eierstöcke bei den Frauen, Hoden bei den Männern), die Östrogen und Progesteron bei Frauen produzieren, und Testosteron bei Männern, als Reaktion auf FSH und LH. Entweder von dem Hypophysen-Vorderlappen oder dem Hypothalamus werden viele Stufen von inhibitorischem Feedback ausgeübt, um eine strikte Regulation der Sekretion zu garantieren und Homöostase zu erhalten.

Organisation des Hypophysen-Vorderlappens

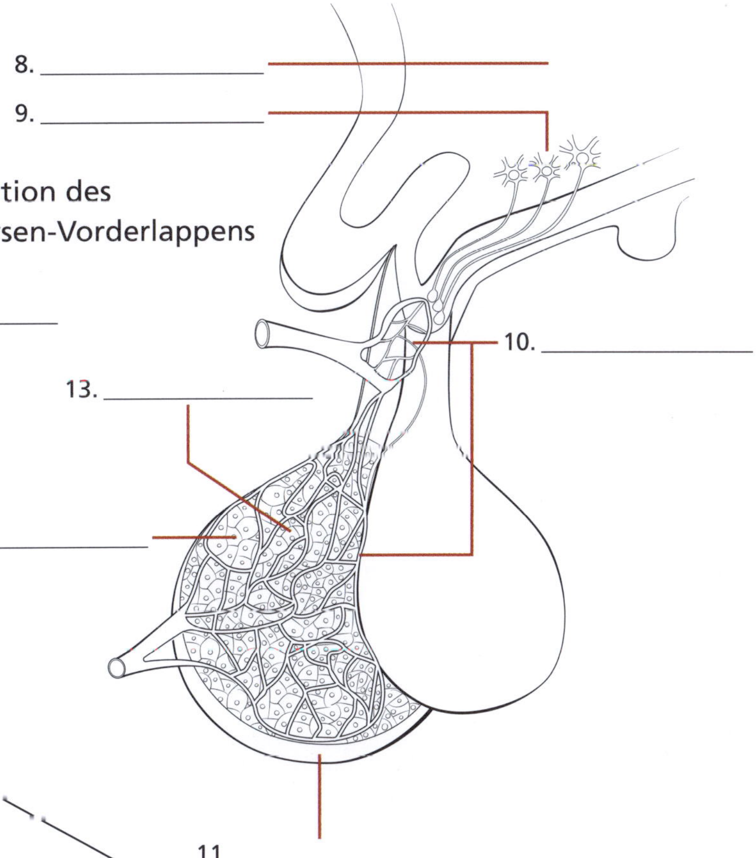

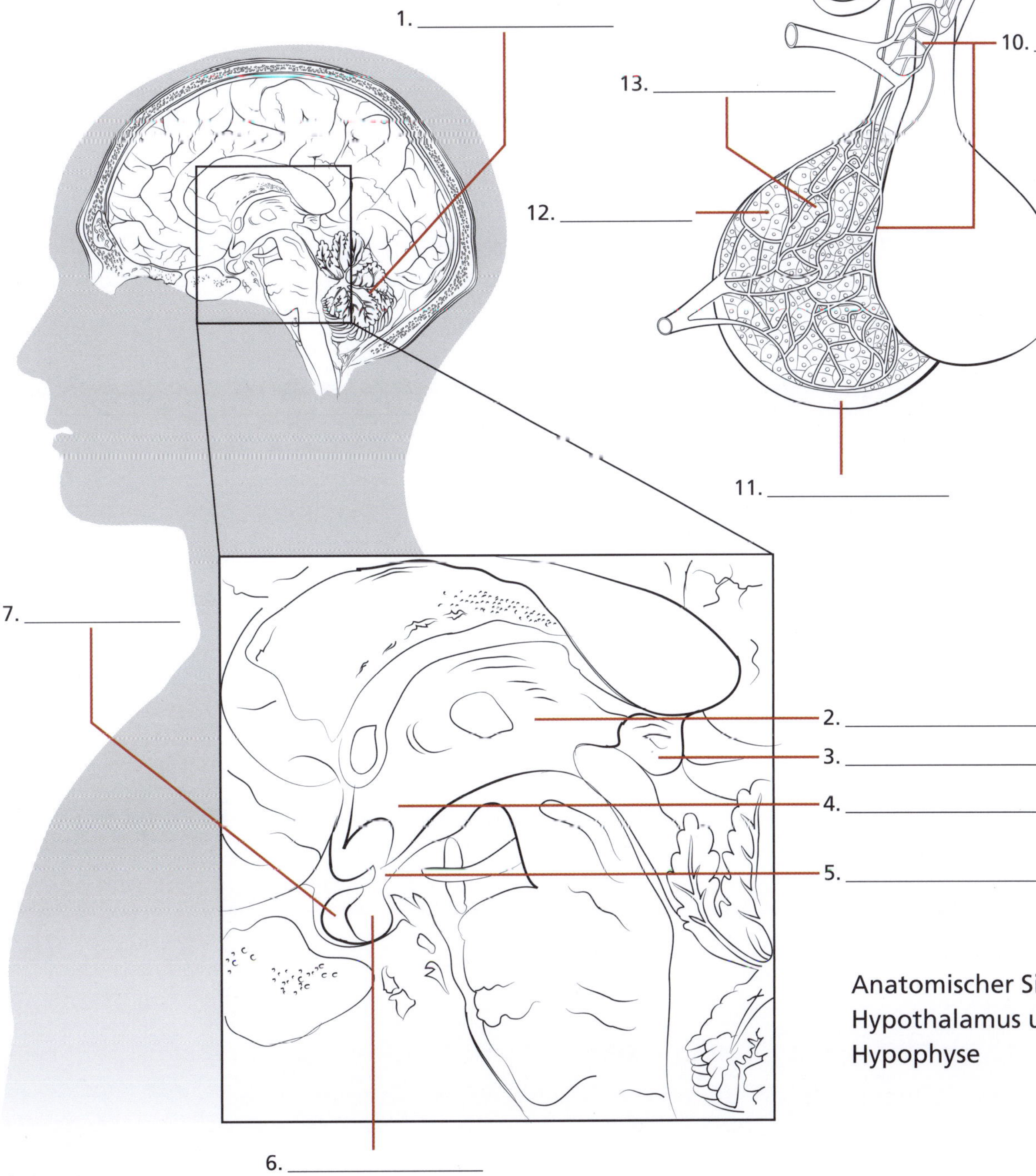

Anatomischer Sitz von Hypothalamus und Hypophyse

Antworten

1. Cerebellum 2. Thalamus 3. Epiphyse 4. Hypothalamus 5. Infundibulum 6. Hypophysen-Hinterlappen 7. Hypophysen-Vorderlappen 8. Hypothalamus 9. hypothalamisches Neuron 10. Hypophysäres Pfortadersystem 11. Hypophysen-Vorderlappen 12. Hormonzellen 13. Kapillarbetten

Hypophysen-Hinterlappen und seine Hormone und der Hypothalamus

Der Hinterlappen der Hypophyse besteht aus neuronalem Gewebe, und seine Ausscheidungen – antidiuretisches Hormon (ADH; auch Vasopressin genannt) und Oxytocin – nennt man Neurohormone oder Neuropeptide. Anders als der Hypophysen- Vorderlappen (siehe S. 146-147), gibt es kein Pfortadersystem, um die Hormone vom Hypothalamus zum Hypophysen-Hinterlappen zu transportieren. Stattdessen werden die Neurohormone von Neuronen produziert, die Zellkörper im supraoptischen Nukleus (vorwiegend ADH-Produktion) oder im paraventrikulären Nukleus (vorwiegend Oxytocin-Produktion) des Hypothalamus haben. Die Hormone werden dann innen durch Axone, die durch das Infundibilum zum Hypophysen-Hinterlappen verlaufen, transportiert, wo sie in Axonterminalen gespeichert werden. Die Stimulation der Neuronen des Hypothalamus schickt ein Aktionspotential zum Axonterminal, was die Freisetzung des Neurohormons in den Kreislauf bewirkt. Es wird mit dem Blutstrom zum Zielgewebe gebracht, um dort die Aktivität zu beeinflussen. ADH wird als Reaktion auf Veränderungen in der Osmolalität und des Drucks des Blutes freigesetzt, was von Omorezeptoren oder Barorezeptoren bemerkt wird, die die hypothalamischen Neuronen stimulieren. ADH wirkt auf Nierentubuli, um die Wasserresorption zu erhöhen. Das führt zu verringertem Urinausstoß, erhöhten Blutvolumen und folgend verringerter Blutosmolalität. Es verengt auch Blutgefäße, um den Blutdruck zu erhöhen. Oxytocin erhöht die Kontraktionen im Uterus und reguliert die Ausgabe von Brustmilch während der Laktation (Stillen).

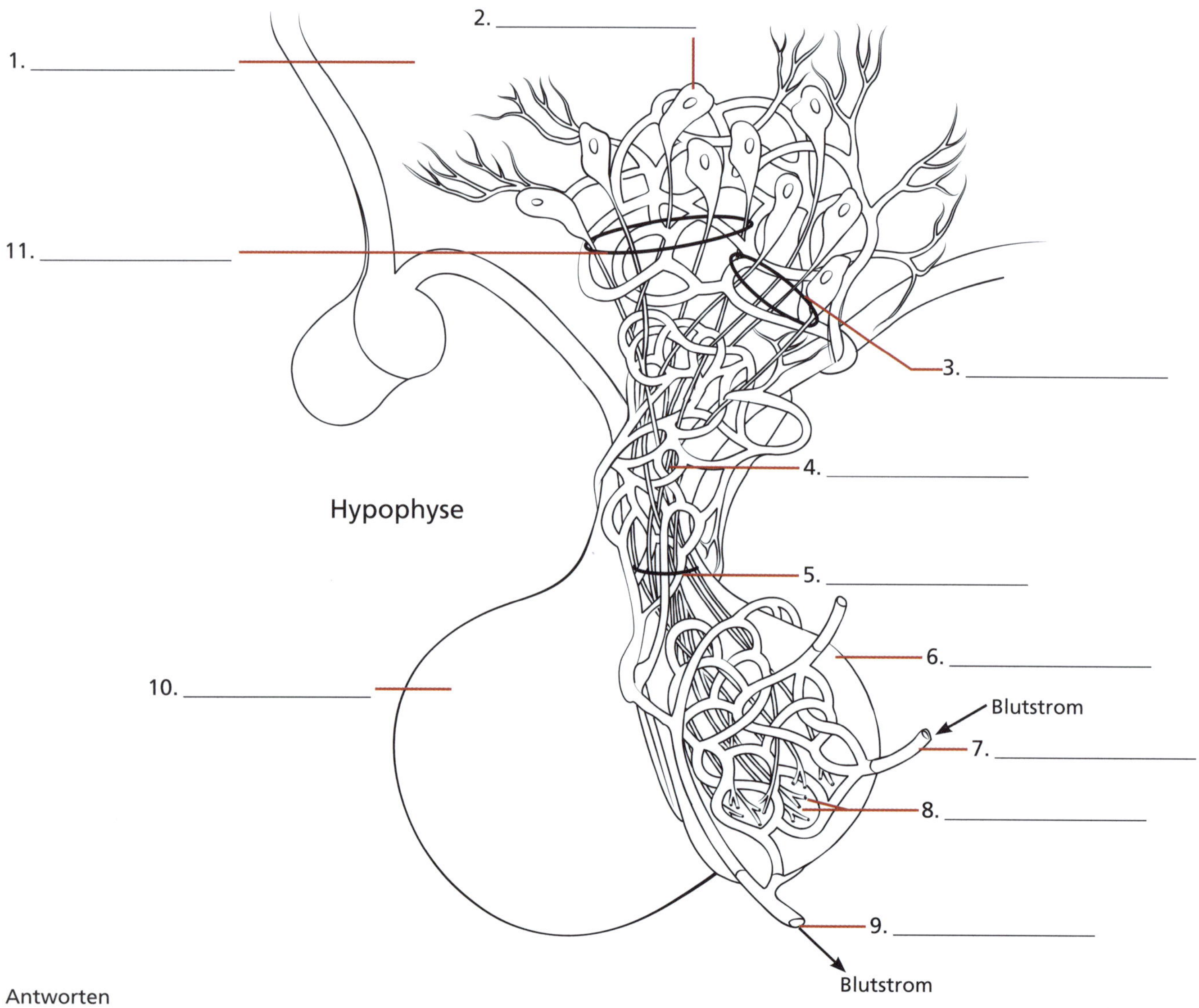

Antworten

1. Hypothalamus 2. Neuronale Zellkörper 3. Supraoptischer Nukleus 4. Neuroaxone 5. Hypothalamisch-hypophysärer Trakt 6. Hypophysen-Hinterlappen 7. Arterie 8. Axonterminale 9. Vene 10. Hypophysen-Vorderlappen 11. Paraventrikulärer Nukleus

Epiphyse (Zirbeldrüse)

Die Epiphyse ist eine kleine rötlich-graue endokrine Drüse, die ungefähr die Größe einer Erbse hat (ca. 5–8 mm Durchmesser). Sie hat die Form eines kleinen Tannenzapfen und befindet sich in der Furche, wo sich die beiden Hälften des Thalamus treffen, in der Mitte des Gehirns zwischen den beiden Hirnhälften, hinter dem dritten zerebralen Ventrikel. Die Pinealozyten, die hauptsächlichen Zellen der Epiphyse, stellen Melatonin her und scheiden es aus. Melatonin entsteht aus dem Neurotransmitter Serotonin, das selbst aus der Aminosäure Trytophan gewonnen wird. Melatonin, dessen Produktion im Dunklen stattfindet und von Licht gehemmt wird, beeinflusst den Schlaf-Wach-Zustand (zirkadianer Rhythmus) und die sexuelle Entwicklung. Wenig Licht führt zu hohen Melatoninwerten, was zu Schläfrigkeit und einem verspäteten Pubertätseintritt führt. Viel Licht führt zu Wachheit und erhöhten Ereignissen des Fortpflanzungszyklus, inklusive Pubertät und der Freisetzung von Gonadotropinen (lutenisierendes Hormon und follikelstimulierendes Hormon) aus dem Hypophysen-Vorderlappen.

Epiphyse

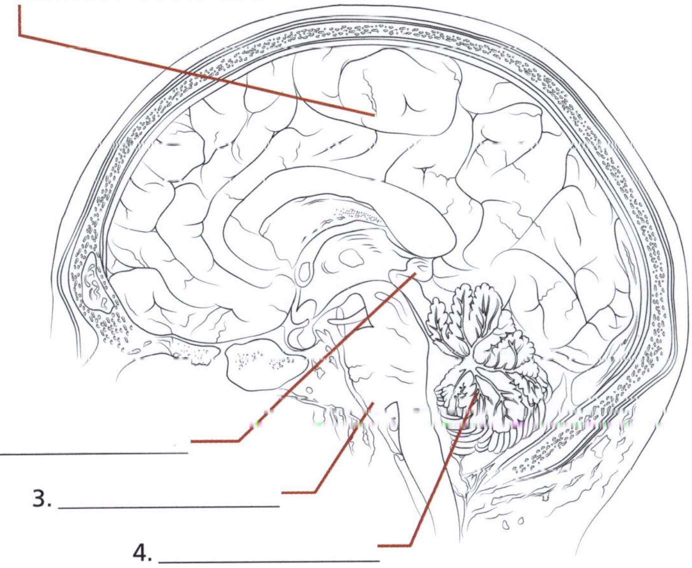

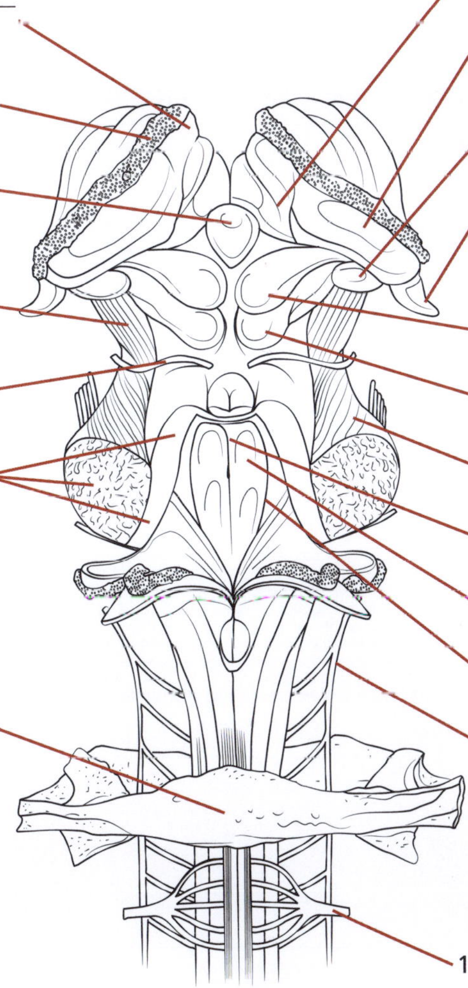

Hirnstamm – Hinteransicht

Antworten

1. Gehirn 2. Epiphyse 3. Hirnstamm 4. Cerebellum 5. Habenula/Epiphysenstiel 6. Pulvinar 7. Mittlerer Kniehöcker 8. Seitlicher Kniehöcker 9. Colliculus superior 10. Colliculus inferior 11. Brücke (Pons) 12. Dorsaler medialer Sulcus 13. Fazialer Colliculus 14. Sulcus limitans 15. Nervus accessorius spinalis (XI) 16. Erster Zervikalnerv 17. Atlas (C1) 18. Zerebellärer Pedunkel 19. Nervus trochearis (IV) 20. Zerebraler Pedunkel 21. Epiphysenkörper 22. Choroider Plexus des lateralen Ventrikels 23. Thalamus

Schilddrüse

Die Synthese und Sekretion der Schilddrüsenhormone wird durch das Thyroid-stimulierende Hormon, das vom Hypophysen-Vorderlappen ausgeschieden wird, stimuliert. Die Schilddrüse befindet sich im Hals, genau vor der Luftröhre. Sie ist wie ein Schmetterling geformt; mit zwei Lappen, die die Luftröhre umspannen. Sie ist eine der größten Hormondrüsen, und sie setzt zwei jodhaltige Hormone frei: Trijodhydronin (T_3) und Thyroxin (T_4), die drei (T_3) und vier (T_4) Jodmoleküle enthalten. T3 wird allgemein als das hauptsächliche Schilddrüsenhormon betrachtet und hat unterschiedliche Auswirkungen auf den gesamten Körper, speziell auf den Metabolismus, das Wachstum und die Entwicklung, und potenziert die Aktivität der Katecholamine. Die Schilddrüse besteht aus zahlreichen Follikeln, die aus einer einzelnen Schicht aus follikulären Epithelzellen bestehen, die kugelförmig um einen Kern aus proteinreichem Material, Kolloid genannt, aufgebaut sind. Das Kolloid besteht aus einer großen Menge an Thyroglobulin, einem Vorläufer der Schilddrüsenhormone, der von den Follikelzellen ausgeschieden wird. Zwischen den Follikeln befinden sich loses Bindegewebe und verstreute parafollikuläre Zellen, die das Hormon Calcitonin freisetzen. Die Nebenschilddrüsen befinden sich im hinteren Teil der Schilddrüsen, und bestehen aus zwei dicht gepackten Zellen: Hauptzellen und Oxyphilen. Die Hauptzellen setzen Parathyroidhormone frei, während die Funktion der Oxyphile unbekannt ist.

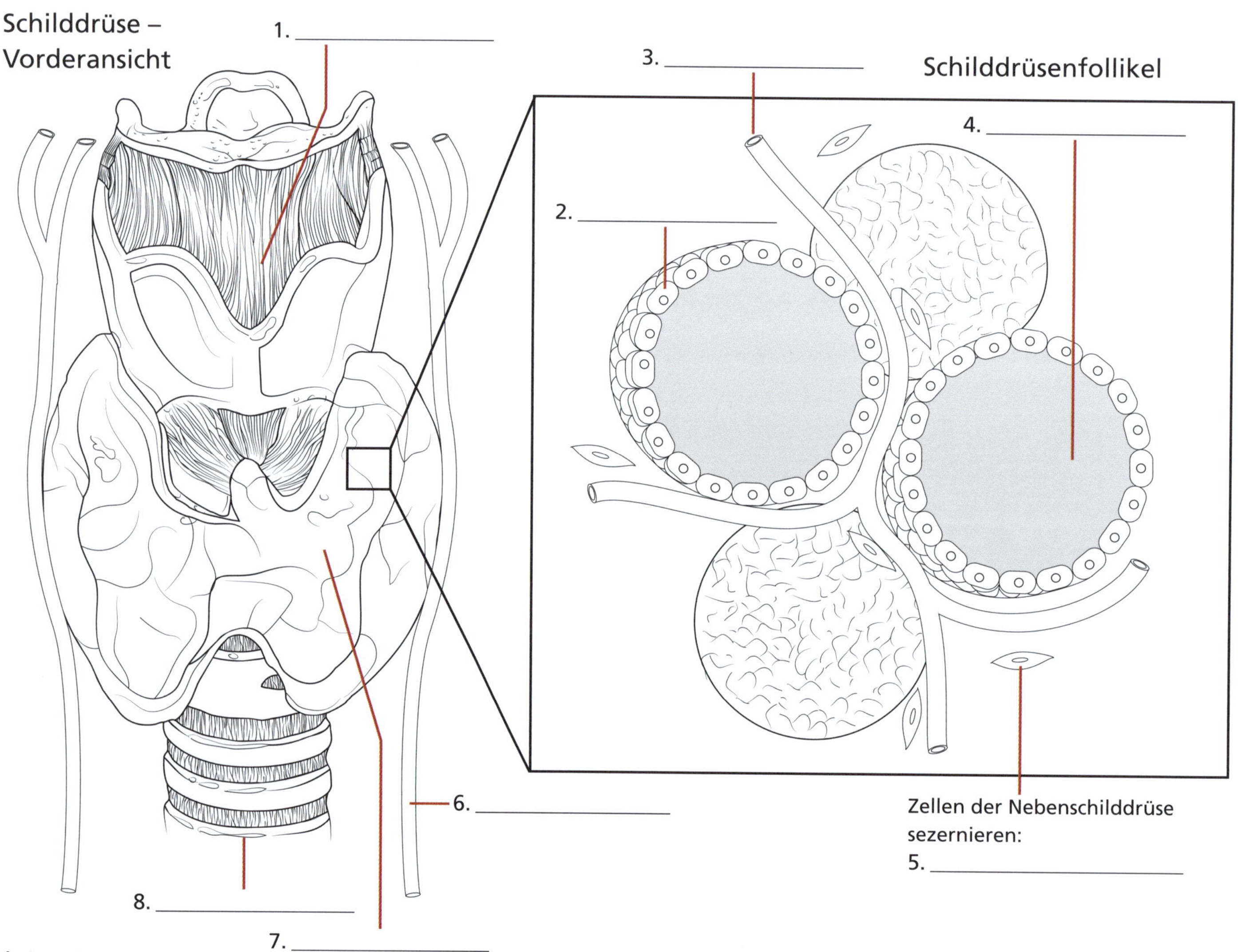

Antworten

1. Larynx (Kehlkopf) 2. Follikuläre Epithelzellen 3. Blutgefäß 4. Kolloid 5. Calcitonin 6. Gemeine Halsschlagader 7. Schilddrüse 8. Trachea (Luftröhre)

Regulation von Kalzium

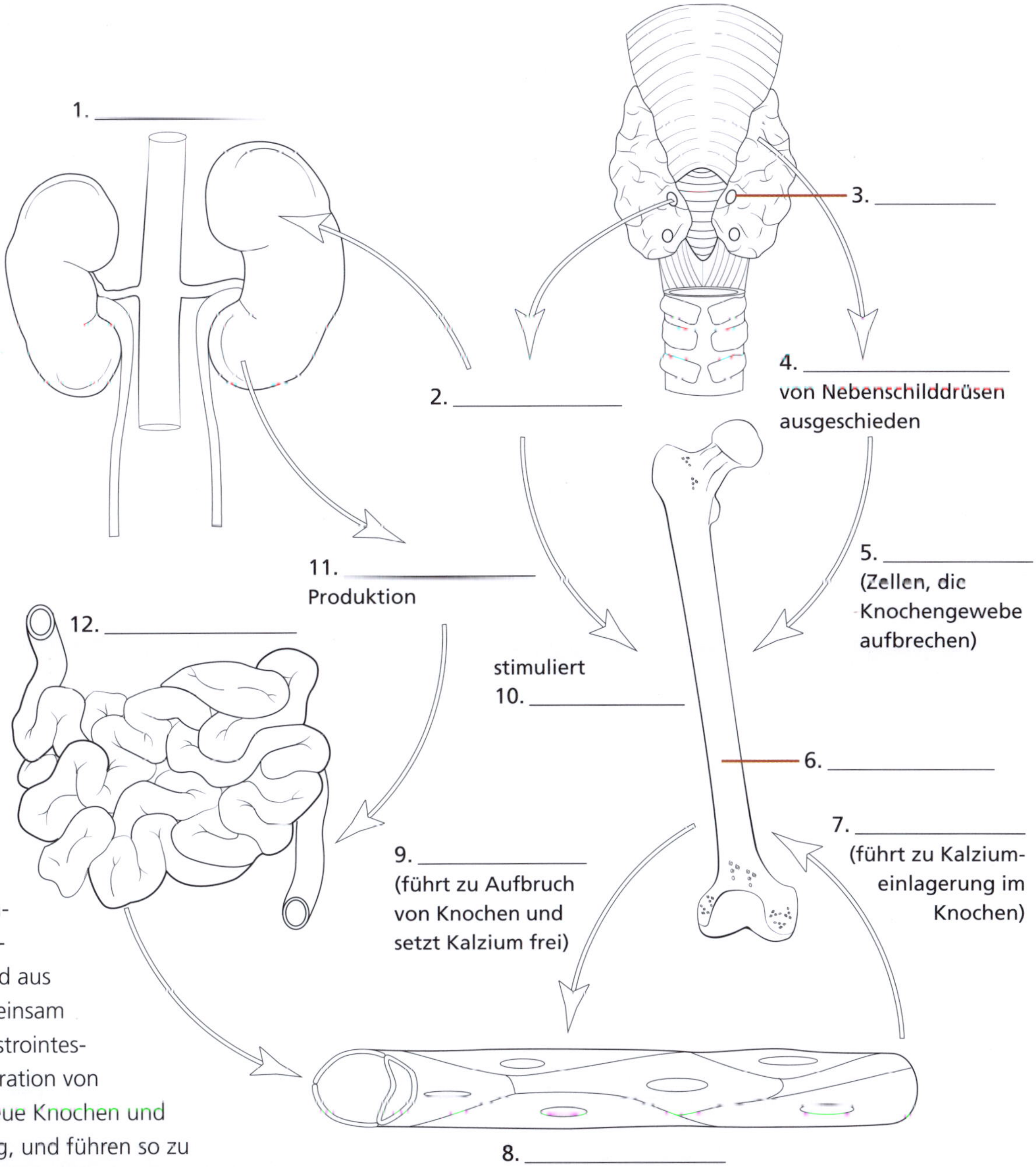

Ereignisse, die das Kalziumlevel regulieren

Extrazelluläre Kalziumionen (Ca^{2+} in seiner löslichen, ionisierten Form) in Körperflüssigkeiten werden streng reguliert, um die neuronale und muskuläre Aktivität zu erhalten. Der Knochen ist der Hauptspeicherort für Ca^{2+}, und die Bewegung von Kalzium in den und aus dem Knochen reguliert gemeinsam mit den Nieren und dem Gastrointestinaltrakt die Plasmakonzentration von Ca^{2+}. Osteoblasten bilden neue Knochen und fördern die Ca^{2+}-Speicherung, und führen so zu einem Abfall des Kalziumlevels im Blut. Im Gegensatz dazu stehen Ostoeklasten, die das Knochengewebe aufbrechen. Wenn Kalziumlevel im Blut zu gering ist, wird die Aktivität der Osteoklasten als Reaktion auf das Parathyroidhormon (PTH), das von den Nebennieren freigesetzt wird, erhöht, was dazu führt, dass Kalziumionen in das Blut ausgeschüttet werden. PTH wirkt auch auf die Nieren und führt dazu, dass sie mehr Ca^{2+} aus dem Urin resorbieren, und stimuliert die Bildung von Vitamin D, das wiederum die Aufnahme von Ca^{2+} im Dünndarm erhöht. Andererseits stimuliert ein erhöhtes Kalziumlevel im Blut die Freisetzung von Calcitonin der Schilddrüse, was die Aktivität der Osteoklasen hemmt, und gemeinsam mit der Aktivität der Osteoblasten führt dies zu einer Nettoreduktion des Ca^{2+}-Levels im Blut. Bei einem Erwachsenen spielt Calcitonin eine minimale Rolle bei der Regulation der Kalziumhomöostase.

Antworten

1. Niere 2. Parathyroidhormon 3. Nebenschilddrüse 4. Calcitonin 5. Hemmt Osteoklasten 6. Knochen 7. Osteoblast 8. Blutgefäß 9. Osteoblast 10. Osteoblasten 11. Vitamin D 12. Dünndarm 13. Kalziumresorption

Knochenwachstum und metabolische Regulierung

Während der Entwicklung entstehen die langen Knochen durch einen Prozess, der als enchondrale Knochenbildung bekannt ist, was bedeutet, dass die Knochen in den Knorpeln gebildet werden. Mesenchymale Zellen, die Vorläufer der Bindegewebszellen, kondensieren und differenzieren sich dann als Chondrozyten, die Knorpel durch die Sekretion von Knorpelmatrix bilden. Der normale Knochenstoffwechsel ist eine komplexe Abfolge von Knochenabbau (Osteoklastogenese) und Knochenaufbau (Osteoblastogenese). Knochen enthalten ca. 99% des Kalziums und 86% des Phosphats im Körper.

Verschiedene Faktoren regulieren das Knochenwachstum. Parathyroidales Hormon (PTH) verbessert die Kalziumabsorption im Darm und aktiviert die Osteoklasten, um die Resorption der Knochen zu erhöhen. Vitamin D erhöht die Menge des überschüssigen Kalziums, das vom Darm absorbiert wird, und senkt die Freisetzung von PTH, um Osteoporose, oder Knochenverlust vorzubeugen. Calcitonin und Östrogen helfen auch, den osteoklastischen Knochenverlust zu vermindern, während die Aktivität von Wachstums-, Schilddrüsen-, und Glukokortikosteroidhormonen zu einer Verminderung der Knochenbildung führt. Ossifikation (Knochenbildung) geschieht, bis der Mensch ca. 20 Jahre alt ist, und ab dem Zeitpunkt beträgt der Knochenverlust 0,3–0,5% pro Jahr. Es wird bei unbehandelten Frauen während 6–10 Jahren nach der Menopause weitere 2–3% weniger. Knochenverlust kann durch strukturelle und metabolische Faktoren gemindert werden.

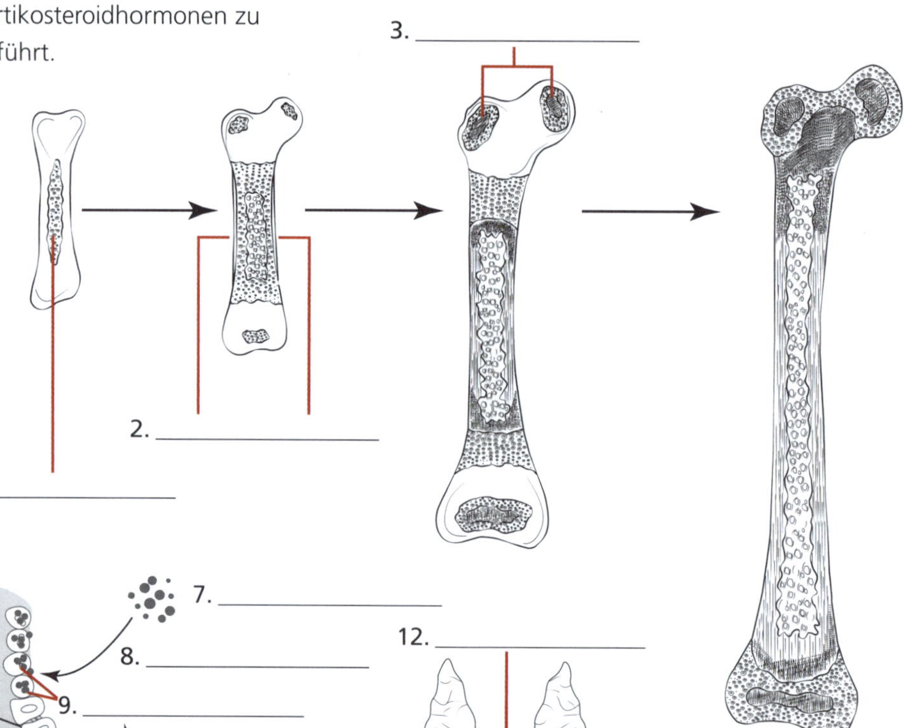

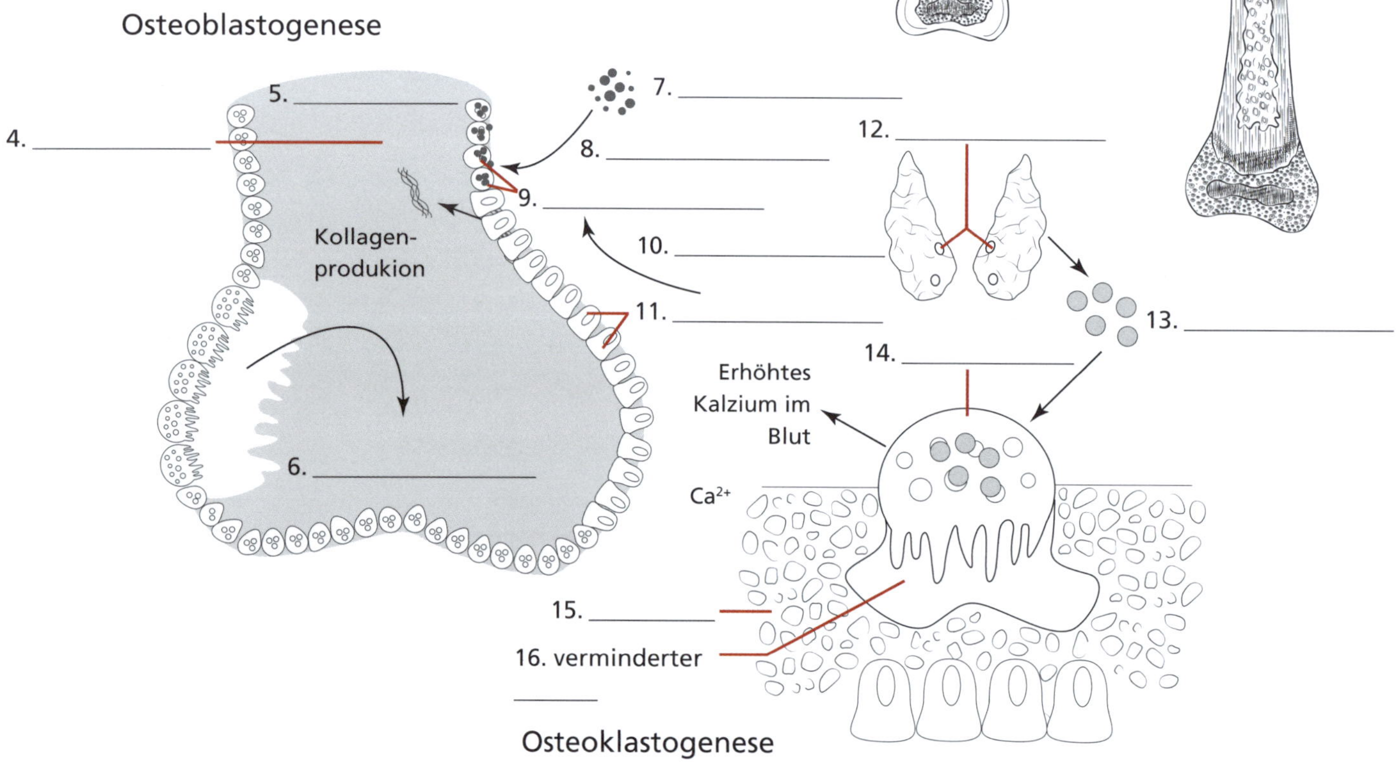

Antworten

1. Chondrozyten 2. Oberflächliche Knochenschicht 3. Sekundäre Ossifikationszentren 4. Ca2+-Mineralisierung 5. Knochenmatrix 6. Knochenabbau 7. Kalzium 8. Kalziumaufnahme 9. Osteozyten 10. Proliferation 11. Osteoblasten 12. Nebenschilddrüsen 13. Parathyroidhormon (PTH) 14. Osteoblast 15. Schwammiges Knochengewebe 16. pH

Prostaglandine

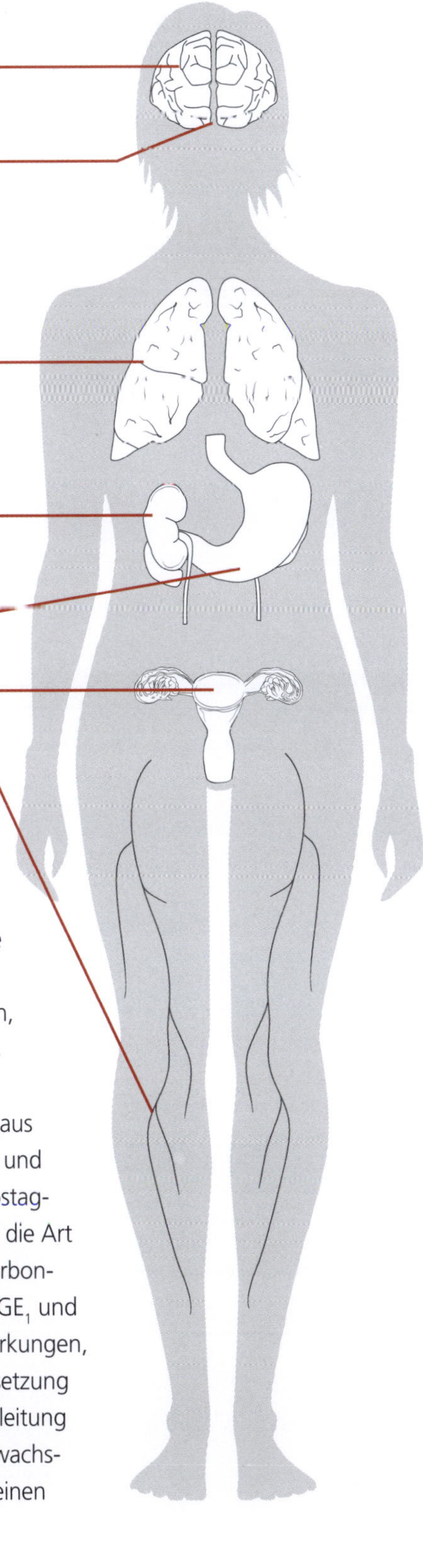

Beteiligung mancher Prostaglandine bei Gedächtnis und anderen 1. __________ funktionen

2. __________ die Schmerzsignale zum Rückenmark und dem Gehirn transportieren, sensibilisiert von einigen Prostaglandinen

Prostaglandin-Funktionen

Muskeln in der 3. __________ werden von zwei Prostaglandinen entspannt, ein anderes kontrahiert sie

Blutstrom in den 4. __________ von zwei Prostaglandinen erhöht

Auskleidung des 5. __________ wird von zwei Prostaglandinen geschützt.

Muskeln der 6. __________ werden von zwei Prostaglandinen entspannt, ein anderes kontrahiert sie.

Kleine 7. __________ werden von einigen Prostaglandinen erweitert; das führt zu Erröten und dem Wärmeempfinden bei einer Entzündung.

Prostaglandine sind eine Gruppe von physiologisch aktiven Fettkomponenten mit hormonähnlichen Auswirkungen. Sie bieten Signale, die entweder parakrin (lokal aktiv) oder autokrin (wirken auf die selbe Zelle, die sie produziert hat) sind, und sind in fast jedem Gewebe und Organ im Körper zu finden. Sie bewegen sich in die und aus den Zellen, indem sie Prostaglandinrezeptoren verwenden, die auch Prostaglandintransporter genannt werden. Die Rezeptoren sind eine Unterfamilie von sieben-Transmembran G-Protein-gekoppelten Rezeptoren, von denen 10 beschrieben wurden. Ein spezifisches Prostaglandin kann je nach Zelle, mit der es interagiert, unterschiedlich wirken. Prostaglandine werden aus Fettsäuren synthetisiert und bestehen aus 20 Kohlenstoffatomen, darunter ein geschlossener 5er-Ring. Arachidonsäure, die aus Diacylglycerol hergestellt wird, tritt in die Cyclooxygenase-Bahn (COX-Bahn) ein, und wird nach und nach von den Enzymen COX-1, COX-2 und terminalen Prostaglandinsynthasen oxidiert, um Prostaglandine und andere Stoffe herzustellen. Spezielle Prostaglandine werden mit einem Namen (der die Art der Ringstruktur anzeigt) und einer Nummer (die die Anzahl der Doppelbindungen der Hydrocarbonstruktur anzeigt) bezeichnet. So ist beispielsweise das Prostaglandin E1 abgekürzt PGE1 oder PGE_1 und Prostaglandin wird abgekürzt mit PGI2 oder PGI_2. Prostaglandine haben unterschiedliche Auswirkungen, unter anderem auch die Konstriktion und Dilatation in vaskulären glatten Muskeln; Zusammensetzung und Abbau von Blutplättchen; erhöhte Sensibilität der Spinalneuronen gegenüber Schmerz; Einleitung der Wehen beim Gebären; und die Regulation von Entzündungen, Hormonaktivitäten und Zellwachstum. Sie werden lokal als Reaktion auf eine Verletzung oder Krankheit produziert, wirken im kleinen Bereich und sind kurzlebig.

Antworten

1. Hirn 2. Nerven 3. Lunge 4. Nieren 5. Magens 6. Uterus/Gebärmutter 7. Blutgefäße

Endokrines Pankreas

Das Pankreas befindet sich im Abdomen hinter dem Magen, mit der Spitze nahe des Zwölffingerdarms und dem Schwanz Richtung Milz. Es fungiert sowohl als exokrines als auch als endokrines Organ. Die exokrinen Funktionen werden von Azinuszellen ausgeführt, die Verdauungsenzyme in Bahnen ausschütten, die zum Zwölffingerdarm strömen und dort die Verdauung und Nährstoffabsorption unterstützen. Der endokrine Teil besteht aus pankreatischen Inseln (Langerhans-Inseln), die hoch vaskularisierte kugelförmige Zusammenschlüsse von vielen verschiedenen Zelltypen sind, die Hormone in den Blutkreislauf ausschütten. Alpha (α) Zellen schütten das Polypeptid Glukagon aus, Beta (β) Zellen schütten das Protein Insulin aus, und Delta (δ) Zellen schütten das Polypeptid Somatostatin aus. Gemeinsam regulieren die pankreatischen Hormone die Konzentration des Blutzuckers und anderer Nährstoffe.

Die Insulinausschüttung wird vom Glukoselevel bestimmt, gemeinsam mit Hormonen, die vom Gastrointestinaltrakt, sogenannten Inkretinen, freigesetzt werden, und der Innervation des Pankreas durch das parasympathische und sympathische Nervensystem, die die Insulinausschüttung entweder heben oder senken. Nach der Sekretion des Insulins wird es durch den Pfortaderkreislauf zur Leber transportiert, einem Schlüsselzielorgan, wo es die Speicherung von Glukose als Glykogen fördert. Im Skelettmuskel und dem Fettgewebe fördert Insulin die Glukoseaufnahme und beeinflusst den Lipid- und Proteinmetabolismus. Diese Auswirkungen treten auf, wenn Insulin an den Insulinrezeptor bindet, ein großes transmembranes Glykoprotein, das aus zwei α-Untereinheiten, die die Bindungsstelle für Insulin beinhalten, und zwei β-Untereinheiten, die einen Bereich für die Tyrosinkinase beinhalten, besteht. Die Aktivierung des Rezeptors fördert die Phosphorylisierung von Tyrosin auf einer Menge von intrazellulärem Substrat, führt zur Migration der GLUT4 Glukosetransporter zur Zelloberfläche, und erlaubt so vermehrte Glukoseaufnahme. Der Blutzuckerspiegel kann drastisch ansteigen, wenn nicht genug Insulin ausgeschüttet wird, oder die Insulinrezeptoren nicht ansprechen, was bei Diabetes Mellitus der Falle ist.

Glukagon ist ein gegenregulierendes Hormon für Insulin und wird als Reaktion auf einen niedrigen Blutzuckerspiegel ausgeschüttet. Es hat die größte Wirkung auf die Leber, wo es den Abbau von Glykogen und die vermehrte Produktion von Glukose fördert. Es wirkt durch einen G-Protein-gekoppelten Rezeptor, um das Level von cAMP zu erhöhen, und Proteinkinase A zu aktivieren. Epinephrin, das bei Stress und Sport ausgeschüttet wird, löst die gleiche Reihe an Ereignissen in der Leber durch den eigenen Rezeptor aus. Es wirkt auch auf die Skelettmuskeln und das Fettgewebe, um den Glykogenabbau zu Laktat und den Fettabbau zu Fettsäuren zu erhöhen, und so eine Energiequelle für den Muskel darzustellen.

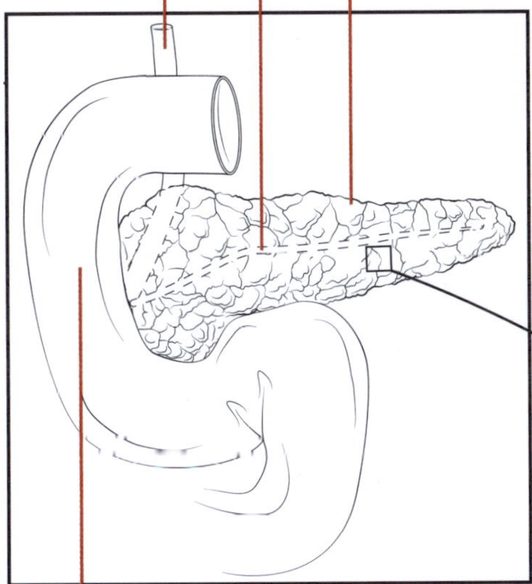

Pankreas

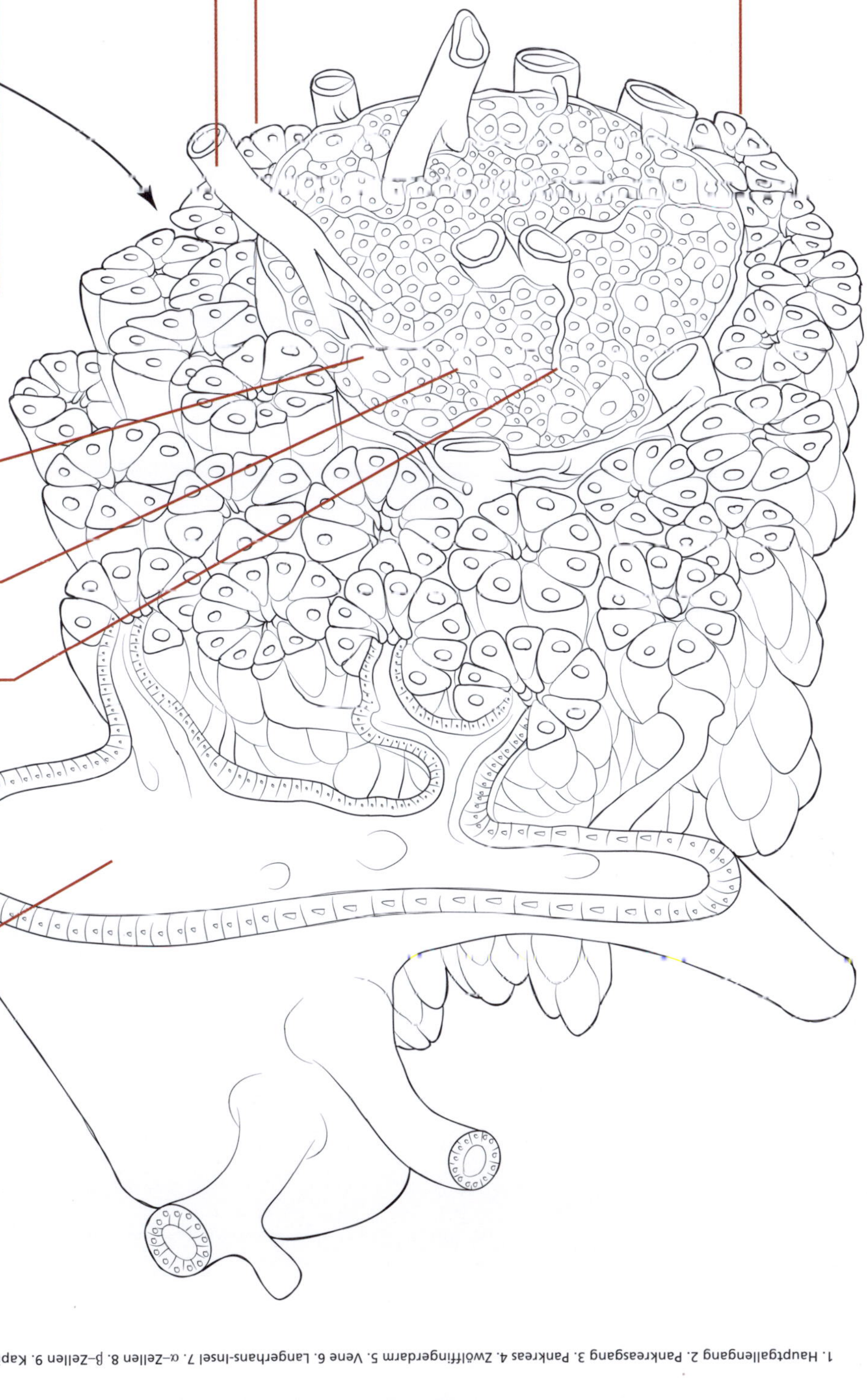

Mikrostruktur des Pankreaslappen

Antworten

1. Hauptgallengang 2. Pankreasgang 3. Pankreas 4. Zwölffingerdarm 5. Vene 6. Langerhans-Insel 7. α-Zellen 8. β-Zellen 9. Kapillare 10. Pankreatischer Azinus 11. Ductus pancreaticus accessorius

Nebennierenrinde: Aldosteron und Cortisol

Die Nebennierenrinde ist die äußere Schicht der dreieckigen Nebennieren, einem Paar endokriner Drüsen. Jede Nebenniere ist ca. 3,5 cm breit und 7,5 cm lang und sitzt oben auf der Niere. Die Nebennierenrinde umfasst 3 große Zonen oder Schichten: die zona glomerulosa, zona fasciulata und zona reticularis. Jede dieser Schichten hat andere strukturelle und histologische Charakteristiken und andere Funktionen. Die Nebenniere produziert zwei Gruppen von Kortikosteroidhormonen: Glukokortikoide und Mineralkortikoide. Die Glukokortikoide Cortisol (Hydrocortison) und Kortikosteron (Cortisol) werden in der zona fasciulata produziert, während das Mineralkortikoid Aldosteron in der zona glomerulosa, der äußersten Schicht der Nebennierenrinde produziert wird. Die Nebennierenrinde schüttet auch kleine Mengen der männlichen und weiblichen Sexualhormone aus der zona reticularis aus. Die Hormone, die von der Nebenniere ausgeschüttet werden, sind lebensnotwendig.

Das Mineralkortikoid, das von der Nebennierenrinde hauptsächlich produziert wird, ist Aldosteron, das dafür zuständig ist, den Wasser-Salz-Haushalt zu balancieren, um den Blutdruck zu regulieren. Aldosteron wird aus Kortikosteron synthetisiert, einem Steroid, das aus Cholesterol durch das Enzym Aldosteron-Synthase in der äußersten Schicht der Nebennierenrinde, der Zona glomerulosa, gebildet wird. Aldosteron wird vom Angiotensin-Renin-System reguliert. Renin wird von der Niere als Reaktion auf Veränderungen im Blutdruck, ebenso wie auf Veränderungen des Natrium- und Kaliumspiegels im Plasma ausgeschüttet. Renin wirkt auf Angiotensin I, um es in Angiotensin II umzuwandeln, das wieder-

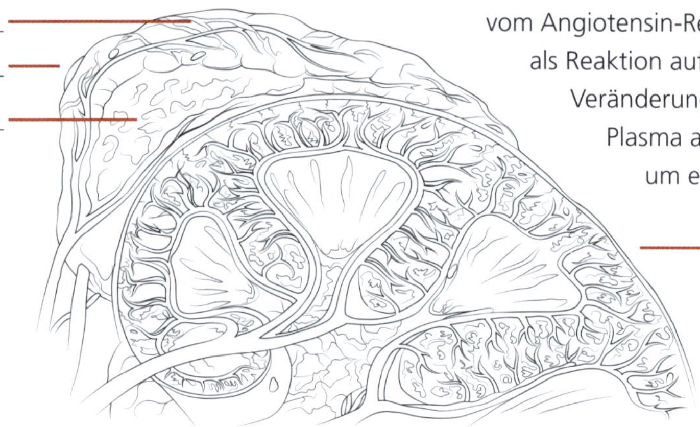

Linke Nebenniere – koronaler Teil

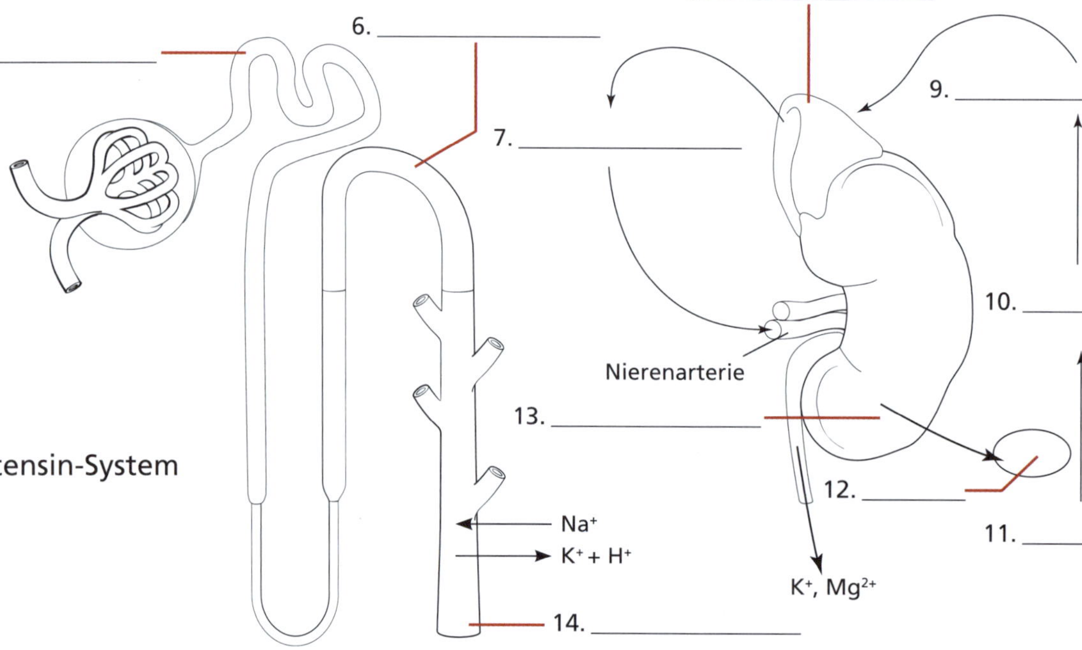

Renin-Angiotensin-System

Antworten

1. linke Nebennierenrinde 2. Linke Nebenniere 3. Linkes Nebennierenmark 4. Linke Niere 5. Proximaler Tubulus 6. Distales Konvolut 7. Aldosteron 8. Nebenniere 9. Angiotensin II 10. Angiotensin I 11. Angiotensin 12. Renin 13. Niere 14. Kortikales Sammelrohr

um die Ausschüttung von Aldosteron stimuliert. Aldosteron reguliert seine Wirkung durch die Stimulation von Aldosteronrezeptoren, um die Resorption von Natrium und Wasser aus dem Darm, dem Speichel und den Schweißdrüsen in das Blut, und das Ausscheiden von Kalium (durch Hauptzellen des distalen Konvoluts) und Wasserstoffionen (durch eingeschaltete Zellen im kortikalen Sammelrohr) in der Niere zu erhöhen. Die Zellen der zona glomerulosa haben ein inhärent niedriges Niveau an elektrischer Erregbarkeit, was in einem wiederkehrenden Signal der Kalziumkanäle resultiert, das von Angiotensin II und extrazellulärem Kalium kontrolliert werden kann.

Die hauptsächliche Ausscheidung der Nebennierenrinde ist Cortisol, das für die Erhaltung der Homöostase verantwortlich ist. Es wird auch „Stresshormon" genannt, da es viele Reaktionen auf Stress moduliert oder reguliert. Die Ausschüttung von Kortikotropin-freisetzendem Hormon (CRH) des Hypothalamus stimuliert die Produktion und Ausschüttung des Adrenokortikotropischen Hormons (ACTH) durch den Hypophysen-Vorderlappen. ACTH erhöht die Cholesterinkonzentration in den Mitochondrien der Zellen der Nebennierenrinde, und auch die Synthese von Cortisol aus Cholesterin. Cortisol reguliert den Blutzuckerspiegel (Glukose), Glukoneogenese (Fett-, Protein-, und Kohlenstoffmetabolismus zur Erhaltung des Blutzuckerspiegels), Immunreaktionen, entzündungshemmende Aktionen, Blutdruck, Herz- und Blutgefäßtonus und die Aktivierung des ZNS. Der Cortisolspiegel läuft nach einem täglichen Muster ab, dessen Spitze sich um ca. 8 Uhr morgens, und der niedrigste Punkt sich um ca. 4 Uhr morgens befindet. Längere erhöhte Levels an zirkulierendem Cortisol haben negative Auswirkungen, wie beispielsweise hohen Blutdruck, Schlafstörung und geringere Immunfunktion.

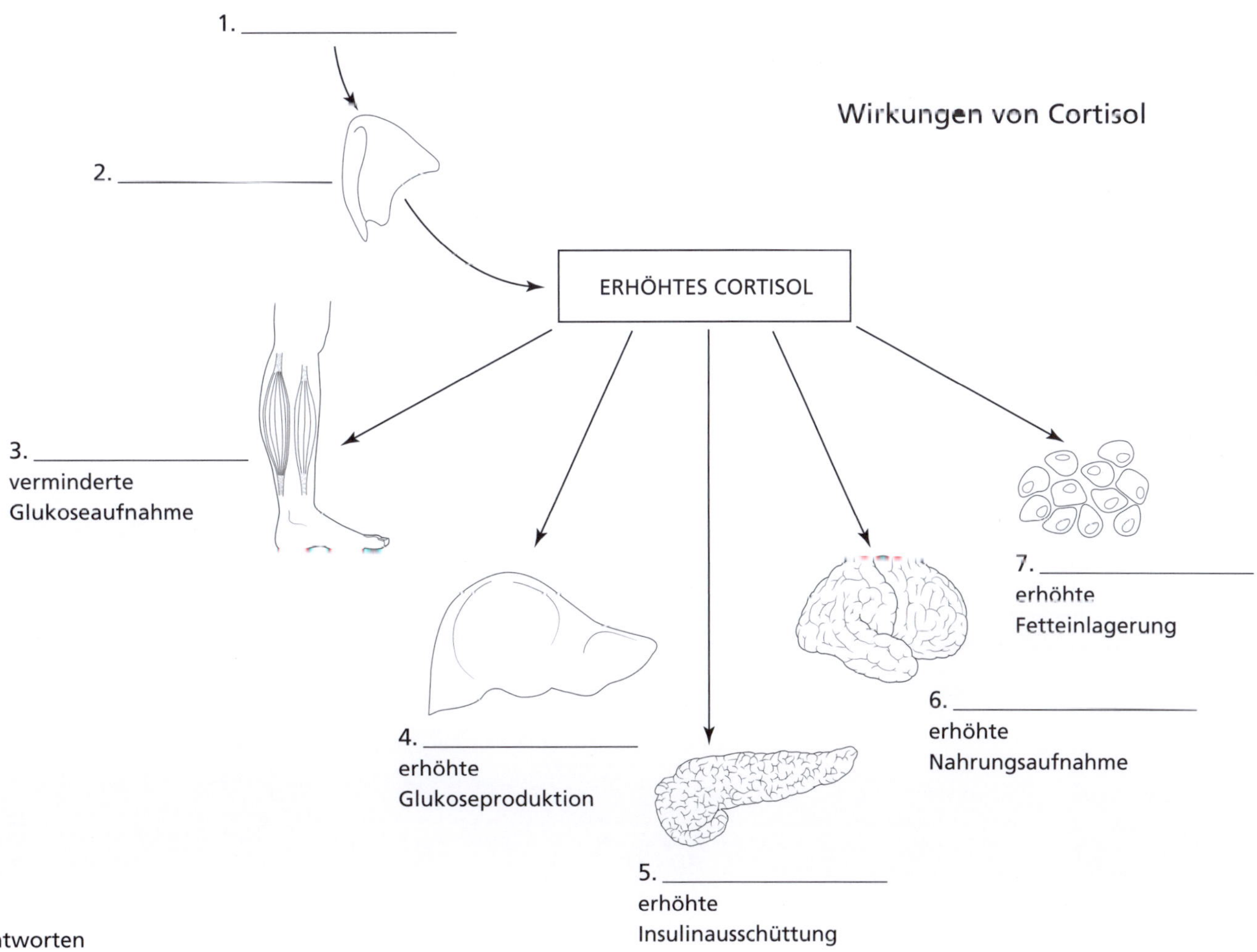

Antworten

1. Adenokortikotropisches Hormon 2. Nebenniere 3. Muskel 4. Leber 5. Pankreas 6. Gehirn 7. Fett

Nebennierenrinde: Sexualhormone

Gonadocorticoide (Sexualhormone) werden vom Cholesterin in der Zona reticularis in der Nebennierenrinde gebildet. Nur eine kleine Menge an adrenalen Sexualhormonen wird freigesetzt und ihre Wirkung wird von jener der in Hoden bzw. Eierstöcken produzierten Sexualhormone überlagert.

Die primär produzierten männlichen Sexualhormone sind Androgene, die für die Entwicklung und Erhaltung der Fortpflanzungsfunktionen (die Hoden) und der sekundären Geschlechtsmerkmale der Männer verantwortlich sind. Sie sind anabolisch, denn sie stimulieren die Produktion von Skelettmuskeln, Knochen und roten Blutkörperchen. Das bekannteste Androgen ist Testosteron. Dihydrotestosteron (DHT), ein Metabolit von Testosteron, wird ebenso produziert. Ein drittes Androgen, Androstenedion (Andro) wird zu Testosteron und anderen Androgenen verstoffwechselt.

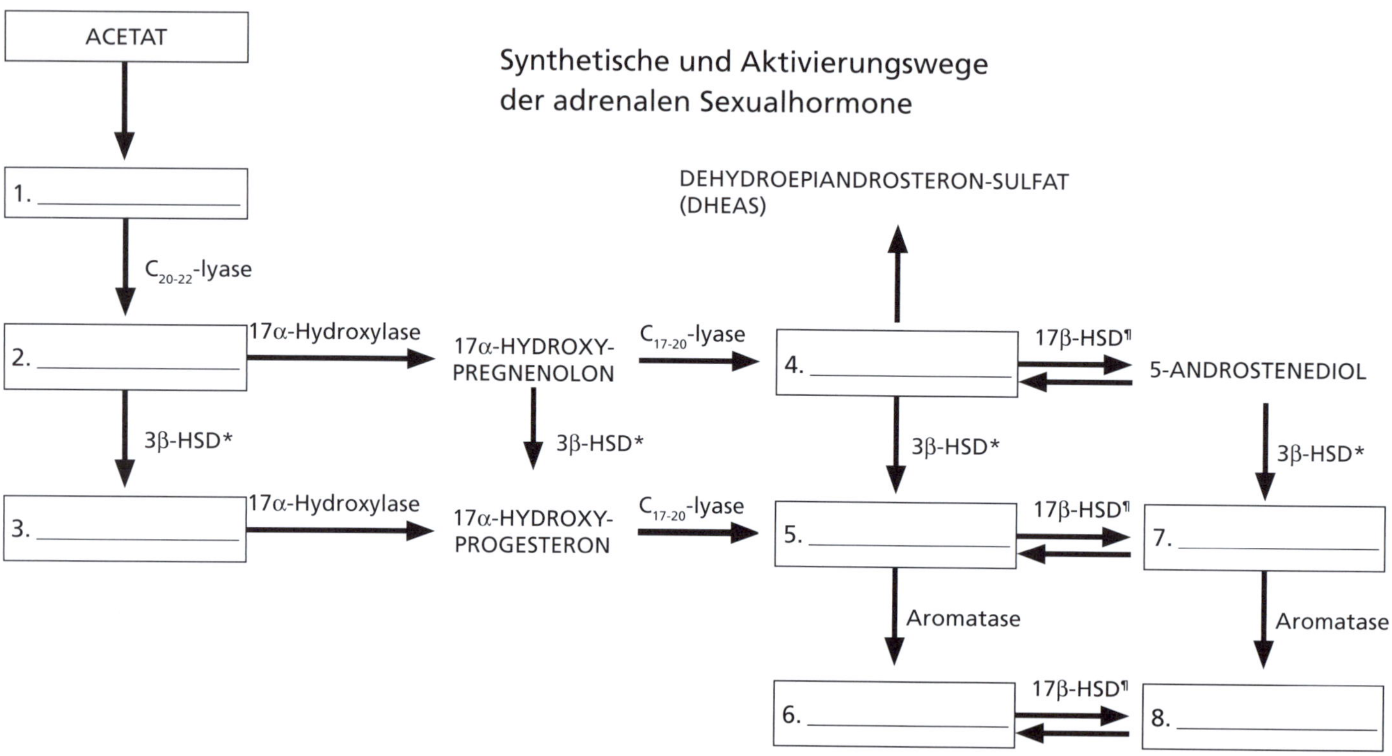

*3β-HSD = 3β-Hydroxysteroid-Dehydrogenase-$\Delta^{5,4}$-Isomerase
¶ 17β-Hydroxysteroid-Dehydrogenase

Sowohl Andro als auch ein viertes Androgen, Dehydroepiandrosteron (DHEA), sind Vorläufer der weiblichen Sexualhormone. Andro ist die übergeordnete Struktur von Estron, DHEA ist der hauptsächliche Vorläufer von natürlichen Östrogenen. Die weiblichen Sexualhormone, die von der Nebennierenrinde produziert werden sind Östrogene und Progestine. Die Östrogene, von denen das stärkste Estradiol ist, funktioniert ähnlich wie die Androgene, denn sie fördern die Entwicklung der primären und sekundären Geschlechtsmerkmale und stimulieren das Wachstum und die Reifung des Skeletts.

Antworten

1. Cholesterol 2. Pregnenolon 3. Progesteron 4. Dehydroepiandrosteron 5. Androstenedion 6. Estron 7. Testosteron 8. Estron

Nebennierenmark und Katecholamine

Die Nebennieren befinden sich oberhalb der Nieren und bestehen aus einer äußeren Rinde, die Steroidhormone ausschüttet und einem inneren Mark (Medulla), das die Katechoalmine Epinephrin und Norepinephrin ausschüttet. Die Chromaffinzellen der Medulla werden von sympathischen präganglionen viszeralen Nervenfasern innerviert. Sie schütten unter Stress, Aufregung und niedrigem Blutzuckerspiegel Katecholamine aus. Das Gewebe kann als ein spezialisiertes sympathisches Ganglion bezeichnet werden. Epinephrin wird durch das Enzym Phenylethanolamin N-Methyltransferale (PNMT), das im Großteil der Zellen in einem Verhältnis von 4:1 vorhanden ist, aus Norepinephrin produziert. Norepinephrin und Epinephrin interagieren mit Klassen der adrenergen Rezeptoren der G-Protein-gekoppelten Rezeptoren (GPCR), die α-adrenerge oder β-adrenerge Rezeptoren genannt werden. Das löst eine Reihe von physiologischen Reaktionen aus, wie beispielsweise die Erhöhung der Herzfrequenz und der Kontraktionskraft, die Kontraktion der Blutgefäße zur Haut und den Organen, die Dilatation von Blutgefäßen in Skelettmuskeln, die Erhöhung des hepatischen Glukoseausstoßes, und die Bronchodilatation. Das Ausschütten der Katecholamine des Nebennierenmarks bereitet den Körper auf die „fight-or-flight"-Reaktion vor, indem es die Stoffwechselaktivität und den Blutstrom zu Organen, die für körperliche Aktivität wichtig sind, erhöht. Diese Auswirkungen sind kurzlebig und dauern nur wenige Minuten an, da Katecholamine schnell verstoffwechselt, ausgeschieden oder von Geweben aufgenommen werden

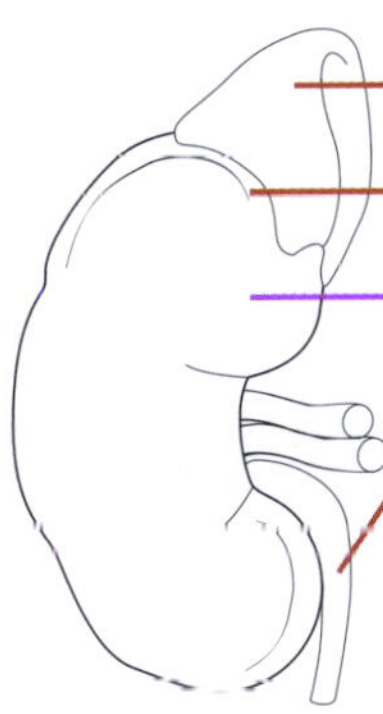

Nebenniere – Querschnitt

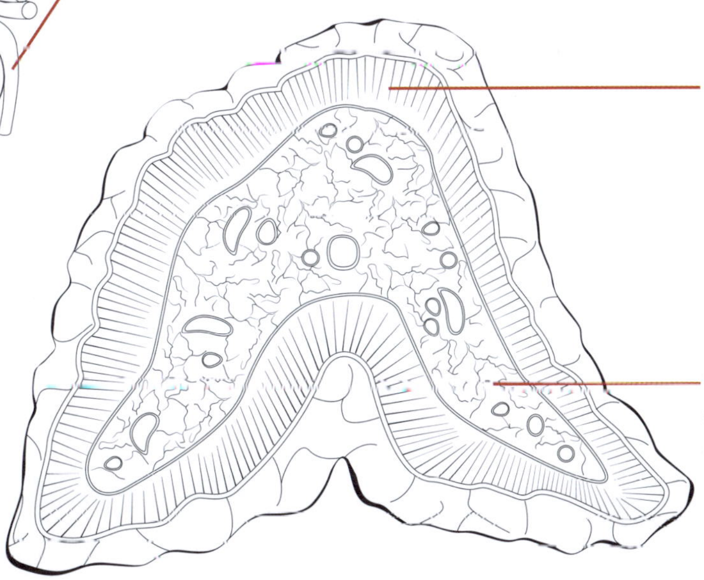

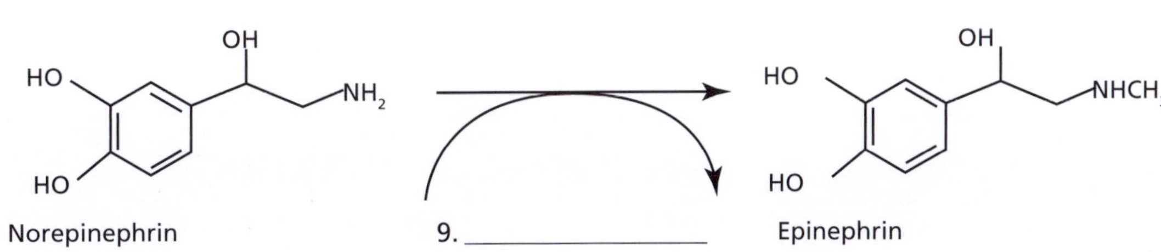

Antworten

1. Nebenniere 2. Fettgewebe 3. Niere 4. Harnleiter 5. Rinde 6. Steroidhormone 7. Mark (Medulla) 8. Epinephrin & Norepinephrin 9. Phenylethanolamin-N-Methyltransferase

Gonadenhormone

Gonadenhormone sind Steroidhormone, die in den primären männlichen und weiblichen Fortpflanzungsorganen (Hoden und Eierstöcke) produziert werden. Sie stimulieren die Fortpflanzungsorgane, beeinflussen die Reifung der Keimzellen und sind verantwortlich für die sekundären Geschlechtsmerkmale. Die primären Hormone der Eierstöcke sind Östrogene und Progesteron, zusammen mit einigen Androstenedionen (Andro) und Aktivin, einem Hormon, das die Produktion und Ausschüttung des Follikel-stimulierenden Hormons (FSH) stimuliert. Die Hoden synthetisieren die Androgene, Testosteron und Andro. Inhibine werden sowohl von den Eierstöcken als auch den Hoden produziert, um die Produktion und Ausschüttung von FSH zu hemmen. Steroidhormone werden nach der Produktion in das Blut ausgeschüttet und zu verschiedenen Teilen des Körpers transportiert. Sie treten durch die Plasmamembran in die Zellen, binden an intrazelluläre Rezeptoren und werden zum Kern transportiert, um dort mit Hormonreaktions-Elementen (HREs) in der DNA zu interagieren, um die Expression spezifischer Gene zu beeinflussen. Der Weg zur Freisetzung von Sexualhormonen durch die Gonaden beginnt mit der Produktion des Gonadotropin-freisetzenden Hormons (GnRH) im Hypothalamus. GnRH wirkt wiederum auf die Hypophyse, um die Gonadotropine FSH und luteinisierende Hormone (LH) auszuschütten, die beide die Gonaden dazu stimulieren, Sexualhormone zu produzieren und auszuschütten. Der Weg ist durch negative Feedbackschleifen reguliert, bei denen der ursprüngliche Reiz (GnRH) beim Endprodukt (Testosteron, Östrogen und Progesteron) reduziert oder gehemmt wird, und so weniger LH und FSH produziert wird.

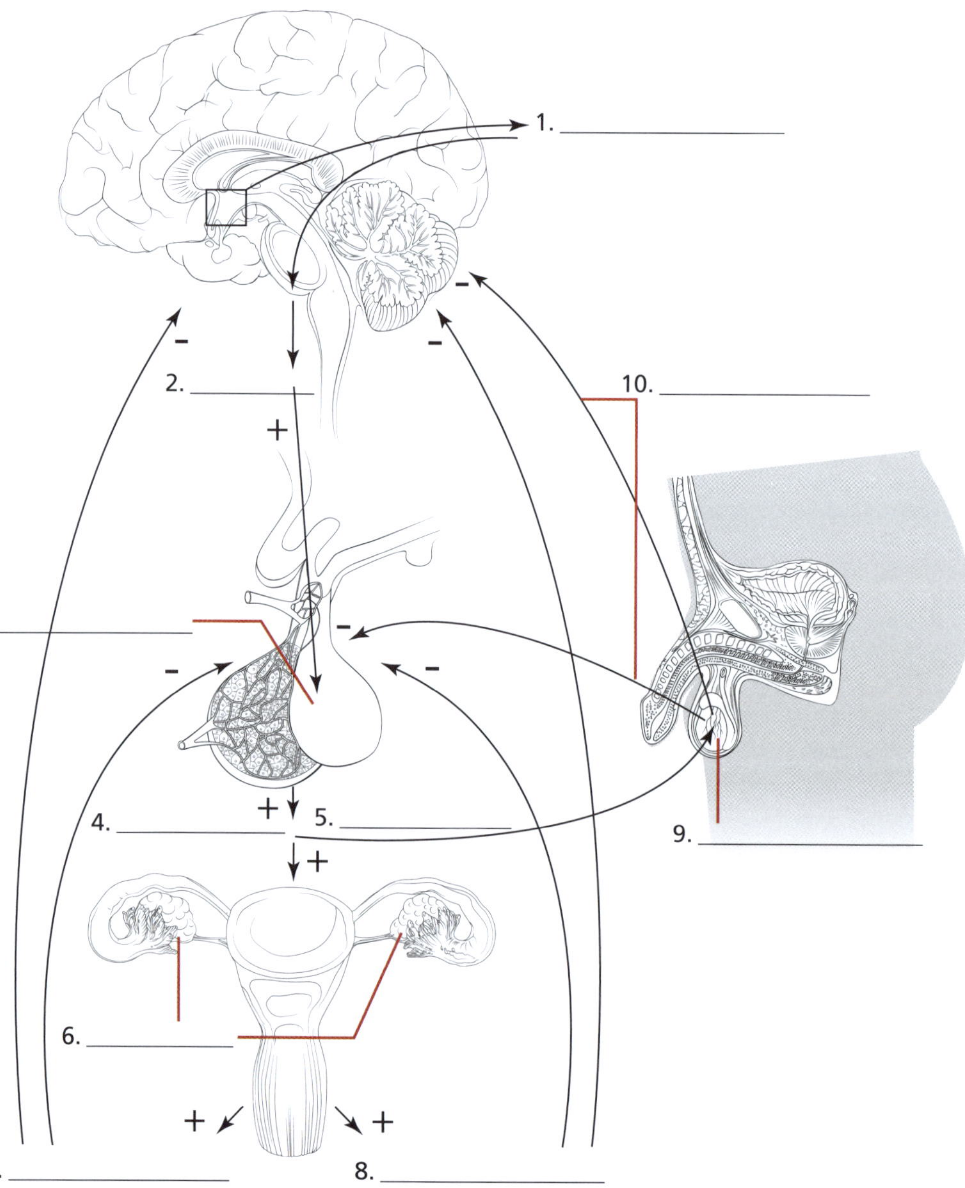

Gonadenhormon Regulation

Antworten

1. Hypothalamus 2. GRH 3. Hypophyse 4. Luteinisierendes Hormon 5. FSH 6. Eierstöcke 7. Progesteron 8. Östrogen 9. Hoden 10. Testosteron

Es gibt zwei Arten von weiblichen Gonadenhormonen: Östrogene und Progesteron. Die Östrogene sind eine Gruppe weiblicher Sexualhormone, die für das Wachstum und die Reifung des Uterus und der Vagina verantwortlich sind; für die Entwicklung der Brüste; Weitung des Beckens; mehr Fettverteilung auf Hüften, Oberschenkeln und Brüsten; Veränderungen der Gebärmutter während des Menstruationszyklus; und vermehrtes Wachstum der Körperbehaarung. Sie umfassen Estron und Estradiol. Progesteron bereitet den Uterus für die Empfängnis vor, indem es die Veränderung des Uterus während des Menstruationszyklus reguliert, das sexuelle Verlangen erhöht, beim Eisprung hilft und die Entwicklung der Drüsen für die Milchproduktion während der Schwangerschaft stimuliert. Die Steroidhormone werden durch eine Reihe von oxidativen Enzymen in den Mitochondrien und dem endoplasmatischen Retikulum der Eizellen aus Cholesterol gewonnen. Cholesterol wird zu Pregnenolon umgewandelt, das dann zu Progesteron im Gelbkörper und der Plazenta umgewandelt wird. Andro dient als Vorläufer für Estron, während Testosteron ein Vorläufer für Estradiol ist. Estron und Estradiol sind miteinander vertauschbar.

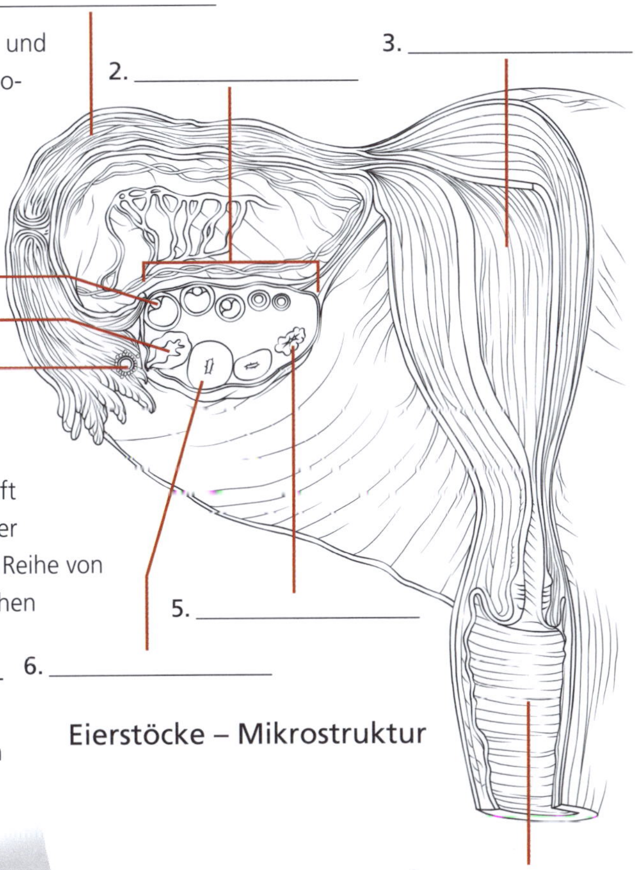

Eierstöcke – Mikrostruktur

Männliches Fortpflanzungssystem – Sagittalansicht

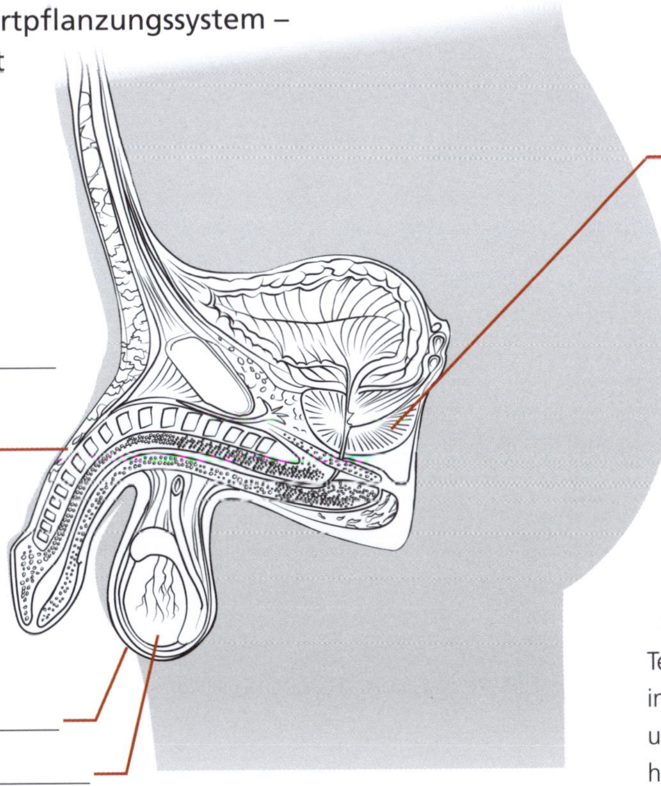

Die männlichen Gonadenhormone sind die Androgene. Das primäre Androgen, Testosteron, ist verantwortlich für erhöhte Knochen- und Muskelmasse, vermehrtes Wachstum der Körperbehaarung, Entwicklung von breiten Schultern, das Tieferwerden der Stimme, und das Wachstum des Penis. Die Androgene Dehydroepiandrosteron (DHEA) und Andro werden durch eine Reihe von Reaktionen aus Cholesterol gewonnen. Diese zwei Komponenten werden in den Leydigzellen in den Hoden in Testosteron umgewandelt. Androgene werden auch in kleinen Mengen im weiblichen Körper produziert und fungieren als Vorläufer für weibliche Gonadenhormone.

Antworten

1. Eileiter 2. Eierstock 3. Uterus (Gebärmutter) 4. Vagina 5. Weißkörper 6. Gelbkörper 7. Ovum (Ei) 8. sich abstoßendes Follikel (beim Eisprung) 9. Reifes Follikel 10. Prostata 11. Hoden 12. Skrotum 13. Penis

Überblick über das weibliche Fortpflanzungssystem

Weibliches Fortpflanzungssystem – Sagittalansicht

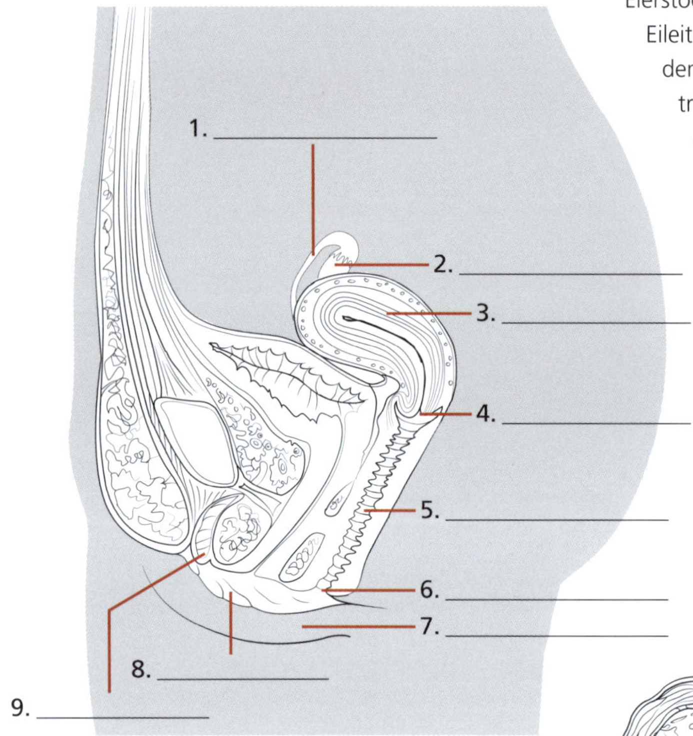

Das weibliche Fortpflanzungssystem besteht aus inneren Organen, die zwei Eierstöcke, die Eier und weibliche Sexualhormone produzieren; zwei Eileitern, die die ovulierten Eier zur zur Gebärmutter transportieren; dem Uterus, der muskuläre (Myometrium) und sekretorische (Endometrium) Schichten hat; und der Vagina, die mit den äußeren Genitalien inklusive Klitoris, den kleinen Schamlippen und den großen Schamlippen verbunden ist. Die Klitoris ist ein erigierbares und sensorisches Organ, analog zur Spitze des männlichen Penis. Die Eierstöcke enthalten unreife Eier, die Reifephasen unter hormonellem Einfluss durchlaufen, bis eines während des Menstruationszyklus ausgestoßen wird. Ausgestoßene (ovulierte) Eier werden von der Fimbrie des Eileiters aufgenommen, und in den oberen Bereich der Gebärmutter transportiert. Wenn es befruchtet wird, wird es in die sekretorische Schicht der Gebärmutter eingesetzt (Endometrium), um sich weiter zu entwickeln. Unbefruchtete Eier werden durch die Gebärmutter, den Gebärmutterhals und die Vagina aus dem Körper ausgeschieden.

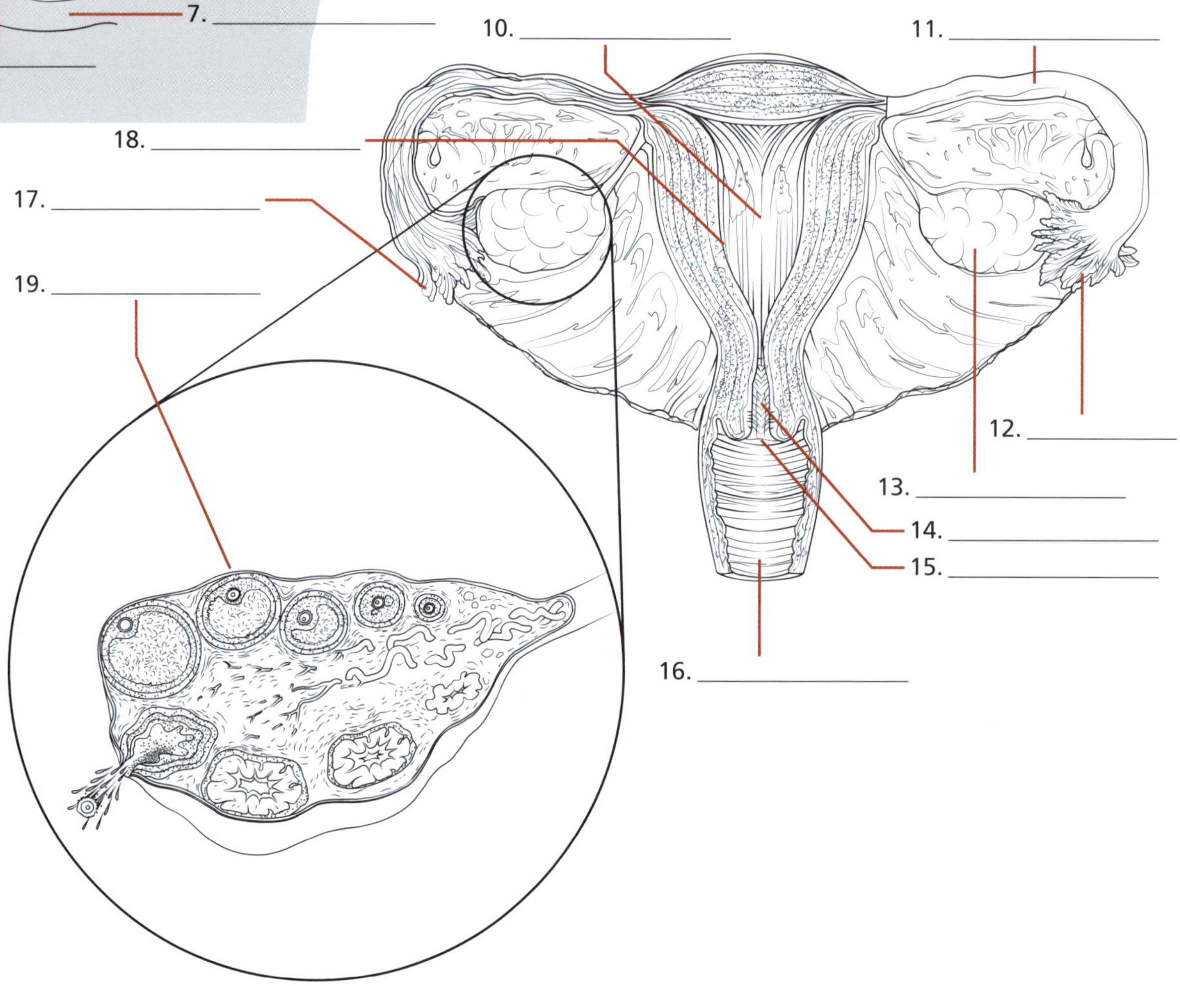

Antworten

1. Eileiter 2. Eierstock 3. Uterus 4. Cervix 5. Vagina 6. Vaginalöffnung 7. Große Schamlippe 8. Kleine Schamlippe 9. Klitoris 10. Uterus (Körper) 11. Eileiter 12. Fimbrie des Eileiters 13. Eierstock 14. Cervixkanal 15. Cervix (Öffnung) 16. Vagina 17. Fimbrie des Eileiters 18. Uterus (Endometrium) 19. Ei, das im Eierstock reift

Die Eierstöcke: Bildung des Eis und Ovulation

Die weiblichen Eierstöcke beheimaten Eier, die Reifungsphasen unter hormonellem Einfluss durchlaufen. Während der embryonalen und fötalen Entwicklung multiplizieren sich Eistammzellen (genannt Oogonia) durch Mitose, bevor sie als primordiale Follikel, die primäre Oozyten mit 46 Chromosomen enthalten, in Meiose 1 eintreten. Diese Oozyten werden von der Geburt an durch die Kindheit in Prophase 1 festgehalten. Bei Beginn der Pubertät, und von da an monatlich bis zum Eintritt der Menopause, beendet ein primärer Follikel mit einer primären Oozyte Meiose 1 und beginnt als sekundärer Follikel mit einer primären Oozyte Meiose 2. Dieser Follikel reift dann zu einem tertiären (vesikulären) Follikel mit einer sekundären Oozyte mit nur noch 23 Chromosomen (der Hälfte der ursprünglichen Anzahl). Die sekundäre Oozyte wird durch hormonellen Einfluss und einer explosiven Ruptur der Follikelflüssigkeit im Antrum aus dem Eierstock ausgestoßen. Der tertiäre Follikel bleibt zurück, um ein sekretorischer Gelbkörper zu werden, der sich – wenn kleine Befruchtung stattfindet – langsam zu einem Weißkörper zurückbildet.

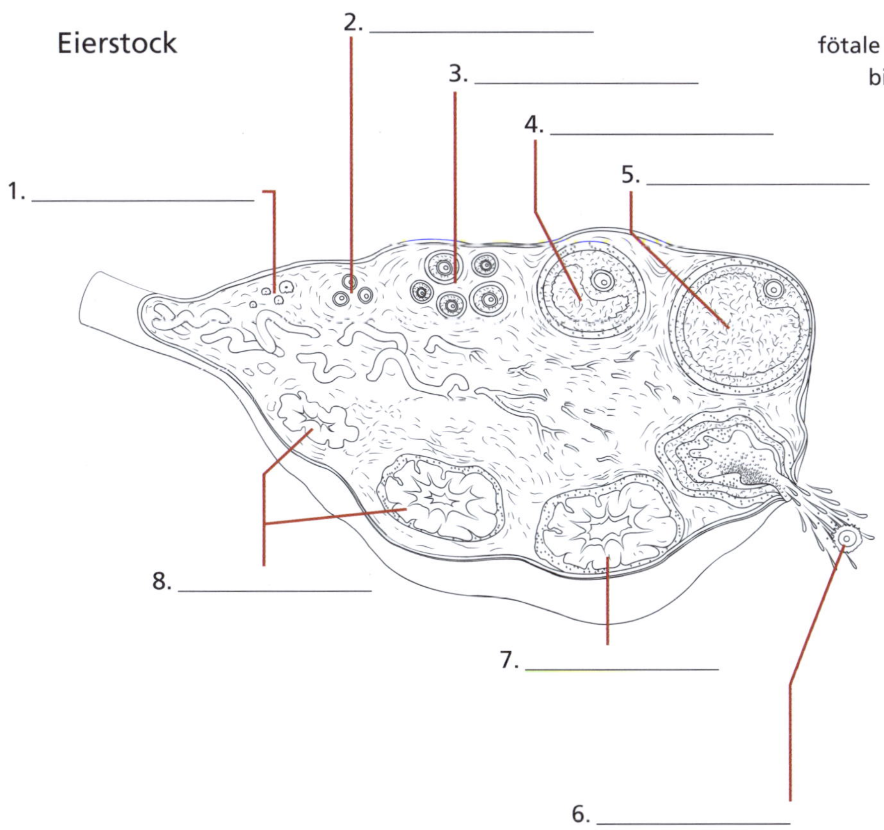

Entwicklung des Eis

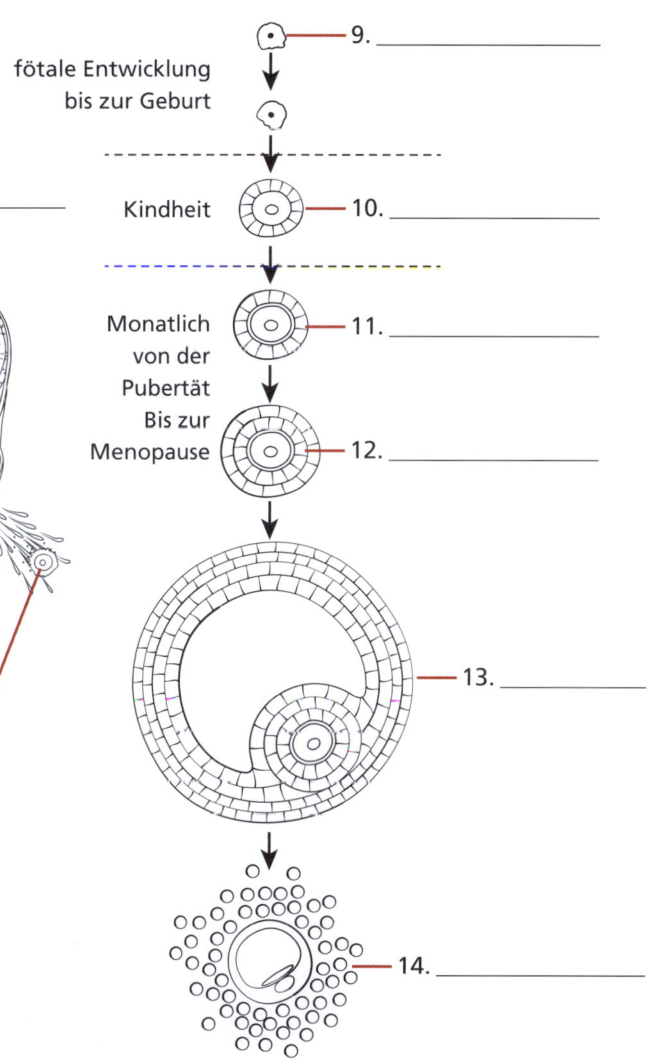

Antworten

1. Oogonia 2. Primordiales Follikel mit primärer Oozyte 3. Primäres Follikel mit primärer Oozyte 4. Sekundäres Follikel mit primärer Oozyte 5. Tertiäres (vesikuläres) Follikel mit sekundärer Oozyte 6. Ovulation der sekundären Oozyte 7. Gelbkörper des tertiären Follikels 8. Rückbildung des Gelbkörpers zum Weißkörper 9. Oogonium 10. Primordiales Follikel mit primärer Oozyte 11. Primäres Follikel mit primärer Oozyte 12. Sekundäres Follikel mit primärer Oozyte 13. Tertiäres (vesikuläres) Follikel mit sekundärer Oozyte 14. Ovulation der sekundären Oozyte

Die Eierstöcke: Hormonproduktion

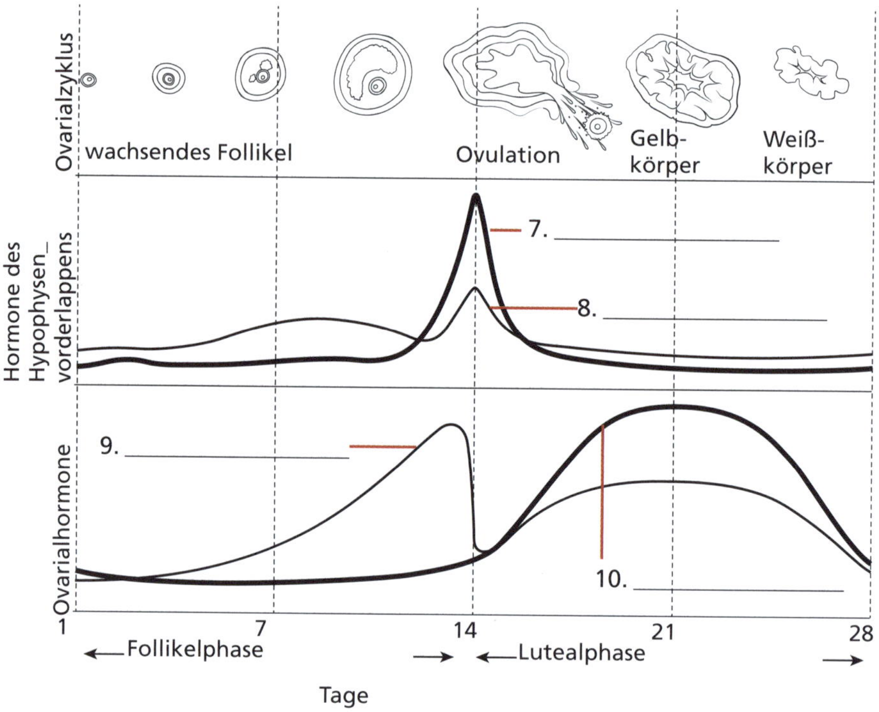

Reifung des Eis im Eierstock und Hormonspiegel während des Menstruationszyklus

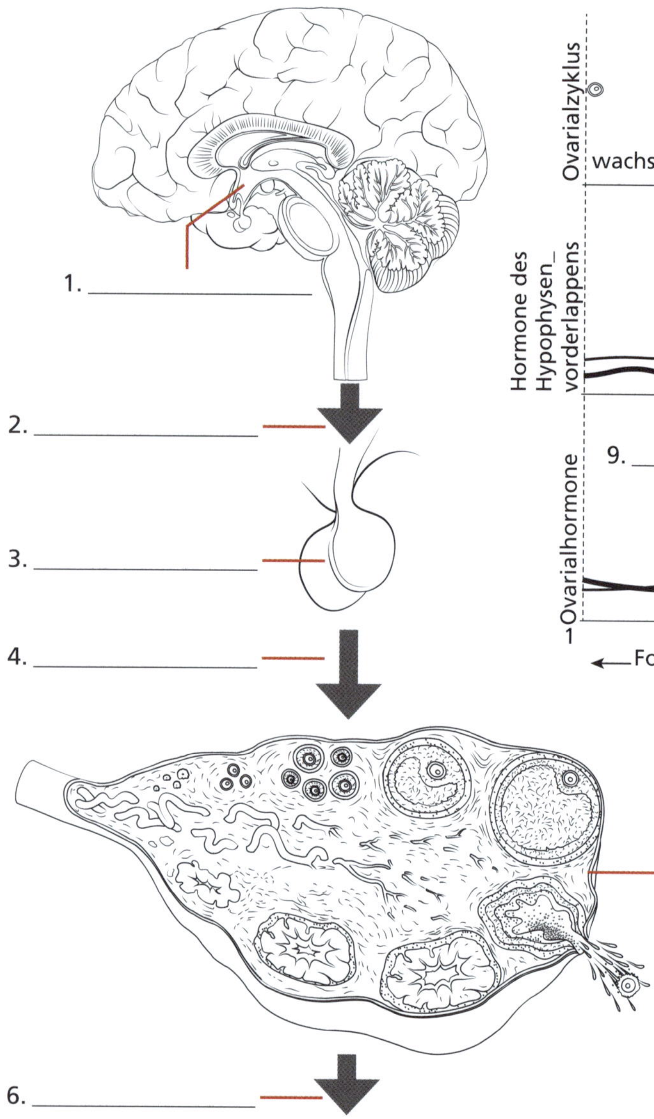

Hypothalamische und hypophysäre Kontrolle der Ovarialhormone

Die Hormonproduktion der weiblichen Eierstöcke wird vom Hypothalamus und dem Hypophysen-Vorderlappen in einem charakteristischen, aber sehr variablen, 28-Tage Zyklus kontrolliert, und ist in zwei Phasen unterteilt: die Follikelphase und die Lutealphase. Während der ovarialen Follikelphase schüttet der Hypothalamus Gonadotropin-freisetzendes Hormon (GnRH) aus, das die Sekretion von Follikel-stimulierendem Hormon (FH) und luteinisierendem Hormon (LH) der Hypophyse in das Blut stimuliert. FSH stimuliert die Follikelreifung, während LH-Thekalzellen des Follikels stimuliert, Östrogen zu produzieren. Während den Tagen 1–13 der ovarialen Follikelphase reifen das Follikel und die Oozyte darin als Reaktion auf ansteigende FSH- und LHspiegel heran, und der Östrogenspiegel steigt entsprechend. Am 14. Tag löst ein plötzlicher Anstieg an LH den Eisprung der sekundären Oozyte aus dem tertiären Follikel aus. Das markiert den Beginn der ovarialen Lutealphase. Der tertiäre Follikel senkt die Östrogenproduktion und wird von Tag 15–28 zu einem Progesteron-sezernierenden Gelbkörper. Steigende Progesteronspiegel im Blut hemmen die weitere Sekretion von GnRH des Hypothalamus und FSH und LH der Hypophyse. Wenn das ausgestoßene Ei nicht befruchtet wird, bildet sich der Gelbkörper zu einem nichtsezernierenden Weißkörper zurück. Mit niedrigen Östrogen- und Progesteronspiegeln beginnt die Sekretion von GnRH, FSH und LH erneut, und eine neue ovariale Follikelphase beginnt.

Antworten

1. Hypothalamus 2. GRH 3. Hypophysen-Vorderlappen 4. LH und FSH 5. Eierstock 6. Östrogen und Progesteron 7. LH 8. FSH 9. Östrogen 10. Progesteron

Struktur und Funktion der Gebärmutterwand

Der Uterus ist ein dynamisches Organ mit der Fähigkeit, einen Embryo während der fötalen Entwicklung bis zur Geburt zu unterstützen und zu nähren. Die Gebärmutterwand besteht aus einem inneren sekretorischen Endometrium, einem mittleren Myometrium aus glatten Muskeln, und einem äußeren membranartigen Perimetrium. Das Endometrium und das Myometrium sind sensibel gegenüber Hormonsignalen und durchwandern beträchtliche Änderungen, die mit dem monatlichen Menstruationszyklus, periodischer Schwangerschaft und dem Gebären in Zusammenhang stehen. Der monatliche Anstieg des Östrogens im Follikel stimuliert das endometriale Endothel, dicker zu werden und eine Blutschicht aufzubauen. Nach der Ovulation führt Progesteron, das vom ovarialen Gelbkörper ausgeschüttet wird, zu einer weiteren Proliferation der Gebärmutter, als Vorgriff auf das Einsetzen eines befruchteten Eis. Wenn ein befruchtetes Ei in das Endometrium eingesetzt wird, bildet sich eine Plazenta und bietet einen Austausch von Nährstoffen, Hormonen und Abfallstoffen zwischen dem sich entwickelnden Embryo und dem Körper der Mutter. Ein hoher Oxytocinspiegel im Blut bei der Geburt führt zu starken, rhythmischen Kontraktionen des Myometriums, das den Gebärmutterkörper zusammenpresst, und den Fötus durch den Gebärmutterhals- und Vaginalkanal aus dem Körper drückt. Wenn das Ei nicht befruchtet und eingesetzt wird, bildet sich der Gelbkörper zurück, und die äußere endometriale Schicht, nun ohne Progesteron, zerfällt, und wird mit Hilfe von leichten Kontraktionen, stimuliert durch Prostaglandin, das vom Endometrium ausgeschüttet wird, als Menstruationsflüssigkeit ausgeschieden.

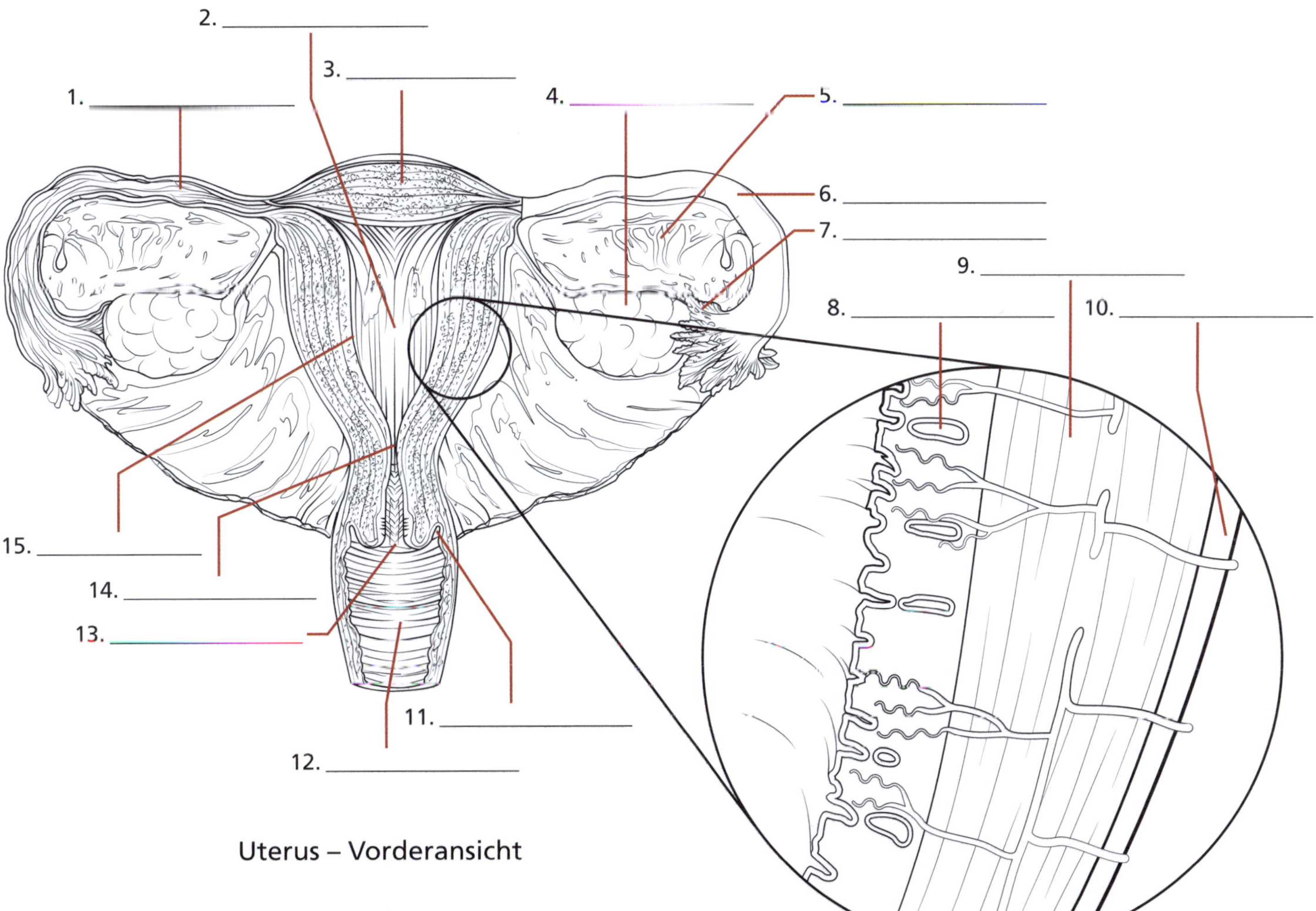

Uterus – Vorderansicht

Antworten

1. Eileiter aufgeschnitten 2. Uteruskörper 3. Myometrium (in Bodenregion des Uterus) 4. Eierstock 5. Breites Gebärmutterband (ligamentum latum uteri) 6. Eileiter 7. Fimbrie 8. Endometrium (des Uterus) 9. Myometrium (des Uterus) 10. Perimetrium (des Uterus) 11. Fornix (Umschlagfalte) 12. Vagina 13. Innerer Muttermund 14. Äußerer Muttermund 15. Endometrium (des Uterus)

Hormonelle Regulation des Menstruationszyklus

Der Menstruationszyklus (normalerweise 28 Tage, aber von Person zu Person und Zyklus zu Zyklus unterschiedlich) wird von Hormonen des Hypothalamus und der Hypophyse kontrolliert, und ist in einen Ovarial- und einen Uteruszyklus. unterteilt. Der Uteruszyklus beginnt mi der Menstruation (Menses) zwischen Tag 1 und 7 und überlappt mit der Follikelphase des Ovarialzyklus zwischen Tag 1 und 13. Während der Follikelphase stimuliert die erhöhte Sekretion von GnRH des Hypothalamus und FSH und LH der Hypophyse die Follikelreifung FSH stimuliert tertiäre Follikelzellen zu reifen, und LH stimuliert Follikelzellen, Östrogen auszuschütten. Erhöhtes Östrogen zwischen Tag 8 und 14 markiert die proliferative Phase des Uteruszyklus, währenddessen sich das Endometrium in den Zellschichten erweitert. Die Lutealphase des Ovarialzyklus beginnt nach dem Eisprung, wenn das tertiäre Follikel zum Gelbkörper wird, und zwischen Tag 15 und 26 erhöhte Mengen an Progesteron freisetzt. Hohes Progesteron von Tag 15 bis 26 überlappt mit der sekretorischen Phase des Uteruszyklus, der von der erhöhten Blutversorgung des Endometriums und der Aktivität der Nebenniere geprägt ist. Wenn das ausgestoßene Ei nicht befruchtet wird, bildet sich der Gelbkörper zurück und die äußere endometriale Schicht beginnt mit Tag 28 zu degenerieren.

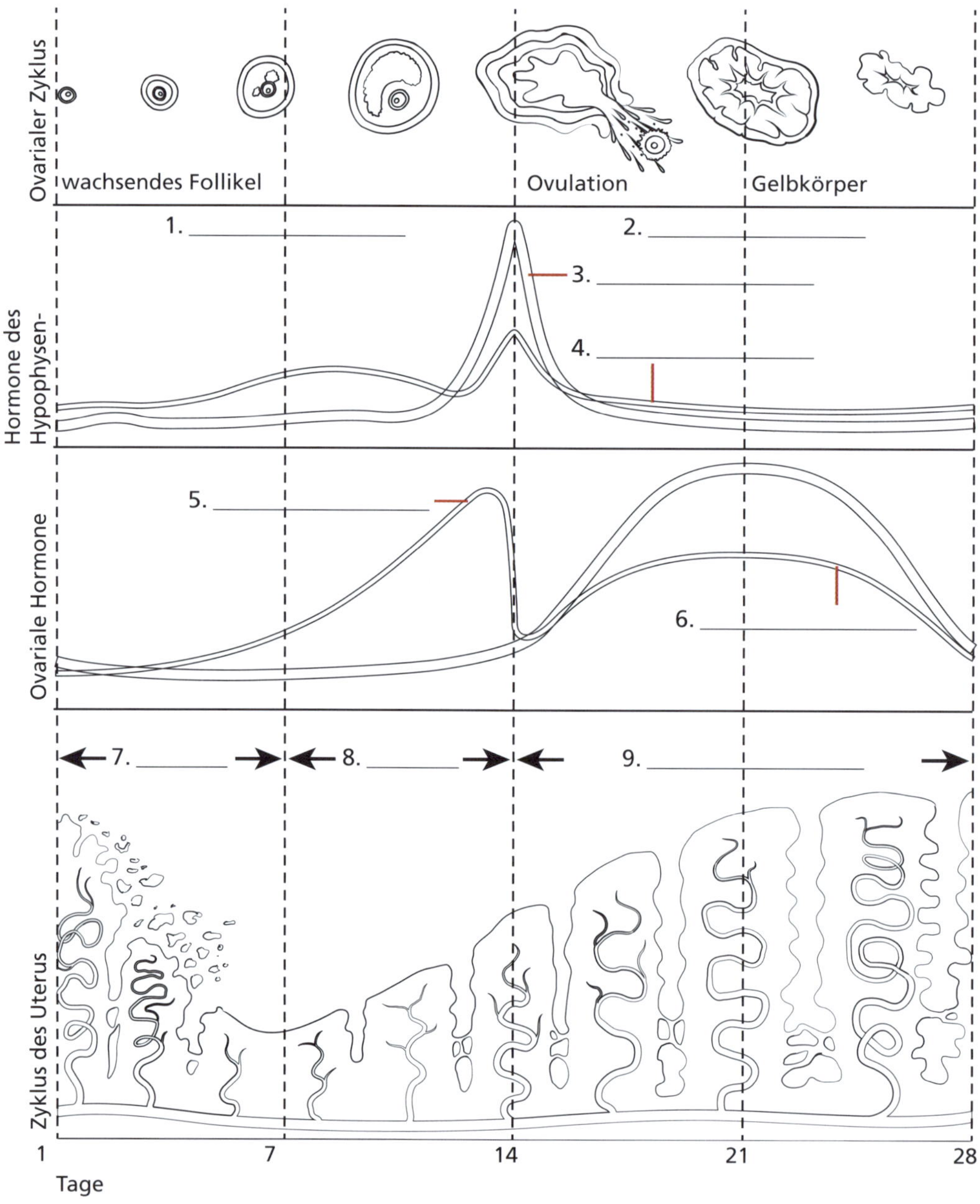

Menstruale Zyklushormone und -phasen

Antworten

1. Follikelphase (des ovariellen Zyklus) 2. Lutealphase (des ovariellen Zyklus) 3. LH 4. FSH 5. Östrogen 6. Progesteron 7. Menstruation 8. Proliferationsphase 9. Sekretionsphase

Physiologie der menschlichen sexuellen Reaktion

Die sexuelle Reaktion des Menschen besteht im Wesentlichen aus vier Phasen, basierend auf dem Modell von Masters und Johnson: Erregung, Plateau, Orgasmus und Rückbildung. Während der Erregungsphase erhöhen sich die Sekretion von Gleitmitteln des Vaginalkanals und der Bulbourethraldrüse. Klitoris und Penis werden mit Blut gefüllt, und die Brüste und Hoden schwellen an, je nach Geschlecht. Während der Plateauphase hebt sich der Uterus, der Vaginalkanal weitet sich und die Klitoris und Schamlippen bei Frauen färben sich dunkel; bei Männern heben sich die Hoden und die Eichel wird dunkler. Während der Orgasmusphase spüren die Frauen eine rhythmische Kontraktion der Vaginalwand, gemeinsam mit einer Kontraktion des Uterus und des analen Schließmuskels, während Männer eine Kontraktion der Samenbehälter und Prostata fühlen, und die Kontraktion des Schließmuskels der proximalen Harnröhre, des analen Schließmuskels, gemeinsam mit rhythmischen Kontraktionen des Samengangs und der Harnröhre, die Samenflüssigkeit ausstoßen (Ejakulation). Während der Rückbildungsphase gehen all die Veränderungen, die in den vorigen Phasen geschehen sind, langsam wieder zurück in den Normalzustand. Nach dem Orgasmus empfinden Männer eine refraktäre Phase, in der kein weiterer Orgasmus erreicht werden kann, unabhängig der sexuellen Stimulation. Bei manchen Frauen gibt es diese refraktäre Phase nicht, und dem ersten Orgasmus kann mit der gleichen Stimulation unmittelbar ein zweiter folgen.

Sexuelle Reaktionsphasen

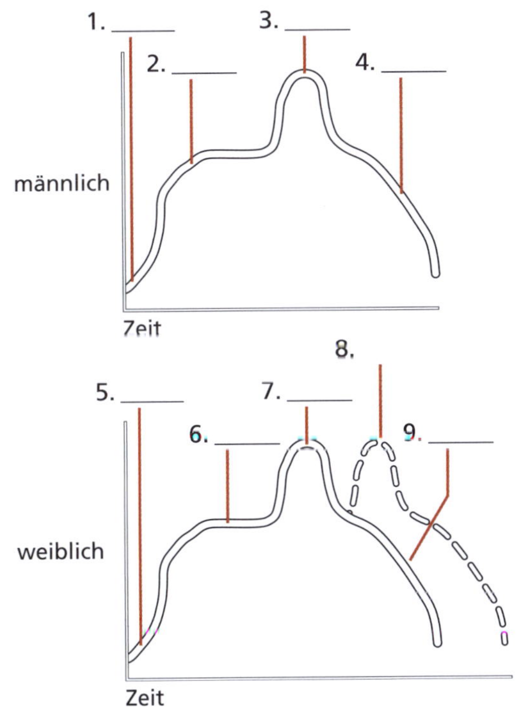

Sexuelle Reaktion bei Frauen

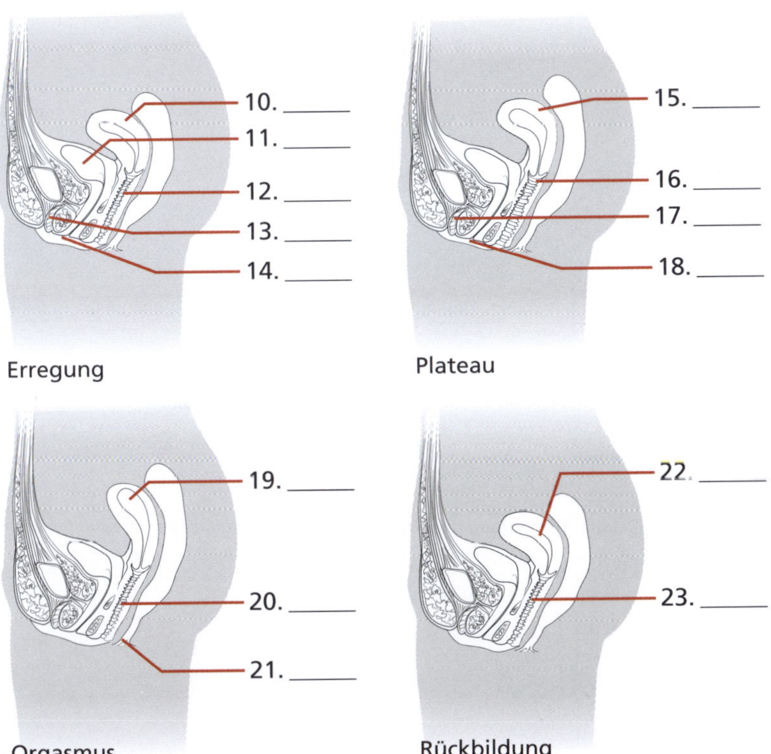

Sexuelle Reaktion bei Männern

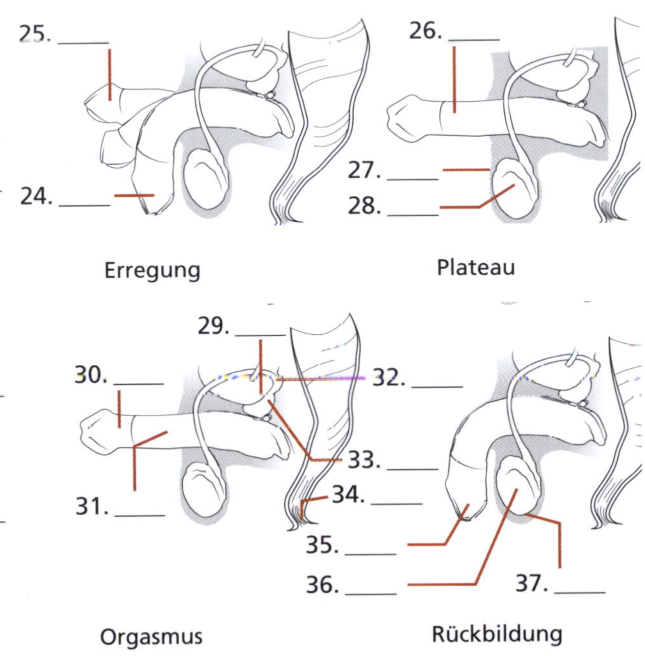

Weibliche Bezeichnungen 12–23 und alle männlichen Bezeichnungen sind sowohl Antwort als auch Anatomie.

Antworten

1. Erregungsphase 2. Plateauphase 3. Orgasmusphase 4. Rückbildungsphase 5. Erregungsphase 6. Plateauphase 7. Orgasmusphase 8. Multipler Orgasmus (bei manchen Frauen) 9. Rückbildung 10. Uterus 11. Blase 12. Vaginalkanal (mit Sekretion von Gleitmittel) 13. Klitoris (schwillt an) 14. Schamlippe (schwillt an) 15. Uterus (angehoben) 16. Vaginalkanal (geweitet) 17. Klitoris (wird dunkler) 18. Schamlippen (werden dunkler) 19. Uterus (kontrahiert) 20. Vaginalkanal (rhythmische Kontraktionen der Vorderwand) 21. Analer Schließmuskel (kontrahiert) 22. Uterus (auf normale Position gesenkt) 23. Vaginalkanal (auf normale Größe zurückgebildet) 24. Penis (schlaff) 25. Penis (Erektion) 26. Penis (wird dunkler) 27. Skrotum (schwillt an) 28. Hoden (angehoben) 29. Harnröhre (Harnblasenschließmuskel kontrahiert) 30. Penis (rhythmische Kontraktionen) 31. Harnröhre (kontrahiert) 32. Samenbehälter (kontrahiert) 33. Prostata (kontrahiert) 34. Analer Schließmuskel (kontrahiert) 35. Penis (schlaff) 36. Hoden (auf normale Position gesenkt) 37. Skrotum (Rückbildung auf normale Größe)

Überblick über das männliche Fortpflanzungssystem

Das männliche Reproduktionssystem besteht aus Penis, Samenleiter, Samengang, Harnröhre, Samenbehälter, Prostata- und Bulbourethraldrüse, Nebenhoden und dem Hodensack, der ein Paar Hoden, in denen Sperma und Hormone produziert werden, enthält. Die Hoden enthalten Lappen von stark gewundenen Samenkanälchen, in denen die Produktion von Testosteron und Sperma von hypophysären Hormonen stimuliert wird. Sperma, das in den Samenkanälchen produziert wird, wird zum Rete testis und dann zu den Nebenhoden transportiert, wo es reift. Bei der Ejakulation transportieren Bewegungswellen der glatten Muskeln das reife Sperma durch den Samenleiter. Auf dem Weg mischt sich Sperma mit Sekreten der Samenbehälter, geht durch den Samengang, fügt der Samenflüssigkeit Sekretionen der Prostata zu, bevor es den Körper durch die Harnröhre des Penis verlässt. Der Penis besteht aus einem Paar oberer schwammiger Gewebekammern, die jeweils Corpus cavernosum genannt werden, die eine penile Arteriole enthalten, die sich weiten kann, um die Kammern für eine Erektion unter parasympathischer Kontrolle mit Blut zu füllen. Die untere schwammige Kammer, die die Harnröhre umgibt, ist das Corpus spongiosum.

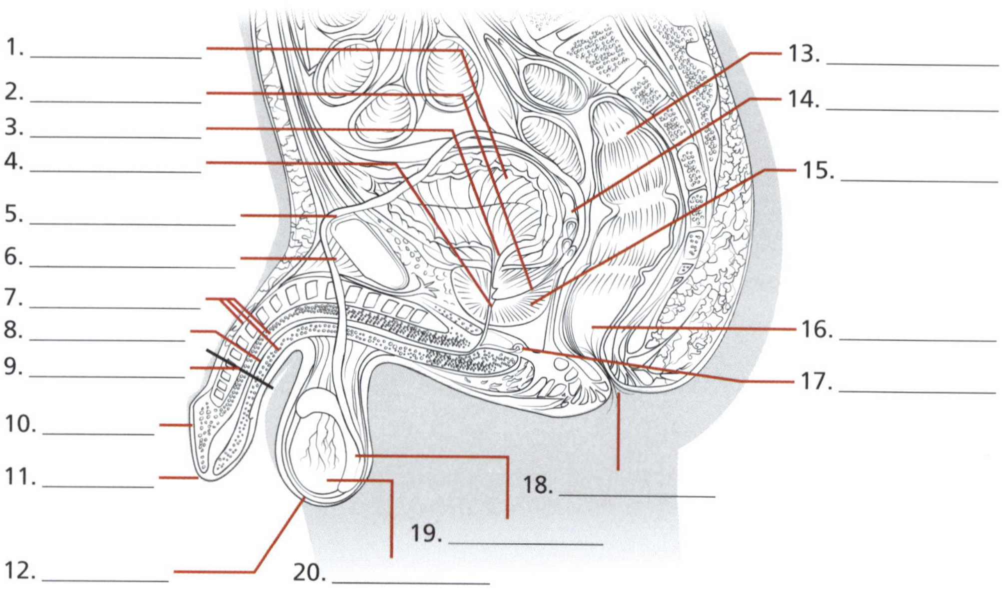

Männliches Fortpflanzungssystem – mittsagittale Ansicht

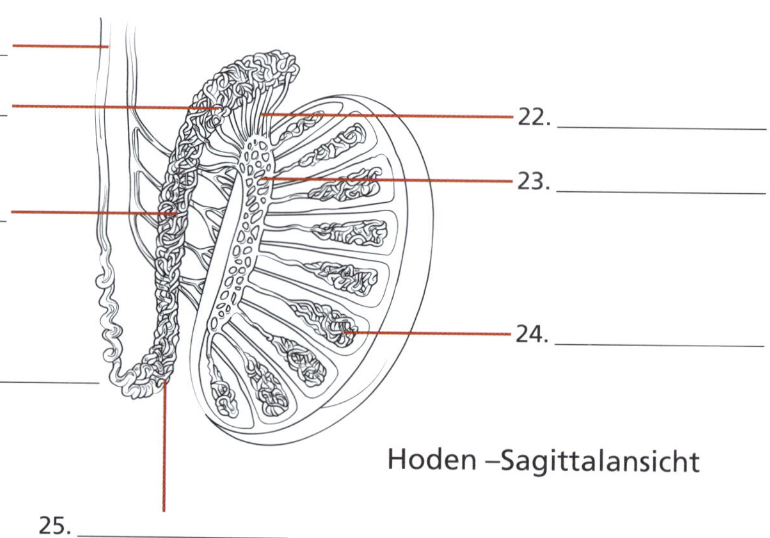

Hoden –Sagittalansicht

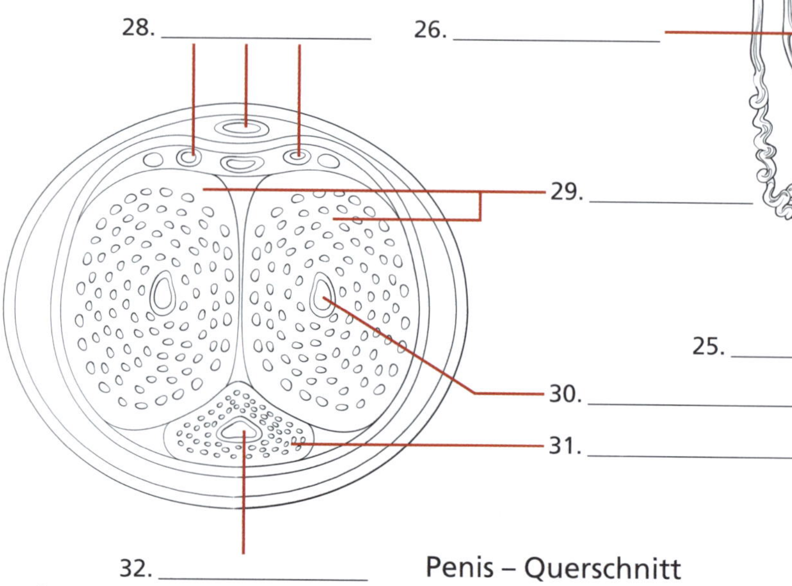

Penis – Querschnitt

Antworten

1. Blase 2. Samengang 3. Harnröhre (Schließmuskel) 4. Harnröhre (Prostata) 5. Schambein 6. Samenleiter 7. Erektiles Gewebe des Penis 8. Harnröhre 9. Penis (Schaft) 10. Eichel 11. Vorhaut 12. Skrotum 13. Dickdarm 14. Samenbehälter 15. Prostata 16. Rektum 17. Bulbourethraldrüse 18. Anus 19. Nebenhoden 20. Hoden 21. Samenleiter 22. Nebenhoden (efferenter Gang) 23. Rete Teses 24. Samenkanälchen 25. Nebenhoden (Schwanz) 26. Nebenhoden (Körper) 27. Nebenhoden (Kopf) 28. Penile Blutgefäße 29. Corpus cavernosum 30. Arteriole (des corpus cavernosum) 31. Corpus spongiosum 32. Harnröhre

Spermatogenese: Komponenten und Produktion des Samens

In den Hoden werden Spermatozoen in stark verwundenen Samenkanälchen produziert. Von dort aus werden sie von den Hodenläppchen durch das Rete testes und efferente Gänge zum Kopf der Nebenhoden transportiert, wo sie weiter reifen. Während einer Ejakulation werden die Spermatozoen durch den Körper und den Schwanz der Nebenhoden transportiert und treten in den Samenleiter ein.

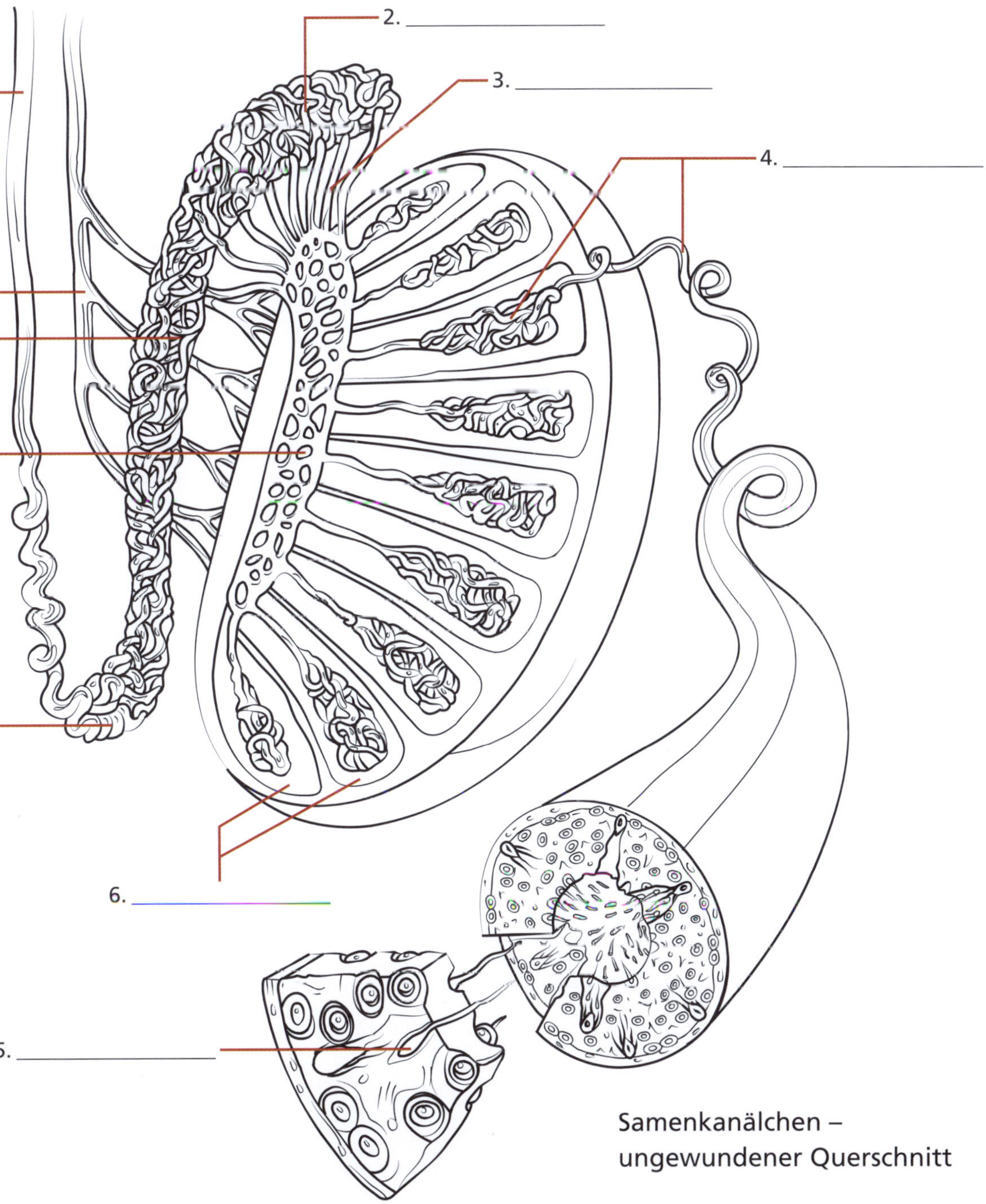

Antworten

1. Samenleiter 2. Nebenhoden 3. Efferente Gänge 4. Samenkanälchen 5. Spermatozoen 6. Läppchen 7. Nebenhoden (Schwanz) 8. Rete Testes 9. Nebenhoden (Körper) 10. Testikulararterie

Spermatogenese: Komponenten und Produktion des Samens

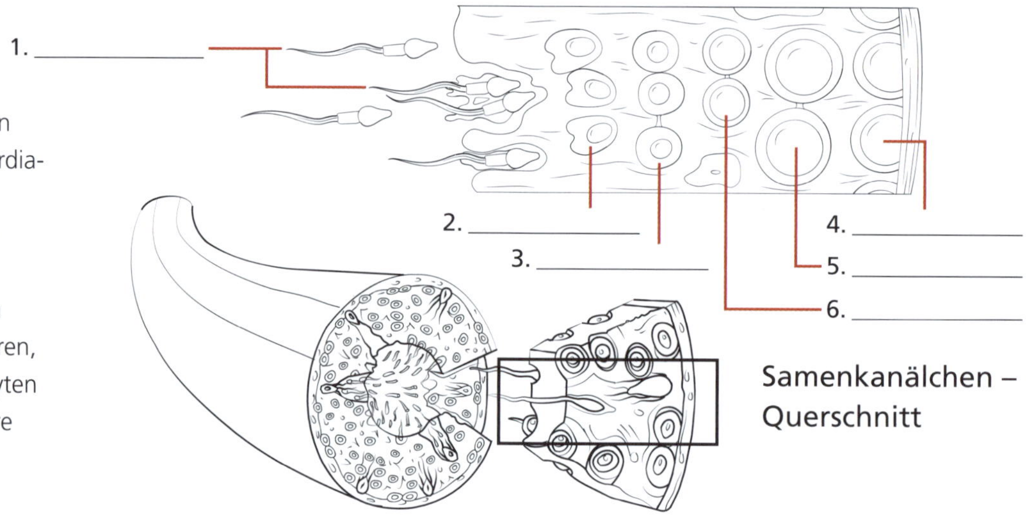

Samenkanälchen – Querschnitt

Die Entwicklung der Spermien in den Samenkanälchen beginnt mit primordialen diploiden Zellen (d.h.: mit 23 Chromosomen), die Spermatogonia genannt werden. Spermatogonia multiplizieren sich durch Mitose, um primäre Spermatozyten zu produzieren, die diploid sind. Primäre Spermatozyten durchlaufen Meiose 1, um sekundäre Spermatozyten zu produzieren, die haploid sind (d.h.: mit 23 kopierten Chromosomen). Sekundäre Spermatozyten vollenden Meiose 2, damit sie Spermatiden mit 23 Chromosomen werden, die zu Spermatozoen reifen und durch das Lumen des Samenkanälchens zum Rete testes und schließlich zu den Nebenhoden transportiert werden, wo sie 20 Tage reifen. In der Pubertät werden in den Samenkanälchen ca. 1500 Spermien pro Sekunde produziert.

Während der Erregungsphase, vor der Ejakulation, wird Mucus als Gleitmittel von der bulbourethralen Drüse von der Harnröhre bis zur Eichel des Penis abgesondert. Während der Ejakulation verlassen Spermien die Nebenhoden über den Samenkanal. Das Sperma trifft mit Prostaglandin, Fruktose und basischem Mucus, der von den Samenbehältern produziert wird, zusammen, bevor es durch den Spritzkanal in die Prostata eintritt. Die Prostata fügt der Mischung (nun Samen genannt) weiteren Mucus hinzu, bevor die Samenflüssigkeit die Harnröhre erreicht, von der aus der Samen den Körper schließlich als Ejakulat verlässt.

Spermatozoon

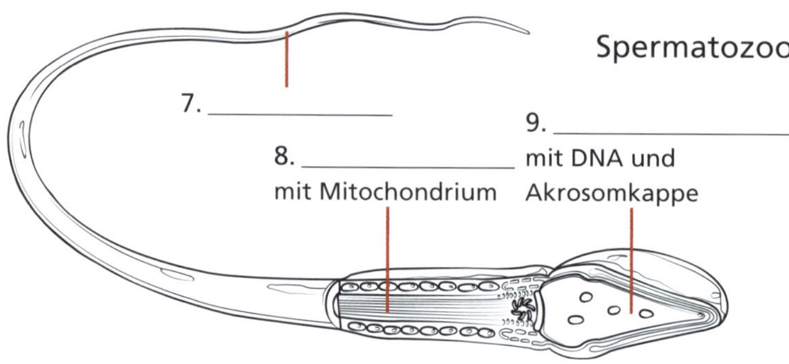

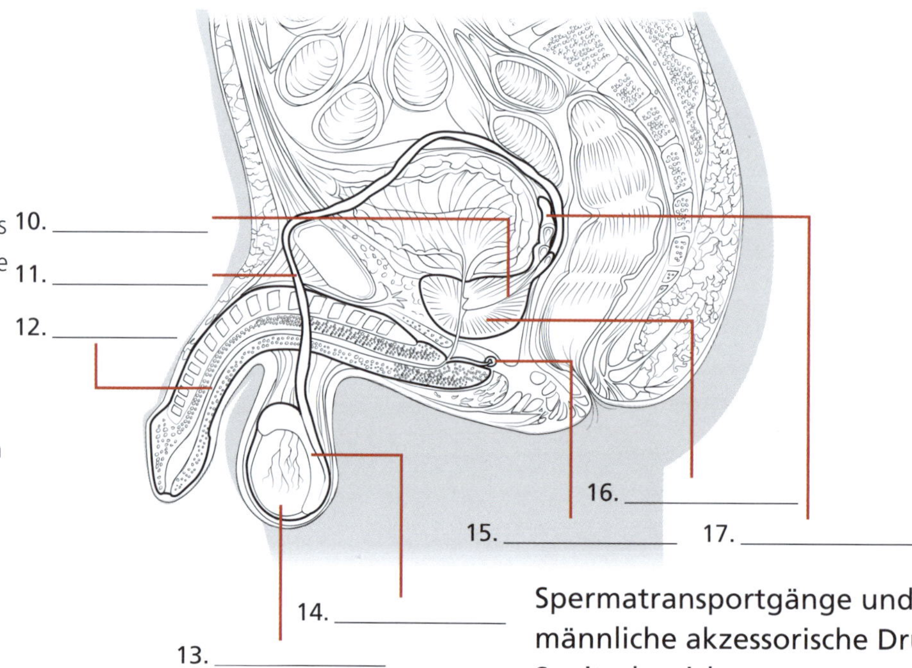

Spermatransportgänge und männliche akzessorische Drüse – Sagittalansicht

Antworten

1. Spermatozoen 2. Spermatide (spät) 3. Spermatide 4. Spermatogon 5. Primäre Spermatozyte 6. Sekundäre Spermatozyte 7. Schwanz 8. Mittelstück 9. Kopf 10. Spritzkanal (in Prostata) 11. Samenleiter 12. Harnröhre 13. Hoden 14. Nebenhoden 15. Bulbourethale Drüse 16. Prostata 17. Samenbehälter

Erektion und Ejakulation

Eine Erektion beginnt mit der sexuellen Erregung und einer autonomen parasympathischen Freisetzung von Acetylcholin (ACh) durch penile Nerven. ACh stimuliert die Freisetzung von Stickoxiden (NO) von Endothelzellen der glatten Muskeln, die die Arterien der Schwellkörper des Penis auskleiden. Stickoxide führen dazu, dass der glatte Muskel zyklisches Guanosin-Monophosphat (cGMP) produziert, was den arteriellen glatten Muskel dazu bringt, sich zu entspannen, die Arterien, sich zu weiten und die sinusförmigen Räume der Schwellkörper sich mit Blut zu füllen. Das Blut, dass in den Sinusoiden gefangen ist, erzeugt einen hydraulischen Druck, der zur Erektion führt. Die Ejakulation der Samenflüssigkeit besteht aus einer autonomen sympathischen Regulation zwei verschiedener Phasen: Emission und Expulsion. Die Emissionsphase beginnt mit der sympathischen Freisetzung von Norepinephrin und führt zur Kontraktion des Harnblasenschließmuskels, der den Rückfluss der Samenflüssigkeit in die Blase und das Austreten von Urin in die Harnröhre während der Emissionsphase zu verhindern. Spermatozoen werden durch den Samenleiter transportiert, und vermischen sich mit den Sekretionen der akzessorischen Drüsen, und werden dann durch sympathisch stimulierte Kontraktionen der glatten Muskeln, die die Harnröhre auskleiden, weitergetrieben. Während der Expulsionsphase wird der Samen durch rhythmische Kontraktionen der Skelettmuskeln des Beckenbodens (Bulbospongiosus und Ischiocavernosus), dem urethalen glatten Muskel, aus der Harnröhre ausgeschieden.

Erektion – schlaffer vs. erigierter Penis

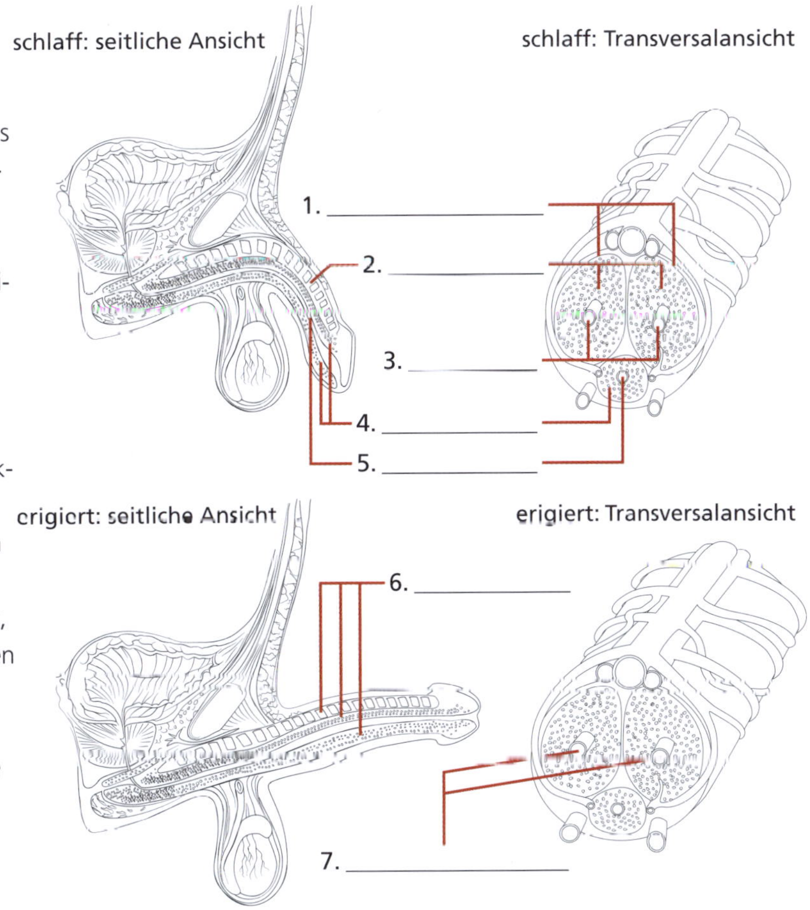

Ejakulation

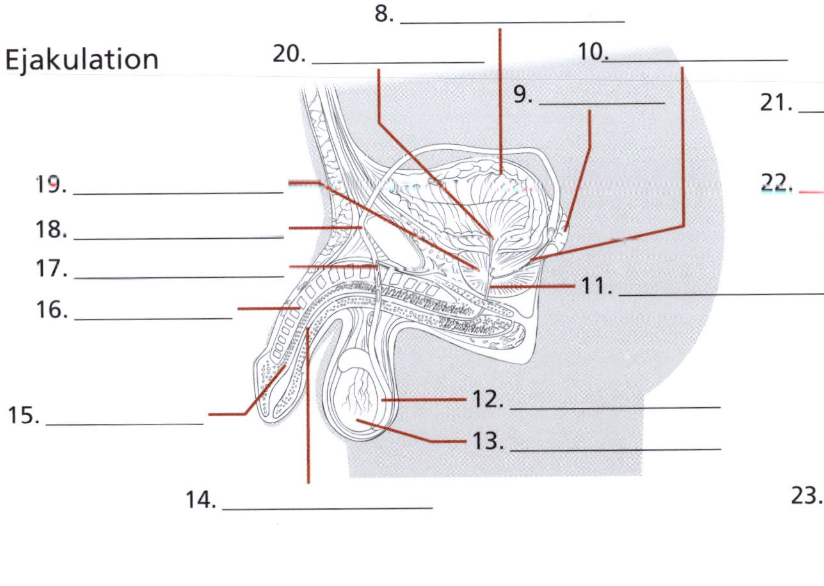

Männliche Dammmuskulatur – Transversalansicht

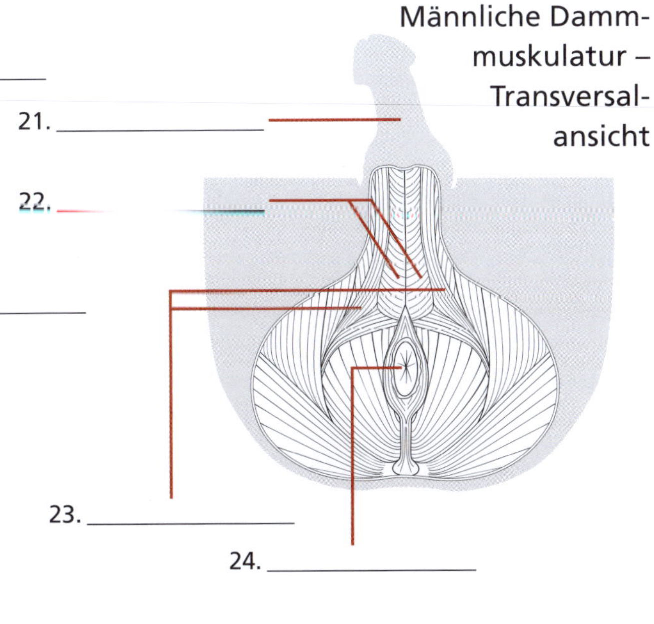

Antworten

1. corpora cavernosa 2. Sinusoid (der corpora cavernosa) 3. Arterien (der corpora cavernosa) 4. Corpus spongiosum 5. Harnröhre 6. Gefüllte corpora cavernosa und corpus spongiosum 7. Erweiterte Arterien (der corpora cavernosa) 8. Blase 9. Samenbehälter 10. Spritzkanal 11. Harnröhre (Membran) 12. Nebenhoden 13. Hoden 14. Harnröhre 15. Corpus spongiosum 16. Corpus cavernosa 17. Ejakulat 18. Samenleiter 19. Prostata 20. Harnblasenschließmuskel 21. Penis 22. Bulbourethale Drüse 23. Ischiocavernoser Muskel 24. Analer Schließmuskel

Sperma trifft Ei: Befruchtung

Die Befruchtung einer sekundären Oozyte durch ein Spermatozoon passiert normalerweise im Eileiter des Uterus. Das erste Spermatozoon, das das Ei trifft, setzt starke Enzyme frei, die sich in seiner Akrosomkappe befinden, um sich durch die Granulosazellen (Corona radiata) und eine gallertartige Schicht, die die Eizelle umgeben, durchzufressen. Das Spermium bindet dann an einen Rezeptor, der sich in der Zona pellucida befindet, was es ihm erlaubt, mit der Plasmamembran des Eis zu verschmelzen, und seinen Kern (mit DNA) in die Eizelle freizusetzen. Die Fusion des Spermiums mit der Plasmamembran des Eis führt zu einem plötzlichen Anstieg des intrazellulären Kalziums, das die Ausschüttung von kortikalen Granula in der Zelle stimuliert, was kortikale Reaktion genannt wird. Die kortikalen Granula führen dazu, dass sich das intrazelluläre Wasser durch Osmose in den perivitellinen Spalt bewegt, der sich zwischen der Zona pellucida und der Plasmamembran des Eis befindet. Das Einströmen von Wasser hebt die Zona pellucida von der Eizellmembran, und formt so eine Befruchtungshülle, um weitere Spermien davon abzuhalten, in die Eizelle einzutreten.

Struktur von sekundärer Oozyte und Spermatozoon

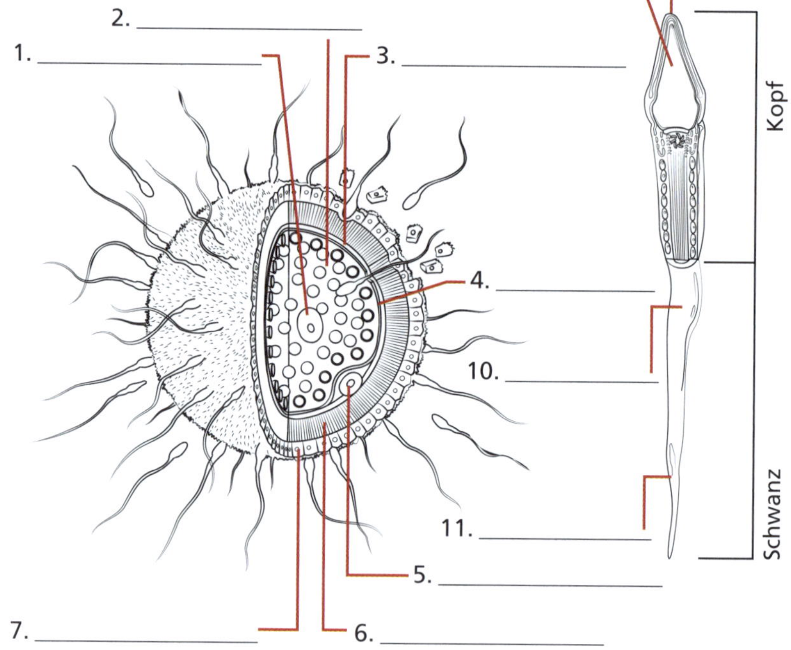

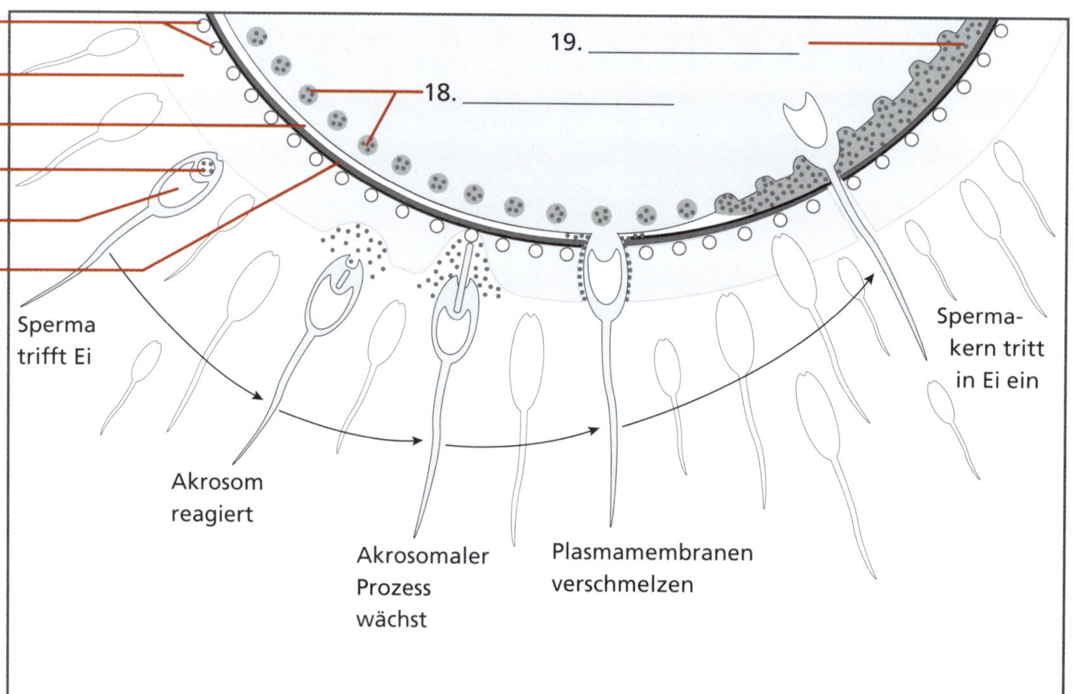

Kortikale Reaktion schafft Befruchtungshülle um Ei

Antworten

1. Kern 2. Zytoplasma 3. Zona pellucida (perivitelliner Spalt) 4. Plasmamembran 5. Polkörper 6. Gallertartige Schicht 7. Corona radiata 8. Akrosomkappe 9. Kern 10. Mittelstück 11. Endstück 12. Rezeptoren (für Bindung von Spermium an Zona pellucida) 13. Gallertartige Schicht 14. Plasmamembran des Eis 15. Akrosomkappe (des Spermakopfes) 16. Kern (Des Spermakopfes) 17. Zona pellucida (vitelliner Spalt) 18. Kortikale Granula (im Eizellplasma)19. Befruchtungshülle

Fruchtbarkeit und Verhütung

Ein verallgemeinerter Fruchtbarkeitskalender für Frauen kann auf Basis eines 28-tägigen Menstruationszyklus geschätzt werden. Tag 1–7 des Zyklus bestehen aus einer unfruchtbaren Menstrualphase, bei der das unbefruchtete Ei und Endometrialzellen mit Menstruationsblut ausgeschieden werden. Tage 8–13 sind fruchtbar, am 14. Tag geschieht der Eisprung, und die Tage nach dem Eisprung sind 15–19. Die Tage 20–28 nach der Ovulation werden als unfruchtbar angenommen.

Es gibt viele verschiedene Verhütungsmethoden. Bei der Rhythmusmethode vermeidet die Frau in den fruchtbaren Tagen den Geschlechtsverkehr. Barrieremethoden der Verhütung sind die Verwendung von Kondomen oder Diaphragmen. Männliche Kondome gehen über den Penis, während weibliche Kondome in der Vagina platziert werden, um das Ejakulat aufzufangen. Das Diaphragma ist eine flexible Tasse, die über den Gebärmutterhals (Cervix) gestülpt wird. Eine weitere Form der Verhütung ist ein Intraunterinpessar (IUD), eine flexible T-förmige Vorrichtung, die von einem Arzt in den Uterus eingesetzt wird. Hormonelle Methoden der Verhütung sind der Vaginalring, der beim Gebärmutterhals platziert wird, das Hormonpflaster, das auf die Haut geklebt wird, die Anti-Baby-Pille, die oral eingenommen wird, und die Hormonspritze. Jede Art der hormonellen Verhütung funktioniert durch das Inhibieren des Eisprungs durch negatives Feedback oder ein hypothalamisches Gonadotropin freisetzendes Hormon.

Fruchtbarkeitskalender

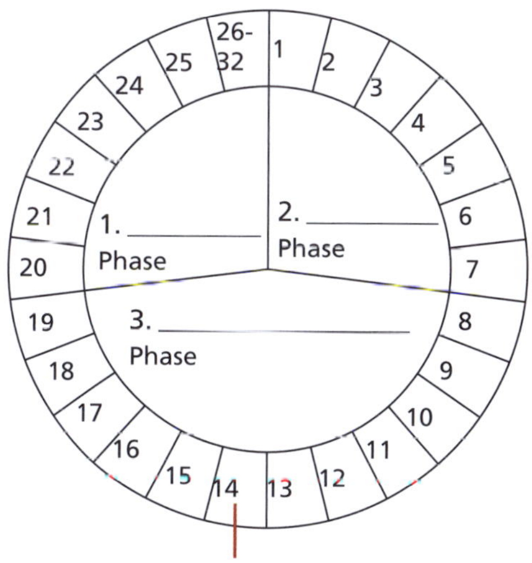

Verhütungsmethoden

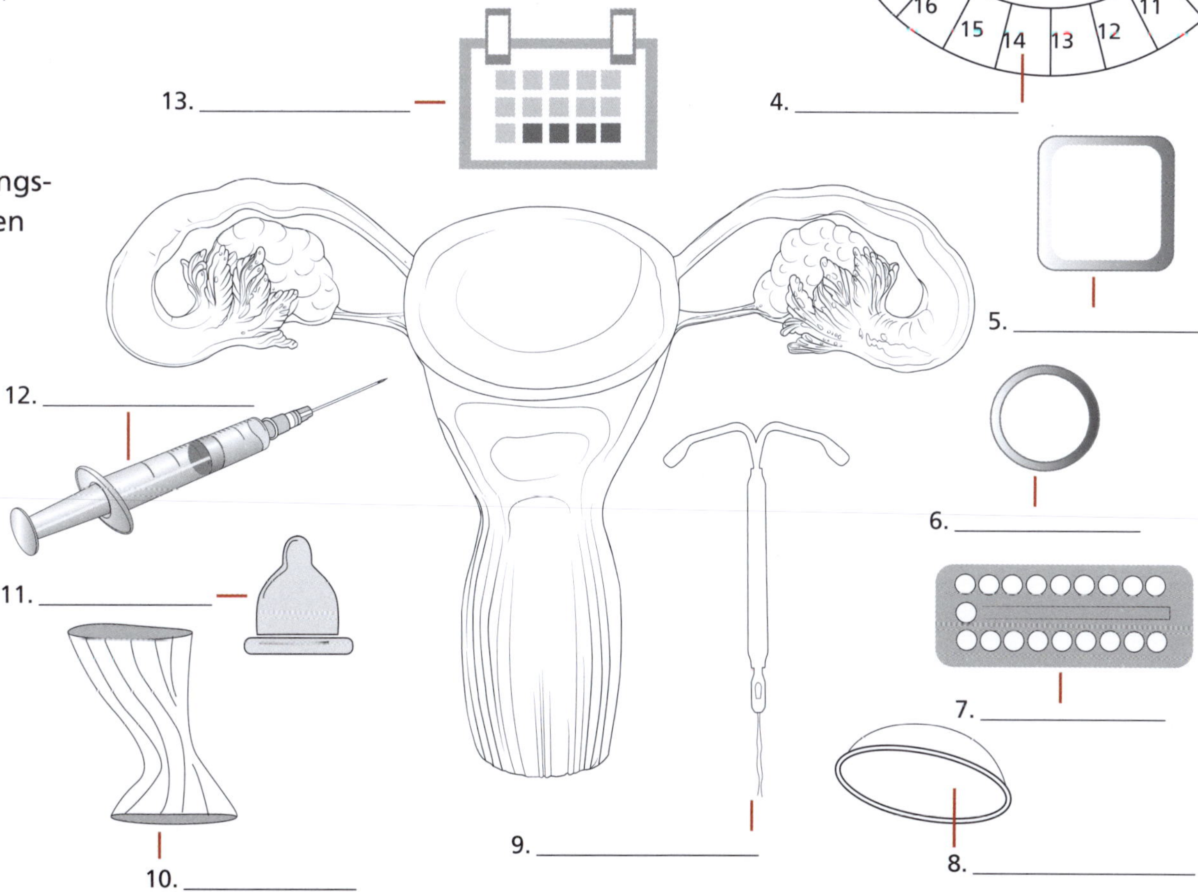

ANMERKUNG:
5. <1% Ausfallrate; 6. <1% Ausfallrate; 7. <1% Ausfallrate; 8. 6% Ausfallrate; 9. <1% Ausfallrate; 10. 2% Ausfallrate; 11. 5% Ausfallrate; 12. <1% Ausfallrate; 13. 24% Ausfallrate

Antworten

1. Unfruchtbare (nach dem Eisprung) 2. Unfruchtbare (Menstrual-) 3. Fruchtbare 4. Eisprung 5. Pflaster 6. Vaginalring 7. Anti-Baby-Pille 8. Diaphragma 9. Intrauterinpessar (IUD) 10. Weibliches Kondom 11. Männliches Kondom 13. Rhythmusmethode

Frühe Embryogenense und Implantation

Präembryonale Entwicklung und Implantation geschieht innerhalb einer Woche nach der Befruchtung. Nach der Befruchtung beginnt der Zygot schnelle mitotische Teilung in zwei-, vier-, acht-, und dann sechzehnzellige (Morula) Stadien, auf die die Bildung einer Blastozyste folgt. Die Blastozyste ist ein fester Ball aus Zellen, der sich in der zentralen Höhle der Blastozyste in zwei Bereiche teilt: die innere Zellmasse und den Trophoblasten. Aus der inneren Zellmasse wird ein Embryo, während die äußere Zellschicht, der Trophoblast, zur Plazenta wird. Die Blastozyste beginnt humanes Chorinongonadotropin (hCG) freizusetzen, um dem Gelbkörper zu signalisieren, weiterhin Progesteron freizusetzen; während die Trophoblastenschicht in die endometriale Wand eindringt, und einen Syncytiotrophoblasten, oder temporären Weg, für den Nahrungsaustausch zwischen Embryo und Mutter vor der Bildung der Plazenta zu ermöglichen. Die Bildung einer plazentalen Verbindung zwischen Embryo und Mutter beendet den Implantationsprozess.

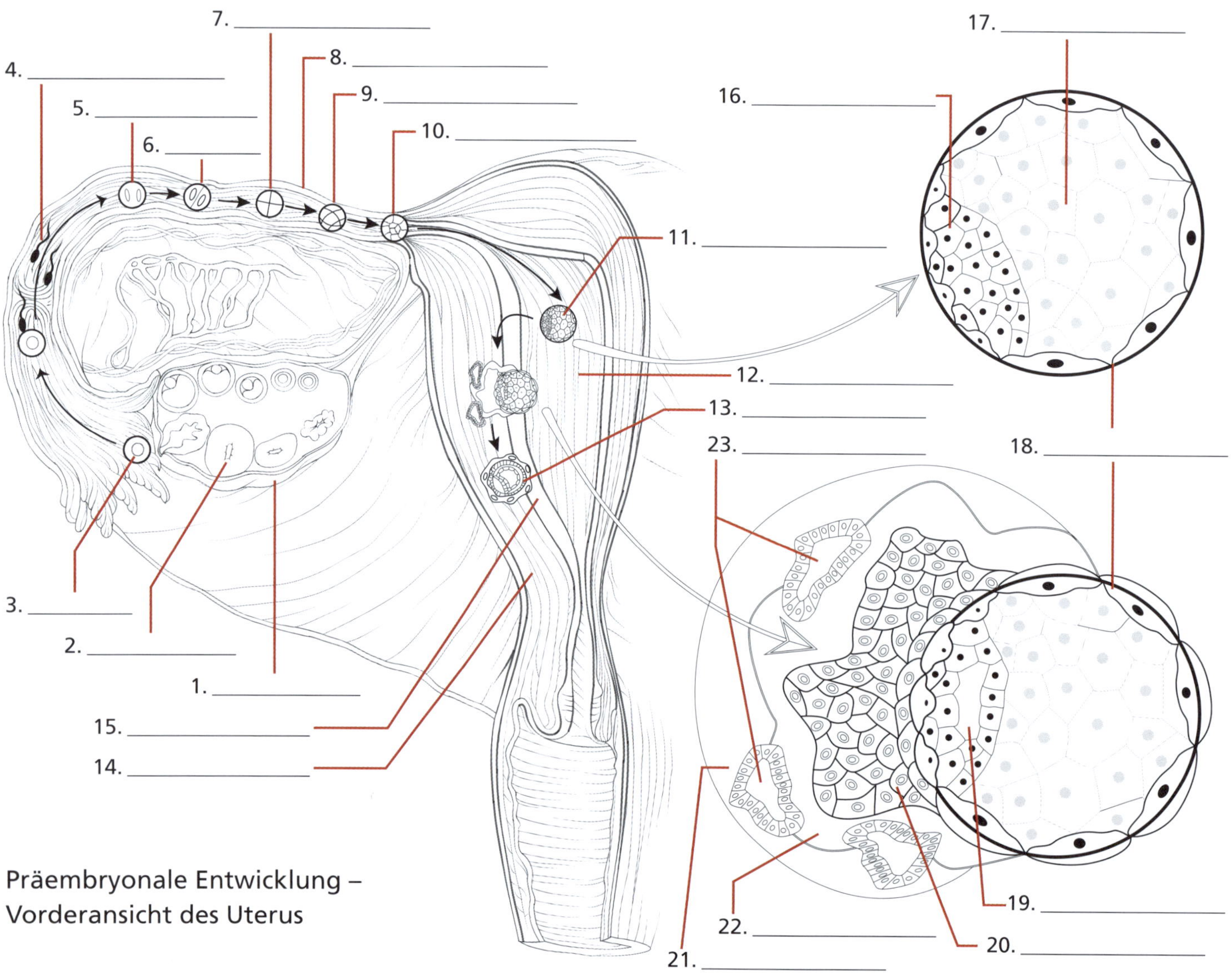

Präembryonale Entwicklung – Vorderansicht des Uterus

Eingesetzte Blastozyste

Antworten

1. Eierstock 2. Gelbkörper 3. Sekundäre Oozyte 4. Spermium 5. Zygote 6. Zweizelliges Stadium 7. Vierzelliges Stadium 8. Eileiter 9. Achtzelliges Stadium 10. Morula 11. Blastozyste 12. Uteruslumen 13. Eingesetzte Blastozyste 14. Myometrium 15. Endometrium 16. Innere Zellmasse 17. Blastozysten-Höhle 18. Trophoblast 19. Innere Zellmasse 20. Syncytiotrophoblast 21. Endometrium 22. Endometrium (sekretorisches) 23. Blutgefäße (Endometrium)

Funktion der Plazenta

Die Plazenta, eine lebenserhaltende Unterstützungsstruktur zwischen einem sich entwickelnden Fötus und der Mutter, hat viele Funktionen. Sie produziert Progesteron, ein Hormon, das essentiell für die Erhaltung des endometrialen Gewebes ist, das die Schwangerschaft unterstützt und aufrechterhält. Die Plazenta erleichtert außerdem den Austausch von Sauerstoff und Nährstoffen von Mutter zu Fötus durch den Transport durch die Gebärmutterarterie in den interstitiellen Raum, wo diese Substanzen über Gefäße fötaler Chorionzotten und dann in die Nabelvene transportiert werden, um dann zum Fötus gebracht zu werden. Stoffwechselabfälle des Fötus werden durch Nabelarterien entfernt, und dann über die Gefäße der Chorionzotten in den interstitiellen Raum, und schließlich in die Gebärmuttervenenversorgung der Mutter transportiert, um entfernt zu werden. Die Plazenta hilft auch, den Fötus vor einer möglichen Immunattacke der Mutter zu schützen. Fötale Zellen enthalten eine einzigartige Kombination von mütterlichem und väterlichem Genmaterial; und so zeigen sie andere Zelloberflächen-identifizierende Proteine als die Mutter, und wenn diese entdeckt werden, kann das Immunsystem der Mutter einen Angriff gegen den Fötus starten. Glücklicherweise unterdrücken fötale Zellen innerhalb der Plazenta das Zeigen dieser Zelloberflächen-identifizierenden Proteine, sodass das Immunsystem der Mutter davon abgehalten wird, sie als körperfremd zu erkennen.

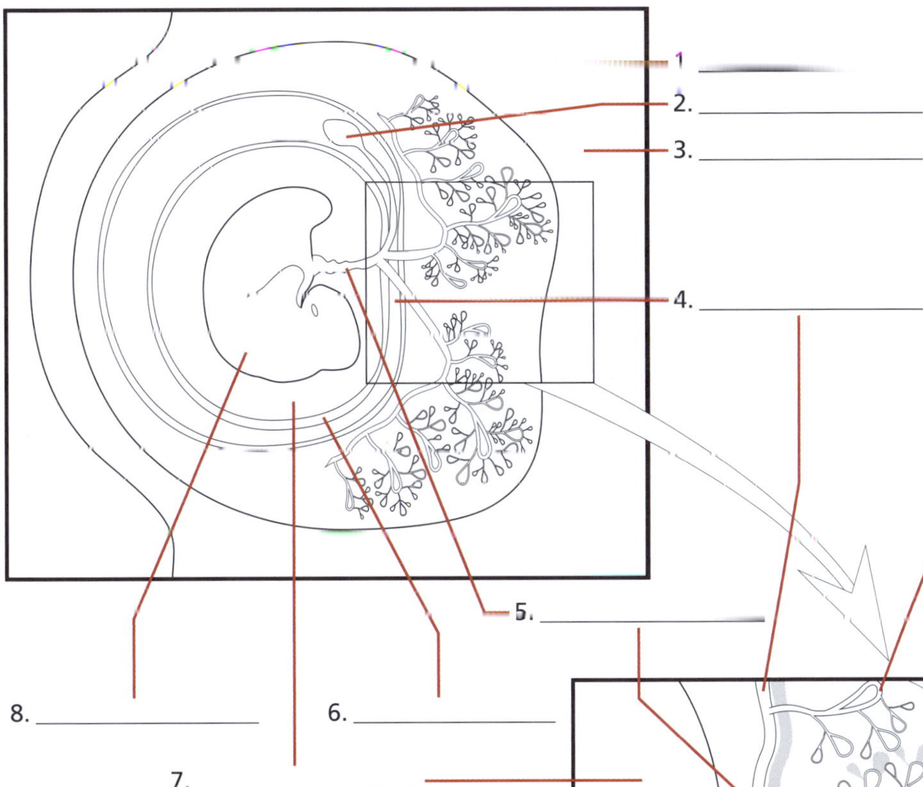

Plazenta – Kommunikation zwischen Fötus und Mutter

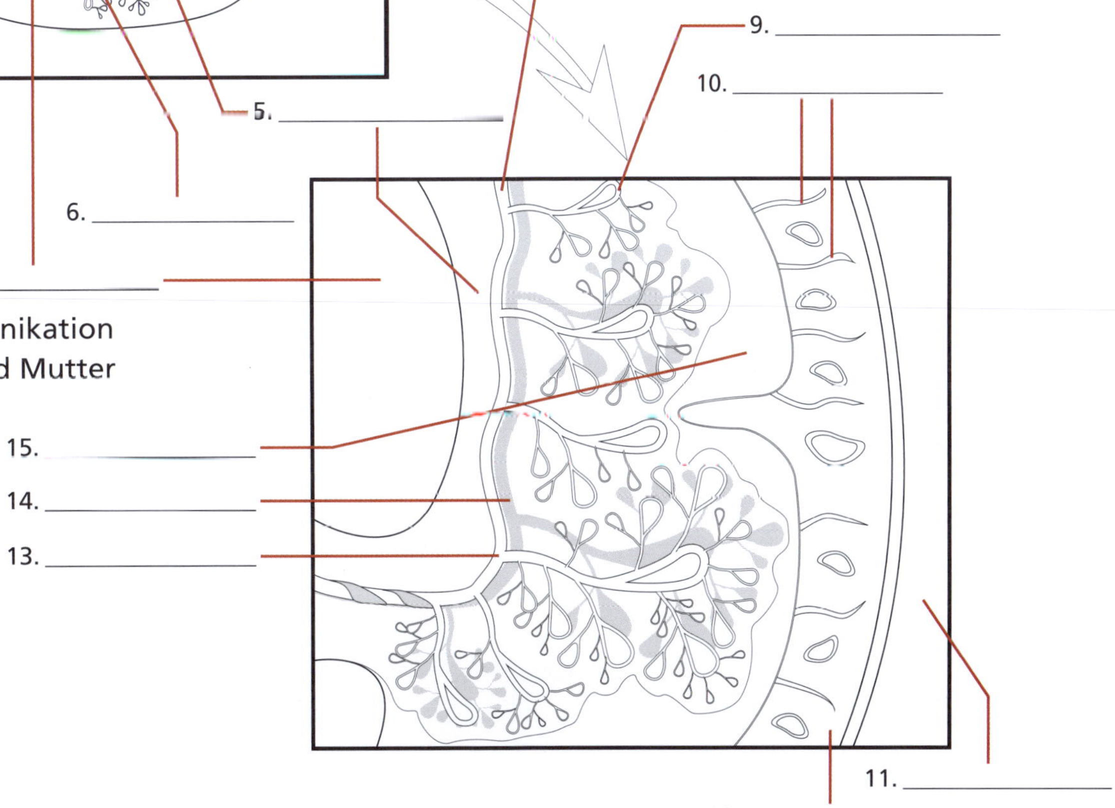

Antworten

1. Plazenta 2. Dottersack (des Embryos) 3. Uterus 4. Chorion (der Plazenta) 5. Nabelschnur 6. Amnion 7. Amniotische Flüssigkeit 8. Embryo 9. Chorionzotten (der Plazenta) 10. Gebärmutterarterie und -vene 11. Uterus 12. Plazenta 13. Nabelvene 14. Nabelarterie 15. Interstitieller Raum

Geschlechtsbestimmung und -entwicklung während des präembryonalen Lebens

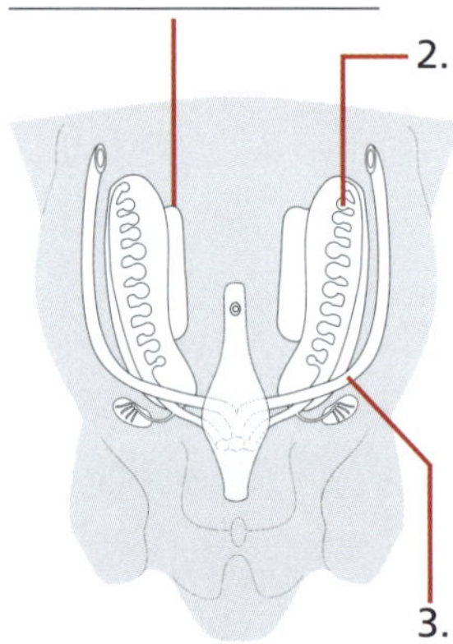

5–6 Wochen,
Phase geschlechtlicher Indifferenz des Embryos

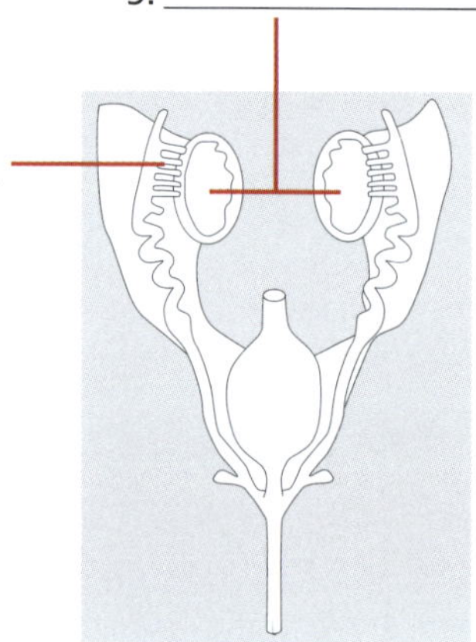

7–8 Wochen
männlicher Embryo

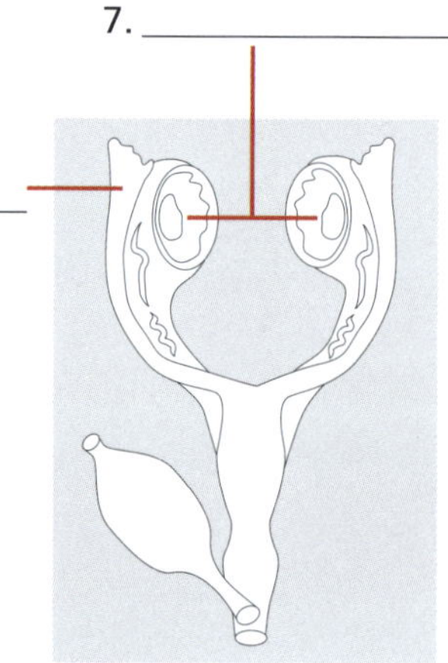

8–9 Wochen
weiblicher Embryo

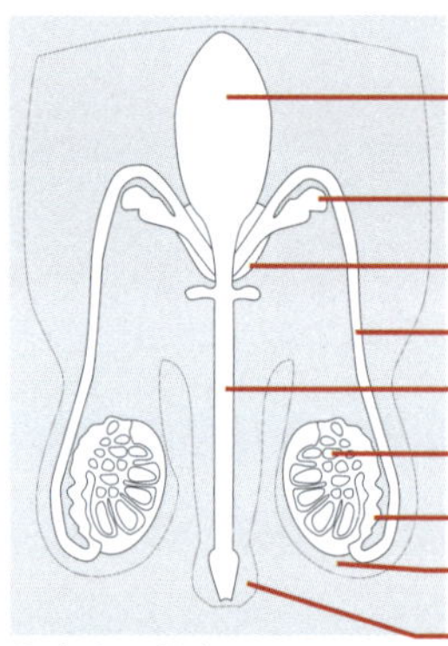

Bei der Geburt:
männliche Entwicklung

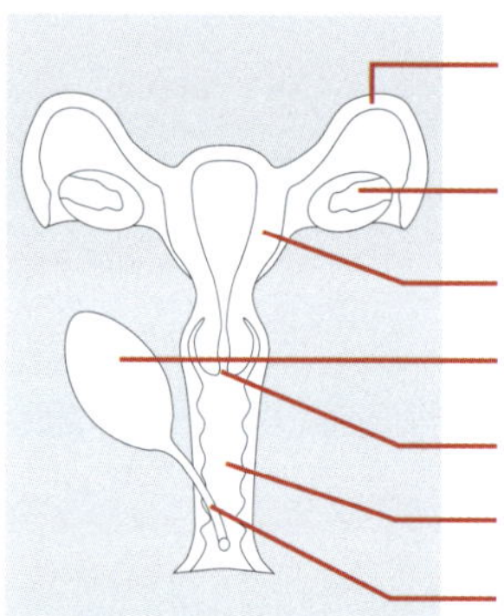

Bei der Geburt:
weibliche Entwicklung

Anm.: 11 = früherer Urnierengang und 19, 21, 22, und 23 = früherer Müllerscher Gang.

Differenzierung des Geschlechts –innere Organe

Die Bestimmung des Geschlechts des Menschen basiert auf den Sexualchromosomen, die bei den Männern XY und bei den Frauen XX sind. Währen der fünften Woche der embryonalen Entwicklung bilden sich gepaarte Genitalleisten, ein Genitalhöcker und Lippenfalten, die die Fähigkeit haben, sowohl Hoden als auch Eierstöcke, Eichel oder Klitoris, oder Hodensack oder große und kleine Schamlippen zu werden. Bei einem männlichen Embryo wird in der siebten Woche die Region des Y-Chromosoms aktiviert, das die Genitalleisten stimuliert, sich zu Hoden zu entwickeln, die in der achten Woche Testosteron und das Anti-Müller-Hormon (AMH) ausschütten. AMH bildet die Müller-Gänge zurück, während das Testosteron zur Bildung der Nebenhoden, der männlichen akzessorische Drüse, des Penisschafts und einer Öffnung der Harnröhre an der Eichel führt und Urnierengänge zu Samenleiter und Spritzkanal werden. Bei einem weiblichen Embryo stimuliert die Aktivierung des X-Chromosoms in der achten Woche die Genitalleisten dazu, sich zu Eierstöcken zu entwickeln, die Östrogen ausschütten. Östrogen stimuliert die Differenzierung der Müller-Gänge in Vagina, getrennte Harnröhre und Vaginalkanal, Eileiter, Uterus und Cervix, und ebenso die entsprechende Bildung der Klitoris und der großen und kleinen Schamlippen aus dem Genitalhöcker und den Lippenfalten.

Antworten

1. Genitalleisten 2. Urnierengang 3. Müller-Gang 4. Urnierengang 5. Hoden (embryonal) 6. Müller-gang 7. Eierstöcke (embryonal) 8. Blase 9. Samenbehälter 10. Prostata 11. Samenleiter 12. Harnröhre 13. Efferenter Gang 14. Nebenhoden 15. Hoden 16. Eichel 17. Eileiter 18. Eierstöcke 19. Uterus 20. Blase 21. Cervix 22. Vagina 23. Harnröhre

Regulation der Schwangerschaft

Die Regulation der Schwangerschaft ist eine komplexe Verständigung von Hormonsignalen zwischen Fötus und Mutter. Schon früh in der embryonalen Entwicklung setzt die Blastozyste humanes Choriongonadotropin (hCG) frei, das den Gelbkörper davor bewahrt, sich selbst zu zerstören, bis sich die Plazenta gebildet hat und die Progesteron- und Östrogenproduktion übernimmt, um die Gebärmutter für die Schwangerschaft zu erhalten. Die erhöhten Östrogen- und Progesteronspiegel üben negatives Feedback auf das Gehirn der Mutter aus, und inhibieren das hypothalamische Gonadotropin-freisetzende Hormon (GnRH), das das luteinisierende Hormon (LH) und das Follikel-stimulierende Hormon (FSH) des Hypophysen-Vorderlappens daran hindert, die Eierstöcke zu stimulieren, ein neues Ei heranzureifen und auszustoßen. Das Östrogen der Plazenta erhöht auch den Blutfluss des Uterus der Mutter, um die embryonale Entwicklung zu unterstützen, während das Progesteron der Plazenta vor vorzeitiger Kontraktion des Uterus schützt. Das Relaxin der Plazenta stimuliert die Symphase der Mutter, um flexibler zu werden, in der Erwartung, ein Baby durch den Geburtskanal zu drücken. Das humane Plazentalaktogen (hPL) der Plazenta fördert die Entwicklung der mütterlichen Brustdrüsen, genauso wie erhöhten Blutzucker und Fettsäurespiegel im Blut, um die Entwicklung des Fötus zu unterstützen. Abschließend stimuliert das Kortikotropin-freisetzende Hormon (CRH) der Plazenta den Hypophysen-Vorderlappen des Fötus, adenokortikotropisches Hormon (ACTH) auszuschütten, das die Nebenniere des Fötus dazu stimuliert, Cortisol freizusetzen. Das Cortisol des Fötus ist wichtig für das Reifen der Lunge und die Surfactantproduktion später in der Schwangerschaft.

Hormonelle Regulation der Schwangerschaft

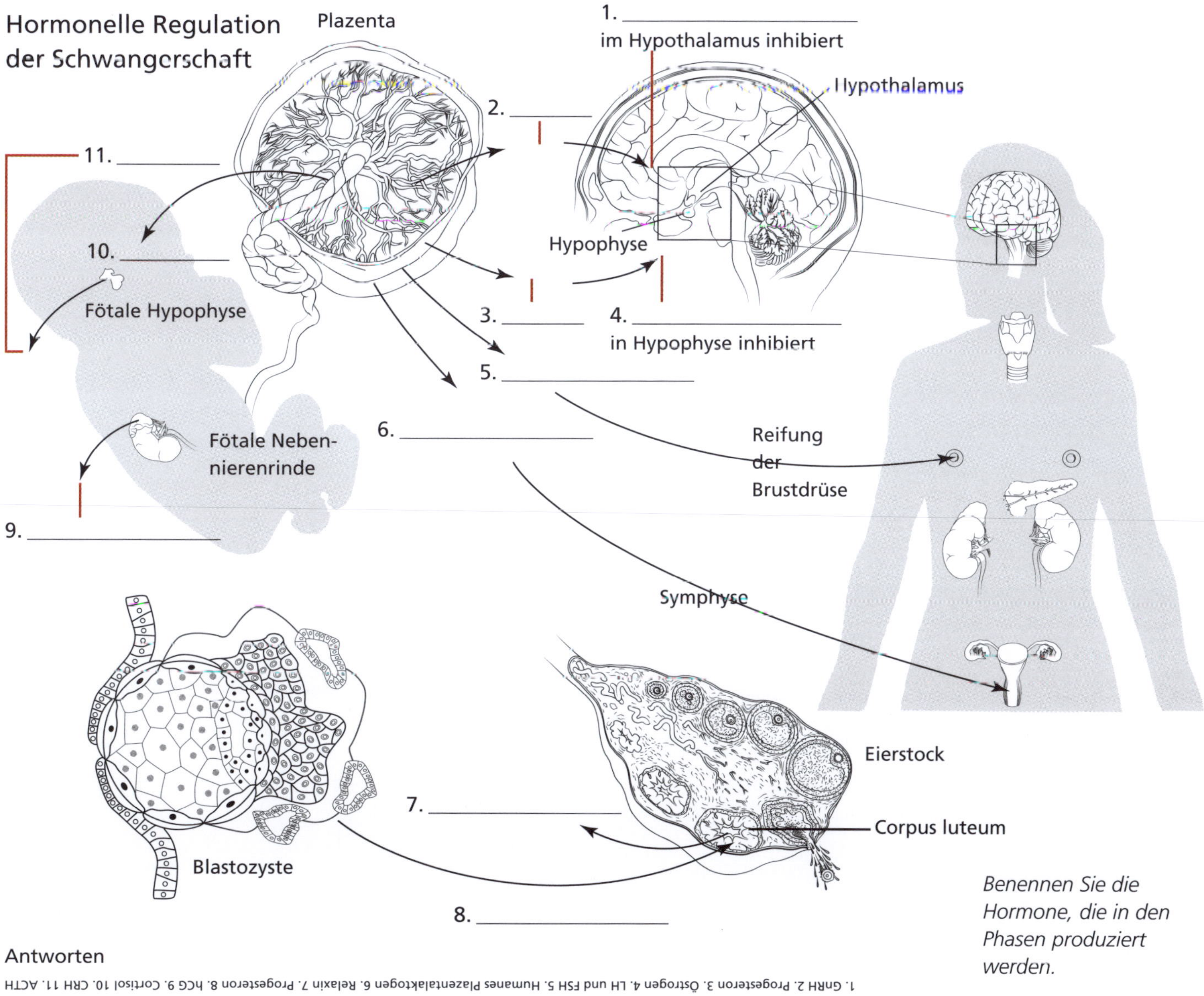

Benennen Sie die Hormone, die in den Phasen produziert werden.

Antworten

1. GnRH 2. Progesteron 3. Östrogen 4. LH und FSH 5. Humanes Plazentalaktogen 6. Relaxin 7. Progesteron 8. hCG 9. Cortisol 10. CRH 11. ACTH

Mechanismen und Kontrolle der Geburt

Die Geburt ist ein komplexes Zusammenspiel von hormonellen Signalen der Plazenta und der Hormone der Mutter und des Fötus. Das hormonelle Domino, das die Geburt reguliert, beginnt, wenn in der späten Schwangerschaft Kortikotropin-freisetzendes Hormon (CRH) von der Plazenta ausgeschüttet wird. CRH stimuliert den Hypophysen-Vorderlappen Adenokortikotropisches Hormon (ACTH) auszuschütten, was dann die Nebennierenrinde des Fötus stimuliert, Cortisol auszuschütten. Am Ende der Schwangerschaft führt erhöhtes plazentales CRH zu einer entsprechenden Erhöhung von ACTH und Cortisol des Fötus. Cortisol wird für die Reifung der Lungen und die Surfactantproduktion des Fötus benötigt. Cortisol durchquert die Placenta, tritt in den Blutkreislauf der Mutter ein und stimuliert die Freisetzung von hypothalamischem Oxytocin aus dem Hypophysen-Hinterlappen. Oxytocin führt zu starken Kontraktionen des Myometriums des Uterus, die den Fötus zum Gebärmutterhals drücken, was wiederum die Dehnungsrezeptoren der Cervix stimuliert. Die Dehnung des Gebärmutterhalses sendet ein positives Feedbacksignal zum Hypothalamus, um mehr Oxytocin auszuschütten, das mehr Kontraktionen des Uterus verursacht, und so zu weiterer Dehnung des Gebärmutterhalses durch den Fötus führt. Dieser positive Feedbackzyklus zwischen dem fötalen Cortisol, der mütterlichen hypothalamischen Oxytocinausschüttung, Kontraktionen der Gebärmutter und Dehnung des Gebärmutterhalses läuft so lange, bis der Fötus den Geburtskanal verlassen hat, und das Fehlen des fötalen Cortisols und der Dehnung des Gebärmutterhalses die Stimulation der Sekretion des hypothalamischen Oxytocins beendet.

Regulation der Geburt durch Hormone der Mutter und des Fötus

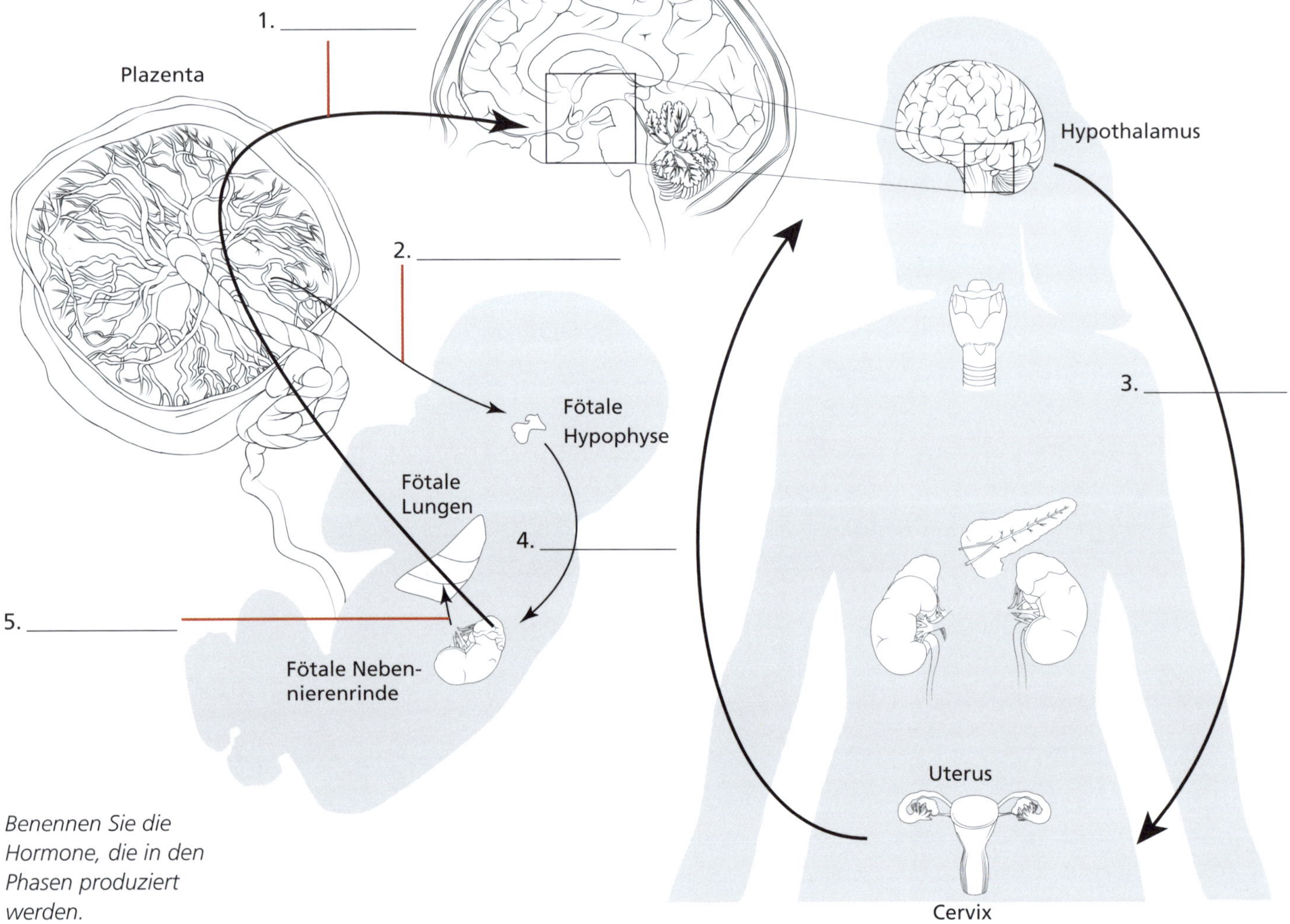

Benennen Sie die Hormone, die in den Phasen produziert werden.

Antworten

1. Cortisol 2. CRH 3. Oxytocin 4. ACTH 5. Cortisol

Wachstum der Brustdrüsen und Laktation

Das Wachstum und die Vorbereitung der weiblichen Brust für die Laktation beginnt während der Pubertät und endet mit der Geburt. Jede Brust enthält eine Brustdrüse mit 10–20 Lappen. Jeder Lappen hat Alveolarcluster, oder Höhlen, die mit sekretorischen Epithelzellen ausgekleidet sind. Das Wachstum und die Reifung der Brustdrüsen, oder Mammogenese, beginnt in der Pubertät und wird während der Schwangerschaft beendet. Während der Schwangerschaft beginnt die Laktogenese, die die Drüsen soweit bringt, Milch zu produzieren und abzusondern. Brustmilch ist eine komplexe Flüssigkeit, die Nahrung und Schutz für die schnell wachsenden Säuglinge bietet. Der erste Schritt der Laktogenese geschieht in der Mitte der Schwangerschaft, und beinhaltet Differenzierung der Drüsen und Produktion von Laktase, Proteinen und Immunglobulinen der Alveolarzellen. Der zweite Schritt der Laktogenese geschieht zum Zeitpunkt der Geburt, wenn die Milchproduktion in den Alveolen, als Reaktion auf die Ausschüttung des Prolaktinhormons des Hypophysen-Vorderlappens und einem niedrigeren Spiegel an Progesteron aktiv wird, wenn die Plazenta mit der Nachgeburt ausgeschieden wird. Wenn der Nippel taktil von dem Nuckeln eines Babys stimuliert wird, sendet er afferente Signale zum Hypothalamus, der Oxytocin produziert, das vom Hypophysen-Hinterlappen ausgeschüttet wird. Oxytocin führt zur Kontraktion der alveolaren glatten Muskeln und zum Absondern von Milch der Alveolen in den Gang, und dann in die Zisternen (sinus lactiferes) und durch den Nippel nach draußen.

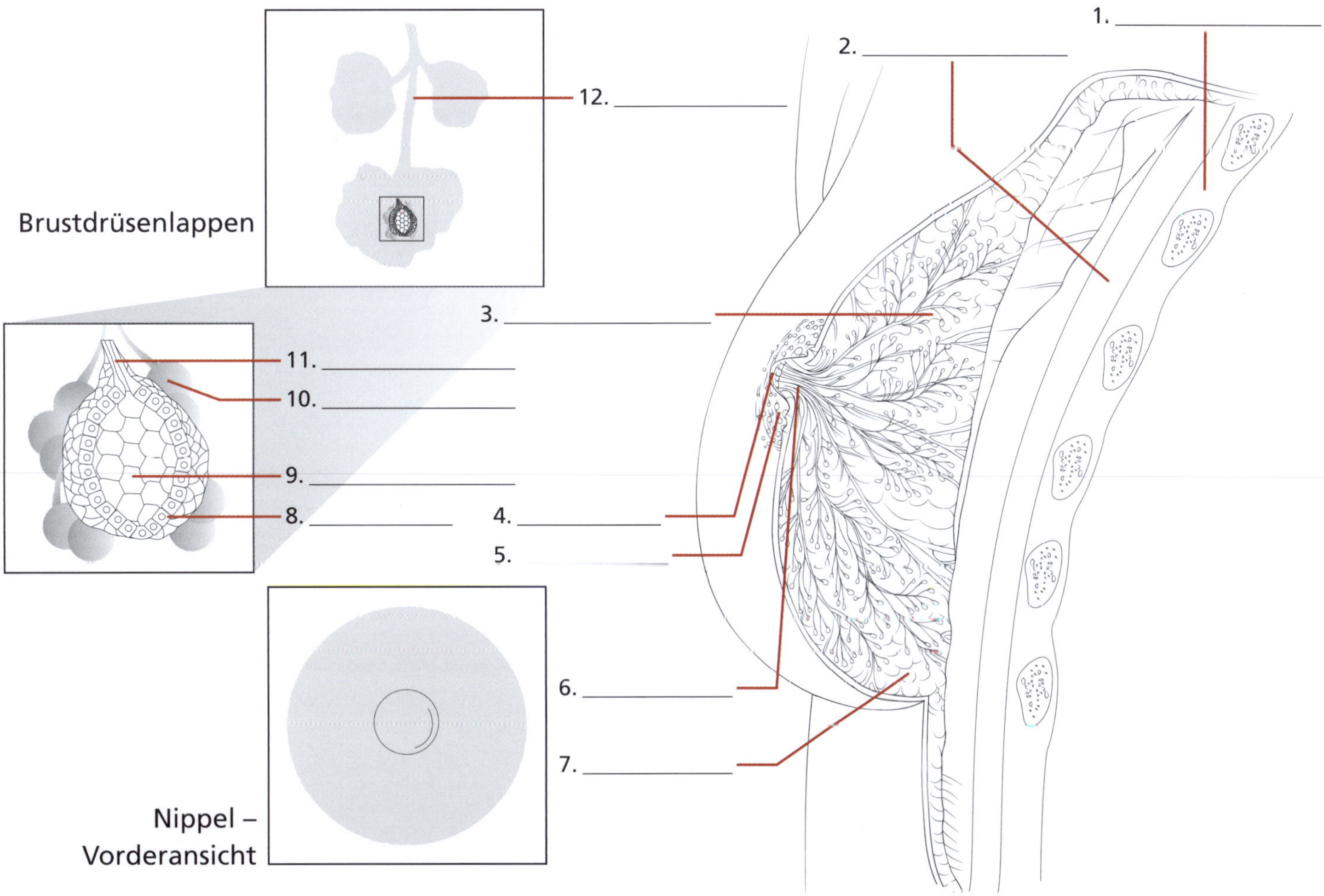

Brust mit Brustdrüse – Sagittalansicht

Antworten

1. Brustwand (Brustkorb) 2. Brustmuskel 3. Lappen 4. Nippel 5. Brustwarzenvorhof 6. Sinus lactiferes 7. Fett 8. Sekretorische Zelle 9. Höhle 10. Alveolen 11. Gang 12. Sinus lactiferes

Fortpflanzungssystem

Pubertät und sexuelle Reifung

Während der Pubertät erhöht der Hypothalamus die Produktion von Gonadotropin-freisetzendem Hormon (GnRH), das die Hypophyse stimuliert die Sekretion von luteinisierendem Hormon (LH) und Follikel-stimulierendem Hormon (FSH) zu erhöhen. Bei weiblichen Jugendlichen stimuliert FSH die Reifung von Follikel und Ei in den Eierstöcken, während LH die Östrogensekretion der dominanten Follikel Thekalzellen und den Eisprung einer sekundären Oozyte stimuliert. Hohe Östrogenspiegel im Blut führen zur Bildung der weiblichen sekundären Geschlechtsmerkmale, wie Fettablagerungen an den Brüsten und den Hüften; das Wachstum von Scham- und Achselbehaarung und erhöhter Talgdrüsensekretion. Bei männlichen Jugendlichen stimuliert FSH die testikulären Samenkanälchen, Spermien zu produzieren, während LH die Leydigzellen in den Tubuli stimuliert, Testosteron zu produzieren. Hole Testosteronspiegel im Blut führen zur Bildung der sekundären Geschlechtsmerkmale, wie erhöhter Muskelmasse, Verlängerung der Stimmbänder und so zum Tieferwerden der Stimme; erhöhter Talgdrüsensekretion und dem Wachstum von Gesichts-, Brust-, Scham- und Achselbehaarung. Hohes Testosteron und Östrogen kann auch zu psychologischen Veränderungen führen, wie beispielsweise einer erhöhten Libido.

Hormonelle Regulation der Pubertät – die Hypothalamus-Hypophysen-Gonaden-Achse

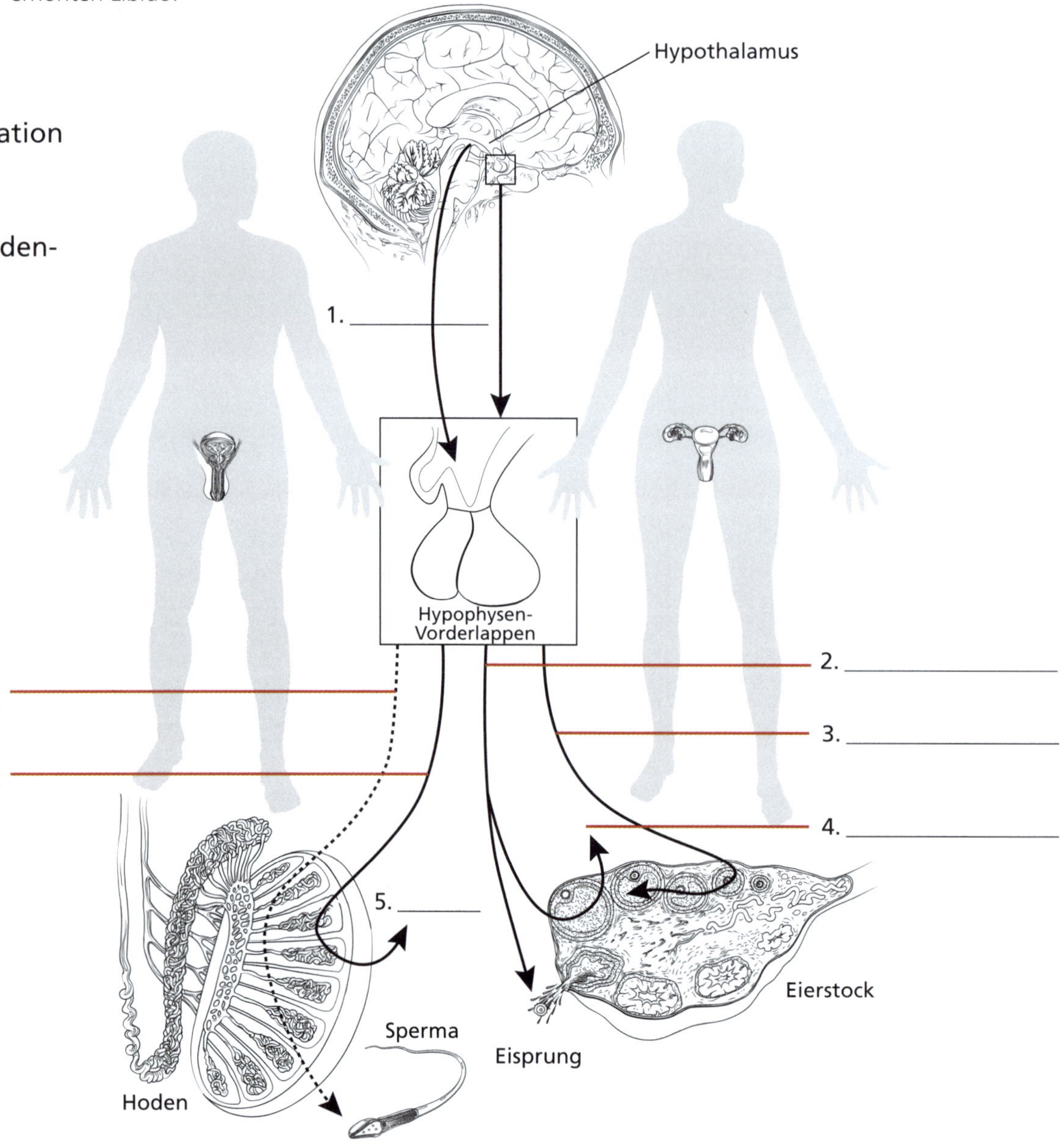

Benennen Sie die Hormone, die in den Phasen produziert werden.

Antworten

1. GnRH 2. LH 3. FSH 4. Östrogen 5. Testosteron 6. LH 7. FSH

Arten der weißen Blutkörperchen

Weiße Blutkörperchen (Leukozyten) sind Immunzellen. Sie werden im Knochenmark und Thymus gebildet und werden mit dem Blutstrom zu anderen Geweben transportiert. Es gibt drei Hauptarten von Leukozyten im Blut: Granulozyten, Monozyten und Lymphozyten.

Granulozyten (Neutrophile, Eosinophile, Basophile und Mastzellen) sind Entzündungszellen, die an der Vernichtung von Mikroben und allergischen Reaktionen beteiligt sind. Sie haben eine große Anzahl an intrazellulären Vesikeln, die Granula genannt werden. Diese enthalten Abbauenzyme, antimikrobielle Peptide und Entzündungsmediatoren, die bei Degranulation freigesetzt werden können, um extrazelluläre Pathogene zu töten oder andere Immunzellen zu mobilisieren.

Monozyten treten in Gewebe ein, wo sie zu Makrophagen werden. Sie verschlingen Mikroben und entfernen Gewebeablagerungen durch Phagozytose. Lymphozyten umfassen B-Zellen und T-Zellen. B-Zellen bilden Antikörper, während T-Zellen andere Immunzellen aktivieren, oder infizierte Zellen töten können.

Granulozyten und Monozyten sind angeborene Immunzellen. Sie sind speziell in den frühen Stadien der Immunreaktionen gegen eindringende Mikroben wichtig. Weitere angeborene Immunzellen sind unter anderem dendritische Zellen (die T-Zellen aktivieren) und natürliche Killerzellen (die ihre Granula freisetzen, um infizierte Zellen zu töten). Lymphozyten sind adaptive Immunzellen. Sie werden langsamer mobilisiert, aber haben die Verantwortung für das Langzeit-Immungedächtnis, das Schutz gegenüber Neuansteckung bietet.

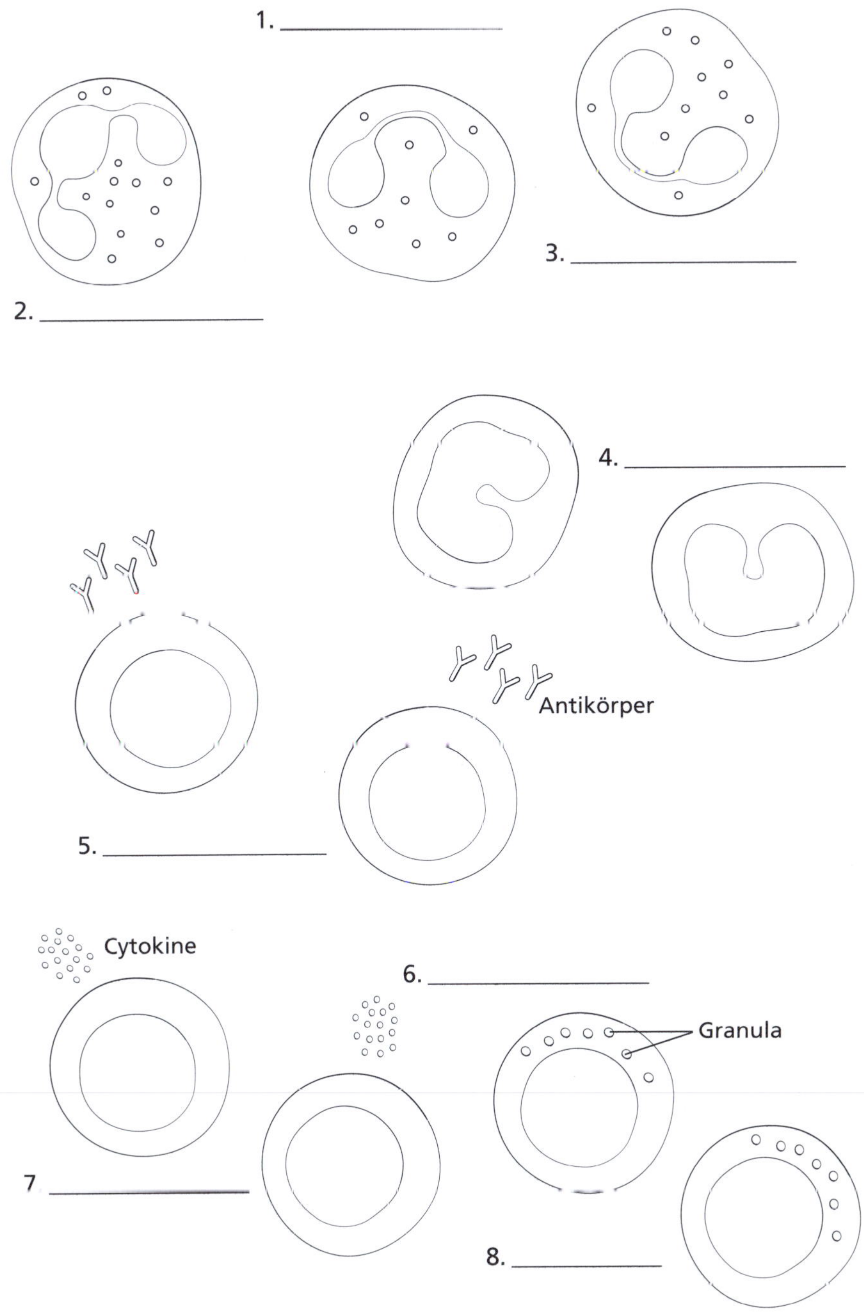

Antworten

1. Granulozyten 2. Neutrophil 3. Eosinophil/Basophil/Mastzelle 4. Monozyten 5. B-Zellen 6. Lymphozyten 7. T-Helfer-Zellen 8. Zytotoxische T-Zellen

Funktion der Makrophagen und Granulozyten

Makrophagen kontrollieren Gewebe, in denen sie Ablagerungen entfernen und nach eindringenden Mikroben Ausschau halten. Sie betreiben Phagozytose, um tote Zellen und kleine Mikroben (wie z.B. Bakterien) zu verschlingen und zu internalisieren. Makrophagen töten und bauen internalisierte Mikroben in sauren intrazellulären Bereichen ab, indem sie Enzyme und reaktive Sauerstoff- und Stickstoffkomponenten verwenden. Wenn sie eindringende Mikroben entdecken, bilden Makrophagen auch Entzündungsmediatoren, um andere Immunzellen anzulocken.

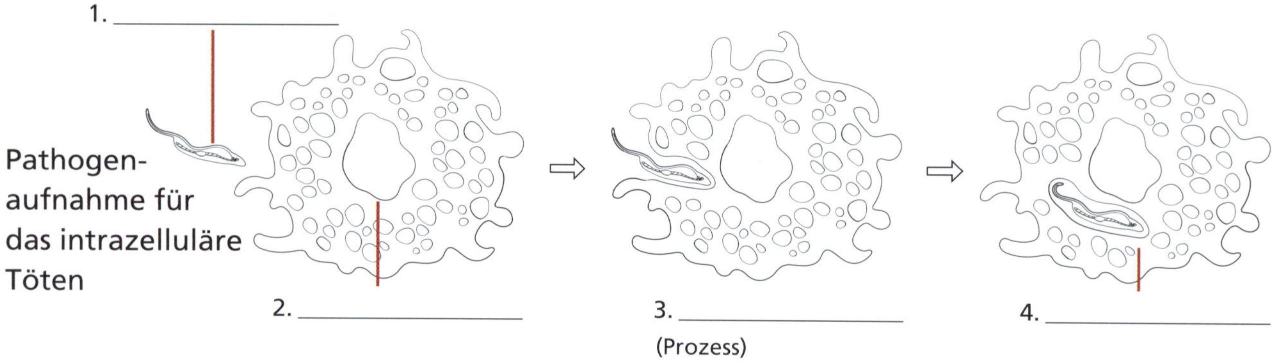

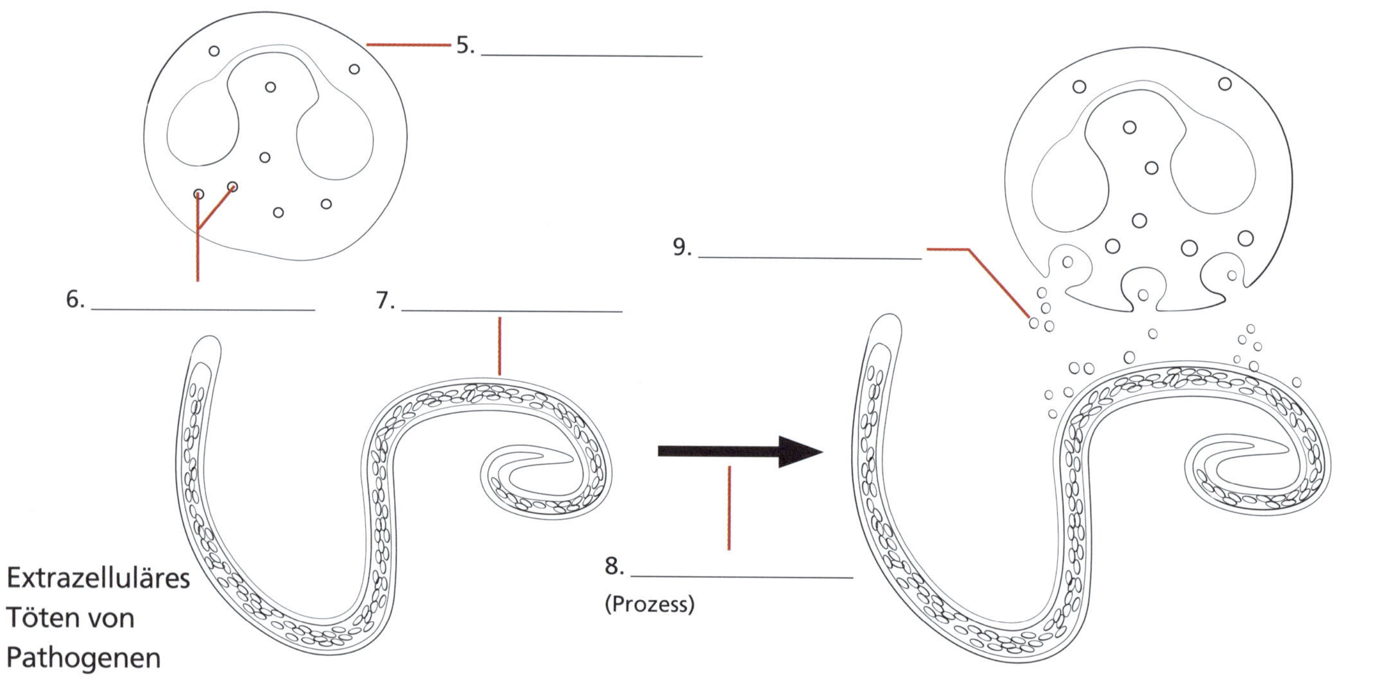

Neutrophile sind normalerweise die ersten Immunzellen, die zu einem infizierten Gewebe kommen. Wie die Makrophagen betreiben auch sie Phagozytose, um kleine Mikroben zu fangen und zu töten, aber sie können auch Mikroben töten, die zu groß sind, im sie zu internalisieren. Neutrophile betreiben Degranulation um den Inhalt ihrer intrazellulären Granulate (einschließlich Enzymen und antimikrobialen Peptiden) auf extrazelluläre Ziele freizusetzen. Sie können auch extrazelluläre Mikroben in einem Netz von extrudierter DNA, auch bekannt als neutrophile extrazelluläre Falle (NET), fangen. Die anderen Granulozyten – Eosinophile, Basophile und Mastzellen – können ebenfalls den Inhalt ihrer Granulate freisetzen. Sie sind vor allem wichtig, um parasitäre Würmer zu töten. Zusätzlich schütten sie Histamin aus, das die Permeabilität der Blutgefäße erhöht, und so können mehr Leukozyten das Gewebe betreten, um eindringende Mikroben zu töten. Das von diesen Zellen freigesetzte Histamin löst auch viele der Symptome aus, die mit Allergien und Asthma in Zusammenhang stehen.

Antworten

1. Mikrobe 2. Makrophage 3. Phagozytose 4. Phagosom 5. Eosinophil/Basophil/Mastzelle 6. Granula 7. Parasit 8. Degranulation 9. Zytotoxische Granulaproteine

Humorale Abwehr: B-Lymphozyten und Antikörperproduktion

B-Zellen sind Lymphozyten, die Immunglobuline verwenden, um molekulare Strukturen zu erkennen, die als Antigene bekannt sind (z.B. Bestandteile von Bakterien oder Viren). Immunglobuline (IgA, IgD, IgE, IgG, IgM) gibt es sowohl als B-Zellrezeptoren auf der Zelloberfläche, als auch als abgesonderte Moleküle, die man als Antikörper kennt.

B-Zellen werden aktiviert, wenn ihr B-Zellrezeptor spezifische Antigene entdeckt. Aktivierte B-Zellen (Plasmazellen) erzeugen Antikörper, die die selben Antikörper erkennen, wie die Zelle, die sie produziert hat. Antikörper koordinieren somit Immunantworten auf spezifische Ziele.

IgA wird in Schleimhautgewebe ausgeschüttet (z.B. Darm-, Atemwegs- und Urogenitaltrakte). IgG spielt eine wichtige Rolle bei der Verteidigung gegen Infekte. Es kann beispielsweise Viren neutralisieren, um ihre Ausbreitung zu begrenzen, sich an Bakterien anhängen, um ihre Aufnahme von Makrophagen und Neutrophilen zu fördern, oder Zellen, die durch Viren infiziert wurden zu identifizieren, um ihre Zerstörung durch zytotoxische T-Zellen und natürliche Killerzellen zu fördern. IgG kann auch durch die Plazenta diffundieren, um das ungeborene Kind zu schützen. IgE markiert extrazelluläre Ziele (wie parasitische Würmer) für die Zerstörung durch Eosinophile und ist auch für das Auslösen von allergischen Reaktionen verantwortlich.

Manche aktivierten B-Zellen werden zu Gedächtniszellen, die Monate oder sogar Jahre später reaktiviert werden können, wenn eine spezifische Bedrohung erneut entdeckt wird.

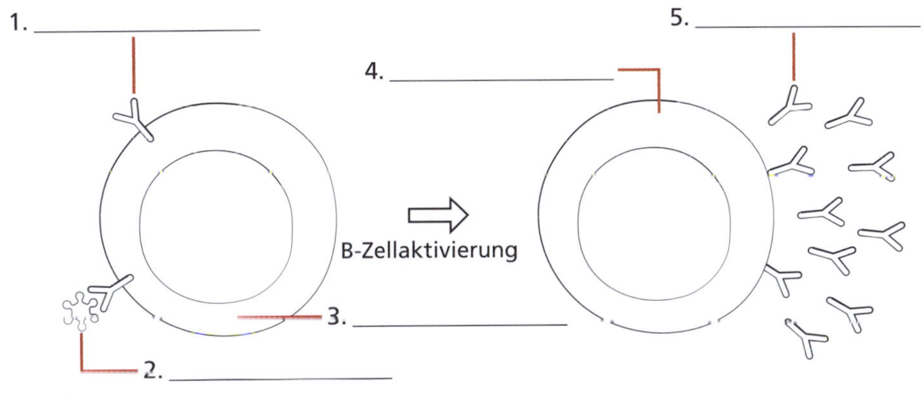

B-Zellaktivierung

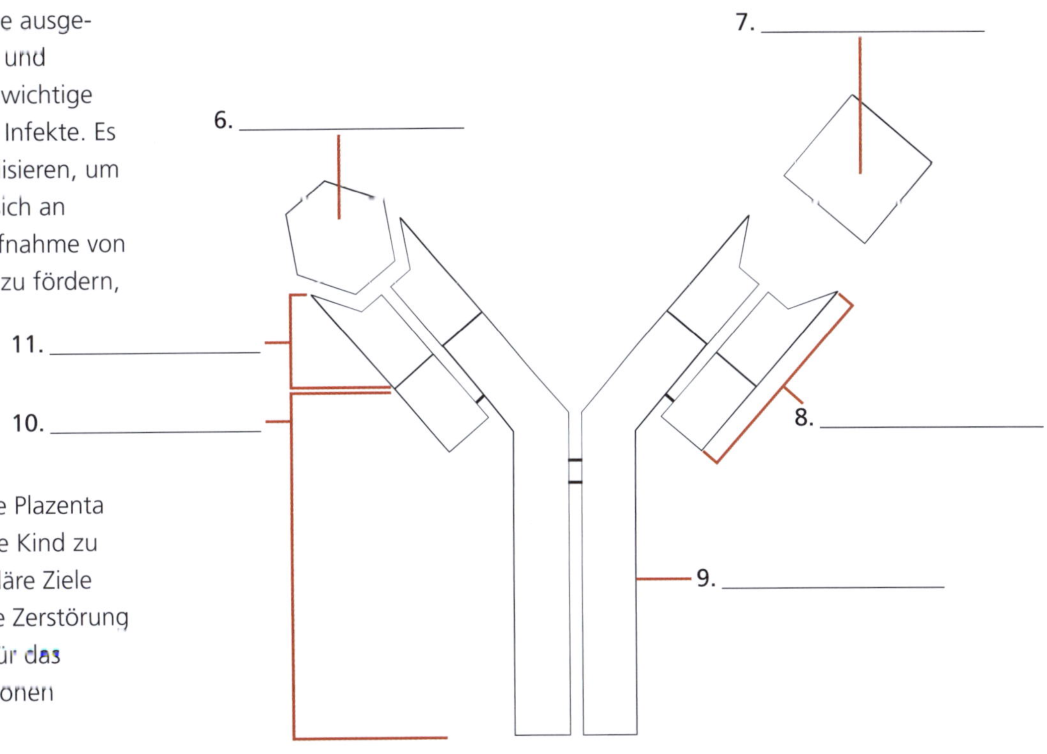

Immunglobulin

Antworten

1. Membran Immunglobulin (B-Zellrezeptor) 2. Antigen 3. Naive B-Zelle 4. Plasmazelle 5. Lösliches Immunglobulin (Antikörper) 6. Spezifisches Antigen 7. Nicht-spezifisches Antigen 8. Leichte Kenne 9. Schwere Kette 10. Konstante Region11. Variable Region

Zelluläre Abwehr: T-Lymphozyten und zellvermittelte Immunität

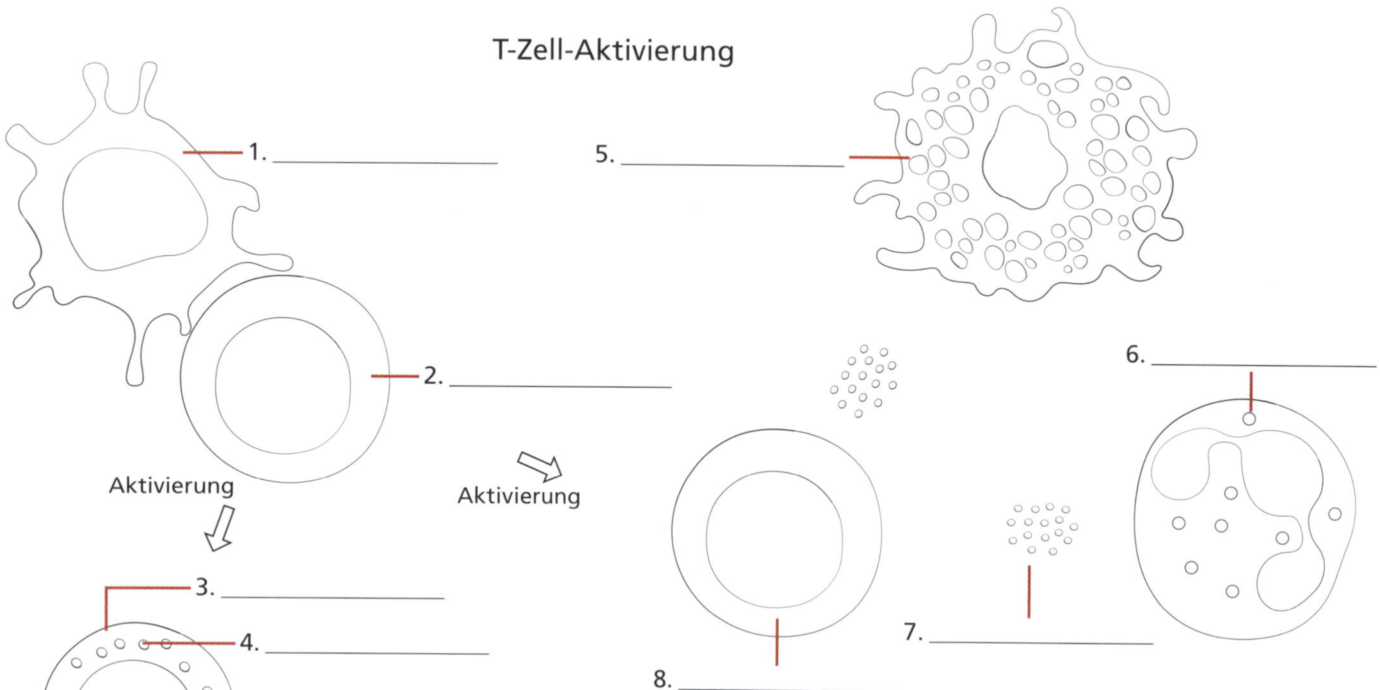

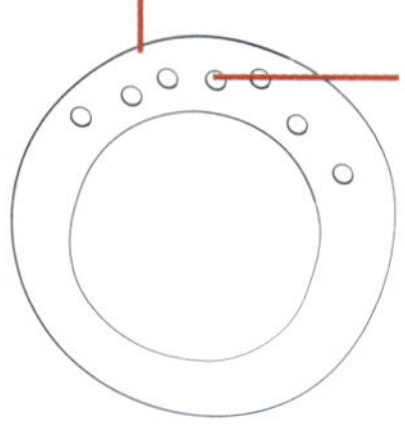

T-Zellen sind Lymphozyten, die mit der adaptiven Immunantwort zu tun haben. Sie werden aktiviert, wenn ihre T-Zellrezeptoren bestimmte Antigene entdecken, aber die Antigene müssen den T-Zellen durch antigenpräsentierende Zellen, wie den dendritischen Zellen, präsentiert werden. T-Zellen reifen im Thymus und werden im Lymphgewebe gespeichert (Milz und Lymphknoten). Sie können Effektorzellen, Gedächtniszellen oder regulatorische Zellen sein. T-Zellen können Helferzellen oder zytotoxische Zellen sein. Helfer T-Zellen inszenieren zellvermittelte Immunantworten, indem sie Entzündungsmediatoren wie Chemokine und Zytokine ausschütten, die wiederum andere Immunzellen anlocken und aktivieren, einschließlich Makrophagen und Neutrophilen. Zusätzliche helfen Helfer T-Zellen bei der Aktivierung von zytotoxischen T-Zellen und B-Zellen.

Zytotoxische T-Zellen betreiben Degranulation, um den Inhalt ihrer Granulate freizusetzen, um Ziele wie z.B. Tumorzellen oder Zellen, die durch einen Virus infiziert sind, zu töten. Manche aktivierten T-Zellen werden zu Gedächtniszellen, die wieder aktiviert werden können, wenn eine ähnliche Bedrohung erneut entdeckt wird. Gemeinsam mit Gedächtnis B-Zellen sind sie verantwortlich für die Langzeit-immunschützende Wirkung von Impfungen. T-Zellen, die eher eigene Antigene als fremde Antigene aufspüren, werden im Thymus vernichtet, um Autoimmunität zu vermeiden. Regulatorische T-Zellen können der Autoimmunität auch vorbeugen, indem sie Immunantworten unterdrücken.

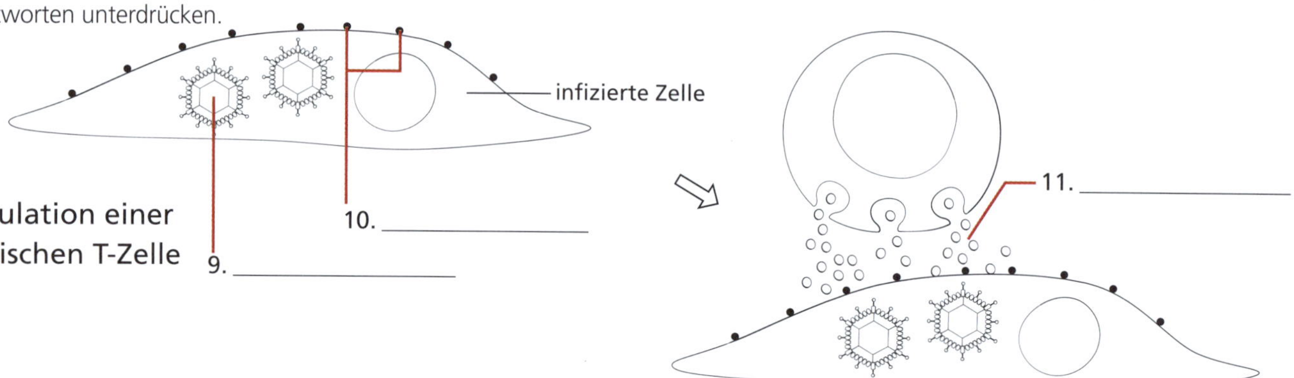

Degranulation einer zytotoxischen T-Zelle

Antworten

1. Antigen-persistente Zelle 2. Naive T-Zelle 3. Zytotoxische T-Zelle 4. Granula 5 Makrophage 6. Neutrophil 7. Zytokine 8. T-Helferzelle 9. Virus 10. Virales Protein 11. Zytotoxisches Granulaprotein

Reaktion auf Sport: Metabolismus

Die Regulation des Stoffwechsels während des Sports ist komplex und wird von einer Reihe von Faktoren beeinflusst, einschließlich der Dauer und Intensität des Sports (% VO_2max). Allgemein ist wenig intensiver Sport hauptsächlich von Fett als Energiequelle abhängig, und wenn die Intensität steigt, werden Kohlenhydrate (Glukose) zur hauptsächlichen Energiequelle. Im Gegensatz dazu spielen Proteine als Energiequelle während des Sports nur eine kleine Rolle, und müssen zuerst in Aminosäuren umgewandelt werden. Proteasen können während ausgedehnter Sportdauer (zwei Stunden oder mehr) aktiviert werden, und Aminosäuren können während solchen Zeiten als zusätzliche Energiequelle dienen.

Demnach sind während wenig intensivem Sport plasmafreie Fettsäuren (FFAs) die hauptsächliche Energiequelle. Wenn sich die Sportintensität von niedrig auf mittel steigert, sinkt die Beteiligung der plasmafreien Fettsäuren, und es werden mehr Muskeltriglyceride verwendet. Bei höherer Sportintensität sind die Beteiligung von plasmafreien Fettsäuren und Muskeltriglyceriden gleich hoch, aber sehr klein im Vergleich zur Beteiligung von Muskelglykogen.

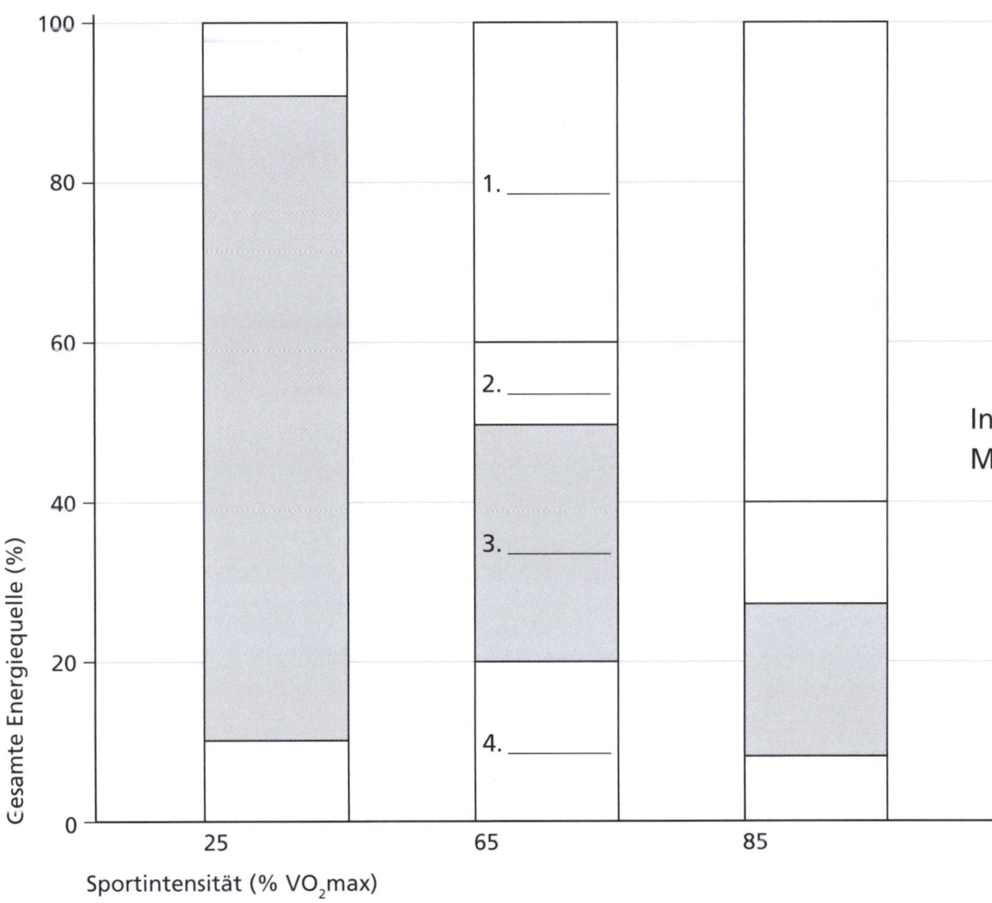

Muskeltriglyceride
Muskelglykogen
plasmafreie Fettsäuren
Plasmazucker

Füllen Sie die Felder mit Farbe aus, die die Beteiligung des Substrats bei der gegebenen Intensität widerspiegelt.

Integrative Reaktion auf Sport: Metabolismus

Glukose wird in der Leber und den Skelettmuskeln als Glykogen gespeichert. Muskelglykogenspeicher sind vom Trainingsstatus abhängig, sodass aerob ausgebildete Personen mehr Muskelglykogen, das als Energiequelle für die Muskeln verwendet werden kann, speichern können. Leberglykogenspeicher sind hauptsächlich dafür zuständig, den Blutzuckerspiegel bei Ruhe und während wenig intensivem Sport zu erhalten, und dieser Plasmazucker kann als Energiequelle für die Muskeln verwendet werden. Wenn die Intensität des Sportes steigt, ergibt sich eine starke Erhöhung der Verwendung von Muskelglykogenspeichern als Energiequelle. Die Beteiligung des Skelettmuskelglykogens als Energiequelle steht in einer intensitätsabhängigen Beziehung.

Antworten

1. Muskelglykogen 2. Plasmazucker 3. Plasmafreie Fettsäuren 4. Muskeltriglyceride

Reaktion auf Sport: Herz-Kreislauf-System

Während intensiver Bewegung besteht in den arbeitenden Muskeln erhöhter Bedarf an Sauerstoff. Um diesen erhöhten Sauerstoffbedarf zu decken, werden der Blutstrom und die Sauerstoffzufuhr zu den arbeitenden Geweben erhöht, teilweise durch das Erhöhen der Herzleistung, und zum Teil wird durch lokale Vasodilatation der Blutstrom weg von nicht-arbeitenden Muskeln und Organen, hin zu beanspruchten Muskeln umverteilt. Zusätzlich zu einer Umverteilung des Blutes in den Randbereich, scheint sich ein erhöhter Blutstrom im Gehirn zu zeigen, der mit dem Sport in Verbindung steht. Die Ventilation erhöht sich mit der Sportintensität, um das Blut mit mehr Sauerstoff anzureichern. Zusätzlich ist eine größere Oberfläche der Lunge sowohl ventiliert als auch mit Blut perfundiert, um das Beladen mit Sauerstoff und Abladen von Kohlendioxid zu maximieren; dies wird als verbessertes Ventilations-Perfusions-Verhältnis der Lunge bezeichnet. Erhöhter kardialer Output erleichtert die erhöhte Versorgung des Randbereichs mit oxygenisiertem Blut, hauptsächlich durch eine erhöhte Herzfrequenz. Diese erhöhte Arbeitslast des Herzens führt zu einem erhöhten Stoffwechselbedarf des Herzgewebes und folgend einem höheren Sauerstoffbedarf. Dementsprechend ist der Blutstrom im Herzen auch höher, um die Sauerstoffversorgung zu erhalten. Der Blutstrom in einem Skelettmuskel kann aufgrund des Anstiegs des kardialen Outputs und der Verteilung des Blutstroms während sehr intensivem Sport um das 100-fache ansteigen. Eine weitere Anpassung, die der Körper während des Sports vornimmt, ist eine Reduktion des Plasmavolumens, aufgrund des Wasserverlusts an die kontrahierenden Skelettmuskeln. Das führt zur Hämokonzentration von roten Blutkörperchen, was dem Gewebe (kontrahierendem Muskel) wiederum die Extraktion von Sauerstoff erleichtert.

Reaktion des Herz-Kreislauf-Systems auf intensive Bewegung

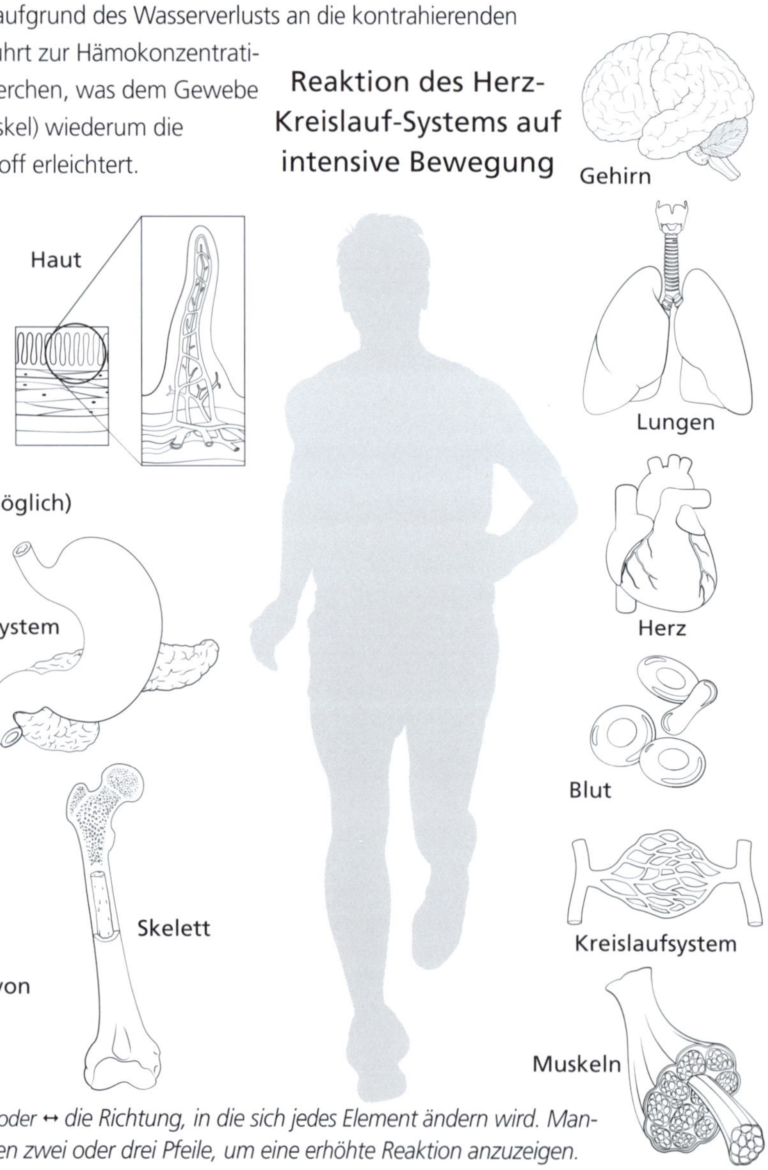

1. ___ Neurale Aktivität
2. ___ Blutstrom
3. ___ Blutverteilung
4. ___ Metabolismus

5. ___ Ventilation und Gasaustausch
6. ___ Blutstrom

7. ___ Herzleistung
8. ___ koronarer Blutstrom
9. ___ Sauerstoffverbrauch
10. ___ Verteilung des Blutstroms?

11. ___ Hämokonzentration
12. ___ Sauerstoffgehalt
13. ___ Energiesubstrat-Niveaus

14. ___ arterielle Dilatation
15. ___ Kapillardruck und Austausch von Energiesubstrat
16. ___ Blutverteilung
17. ___ Venenkonstriktion

18. ___ Metabolismus und Blutstrom
19. ___ Sauerstoffextraktion und -konsumation
20. ___ mechanische Belastungen

21. ___ Freisetzung von Stammzellen
22. ___ mechanische Belastung
23. ___ Blutstrom

24. ___ Blutstrom (möglich)

25. ___ Blutstrom

Bezeichnen Sie mit ↑, ↓ oder ↔ die Richtung, in die sich jedes Element ändern wird. Manche Antworten benötigen zwei oder drei Pfeile, um eine erhöhte Reaktion anzuzeigen.

Antworten

1. ↑↓, 2. ↔ 3. ↑, 4. ↕, 5. ↑↑↑, 6. ↑↑↑, 7. ↑↑↑, 8. ↑↑↑, 9. ↑↑↑, 10. ↑, 11. ↑, 12. ↑, 13. ↔/↑, 14. ↑↑↑, 15. ↑↑, 16. ↑, 17. ↑, 18. ↑↑↑, 19. ↑↑↑, 20. ↑, 21. ↑↑, 22. ↑↑, 23. ↑/↔, 24. ↓, 25. ↑/↔/↓

Reaktion auf Sport: Hormone

Beim Sport zieht sich das parasympathische Nervensystem zurück und das sympathische Nervensystem (SNS) wird aktiviert, und der Anstieg in diesem Bereich des Nervensystems ändert sich mit der Intensität des Sports. Bei ca. 60% VO_2max gibt es einen deutlichen Anstieg der Aktivität des SNS, was zu einer erhöhten Konzentration an Katecholaminen (Norepinephrin und Epinephrin) führt. Diese Katecholamine erhöhten die Herzfrequenz und helfen, den Blutstrom zu den arbeitenden Muskeln zu verteilen, indem sie periphere Vasokonstriktion evozieren. Zusätzlich helfen die Katecholamine, Energieressourcen zu mobilisieren, indem sie Glykogenolyse und Lipolyse stimulieren. Ein weiteres Hormon, das hilft, Energie für den Sport zu mobilisieren, ist Cortisol. Es wird von der Nebenniere ausgeschüttet und erhöht Glykogenolyse und Lipolyse. Zusätzlich unterdrückt das SNS die Insulinsekretion während des Sports, um den Blutzuckerspiegel aufrechtzuerhalten. Während des Sports geschieht die Aufnahme der Skelettmuskelglukose insulinunabhängig, und die Rate der Glukoseaufnahme während des Sports übertrifft die Aufnahme in Ruhe um Weites. Es wird angenommen, dass erhöhtes intrazelluläres Kalzium, das mit den Kontraktionen des Skelettmuskels in Verbindung steht, die insulinunabhängige Aufnahme von Glukose (die beim Sport beobachtet wird) antreibt. Zusätzlich wird die Niere durch das SNS innerviert und der Blutstrom in dem Organ nimmt bei der Aktivierung ab, um das Blut zu arbeitenden Muskeln umzuverteilen. Ferner erhöht die Stimulierung durch das SNS die Reninsekretion der Nieren, das gemeinsam mit Aldosteron und Angiotensin II daran arbeitet, den Blutdruck über lange Zeit zu erhalten, indem sie den Flüssigkeits- und Elektrolythaushalt beeinflussen.

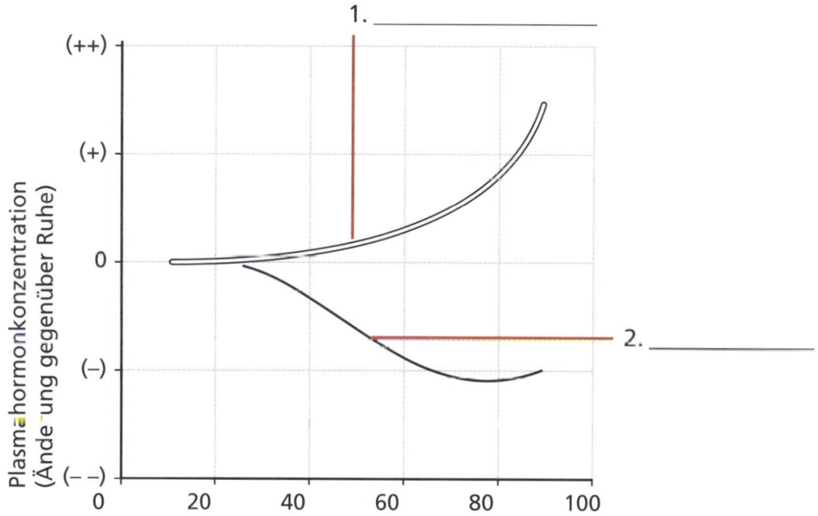

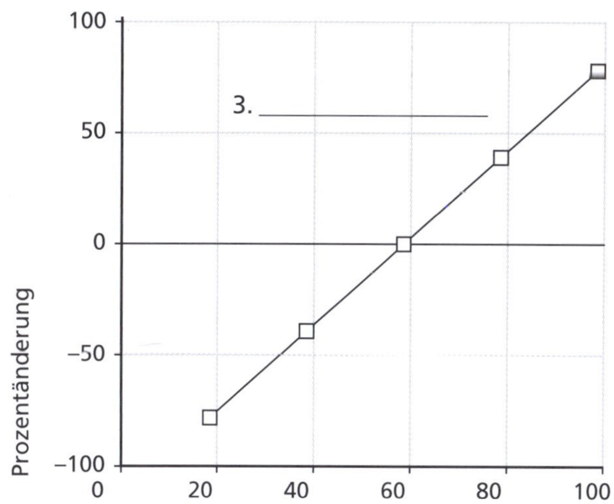

Bezeichnen Sie in jedem Diagramm die Hormone.

Reaktion des Hormonsystems während intensiver Bewegung

4. ______ □
5. ______ △
6. ______ ○

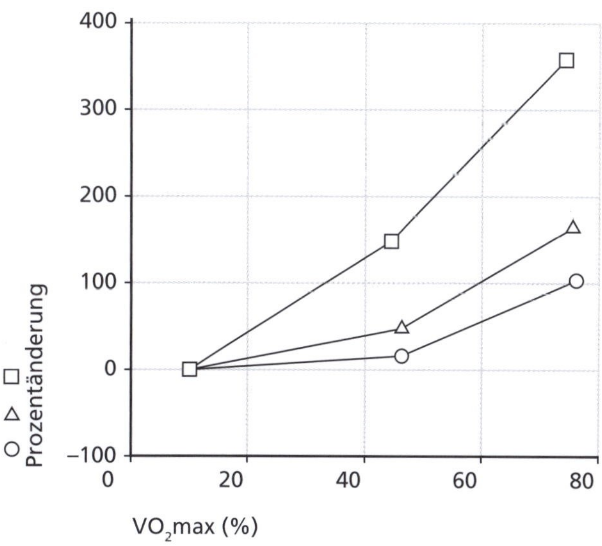

Antworten

1. Epinephrin, Norepinephrin, Wachstumshormon, Cortison, Glukagol 2. Insulin 3. Plasmacortison 4. Aldosteron 5. Reninaktivität 6. Angiotensin II

Register

Große Themenbereiche warden durch **fette** Seitenzahlen gekennzeichnet.

A

A-Band 74, 84
Absondernde Zelle 23
Absteigende (thorakale) Aorta 83
absteigendes Kolon 111, 122
ACE (Angiotensin umwandelndes Enzym) 142
Acetyl-Coenzyme A 26
Acetylcholin 37, 75, 77, 143
Acetylcholinesterase 75
Achselvene 82
Achtzelliges Stadium 174
Acyleinheit 126
Aδ-Fasern 48
Adenin 16
Adenosindiphosphat (ADP) 76, 123
Adenosintriphosphat (ATP) 14, 18, **25**, 26, 76, 81, 123
Adenylatcyclase 37, 145
Adenylylcyclase 140
Aderhaut 55, 56
ADH (antidiuretisches Hormon) **140**, 142
ADP (Adenosindiphosphat) 76, 123
adrenerge Rezeptoren 37
adrenerge Synapsen 37
Adrenokortikotropisches Hormon 157, 177, 178
aerober Stoffwechsel **26**, 81
afferente Arteriolen 134, 135, 137
afferente Lymphgefäße 101
afferente Nerven 52
afferente Neuronen 34, 61, 62, 65
afferente Vasodilatation 137
afferente Vasokonstriktion 137
Agglutination 32
Akrosomkappe 17, 172
Aktin 73, 74, 76, 77, 78
Aktionspotentiale 38, **40**, 41, 43, **88**
aktiver Transport 136, 141
Albumine 29
Aldosteron 96, 142, **156–157**, 187
Alkalose 110
Allocortex 69
α-Helix-Proteinstrukturen 17
Alpha-Kette 31
α-Motoneuron 65
α-Untereinheit 108
α-Zellen 155
Alveolare Epithelzelle 107
alveolare Makrophage 102
Alveolarwände **107**
Alveolen 102, 104, 107, 179
Amakrinzelle 56
Amboss 51
Aminosäuren 18, 121, **128**
Ammoniak (NH_3) 128, 139
Ampulle 54
Amygdala 66, 67
anaerober Stoffwechsel **26**, 81
anakrote Gliedmaße 92
analer Schließmuskel 167, 171
Analkanal 122
Anaphase 15
Androgens 158, 161
Androstenedion 158
Angiotensin I 142, 156
Angiotensin II 96, 142, 156, 187
Angiotensin umwandelndes Enzym (ACE) 142
Angiotensinogen 142, 156
anorganisches Phosphat (P_i) 76
antagonistische Flexormuskeln 62
anterolaterales System 44
Antidiuretisches Hormon (ADH) **140**, 142
Antigen-präsentierende Zelle 184
Antigens 183
Antikörper 183
Antiport 18
Antrum pyloricum 114
Anus 111, 168
Aortenbogen 82, 83, 95
Aortenklappe 93
Apikalmembran 136
Appendix 111, 122
Aquaporin-2-Kanal 140
Armvene 82
Arteria arcuata 134
Arteria brachiocephalica 83
arteria cerebri anterior 72
arterieller Druck **92, 96**
Arterien 86, 100, 112, 118, 148, 171
arteriolare Vasokonstriktion 142
arteriolarer Widerstand 137
Arteriolen 86, 118, 168
Atemmembran 107
Atemwege **102**
Atlas (C1) 149
Atmungsaustauschverhältnis (RER) 26
Atom 9
ATP (Adenosinetriphosphat)-synthase 25, 123
ATP (Adenosintriphosphat) 14, 18, **25**, 26, 76, 81, 123
atriale Depolarisation 90
atriale Repolarisation 90
atriales natriuretisches Peptid 96
Atrium 88
auditorische Nervenfaser 53
auditorischer Kortex (Hörrinde) 35, 53
Auditorisches Assoziationsareal 35, 47
Auerbach-Plexus 116
aufsteigende Aorta 83
aufsteigendes Colon 111, 122
Auge **55–58**
Augenlider 55
Äußere Haarzellen 52
Äußere Halsvene 82
Äußere Mitochondrialmembran 25
Äußere Zwischenrippen 102, 103
Äußerer Beckenlymphknoten 101
Äußerer Muttermund 165
Äußerer Schließmuskel 143
Äußeres Ohr 51
autokrine Signale 23, 24
autonomes Nervensystem **36–37**, 45, 115
autorhythmische Zelle 89
axilläre Lymphknoten 101
Axone 23, 38, 46, 57, 148
Axonhügel 38, 40, 46
Axonsynapse 43
Axonterminal 38, 43, 75, 77, 148
Axontransport **22–24**
Azidose 110
azinöse Zellen im Pankreas 120, 155
Azinus 112
Azinuszellen 112

B

B-Zellen 181, **183**
Bakterie 28
Balance **54**
Bandzellen 30
Baroreflexe **95**
Barorezeptoren 42, **95**
Basalganglien **64**, 67
Basallamina 104
Basalmembran 86, 107
Basilararterie 72
Basilarmembran 52
Basolateralmembran 122, 136
Basophile 29
basophile Zellen 181, 182
basophilie Erythroblasten 32
Bauchaorta 133
Bauchmuskeln 103
Beckennerven 115
Befruchtung **172**
Befruchtungshülle 172
Bertini-Säulen 133, 134
Beta-Kette 31
Beta-Oxidation 126
β-Helix-Proteinstrukturen 17
β-Untereinheit 108
Beta-(β)-Zellen 12, 124
Bicarbonat 109, 139
Bicarbonat-Chlorid-Austausch 122
Bindegewebe 9
Bindehaut 55, 56
Bindende Faszien 84
bipolare Spindel 15
bipolare Zelle 56
Blase 133, 167, 168, 171, 176
Blasenhals 143
Blastozyste 174, 177
Blastzellen 30
Blätterpapillen 59
Blaue Zapfen 57
Blut **27–33**
Blut-Gehirn-Barriere 72
Blutdruck 92, 96–97, 100
Blutgefäße 8, **72**, **85–87**, 153, 174
Blutgerinnung 13
Blutgruppen **32**
Blutplättchen 13, 27, 28, 29, 33
Blutplättchenphase 33
Blutzuckerspiegel **124–125**
Bogengang 51, 54
Breites Band (des Uterus) 165
Brocas-Areal 70
Brücke 78
Brustdrüsen 177, **179**
Brustmuskeln 179
Brustwand 104, 179
Brustwarzenvorhof 179
Bukkale Lymphknoten 101
Bulbäre Bindehaut 55
Bulbospongiosusmuskel 171
Bulbourethraldrüse 168, 170

C

C-Fasern 46
Ca^{2+}-ATPase 81
Caecum 122
Calcitonin 150, 151
Carbaminohämoglobin 31
Carboanhydrase 139
Cerebellum 35, 50, 64, **65**, 147, 149
Cervikaler Lymphknoten 101
Cervix 162, 176
Cervixkanal 162
Chemorezeptoren 42, 43, 47, 106
Chlorid (Cl–) 20, 109, 142
Cholecystokinin 117, 119
Cholesterin 14, **127**, 158
cholinerge Synapsen 37
Chondrozyten 152
Chordae tendineae 83
Chorion (der Plazenta) 175
Chorionzotten (der Plazenta) 175
Choroider Plexus des lateralen Ventrikels 149
Chromatid 15
Chromosomen 15
Circulus anteriosus cerebri 72
Clathrin-Mantel 18
Cochlea 51, 52, 53, 54
Colliculus superior 149
Colon 168
Colon sigmoideum 122
Corneosklerale Verbindung 55
Corona radiata 172
Corpora cavernosa 171
Corpus callosum 35
Corpus cavernosum 168, 171
Corpus spongiosum 168, 171
Cortiorgan **52**
Cortisol **156–157**, 177, 178, 187
Cotransport 18
Cotransport 18
Crista 54
Cupula 54

D

Darmfunktion **115**, **117**
Degranulation 182
Dehydroepiandrosteron 158
Deklaratives Gedächtnis 68
Dendriten 38, 46
Deoxyhämoglobin 31
Depolarisation 40, 54, 88, 90
Dermatom 44
Desaminierung 128
Detrusormuskel 143
Diaphragma 102, 103
Diastole 92, 93
diastolischer Run-off 92
Dickdarm 119, **122**
Dicker aufsteigender Teil der Henleschen Schleife 136, 141
Dihydropyridin L-Typ Kalziumkanal 77
dikrote Kerbe 92, 93
dikrotische Gliedmaße 92
Disaccharide 121
distales Konvolut 134, 136, 141, 156
Divergenz 38
DNA-Polymerase 16
DNA-Primerase 16
DNA-Replikation **16**
DNA-Synthese 15
DNA-Ligase 16
Dopamin 37
dorsale „Wo"-Bahn 58
dorsale Wurzel 44
Dorsaler medialer Sulcus 149
Dorsales Wurzelganglion 44
Dottersack (des Embryos) 175
Ductus lymphaticus 118
Ductus pancreaticus 120
Ductus pancreaticus accesorius 120, 155
Dünndarm **118**, **121**, 151
Dünner absteigender Teil der Henleschen Schleife 136, 141

E

Ebner-Halbmond 112
ECL (enterochromaffin-ähnlich)
efferente Arteriole 134, 135, 137
efferente Arteriole 134, 135, 137
efferente Nerven 45
efferente Neuronen 34, 61, 62
efferente Vasodilation 137
efferente Vasokonstriktion 137
Efferenter Gang 169, 176

Ei 162
Eichel 168, 176
Eierstöcke 144, 146, 160, **161**, 176, 177, 180
Eileiter 161,162, 165, 174, 176
eingeschaltete (I) Zellen 138
Eingeschaltete Scheiben 84
eingesetzte Blastozyste 174
Eiplasmamembran 172
Eisprung 173
Ejakulat 171
Ejakulation **171**
ekzitatorisches postsynaptisches Potential 41
Elektroenzephalograph (EEG) 71
Elektrokardiogramme **90**
Elektronentransportsystem 123
Ellenarterie 82
Ellenarterie 82
Embryo 175
Embryogenese/Einpflanzung 174
End-diastolischer Druck 92
Endochondrale Knochenbildung 152
endokrines Pankreas **154–155**
Endolymphe 52
Endometrium 165, 174
endoplasmatisches Retikulum 14
Endothelium 86, 96, 109
Endothelzellen 87, 107
Energieproduktion **25**
Energiestoß 76
Enge Verbindung 87, 122
enterisches Nervensystem 115, **116**
enterochromaffin-ähnliche (ECL) Zellen 114
Enzym-gekoppelte Rezeptoren 21
Eosinophile Zellen 29, 181, 182
Epiglottis 113
Epinephrin 37, 145, 159, 187
Epiphyse 66, 144, 147, **149**
episodisches Gedächtnis 68
Epithelgewebe 9
Epithelium 116
Epithelzellen 118, 122
Erektiles Gewebe des Penis 168
Erektion 171
Erregendes Interneuron 61
Erregungsphase 167
Erster Zervikalnerv 149
erweiterte Arterien (der corpora cavernosa) 171
Erythozyten 27
Erythroblasten 32
Erythropoiese 32
Estrone 158
Eustachische Röhre 51
exokrine Zellen 124
exokrines Pankreas **120**
Exozytose 41
Explizites Gedächtnis 68
exspiratorisches Reservevolumen 105
Externe elastische Lamina 86
Extrafusalfasern 50
Extrastriärer Kortex 58
Extrazelluläre Flüssigkeit 8, 14, 89
Extrazellulärer Raum 122
exzitatorisches Neuron 62

F
FAD (Flavinadenin Dinukleotid) 26
Fadenpapille 59
Farbsehen **57**
Fazialer Colliculus 149
fenestrierte Kapillare 87
Fester Zustand 76
Fettgewebe 124, 159
Fettlösliches Hormon 145
Fettsäuren 81, 126, 127
Fibrinnetzwerk 33
Fibrinogen 28, 29, 33
Ficksches Diffusionsgesetz 107
Filamente des Zellskeletts 14
Fimbrie des Eileiters 162, 165
Flavin-Adenin-Dinukleotid (FAD) 26
Flexormuskel 61, 62
Follikel auf Rinde 101
Follikel-stimulierendes Hormon (FSH) 146, 160, 164, 166, 177, 180
Follikuläre Epithelzellen 150
Follikularphase (des Ovarialzyklus) 166
Fornix (Umschlagfalte der Vagina) 165
Fötale Hypophyse 177, 178
Fötale Lungen 178
Fötale Nebenniere 177, 178
Fovea 56
foveoläre Zellen 114
Frank-Starling Gesetz **94**
Freie Nervenenden 49
Frontales Assoziationsareal 47
Frontalkortex 69
Frontallappen 35, 47, 53, 70
Fruchtbarkeit **173**
Fruchtblase 175
Fruchtwasser 175
FSH (Follikel-stimulierendes Hormon) 146, 160, 164, 177, 180
Fundus 114

G
G-actin molecule 76
G-Aktin Molekül 76
G-Protein 140, 145
G-Protein gekoppelte Rezeptoren 21
G-Zelle 114
Galle 117, **119**
Gallenblase 111, **119**
Gallengang 119
Gallensalze 127
Gallensäuren 119, 121
Gallertartige Schicht 172
Gameten 9
γ-Fasern 46
Gang 179
Ganglien 37
Ganglienzelle 56
Gap-Junctions 24, 84
Gastrin 117
Geburt **178**
Gedächtnis **68**
geformte Elemente 27, 30
Gefühle **67**
Gehirn 34, 35, 47, **58**, **72**, 153, 157, 186
Gehörgang 51
Gehörknöchelchen 51
gekreuzter Extensorreflex 62
Gelbkörper 161, 163, 174, 177
Gelenksregion 76
Gelenksrezeptor 50
Gemeine Beckenarterie 82
gemeine Beckenvene 82
Gemeiner Beckenlymphknoten 101
Generatorpotential 43
Genetische Adaptation **11**
Genitalleisten 176
Gentranskription 145
Gerinnung 13, **33**
Gerinnungsphase 33
Geruchsinn **60**
Geruchsmolekül 60
Geschlechtsbestimmung **176**
Geschmack 59
Geschmackshärchen 59
Geschmacksknospe 59
Geschmackspore 59
Gewebe 9
Gewichtskontrolle **132**
GFR (glomeruläre Filtrationsrate) **137**
Glaskörper 56
Glattes endoplasmatisches Retikulum 127
Gleichgewichtsnerv 51
Globuline 29
glomeruläre Filtrationsrate (GFR) **137**
Glomeruläre Kapillare 134, 135
Glomeruläre Kapsel 134, 135
Glomerulus **134–135**, 137
Glossopharyngealnerv 95
Glottis 113
Glukagon 124, 125, 145, 154, 187
Glukoneogenese 128
Glukose 12, 18, 26, 81, 123
Glutamat 18
Glycerol 126, 127
Glykogen 12, 185
Glykolyse 26, 81
Golgiapparat 14
Golgisehnenorgane 50
Golgisehnenreflex 62
Gonaden 146
Gonadenhormone **160–161**
Gonadenkortikoide 158
Gonadotropin-freisetzendes Hormon 160, 164, 177, 180
Granula 181, 182, 184
Granulozyten 181, **182**
Graue Masse 44
große Magenkurvatur 114
Große Rosenvene 82
Große Schamlippe 162
Große Venen 100
großer Nierenkelch 133, 134
Großhirn 35, 149
Siehe auch Vorderhirn
Großhirnrinde **47**, 67, **69**, 106, 133, 134
Grüne Zapfen 57
Guanin 16
Guanosindiphosphat 26
Guanosintriphosphat 26
Gustatorische Rezeptorzellen 59
Gyrus cinguli 67

H
Haarbündel (vestibuläres System) 54 37, 60, 145, 154
Haarfollikelrezeptor 49
Haarzellen 42
Habenula/Epiphysenstiel 149
Hakenfortsatz 120
Halbmond 112
Hals des Pankreas 120
Halsschlagader 82, 150
Häm 31
Hämatokrit 27
Hämgruppe 108
Hammer 51
Hämoglobin (Hb) 31, **108**, 109
Hämolyse 32
Hämostase **33**
Hämozytoblasten 30
Harnleiter 134, 143, 159
Harnleiter 134, 143, 159
Harnleitermündung 143
Harnleitermündung 143
Harnröhre (Membran) 171
Harnröhre 143, 167, 168, 170, 171, 176
Harnsystem **139**
Haupt (P)-Zellen 138
Hauptgallengang 155
Hauptzellen 114
Haustrum 122
Hb (Hämoglobin) 31, **108**, 109
Helfer-T-Zellen 181, 184
Helikase 16
Henlesche Schleife 134, 136, 138, 141
Herz 13, 82, **83–84**, **90**, 186
Herz-Kreislauf-System **186**
Herzklappe **93**
Herzmuskel **83–84**, **88–89**
Herzmuskelzelle 84
Herzzyklus **93**
hintere Augenkammer (der vorderen Höhle) 56
Hintere Säule 44, 50
Hintere Unterschenkelvene 82
Hinterhirn 35
Hippocampus 66, 67
Hirnstamm 34, 64, 149
His-Bündel 88
Hoden 144, 146, 160, 161, 167, 168, 170, 171, 176, 180
Höhle der Blastozyste 174
Homöostase **10–13**
Homöostatisches Ungleichgewicht 10
Hören **51–53**
Horizontalzelle 56
Hormone 24, **145**
hormonelle Kommunikation 22–23
Hormonrezeptormolekül 23
Hormonsystem **144**, **187**
Hormonzelle 23, 115, 124, 147
Hornhaut 55, 56
Hüftlocharterie 82
Hüftlochvene 82
humanes Choriongonadotropin 174, 177
humanes Plazentalaktogen 177
Hyperpolarisation 40, 41, 54
hypophysäres Pfortadersystem 147
Hypophyse 140, 144, 146, 160
Hypophysen-Hinterlappen 147, **148**
Hypophysen-Vorderlappen **146–147**, 148, 164
hypothalamisch-hypophysärer Trakt 148
hypothalamische Neuronen 147
Hypothalamus 35, 66, 67, 106, 130, 140, 144, **146–147**, **148**, 160, 164, 177, 178, 180

I
I-Band 74, 84
Ia-Fasern 46
Ib-Fasern 46
III-Fasern 46
Ileozäkalklappe 122
Ileum 111, 118, 121
Imidazole 109
Immunglobuline 183
implizites Gedächtnis 68
Impulsverzögerung am AV-Knoten 90
Infundibulum 147
Inhibitorische Interneuronen 61, 62
Inhibitorisches postsynaptisches Potential 41
Inkretine 154
Innenfalten (Magen) 114
Innenohr 51, 52
innere Haarzellen 52
innere Zellmasse 174
innerer Beckenlymphknoten 101
innerer Muttermund 165
Inositoltriphosphat (IP_3) 37 i
inspiratorisches Reservevolumen 105

Insulin 12, 124, 125, 145, 154, 187
interlobulärer Gang 112
Intermembranraum 25
Intermitochondrialmembran 25, 26
interne elastische Lamina 86
interne Wärmeerzeugung 129
interne Zwischenrippen 103
Interneuronen der aufsteigenden Bahn 61
Interstitialschicht 107
interstitielle Flüssigkeit 8, 28
Interstitielle Flüssigkeit des Nierenmarks 141
Interstitieller Raum 175
interzellulärer Spalt 87
Intrauterinpessar (IUD) 173
Intrazelluläre Flüssigkeit 8, 89
Intrazelluläre Rezeptoren 21
inverser Muskeldehnungsreflex 61
Ionenkanäle **39**, 40, 41
Ipsilateraler Kern der Cochlea 53
Iris 55, 56
Ischiocavernoser Muskel 171
Isthmus 114
IV-Fasern 46

J
Jejunum 111, 118, 121

K
Kahle Haut 49
Kalium 20, 39, 40, **138**
Kaliumausschüttung 122
Kaliumionen 18, 142
Kalzium (Ca^{2+}) 18, 41, 75, 76, **151**, 152
Kalzium (Ca^{2+})-Signal 76
Kapillarbetten 147
Kapillaren 23, 28, 86, 87, **99**, 100, 102, 109, 118, 155
Kapillarendothel 104
Kapillarlumen 107
Kapillarnetzwerke 86, 134
Kapsel 101
Kardiale Impulsführung **90**
kardialer Beschleunigungsnerv (sympathisch) 95
kardialer Output 13, **98**
kardiales Aktionspotential 88
kardiovaskuläres Zentrum 95
Karotissinus 95
Katecholamine **159**
Keimzellen 9
Kern (der Neuronen) 38
Kern (des Spermiumkopfes) 172
Kern des seitlichen Kniehöcker 58, 149
Kerne (der Muskeln) 73, 84
Kernhülle 15
Kernrezeptor 145
Kettenfasern 50
Kinetochor Mikrotubuli 15
Kinozilium 54
kleine Magenkurvatur 114
kleine Rosenvene 82
Kleine Schamlippe 162
kleine Venen 100
kleiner Brustmuskel 103
kleiner Nierenkelch 133, 134
Klitoris 162, 167
Knochenabbau 152
Knochenmatrix152
Knochenwachstum **152**
Kohlendioxid (CO_2) 18, 28, 81, 106, 107, **109**
Kohlenhydrate **123**
Kohlenhydratkette 14
Kohlensäure 139
Kohn'sche Pore 102
Kolloid 150
kolloidosmotischer Druck 87, 99
Konstante Region 183
kontinuierliche Kapillare 87
kontraktile Zelle 89
Konvergenz 38
Kopf des Pankreas 120
Kopplung von Erregung und Kontraktion **77**, **89**
Korotkoff-Geräusche 92
Körper des Pankreas 120
Körper des Uterus 165
Körperaufbau **9**
Körperflüssigkeitsräume **8**
Körpertemperatur 10, **129–130**
Kortex 58
Siehe auch primärer visueller Kortex
kortikale Granula (im Eizellplasma) 172
Kortikale Reaktion 172
kortikales Sammelrohr 156
Kortikobulbär Trakt 63, 64
kortikospinal Trakt 63, 64
Kortikotropin-freisetzendes Hormon 177, 178
Krebs-Zyklus 25
Siehe auch Zitronensäurezyklus
Kubitalknoten 101
Kurze Zapfen 57
Kurzzeitgedächtnis 68
kutane Blutgefäße 130
Kutane Nozizeptoren 48

L
Lagerhans-Inseln **120**, 124, 154, 155
Laktat 81
Laktation **179**
Lamina cribrosa 60
Lamina cribrosa 60
Lange Zapfen 57
langsam oxidative Fasern 80
langsame C-Schmerzfasern 48
langsamer Schmerz 48
Langzeitgedächtnis 68
Lappen (der Brustdrüse) 179
Lappen (der Hoden) 169
Larynx 113, 150
laterale Membran 122
Leber 12, 111, 117, **119**, 124, 128, 142, 157
Lederhaut 55, 56
Leichte Kette 183
Leitung 129
Lemniskales System 44
Leptin 132
Lernen **68**
Leseverstehensareal 35
Leukozyten *siehe* weiße Blutkörperchen
Ligamentum arteriosum 83
Ligand 18
Ligandenabhängige Kanäle 21
Ligandenbindung 21
Limbisches System 35, **67**
Linke gemeine Halsschlagader 83
Linke Nebenniere 133, 156
Linke Nebennierenrinde 156
linke Niere 156
linke Nierenarterie 133
Linke obere Pulmonalvene 83
linke Pulmonalarterie 83
Linke Schlüsselbeinarterie 83
Linke untere Pulmonalvene 83
Linke vena brachiocephalica 83
Linker auditorischer Kortex 53
Linker Primärbronchus 102
linkes Atrium 83
linkes Nebennierenmark 156
linkes Ventrikel 83
Linse 55, 56
Lipogenese 126
Lipolyse 126, 127
Lipoproteine **127**
Lösliche Immunglobuline 183
lumbaler Grenzstrang 143
Lumen (des Dünndarms) 118
Lumen (des Kolons) 122
Lumen (des Kreislaufsystems) 86
Lumen (des Uterus) 174
Lunge 8, 100, **103–106**, 108, 142
Lungencompliance **104**
Lungensurfactanten **104**
Lungenventilation **103**, **105–106**, 186
Lutealphase (des Ovarzyklus) 166
Luteinisierendes Hormon 146, 160, 164, 166, 177, 180
Lymphatische Endothelzelle 101
Lymphgefäß 101, 118
Lymphknoten 101
Lymphknoten der Leisten 101
Lymphknoten der Oberschenkel 101
Lymphoide Stammzelle 30
Lymphozyten 29, 30, 181
Lymphsystem **101**
Lysosome 14, 38

M
M-Linie 74
Magen 111, 113, **114**, 117, 132, 153
Magendrüsen 114
Magengrube 114
Makrophagen 28, 29, 104, **182**, 184
Makula 54
männliches Kondom 173
Mastzellen 181, 182
Mechanorezeptoren 42, 47, 49
Mechanosensoren 21
Mechanotransduktion 43
Medulla 35, 37, 48, 63, 95
Medullarer Knoten 101
Megakaryozyten 29
Meissner-Plexus 116
Meissnersche Körperchen 49
Melatonin 149
Membranimmunglobulin 183
Menstruationszyklus **166**
Merkel Scheiben 49
Mesangiale Nierenzellen 135
Mesenchymalzellen 152
Metabolische Alkalose 110
Metabolische Azidose 110
Metabolismus von Aminosäuren und Proteinen 128
Metabolismus von Fetten **126–127**
Metabolismus von Kohlenhydraten **123**
Metaphase 15
Mikrobe 182
Mikrotubuli 38
Mikrovilli 118, 122
Miktion **143**
Milchbrustgang 101
Milchsäure 26
Mitochondrien 14, 38, 57, 75, 84
Mitose 15
Mitralklappe 93
Mittelhirn 35
Mittelohr 51
Mittlere Cerebralarterie 72
mittlere Zapfen 57
Mittlerer Augenwinkel 55
Mittlerer Lappenbronchus 102
Molekül 9
Monosaccharide 121
Monozyten 29, 181
Morula 174
Motoneuronen 45, 65
motorische Bahnen 63
Motorische Einheit 1 80
motorische Endplatte 75
motorische Faserklassen 46
Motorische Kerne der Kranialnerven 63
Motorische Kontrolle/ Koordination **64–65**
motorische Wurzel 44
motorischer Kortex 50, 63, 64, 65, 70
motorisches Sprechareal 35
Muköse Zelle 112, 114
muköser Schlauch 112
Müller-Gang 176
multipler Orgasmus 167
muscarinische Rezeptoren 37
Muscularis mucosae 118
Muskelfasern 73, 77, 80
Muskelgewebe 9, 81
Muskelglykogen 185
Muskeln **78–81**
Muskelspindelfasern 50, 62
Muskeltriglyceride 185
Myelinisierte Fasern 46
Myelinschaft 38
Myeloide Stammzelle 30
Myelozyten 30
Myofibrill 73, 74
Myokardische Kontraktion 88
Myokardische Relaxation 88
Myometrium 165, 174
Myosin 73, 74, **76**, 77, 78
Myosin ATPase 81
Myosinbindungsstellen 76
Myosinfilamente 76
Myosingelenk 73
Myosinkopf 73, 76
Myosinmolekül 76
Myosinschwanz 73, 76

N
Nabelarterie 175
Nabelschnur 175
Nabelvene 175
NAD (Nikotinamidadenin-Dinukleotid) 26
naive B-Zellen 183
naive T-Zellen 184
Nase 60
Nasenhöhle 102
Nasenmuschel 60
Natrium 20, 39, 40, 41
Natrium-Kalium ATPase Trägerprotein 138
Natrium-Kalium-Pumpe **19**, 20, 122
Natrium-Wasserstoff-Austausch 122
Natriumchlorid (NaCl) 141
Natriumionen (Na+) 18, 77
Nebenhoden 168, 169, 170, 171, 176
Nebennieren 146, 156, 157
Nebennierenmark 36, **159**
Nebennierenrinde **156–158**
Nebenschilddrüse 151, 152
Nebulin 76
negatives Feedback **12**
Neokortex 69
Neospinothalamtrakt 48
Nephronen 134
Nervenfaserbahnen 44
Nervenfasern 54, 118
Nervenleitgeschwindigkeit 46
Nervensystem **34**
Nervus accessories spinalis (XI) 149
Nervus cochlearis 51
neurale Kommunikation 22–23
neurales Aktionspotential 88
neuromuskuläre Verbindung 45, **75**

neuronale Zellkörper 148
Neuronen 23, 34, 35, **38**, 80
Neurotransmitter 24
Neurotransmitter-Rezeptormolekül 23
Neutrophile 29, 181, 182, 184
Nicht-spezifisches Antigen 183
Nieren 8, 128, **133–135**, 151, 153, 156, 159
Nierenbecken 133, 134
Nierenmark **141**
Nikotinamidadenin-Dinukleotid (NAD) 26
nikotinischer Rezeptor 37, 75, 77
Nippel 179
Norepinephrin 37, 159, 187
Normoblasten 32
Noziozeptoren 42
Nozizeption **48**
Nucleus geniculatis medius 53, 149

O

Oberarmarterie 82
Obere Hohlvene 82, 83
Oberer Lappenbronchus 102
oberer olivarischer Kern 53
Oberlidbindehaut und Punctum 55
Oberschenkelarterie 82
Ohr **51**, **52**
Ohrspeicheldrüse 112
Okazaki Fragmente 16
Okzipitalkortex 69
Okzipitallappen 35, 47
Olfaktion 47
Olfaktorischer Rezeptor 60
Oligopeptide 18
onkotischer Druck 87, 99
Oogonia 163
Optik **56**
Optische Strahlung 58
optischer Nerv 56, 58
Organellen 9, 14, 38
organische Säuren 128
Organismus 9
Orgasmusphase 167
Ösophagus 111, 114
Ösophagussphinkter 113
Osteoblasten 151, 152
Osteoklasten 151, 152
Osteozyten 152
Östrogen 158, 160, 161, 164, 166, 177, 180
Otolithen 54
ovaler Hohlraum 111
Ovales Fenster 51, 52
ovulierte sekondäre Oozyte 163
Ovum 161
oxidative Phosphorylisierung 81
Oxyhämoglobin 31

P

Pacinische Körperchen 49
PAG (periäquiduktales Grau) 48
Paläospinalthalamischer Trakt 48
Pankreas 111, 117, **120**, 124, 144, **154–155**, 157
Pankreasgang 155
Papillarmuskeln 83
Papillen 59, 134
parakrine Signale 23
Parasit 182
parasternale Lymphknoten 101
parasympathische Ganglien 36
parasympathische Innervation 143
parasympathische postganglionäre Neuronen 37
parasympathische präganglionäre Neuronen 36
Parasympathisches Nervensystem115
Parathyroidhormon (PTH) 151, 152
Paraventrikulärer Nukleus 148
Parietallappen 35, 47
Parietalzellen 114
passive Diffusion 136
passiver Transport 141
Patellasehne 62
Paukenhöhle 51
penile Blutgefäße 168 Penis 161, 167, 168, 171
periäquiduktales Grau (PAG) 48
Perilymphe 52
Perimetrium 165
peripheres Nervensystem 34, **45–46**
Peristaltik 113
Perspiration 10
Pfortvene 119
Phagosom 182
Phagozytose 182
Phänotypische Plastizität **11**
Pharynx 102, 113
Phenylethanolamin N-Methyltransferase 159
Pheromone 24
Phosphat 139
Phosphokreatin (PCr) 81
Phospholipid-Doppelschicht 14
Phospholipid-Molekül 14
Phospholipide 127
phosphorylisiertes intrazelluläres
Photorezeptoren 21, 42, 43, 56
Phototransduktion **56**
P_i (anorganisches Phosphat) 123
Piloarrektion 10
Pilorelaxation 10
Pilzpapille 59
Pinna 51
Plasma 27
Plasmacortisol 187
plasmafreie Fettsäuren 18
Plasmaghrelin 132
Plasmaglukose 185
Plasmamembran 89, 172
Plasmaproteine **29**
Plasmazelle 183
Plateauphase 167
Plazenta **175**, 177, 178
Pleurasack 104
Plexus myentericus 116
Plexus submucosus 116
Plica semilunaris 55
Plyorus 111,114
Podozyten 135
Poiseuillesches Gesetz **91**
Polare Mikrotubuli 15
Polkörper 172
Polychromatophiler Erythroblast 32
Pons 35, 48, 66, 106, 149
Poplietalknoten 101
positives Feedback **13**
posteriore Cerebralarterie 72
posteriore intercostale Lymphknoten 101
postganglionäre Fasern 115
postganglionäre Neuronen 36, 37
postsynaptische Membran 41, 75
postsynaptische Zelle 23
präfrontaler Kortex 66
Präganglionäre Fasern 115
Präganglionäre Neuronen 36, 37
Präsynaptische Membran 41, 75
Präsynaptisches Neuron 23
Pregnenolon 158
Primäre Gallensäuren 119
Primäre Oozyte 163
Primäre Proteinstrukturen 17
Primäre Spermatozyte 170
Primärer auditorischer Kortex 47, 53, 70
Primärer gustatorischer Komplex 47
Primärer motorischer Kortex 35, 47
Primärer olfaktorischer Kortex 47
Primärer sensorischer Kortex 35
Primärer somatosensorischer Kortex 47, 48
primärer visueller Kortex 47, 58, 70
Primäres Follikel 163
primordiales Follikel 163
Proerythroblasten 32
Progenitorzellen 30
Progesteron 158, 160, 161, 164, 166, 177
Prolaktin 146
proliferative Phase 166
Prometaphase 15
Prophase 15
Propriozeption **50**
propriozeptives Feedback 65
Propriozeptoren 42
Prostaglandine **153**
Prostata 161, 167, 168, 170, 171, 176
Protein 145
Proteine 17, **128**
Proteinkinase A 140
Proteinphosphorylisierung 140
Protonen 25
Proximaler Harnblasenschließmuskel 171
Proximaler Tubulus 156
Proximales Konvolut 134, 135, 136, 138, 141
prozedurales Gedächtnis 68
PTH (Parathyroidhormon) 151, 152
Pubertät **180**
Pudendalnerv 143
Pulmonalklappe 83
Pulsdruck 92
Pulvinar 149
Punctum 55
Pupille 55
Pyramiden 63, 134
Pyramiden (der Niere) 133
Pyruvat 123, 126, 128
Pyruvatsäure 26

Q

QRS-Komplex 93
Quadrizepsmuskel 62
Quartär-Proteinstruktur 17

R

Radialarterie 82
Ranvier-Knoten 46
Rechte Nebenniere 133
Rechte Nierenvene 133
Rechte obere Pulmonalvene 83
Rechte Pulmonalarterie 83
Rechte untere Pulmonalvene 83
Rechte vena brachiocephalica 83
Rechter auditorischer Kortex 53
Rechter Pimärbronchus 102
Rechter Ureter (Harnleiter) 133
Rechtes Atrium 83
Rechtes Ventrikel 83
Regulation der Schwangerschaft **177**
Regulatorische Proteine 29
Reizrezeptoren 106
Rekrutierung motorischer Einheiten **80**
Rektum 111, 122, 168
Relaxin 177
Renale Kompensation 110
Renin 96, 156
Renin-Angiotensin-System **142**, 156, **157**
Reninaktivität 187
Repolarisationen 40, 88, 90
Respiratorische Azidose 110
Respiratorische Bronchiole 102
Respiratorische Kompensation 110
Rete testis 168, 169
Retikularformation 50
Retikulozyten 32
Retina 55, 56, 58
Retinotopische Karte 47
Reynolds-Zahl 91
Rezeptoren der Zona pellucida 172
Rezeptormolekül 23
Rhythmusmethode 173
Ribonukleinsäure (RNA) 16, 17
Ribosom 14
Riechbahn 60
Riechepithel 60
Riechhärchen 60
Riechkolben 60, 67
Riechnerv 60
Ringe des glatten Muskels 86
RNA (Ribonukleinsäure) 16, 17
RNA Primer 16
Rote Blutkörperchen 27, 29, 30, **31–32**, 107, 109
Rote Stäbchen 57
Rückbildungsphase 167
Rückenmark **44**, 61, 80, 95, 143
Ruckzugsreflex 62
Rückzugsreflex 62
Ruffini-Endungen 49, 50
Ruhende Stoffwechselrate (RMR) 131
Rundes Fenster 51, 52
Ryanodinrezeptor-Kanal 77

S

Sacculus 54
Sackfasern 50
Saltatorische Leitung 46
Samen **169–170**
Samenbehälter 167, 168, 170, 171, 176
Samenkanälchen 168, 169, 170
Samenleiter 168, 169, 170, 171, 176
Sammelrohr 134, 138, 141
Sarkolemm 84
Sarkomere 73, 74
Sarkoplasmatisches Retikulum 73, 77, 162, **163–164**, 165, 174, 84, 89
Sauerstoff (O_2) 28, 31, 81, 106, 107, 109, 123
Sauerstoffdissoziationskurve 108
Sauerstofftransport **108**
Säure-Basen-Haushalt **110**, **139**
Scala media 52
Scala tympani 52
Scala vestibuli 52
Scaleni 103
Schaltstücke 112
Schambein 168
Schamlippen 167
Scheiben (in Zapfen) 57
Schilddrüse 144, 146, **150**
Schlaf **66**
Schleim 60
Schlucken **113**
Schlüsselbein 103
Schlüsselbeinvene 82
Schmerz **48**
Schnell-oxidative glykolytische Fasern 80
Schneller Schmerz 48

Schwammiges Knochengewebe 152
Schwann'sche Zellen 46
Schwann'scher Zellschaft 75
Schwanz des Pankreas 120
Schweißdrüsen 130
Schwellenpotential 40
Schwere Ketten 183
Segel der Mitralklappe 83
Segel der Trikuspidalklappe 83
seitlicher Canthus 55
Sekretin 117
Sekretionsphase 166
Sekretorische Zellen 115, 179
sekundäre Oozyte 163, 172, 174
Sekundäre Ossifikationszentren 152
Sekundäre Proteinstrukturen 17
sekundäre Spermatozyte 170
Sekundärer auditorischer Kortex 53
Sekundäres Follikel 163
Sensorische Afferente 59
sensorische Faserklassen 46
sensorische Neuronen 45, 116
sensorische Rezeptoren **42–43**, 45, 61
sensorische Transduktion **43**
Sensorische Wurzel 44
sensorischer Kortex 50
Sensorisches Wurzelganglion 44
Septum 112
Seröse Zelle 112
Sexualhormone **158**
Sexuelle Reaktion **167**
Sexuelle Reifung **180**
Sinus lactiferes 179
Sinusförmige Kapillare 87
Sinusknoten 88, 90, 93, 95
Sinusknoten 88, 90, 95
Sinusoiden (der corpora cavernosa) 171
Skelettmuskelfaser 45, 75
Skelettmuskeln 12, **73–74**, 100, 124, 130
Skrotum 161, 167, 168
somatische Motoneuronen 75, 77
somatische Nozizeptoren 48
somatische Zellen 9
somatisches Nervensystem 45
Somatosensorik **48–50**
Somatosensorischer Homunkulus 47
Somatosensorischer Kortex 65
Somatosensorisches Assoziationsareal 47
Somatostatin 117, 124
somatotopische Karte 47
spannungsabhängige Ionenkanäle 39, 40
spannungsabhängiger Ca^{2+}-Kanal 75
Speicheldrüsen 111, **112**
Sperma 174, 180
Spermatide 170
Spermatogenense **169–170**
Spermatogonia 170
Spermatozoen 169, 170, 172
Spezialisierung/Asymetrie des Kortex 69
spezifische Antigene 183
Spinalnerv 44, 62
Spinalreflexe **61–62**
Spindel 15
Spindelpole 15
Spinocerebraler Trakt 50
spinozervikaler Trakt 50
Spirometer 105
Spitze der Nierenpapille 133
Sport **185–187**
Sprache **70**
Spritzkanal 168, 170, 171
Stäbchen 56, 57
Starling-Gesetz **99**
Steigbügel 51
Stereoskopisches Sehen 58
Stereozilien 52, 54
Sternocleidomastoid 103
Sternum (Brustbein) 103
Steroidhormone 159
Stoffwechsel/Metabolismus 26, **185**
Stoffwechselrate **131**
Stoffwechselstillstand 15
Streckreflex (Dehnungsreflex) 62
Streckrezeptoren 42, 106
Streifenstück 112
striärer visueller Kortex 58
Siehe auch primärer visueller Kortex
Subendothelschicht 86
Sulcus centralis 35
Sulcus limitans 149
Summierung **79**
supraoptischer Nukleus 148
Surfactant 104
Surfactant-Schicht 107
Sympathische adrenerge Neuronen 130
Sympathische cholinerge Neuronen 130
Sympathische Innervation 143
sympathische präganglionäre Neuronen 36
Sympathisches Ganglion 36
sympathisches Nervensystem 115
Sympathisches Stammganglion 95
Symphyse177
Symport 18
Synapsen 38, **41**
synaptische Vesikel 23, 75
Synaptischer Spalt 23, 75
Synaptisches Ende 57
Syncytiotrophoblast 174
systemische Arterien 100
systemische Venen 100
systemisches Gewebe 108
Systole 92, 93
systolischer Anstieg 92
Systolischer Rückgang 92

T

T-Tubuli 89
T-Wellen 93
T-Zellen **184**
taktile Rezeptoren 42
Tal 118
Tectorialmembran 52
Tectum 35
Tegmentum 35
Teilungsfurche 15
Telophase 15
Temporallappen 35, 47
Terminale Bronchiole 102
terminales Ileum 119
tertiäre Proteinstrukturen 17
tertiäres Follikel 163
Testikulararterie 169
Testosteron 145, 158, 160, 161, 180
Tetanus 79
Thalamus 35, 47, 48, 50, 58, 64, 66, 67, 147, 149
Thermoregulation **130**
Thermorezeptoren 42, 43, 47, 130
Thermosensoren 21
Thrombin 33
Thymus 144
Thyroxin 145
Tidalvolumen 105
Titin 76
Tonotopische Karte 47, 52
Topoisomerase 16
totipotente Zellen 8
Trägerproteine 136
Tränenwärzchen 55
Trommelfell 51
Trommelfell 51
Truncus pulmonalis 83
TSH (Thyroid-stimulierendes Hormon) 146
tubuläre Resorption/Sekretion 134, **136**, 138
tubuläres Lumen 136
tubuläres Na^+ 142
Tubuli 77, 84
Tunica externa 86
Tunica interna 86
Tunica media 86
Typ-I-Zellen 102, 104
Typ-II-Zellen 102, 104
Tyrosinkinase 145

U

Überblick über das Herz-Kreislauf-System **82**
Überblick über das männliche Fortpflanzungssystem **168**
Überblick über das weibliche Fortpflanzungssystem **162**
Uncoupling protein (UCP1) („Entkupplungsprotein") 25
Untere Hohlvene 82, 83, 133
Unterer Colliculus 53, 149
unterer Ösophagussphinkter 114
Unterkieferspeicheldrüse 112
Unterlidbindehaut 55
Unterstützende Zelle 59
Unterzungenspeicheldrüse 112
Urea 128
Urnierengang 176

V

V-ATPase 18
V4/inferiorer temporaler Kortex 58
V5/mittlerer temporaler Kortex 58
Vagina 161, 162, 165, 176
Vaginalkanal 167
Vaginalöffnung 162
Vaginalring 173
Vagusnerv 95, 115
variable Region 183
Vaskuläre Phase 33
Vaskulärer Spasmus 33
Vasodilatation 10, 28
Vasokonstriktion 10, 28
Vasopressin *siehe* antidiuretisches Hormon (ADH)
Vasopressin (V2) Rezeptor 140
Vena cephalica 82
Vena poplitea (Kniekehlenvene) 82
Venen 28, 86, 100, 112, 118, 148
Venenrückfluss 98, **100**
Venolen 86, 100, 118
Venöse Speicherung **100**
ventrale „Was"-Bahn 58
ventrikuläre Kardiomyozyte 88
ventrale Wurzel 44, 63
ventrikuläre Depolarisation 90
ventrikuläre Repolarisation 90
ventrikuläres Myokardium 95
Verdauungssystem **111**
Verhütung **173**
Vesikel 41, 140
Vesikulärer Transport 18
Vesikuläres Follikel 163
Vestibuläres System 51, **54**
vierzelliges Stadium 174
Villus 118
Virale Proteine 184
Virus 184
Visueller Kortex 35, 58
Visueller Kortex 35, 58
visuelles Assoziationsareal 35, 47, 66
Viszerale Nozizeptoren 48
Vitamin B12 121
Vitamin D 151
vordere Augenkammer (der vorderen Höhle) 56
Vordere Schienbeinarterie 82
Vorderhirn 35
Siehe auch Cerebrum
Vorhaut (des Penis) 168
Vorsteuerungszyklen **13**

W

Wachstumshormon 145, 146, 187
Wachzustand **66**
Wadenbeinarterie 82
Wallpapille 59
Wassereinsparung **140**, 141
Wasserstoff 123
Wasserstoff-Kalium-ATPase Trägerprotein 138
Wasserstoffionen **109**, 139
weibliches Kondom 173
Weiße Blutkörperchen 27, 28, 29, 30, **181**
Weiße Materie 44
Weißkörper 161, 163
Wernicke's Areal 35, 70

Z

Z-Scheiben 74, 78, 84
Zapfen 56, 57
Zelladhäsionsmolekül 24
Zellteilung **15**
Zellen 114
Zellmembranen **14**, 15, **18–19**
Zellmembranpotential **20**, **39**
Zellmembranrezeptoren **21**
Zellstruktur **14**
Zelluläre Kommunikation **22–24**
zellvermittelte Immunität **184**
Zentralkanal 44
Zentralnervensystem 34
Zentriolen 15
Zerebellare Pedunkel 149
Zerebraler Pedunkel 149
Zerebralospinale Flüssigkeit 44
Zielzellen 23
Ziliarfasern 56
Ziliarkörper 56
Zilien 52, 55
Zisterna chyli 101
Zitronensäurezyklus (aerobisch) 25, **26**, 81, 123, 126, 128
Zittern 10, 130
Zona pellucida (perivitelliner Spalt) 172
Zona pellucida (vitelline Schicht) 172
Zunge 59, 113
zweizelliges Stadium 174
Zwölffingerdarm 111, 114, 117, 118, 121, 132, 155
Zygoten 8, 174
Zyklisches Adenosin Monophosphat (cAMP)
Zytokine 184
Zytokinese 15
Zytoplasma 14, 15, 19, 25, 172
Zytosin 16
zytotoxische Granulaproteine 182, 184
zytotoxische T-Zellen 181, 184